Der Alternativen-Finder

Meinolf Bachmann • Andrada Andrea Bachmann

Der Alternativen-Finder

Manual zur Therapie-Unterstützung bei Suchterkrankungen, affektiven, Ess-, Zwangsstörungen und anderem Risikoverhalten mit Fehlfunktion des Belohnungssystems

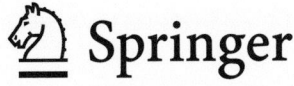

Meinolf Bachmann
Konstanz, Deutschland

Andrada Andrea Bachmann
Konstanz, Deutschland

ISBN 978-3-662-65665-5   ISBN 978-3-662-65666-2   (eBook)
https://doi.org/10.1007/978-3-662-65666-2

Die Deutsche Nationalbibliothek verzeichnet diese Publikation in der Deutschen Nationalbibliografie; detaillierte bibliografische Daten sind im Internet über http://dnb.d-nb.de abrufbar.

Planung/Lektorat: Katrin Lenhart

Springer ist ein Imprint der eingetragenen Gesellschaft Springer-Verlag GmbH, DE und ist ein Teil von Springer Nature.
Die Anschrift der Gesellschaft ist: Heidelberger Platz 3, 14197 Berlin, Germany

„Aus Poppers Sicht kann die Idee der Rationalität durch nichts besser gekennzeichnet werden als durch die Bereitschaft, Kritik anzunehmen und Probleme zu lösen. Er lehnt jegliche Formen des Relativismus und Dogmatismus ab; seine Verteidigung der Unmöglichkeit einer endgültigen und sicheren Erkenntnis bedeutet weder Verzicht auf die Wahrheitsidee, noch Ablehnung der Fortschrittsidee in der Wissenschaft."

Giuseppe Franco (2019)

Inhaltsverzeichnis

Inhaltsverzeichnis

Das Belohnungssystem des Gehirns motiviert dazu, lebensnotwendige Dinge wie Nahrung und Wasser ausfindig zu machen und soziale Beziehungen einzugehen (Costandi 2015). Die Befriedigung wichtiger Bedürfnisse wird als lustbringend und belohnend erlebt, daher aktiviert das **Belohnungssystem** dazu, die Handlungen und Verhaltensweisen zu wiederholen, die zu den positiven Gefühlen[1] verholfen haben. Es **steuert die emotionale Befindlichkeit** des Menschen und dient der Regulation der **Wohlfühlchemie** (vgl. Lindenmeyer 2005). Das Belohnungssystem unterscheidet bei der Gefühlsregulation zunächst nicht, ob es sich um ein sinnvolles oder ein nachhaltig schädigendes Verhalten handelt (Grüsser und Albrecht 2007; Böning und Albrecht-Sonnenschein 2018). Führen strukturelle Veränderungen in diesem Teil der Gehirntätigkeit zu einem Verhalten, das psychische oder körperliche Gesundheitsschäden hervorruft, wird dies als funktionelle Störung bzw. Dysfunktionalität des Belohnungssystems bezeichnet.

Die neurobiologischen Erkenntnisse zu einer funktionellen Beeinträchtigung des Belohnungssystems haben einen hohen Erklärungswert bei der *Entstehung* und *Aufrechterhaltung* verschiedener **Süchte** *(Alkohol-, Drogen-, Glücks-* *spielbezogene Störungen)* sowie **anderer psychischer Störungsbilder** (z. B. *Formen von Ess-, Zwangs-, affektiven Störungen)*.

Vom Erklärungsansatz her stellt die Glücksspielbezogene Störung eine Verbindung zwischen den stoffgebundenen *Süchten* und den *anderen psychischen Störungen* her, da hierbei ebenfalls ein Verhalten und **keine** die Psyche beeinflussende (psychotrope) **Substanz** ursächlich für strukturelle Veränderungen im Belohnungssystem ist. Zunächst werden die theoretischen Annahmen überwiegend am Suchtverhalten erläutert. Der Begriff „Risikoverhalten" bezieht diese anderen Störungen jedoch von Beginn an ausdrücklich mit ein. Im Abschn. 1.4 werden die „anderen psychischen Störungen mit einer Dysfunktionalität des Belohnungssystems" näher betrachtet und empirische Studien dazu herangezogen.

Das Ziel ist die Entwicklung eines **gemeinsamen therapeutischen Vorgehens** bei den betroffenen Störungsbildern, um **die gesundheitsdienliche Funktionsweise des Belohnungssystems wiederherzustellen** (rekonstruieren) und **damit** die Effektivität von Behandlungsprogrammen insgesamt zu steigern. Dieses Vorgehen ist unabhängig davon, welche Ursachen das Krankheitsgeschehen ursprünglich in Gang gesetzt haben. Die ätiologischen Bedingungen bedürfen einer zusätzlichen Behandlung, wie dies auch für an-

---

[1] Die Begriffe Gefühl, Emotion und Affekt werden synonym verwendet.

Ergänzende Information Die elektronische Version dieses Kapitels enthält Zusatzmaterial, auf das über folgenden Link zugegriffen werden kann [https://doi.org/10.1007/978-3-662-65666-2_1].

dere störungsspezifische Krankheitsausprägungen gilt, sodass die Rekonstruktion des Belohnungssystems kein vollständiges, sondern nur einen Teilaspekt des Behandlungsprogramms darstellt.

Der wesentliche Teil dieses Manuals dient einer **individuell angepassten Auswahl „belohnungsfähiger" Alterativen, die das Risikoverhalten ersetzen**, indem sie das psychische Befinden in anhaltend konstruktiver Weise positiv beeinflussen und zur Rekonstruktion des Belohnungssystems beitragen. Gehen in Folge dessen nun Impulse vom Belohnungssystem aus, diese Aktivitäten anstatt des Risikoverhaltens zu wiederholen und beständig auszuüben, ist die **Wiederherstellung der Funktionalität gelungen**. Insgesamt ist die Alternativen-Auswahl an die **Sucht-** und **Gesundheitsforschung** angelehnt und auf **verschiedene Störungsbilder** anwendbar.

Seit vielen Jahren beschäftigen wir uns mit der Frage, welche Voraussetzungen dafür zu schaffen sind, den Verzicht auf ein Sucht- bzw. Risikoverhalten langfristig nicht als Verlust, sondern als einen Vorteil zu betrachten und **welche Alternativen sich besonders dazu eignen**.

Es begann damit, eine Liste von möglichst nicht mit dem Risikoverhalten zu vereinbarenden Interessen und Aktivitäten zu erstellen, eine gewisse Bewertung (durch ein oder mehrere + Zeichen) der „belohnenden" Wirkung vorzunehmen und daraus eine individuelle Auswahl zu treffen. In unseren Therapie-Manualen „Glücksspielfrei" für Spielsucht und „Lust auf Abstinenz" für substanzgebundene Abhängigkeiten (Bachmann und El-Akhras 2014a, b) bestehen für diesen Ansatz eigenständige Arbeitseinheiten, die durch dieses Manual wesentlich erweitert werden. Es findet eine Einordnung in einen integrativen Therapieansatz statt, wobei der **Alterativen-Aufbau** in der „Suchtformel" (Suchttherapie = Motivation × Krankheitseinsicht × Ursachentherapie × *Alternativen* × Rückfallprävention) **ein Baustein** (Bachmann 2017) **in der Behandlung** ist. Für die Einbeziehung der übrigen Einflussgrößen sind in den oben genannten Manualen (Bachmann und El-Akhras 2014a, b) ausführliche Arbeitsmaterialien vorhanden. Alle weiteren einbezogenen Krankheitsbilder werden ebenfalls aus der Perspektive der Dysfunktionalität des Belohnungssystems und des daraus notwendigen Alternativen-Aufbaus betrachtet, sodass auf vorhandene Primärliteratur zu verweisen ist, zusätzliche störungsspezifische medizinische und psychotherapeutische Maßnahmen in die Behandlung einzubeziehen.

Es wird von der Annahme ausgegangen, dass durch eine anhaltende und regelmäßige Ausübung eines Sucht- bzw. an-

deren Risikoverhaltens zur Gefühlsregulation grundlegende strukturelle Veränderungen im Belohnungssystem des Gehirns stattfinden und sich ein (implizites) „Gedächtnis" entwickelt. Diese neurobiologischen Veränderungen im (persistierenden) „episodisch autobiographischen Gedächtnis" sind Folge operanter Konditionierungsprozesse auf der Grundlage einer positiven (angenehmes hinzufügen) und negativen (unangenehmes beseitigen) Verstärkung. In bestimmten Situationen lösen diese Gedächtnisstrukturen das Risikoverhalten annähernd reflexartig wie eine „automatische Handlungsschablone" aus, ohne dass eine bewusste Absicht vorhanden sein muss (vgl. Böning und Albrecht-Sonnenschein 2018). Eine solche **eher unbewusste und löschungsresistente Gedächtnisrepräsentanz** wird auch für andere Krankheitsbilder mit einer Dysfunktionalität des Belohnungssystems postuliert (Formen von Ess-, Zwangs- und affektiven Störungen). Es kommt zu einer **Eigendynamik und Verselbstständigung (Automatisierung)** des Sucht- bzw. Risikoverhaltens, die von den neurobiologischen Veränderungen des Belohnungssystems verursacht sind. Alternative Verhaltensweisen, die ebenfalls belohnend und emotional ausgleichend wirken, treten zunehmend in den Hintergrund. Die hieraus resultierenden therapeutischen Implikationen haben bisher zu wenig Beachtung gefunden. Es stellt sich die Frage, welche „belohnungsfähigen" Alternativen besonders dazu geeignet sind, das psychische Befinden positiv zu beeinflussen, um damit die **Dominanz eines Risikoverhaltens** im Belohnungssystem zu **überwinden** und zu **einer zufriedenen Lebensführung** beizutragen?

Das **„Interessen- und Aktivitätenspektrum"** ist von Bachmann (2018, 2019) als ein Konstrukt dargestellt worden, dass die Funktionalität des Belohnungssystems beeinflusst. Ein Fragebogen gleicher Bezeichnung mit der Abkürzung „IAS" stellt eine erste Operationalisierung dar und bildet die Grundlage für eine nachfolgend näher beschriebene empirische Untersuchung (Bachmann 2021).

Durch **offene Beantwortungen**, die über mehrere Jahre hauptsächlich in Therapiegruppen stattfanden und **Abgleichungen mit meist unsystematischen vorhandenen Listen**, entstand ein Interessen- und Aktivitätenpool von 176 Items. In einer „Expertenbefragung" (Psychologen in Ausbildung zu verhaltenstherapeutischen Psychotherapeuten)[2] erfolgte zunächst eine **Kategorisierung** dieser 176 Vorschläge zum Interessen- und Aktivitätenspektrum, um damit eine optimale **Überschaubar- und Handhabbarkeit** zu erreichen. Von der gleichen Untersuchungsgruppe wurde außerdem eine **Einschätzung der Belohnungsfähigkeit** von

---

[2]In dieser Arbeit wird versucht, auf eine Ausgewogenheit der Geschlechterbezeichnungen zu achten. Teils wird aus Gründen der besseren Lesbarkeit das generische Maskulinum verwendet, wobei weibliche und anderweitige Geschlechteridentitäten, soweit es die Aussage zulässt, dabei ausdrücklich mit gemeint sind.

Interessen und Aktivitäten vorgenommen. Die Ergebnisse erbrachten eine inhaltlich und statistisch sinnvolle Kategorienbildung. Hinsichtlich der Belohnungsfähigkeit wurden unterschiedliche Wirkungsgrade potenzieller Alternativen ermittelt. In einer zusätzlichen „Patientenbefragung" fand ein **Vergleich** zum Interessen- und Aktivitätenspektrum (**IAS**) **zwischen Suchtkranken, Psychisch Kranken und einer Kontrollgruppe** statt.

Die Untersuchung **bestätigte** die Annahme eines **geringeren und weniger differenzierten Interessen- und Aktivitätenspektrums** für die Gruppe der Suchtkranken insgesamt und verschiedene Suchtformen (Alkohol-, Drogenabhängigkeit, Glücksspielstörung) sowie bei anderen psychischen Erkrankungen (was durch zusätzliche Studien belegt wird, s. Abschn. 1.4). Sie unterstützte damit die These der Dysfunktionalität (gesundheitsschädliche Funktionsstörung) des neurobiologischen Belohnungssystems unter Bildung einer persistierenden Gedächtnisstruktur des Sucht- bzw. Risikoverhaltens.

Durch die Untersuchung ergaben sich Anhaltspunkte, dass sich belohnungsfähige Alternativen graduell unterschiedlich für eine Rekonstruktion des Belohnungssystems (bzw. zur Deaktivierung der persistierenden Gedächtnisstruktur) eignen. Sowohl die theoretischen Zusammenhänge als auch die empirischen Ergebnisse sowie die therapeutischen Schlussfolgerungen werden in den nachfolgenden Kap. näher erläutert. Der **Großteil des Manuals** besteht aus Arbeitseinheiten, wonach **eine individuelle Auswahl von alternativen Aktivitäten** und **Interessen** aus einem Katalog von 176 Vorschlägen (in Kategorien aufgeteilt) **zu treffen ist**. In Arbeitspapieren sind diese jeweils näher erläutert und es findet eine Auseinandersetzung mit dem Für und Wider statt. Fragebögen geben Aufschluss darüber, welche Ressourcen und inwieweit „Änderungswüsche" vorhanden sind, um dann die konkreten Therapieziele in Tages- bzw. Wochenplänen festzuhalten.

Die **wissenschaftlich fundierte Einordnung** des Interessen- und Aktivitätenpools erbrachte **zehn** verschiedene handhabbare **Kategorien**: (*01 Soziale Kontakte, Kompetenz; 02 Bewegung, Fitness; 03 Geistige Betätigung; 04 Gefühle zeigen; 05 Erholung; 06 Erlebnis, Abenteuer; 07 Kultur erleben, Genuss; 08 Hobby, Kreativ; 09 Mediennutzung; 10 Basisaktivitäten*), die dann zu **Einschätzungsskalen weiterentwickelt** wurden. Die Auswertung der Ergebnisse ermöglicht es, darüber Informationen zu erhalten, welche Ressourcen an Alternativen bei einer Person vorhanden sind und wo ein zusätzlicher Interessen- und Aktivitäten-Aufbau erwünscht und ratsam ist.

Hierdurch ist ein in stärkerem Maße **systematisches und empirisch abgesichertes therapeutisches Vorgehen** ermöglicht. Durch Gruppenvergleiche zwischen Suchtkranken, Psychisch Kranken und Kontrollpersonen wurde zudem erforscht, was die „gesunden" Kontrollpersonen möglicherweise anders machen, wovon die Patientengruppen profitieren können.

Das Manual richtet sich an alle, die aus verschiedenen Gründen eine Erweiterung ihrer **Alltags-** und **Erlebniskompetenz** wünschen. Es ist außerdem in der **Prävention einsetzbar**, um eine Verengung des Interessen- und Aktivitätenspektrums gar nicht erst aufkommen zu lassen. Verschiedenste (multifaktorielle) Gründe können dafür verantwortlich sein, dass eine psychische Erkrankung entsteht. Unabhängig von den ätiologischen (verursachenden) Bedingungen, die hier nicht näher in die Betrachtung einfließen und einer gesonderten therapeutischen Behandlung bedürfen (siehe z. B. die o. g. Manuale, Bachmann und El-Akhras 2014a, b), sind bei verschiedenen Gesundheitsproblemen und Krankheiten **Gemeinsamkeiten** bei der Entstehung und Aufrechterhaltung festzustellen, die im Zusammenhang mit **neurobiologischen Veränderungen im Belohnungssystem** stehen. Zielsetzung ist das vereinheitlichte Behandeln **der Dysfunktionalität des Belohnungssystems** bei verschiedenen psychischen Störungen. Hierzu dient der Aufbau vielfältiger gefühlsregulierender Alternativen, die an der Gesundheits- und Suchtforschung angelehnt sind und zudem zu einer ausgewogenen Lebensgestaltung und -zufriedenheit beitragen sollen.

Das **Belohnungssystem** sendet Impulse, ein **Verhalten auszuüben, auch wenn dies nicht mehr ausdrücklich erwünscht** ist oder eine Person sich sogar „fest vorgenommen" hat, z. B. weniger Süßigkeiten/Alkohol zu sich zu nehmen oder Glücksspieleinsätze zu reduzieren bzw. zu unterlassen. In besonderer Weise scheint dies bei **Verhaltensweisen** so zu sein, **die schnell** und „kickartig" eine gewisse **Erleichterung** oder ein **Glücksgefühl** erzeugen, worauf nicht selten schon bald eine gewisse Reue oder sogar Schuldgefühle entstehen, wenn selbstgesteckte Grenzen überschritten werden oder ein frühzeitiger Wunsch, das Risikoverhalten zu reduzieren oder einzustellen, nicht umzusetzen ist.

Abhängigkeiten, Zwänge und Depressionen führen dann oft dazu, dass **andere ausgleichende Interessen und Aktivitäten zurückgehen** und Unternehmungen, die früher dem psychischen und körperlichen Wohlbefinden dienten, nicht mehr ausreichend stattfinden. So gehen soziale Bezüge und wertvolle Tätigkeiten verloren, die zum Ausgleich belastender Gefühle (Gefühlsregulation) und zum Stressabbau beigetragen haben.

Es ist naheliegend, **diesen Prozess umzukehren**, die Funktionalität des Belohnungssystems durch den Aufbau alternativer Strategien zur Gefühlsregulation und eines vielfältigen Interessen- und Aktivitätenspektrums wiederherzustellen und dadurch die risikobehafteten Strategien ersetzen zu können. Dazu sind individuell angepasste **Änderungswünsche zu ermitteln und** insbesondere **Hilfestellungen dabei zu leisten, diese** tatsächlich **umzusetzen** und sie dauerhaft **im Verhaltensrepertoire** zu verankern. Bei entsprechender Gewohnheitsbildung **stellt sich das Belohnungssystem um** und **präferiert** statt des Risikoverhaltens, **die gewünschten positiv wirkenden**

Alternativen. Um sich zu erleichtern und wohler zu fühlen, sendet es nun Impulse und Erwartungen aus, sich z. B. anderen Menschen über die eigenen Gefühle mitzuteilen, einer eingeübten sportlichen Betätigung nachzugehen und vieles mehr.

Der Alternativen-Aufbau fungiert dazu, wünschenswerte Erlebnisse neu zu entdecken und an vielfältigen Lebensaspekten wieder Interesse und Freude zu gewinnen. Auf diesem Wege soll außerdem ein **Verzichtsdenken** bezüglich positiver Effekte des Risikoverhaltens **verhindert** werden, da dies anhaltende negative Gefühle auslösen und sich damit rückfallgefährdend ausprägen kann.

Anhand der Arbeitsmaterialien ist zunächst eine **Bestandsaufnahme** (Istzustand) vorzunehmen, um vorhandene Fähigkeiten und Erfahrungen (Ressourcen) **einzubeziehen** und „**Änderungswünsche**" (Sollzustand) zu **erarbeiten**. Das Ziel ist, eine konstruktive Gefühlsregulation zu etablieren und das psychische und körperliche Befinden durch ein **alternatives Interessen- und Aktivitätenspektrum** zu verbessern. In der Regel sind **ergänzende psychotherapeutische Maßnahmen** notwendig, verursachende (ätiologische) umwelt- oder personenbezogene Bedingungen zu bearbeiten, um den Gesundungsprozess langfristig zu fördern und aufrecht zu erhalten.

1.1   Der Ausgangspunkt – missglückte Krisen- bzw. Stressbewältigung

Anhaltende Stressoren sind potenzielle Ursachen einer Vielzahl somatischer und psychischer Erkrankungen (Klauer 2012). Laut Drexler (2013) entsteht Stress, wenn **Individuen** oder **Gruppen** (Ressourcen-)**Verluste erleben**,

- für das Leben wichtige Bedingungen und Grundlagen (z. B. drohender Arbeitsplatzverlust, Zerbrechen sozialer Beziehungen) instabil oder gefährdet sind,
- Handlungsmöglichkeiten fehlen, um wichtige wirtschaftliche und soziale Gegebenheiten zu schützen oder auszubauen (z. B. Mieterhöhungen gehen an die Belastungsgrenze, durch Nachwuchs wird eine größere Wohnung notwendig),
- die Empfindung vorhanden ist, dass sich durch eigene Anstrengungen bestimmte (Ressourcen-)Verluste, selbst nach erheblichen Anstrengungen, nicht wieder ausgleichen lassen.

Die Ressourcenerhaltungstheorie gehe davon aus, dass Menschen eine grundlegende Motivation haben, für sie **wertvolle Ausstattungen/Chancen/Möglichkeiten** zu **erwerben**, zu **erhalten** und zu **schützen**. Diese können sein (Drexler 2013):

- **materielle** Mittel (z. B. ein Zuhause, Kleidung, finanzielle Mittel)
- **psychologisches Befinden** (z. B. Selbstwertgefühl, Optimismus)
- **soziale** Bedingungen (z. B. Beziehungen, soziale Unterstützung, Anerkennung)
- **Bildung/Gesundheit** (z. B. Zeit, Wissen, körperliche und mentale Fitness)

Generell steigt die Stressbelastung, wenn sich der Eindruck verfestigt, die **eigenen Belange** nicht ausreichend **selbst bestimmen** bzw. **kontrollieren** zu können.

Im Zusammenhang mit einem Programm zum „Stressbewältigungstraining" betont Kaluza (2015), es sei darauf zu achten, dass Stress nicht nur durch situative Anforderungen, sondern ebenso durch eine **subjektive Bewertung** der Situation und die Art der gewählten Bewältigungsstrategien beeinflusst werde.

1.1.1   Empirische Befunde zur Stressvulnerabilität und -bewältigung bei Suchterkrankungen

Starke Stressbelastungen sind sowohl bei der *Suchtentstehung*, dem *Substanzverlangen* und *Rückfallgeschehen* mitbeteiligt, sodass in Behandlungssettings Testverfahren zur Diagnose eingesetzt werden und zur Stressbewältigung z. B. Entspannungsverfahren zum Einsatz kommen. Vergleiche mit dem Interessen- und Aktivitätenspektrum sind daher naheliegend.

Es wurde nachgewiesen, dass ein mit einer *Drogeneinnahme* zeitlich zusammenhängendes, erhöhtes Stresserleben die Sensitivierungsprozesse in (mesolimbischen) dopaminergen Strukturen verstärkt und diese Prozesse wiederum zu *erhöhter Stressvulnerabilität* führen (Böning und Albrecht-Sonnenschein 2018). Vergleichbare Untersuchungsergebnisse zur Glücksspielstörung belegen ebenfalls einen Zusammenhang zwischen dem Ausmaß des Spielverhaltens und dem Stresserleben (Milosevic und Ledgerwood 2010; Lorains et al. 2011; Albrecht-Sonnenschein et al. 2018; Petry 2018).

Das integrative Vulnerabilitäts-(Verletzlichkeits-) Stress-Modell der Glücksspielsucht von Sharpe (2002) berücksichtigt kognitive, lerntheoretische und physiologische Bedingungsfaktoren. Anzunehmen ist eine genetische Vulnerabilität, die sich in Modifikationen neuromodulatorischer Systeme (Dopamin, Noradrenalin und/ oder Serotonin) äußert und mit bestimmten Persönlichkeitseigenschaften (z. B. Impulsivität) in Zusammenhang steht. Diese Eigenschaften können biologisch (genetisch) determiniert sein, auf frühen Kindheitserfahrungen basieren oder multifaktoriell begründet sein (Meyer 2017).

Grüsser und Albrecht (2007) betonen, dass eine psychische Überlastung durch fortbestehende Stressoren (finanzielle Schäden, Legalitätsprobleme) in Folge des Glücksspielens in den Therapie-Motivationsprozess als andauernde Gefahrenquelle einzubeziehen ist. Anhand einer empirischen Untersuchung bestätigen Müller et al. (2013) diese Hypothese und weisen auf die Gefahr von Rückfälligkeit hin, wenn soziale und ökonomische Folgeschäden des Suchtverhaltens weiterhin zu anhaltenden psychischen Belastungen führen.

Hayer et al. (2014) gingen in einer empirischen Untersuchung von der Hypothese aus, dass ein ungünstiger Umgang mit Stress eine bedeutende Risikobedingung für die Entwicklung glücksspielbezogener Probleme darstelle. Eine ermittelte Gruppe (27,4 %) wies gravierende Defizite im Umgang mit Stress auf. Dies zeigte sich in einer hohen Nutzung von „Negativstrategien" (Fluchttendenz, gedankliche Weiterbeschäftigung, Resignation, Selbstbeschuldigung) und eine geringe Ausprägung an „Positivstrategien" (Kontrolle über die belastende Situation gewinnen, Reaktionskontrolle, positive Selbstinstruktion). Außerdem war eine „mehrdeutige Strategie", die durch eine ausgeprägtere Vermeidung gekennzeichnet war, erhöht vorhanden. Die empirischen Befunde deuten an, dass diese Gruppe von einem umfassenden *Stressbewältigungstraining* sowie einer Stärkung der Selbstmanagementfähigkeiten profitieren dürfte.

In den Manualen zur Therapie substanz- und glücksspielbezogener Störungen (Bachmann und El-Akhras 2014a, b) ist eine umfangreiche Arbeitseinheit zum Stressabbau enthalten. Das Vorhandensein „unangenehmer Gefühlszustände" trägt mit Abstand am häufigsten (bei Substanzabhängigkeiten ca. 40 %) zur Rückfälligkeit bei. Eine dort vorhandene Aufgabenstellung beinhaltet eine Auseinandersetzung mit 65 Methoden zur Stressbewältigung, Entspannung und zum Wohlfühlen. Es sind persönliche Stresssituationen zu identifizieren, dazu passende Bewältigungsstrategien auszuwählen und daraus abgeleitet, konkrete Übungsmöglichkeiten durchzuführen.

Ein größerer Teil der psychischen Störungen scheint darauf zurückzuführen zu sein, dass eine Krisenbewältigung missglückt (Grawe 2004). Eine **erhöhte psychische Anspannung** kann zur Folge haben, dass sich die Wahrnehmung verengt, ein „**Tunnelblick**" entsteht und vorhandene Bewältigungsstrategien nicht wirklich ausgeschöpft werden. Im Nachhinein wird bewusst, dass es möglicherweise bessere Strategien zur Lösung der Krise gab.

Eine **missglückte Krisen- bzw. Stressbewältigung** kann dadurch entstehen, dass **anhaltend belastende Gefühle** (wie z. B. Ängste, Einsamkeit) und Versagenserlebnisse **durch wenig geeignete Strategien in einem „Selbstheilungsversuch" zu lindern versucht werden**. Der Einsatz eines Risikoverhaltens, wie z. B. Formen von Essverhalten, erhöhte Passivität/Vermeidung, Suchtverhalten, hat

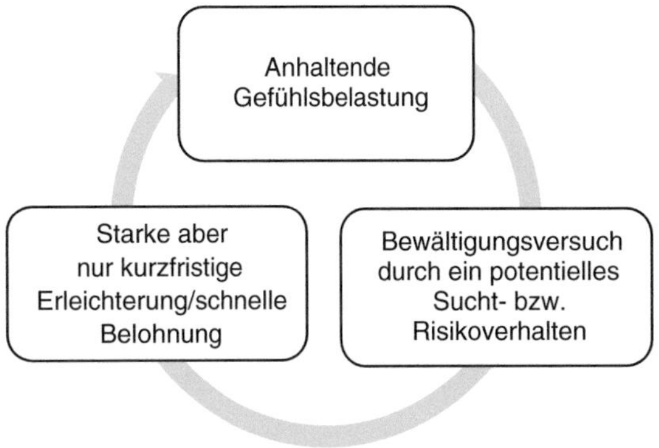

Abb. 1.1 Circulus vitiosus (Bachmann 2018)

dann lediglich eine **verdrängende**, **ablenkende** bzw. **betäubende** Wirkung, ohne dass auf längere Sicht eine Lösung zu erreichen ist (s. Abb. 1.1). Eine **mangelnde Aufarbeitung** der Stressauslöser und **unzureichend vorhandene alternative Copingstrategien** verschlimmern die Ausgangssituation im weiteren Verlauf häufig noch, wodurch ein Circulus vitiosus entsteht.

Zudem wirken diese Symptome wiederum auch als jeweils spezifische, erlernte (konditionierte) Reize, die einen erneuten Einsatz des Risikoverhaltens (Erbas und Buchner 2012) befördern. Eine Person fühlt sich unruhig und belastet und hat in diesem Zusammenhang mehrfach die Erfahrung gemacht, dass das Risikoverhalten die Stimmung zunächst positiv beeinflusst und greift deshalb wiederholt zu diesem Mittel, um sich zu erleichtern.

Nach Costandi (2015) motiviere uns das Gehirn-Belohnungssystem, wohltuende Dinge ausfindig zu machen und zu wiederholen. Beteiligt an diesem Prozess seien Botenstoffe wie **Dopamin**, **Adrenalin** und **Serotonin**. Dopamin, auch als „Glücksmolekül" bezeichnet, spiele eine zentrale Rolle, **schädliche Dinge als belohnend zu empfinden**. Es habe eine wichtige Funktion dabei, worauf sich die Aufmerksamkeit ausrichte, was im Gedächtnis bleibe und worauf man sich zu bewege.

Lerntheorie

Der Einfluss von Lernprozessen (klassische und operante Konditionierung, Modelllernen) auf die Veränderungen des Belohnungssystems, die Entstehung und Aufrechterhaltung von Abhängigkeiten und Rückfallgeschehen eingeschlossen – ist empirisch gut belegt (vgl. Albrecht 2006). Manchmal kann es ein Lernen am Modell (Beobachtung) z. B. von Freunden oder Familienmitgliedern sein, die positive Wirkung des Risikoverhaltens wahrzunehmen und unter bestimmten Voraussetzungen (Bandura 1991) selbst auszuüben.

Situation (S)	Organismus (O)	Reaktion (R)	Unmittelbare positive Konsequenzen (C1)	Langfristige Wirkung: ansteigende negative Konsequenzen (C2)
Stresssituation: anhaltende Gefühlsbelastung durch **inter-** und **intra-psychologische Konflikte**, z. B.: ▪ Mangelnde Alltagsbewältigung. ▪ Langeweile /Unausgefülltsein. ▪ Soziale, berufliche, familiäre und finanzielle Probleme. ▪ Traumatische Erfahrung in der Vergangenheit	**Beteiligte Gehirnfunktionen:** (1) Legislative: Kognitionen/Entscheidungsprozesse. (2) Exekutive: Ausführung/Bewegung /Handlungs-/Verhaltensrealisierung. (3) Belohnungssystem: ▪ Schaffung eines emotionalen Gleichgewichts. ▪ Impulsgeber für präferiertes (bevorzugtes) Belohnungsverhalten.	**Missglückte Gefühlsregulation:** (1) Legislative: Der Einsatz eines Sucht-/Risikoverhaltens erleichtert von einer anhaltenden Gefühlsbelastung. (2) Exekutive: **Steigerung des Problemverhaltens und Hemmung alternativer Strategien.** (3) Das Belohnungssystem: sendet verstärkt Impulse aus, die **risikobehaftete** (maladaptive) **Bewältigungsstrategie zu nutzen.**	Schnelle **starke aber** nur **kurzfristig wirksame emotionale Erleichterung** durch die risikobehaftete Strategie. *	**Zunehmende soziale, psychologische und gesundheitliche Probleme:** (1) Selbstzweifel, Schuldgefühle/Depressionen aufgrund vernachlässigter Pflichten/sozialer Probleme/Verluste an Zeit. Das Problemverhalten absorbiert andere Interessen. (2) Die dysfunktionalen Strategien gefährden andere Lebensinhalte und belasten die sozialen Beziehungen (Ehepartner, Kinder, Freunde). (3) Andere „konstruktive" Bewältigungsstrategien gehen zurück.

(K) Häufige Wiederholung von (R) und (C1) strukturiert das Belohnungssystem um (3)

Die negativen Langzeitfolgen C2 erhöhen das anfängliche Stressniveau**

Abb. 1.2 Operante Konditionierungsprozesse einer positiven und negativen Verstärkung (Bachmann 2018)

Die Abb. 1.2 verdeutlicht die **Zusammenhänge der missglückten Krisen- bzw. Stressbewältigung** mit dem **neurobiologischen Belohnungssystem** und den **negativen Folgen** fehlangepasster (risikobehafteter) Strategien.

Die Konditionierungsprozesse führen zu einer Erhöhung des Auftretens der risikobehafteten Bewältigungsstrategie und zu neurobiologischen Veränderungen in den Gehirnbereichen (O) der Legislative, Exekutive und insbesondere des Belohnungssystems (s. obere Pfeile). Längerfristig (s. untere Pfeile) erhöht sich das Stressniveau (S) der Ausgangssituation (Kanfer et al. 2000).

In Abb. 1.2 ist **der operante Konditionierungsprozess in das S-O-R-K-C-Modell integriert** (Kanfer und Saslow 1969; Kanfer et al. 2000), wobei hier allerdings zwischen unmittelbaren (C1) und langfristigen (C2) Konsequenzen unterschieden wird. Es enthält folgende Faktoren:

- **S** = Situation: **Person- oder umweltbedingte Faktoren**, die das Verhalten auslösen.

- **O** = Organismus: Er umfasst die eigene **biologische Geschichte und das Lernrepertoire**.
- **R** = Reaktion auf die Situation, **nachdem diese vom Organismus verarbeitet** wurde (gedanklich, emotional, physiologisch und motorisch).
- **C** = **die Konsequenz** (positiv oder negativ) **bestimmt, ob die Wahrscheinlichkeit des Auftretens eines Verhaltens zu- oder abnimmt.**
- **K** = **Regelmäßigkeit** (kontingente Beziehung), **mit der C1 auf R folgt.**
- In einer Stresssituation **(S)** versucht eine Person die Ausgangssituation „anhaltende Gefühlsbelastung" durch ein Sucht-/Risikoverhalten **(R)** zu lindern.
- Bei vorgesetztem Einsatz des Risikoverhaltens führt dies zu einer **erheblichen**, aber **kurzfristigen Entlastung (C1)** von den negativen Emotionen.
- Im Organismus **(O)** werden sowoh **kognitive, „das Risikoverhalten erleichtert"** als auch **physiologische Lern-Erfahrungen** (*Ausschüttung von Wohlfühlhormonen im Belohnungssystem*) gespeichert.

1.1 Der Ausgangspunkt – missglückte Krisen- bzw. Stressbewältigung

9

- Bei verstärkter Anwendung der risikobehafteten Bewältigungsstrategie (häufiges gleichzeitiges Auftreten R + C1 = K, großer Abwärtspfeil*)
  - nimmt sie eine stärkere Position im Belohnungssystem ein und verursacht dort eine zunehmende **Dysfunktionalität**.
  - Darüber hinaus werden Erinnerungen an die positive Wirkung des Risikoverhaltens im nicht bewussten (impliziten) autobiografischen Gedächtnis gespeichert.
- Die ersten langfristigen negativen Folgen (C2) treten auf (z. B. soziale, psychische und/oder gesundheitliche Probleme). Unter der Voraussetzung, dass die Frequenz des Risikoverhaltens weiter ansteigt, kann sich die negative emotionale Ausgangssituation (S) sogar massiv verschlechtern (Abb. 1.2: letzte Spalte; untere Pfeile **).

Für die Verfestigung des Problem-/Risikoverhaltens sind vornehmlich Verstärkungsmechanismen von Bedeutung (operante Konditionierung): Ausschlaggebend ist die verhängnisvolle „belohnende" Wirkung des Risikoverhaltens, **negative Gefühle** (Stressempfindungen, depressive Verstimmungen) schnell/stark aber nur **für einen recht kurzen Zeitraum** zu **überwinden** (= negative Verstärkung) oder die **Stimmung** schlagartig aber wenig anhaltend aufzuhellen und besser gelaunt zu sein (= positive Verstärkung). Aufgrund der eindrücklichen, schnellen Wirksamkeit (z. B. „Wenn ich Alkohol trinke oder eine belastende Situation vermeide, fühle ich mich anfangs besser") steigt die Wahrscheinlichkeit eines erneuten Konsums bzw. einer Verhaltensausübung (z. B. bei Vermeidung/Ablenkung durch Glücksspielen). Der Umstand, dass die **positive Wirkung nur kurzfristig anhält** und danach mit **nachhaltig negativen Folgeerscheinungen** zu rechnen ist, findet keine ausreichende Berücksichtigung. Unabhängig davon, ob unvorteilhafte Folgen zu erwarten sind, haben schnell stark wirksame „Stimmungsaufheller", sowohl psychologisch als auch physiologisch, einen bedeutsamen Stellenwert. Es handelt sich hierbei um ein Lernen durch positive Konsequenzen bzw. Verstärkungslernen (Elsesser und Sartory 2001). Dieser Lernprozess ist dazu in der Lage, das Belohnungssystem in der Weise umzustrukturieren, dass es zu massiven psychischen, sozialen und somatischen Folgeschäden kommt.

Das **Belohnungssystem** steuert die emotionale Befindlichkeit des Menschen, ist damit der Sitz von **Lust- bzw. Unlustgefühlen** und dient der Regulation der **Wohlfühlchemie** (vgl. Lindenmeyer 2005). Das Gehirn unterscheidet zunächst nicht, ob es sich um ein „sinnvolles oder ein nachhaltig schädigendes" Verhalten handelt und speichert die **Wiederherstellung des biochemischen Gleichgewichts** durch das Verhalten im episodischen (autobiografischen) Gedächtnis (Grüsser und Albrecht 2007; Böning und Albrecht-Sonnenschein 2018).

Dies hat zur Konsequenz, dass in einer erneuten ähnlichen Situation (Reizkonstellation) die belohnende Wirkung des Verhaltens erinnert wird und sich das Verhalten durch **wiederholte Ausübung** weiter **verfestigt**. Unter diesen Umständen gehen Alternativen zurück, auf anderem Wege „Wohlfühlhormone" zu generieren, Nebenwirkungen nehmen zu und entzugsähnliche Erscheinungen treten auf. Die negativen Folgeerscheinungen werden ausgeblendet und um sich schnell wieder besser zu fühlen, reagiert man wieder mit dem Risikoverhalten.

Übersicht

Indirekte Evidenz für einen operanten Konditionierungsprozess (positive und negative Verstärkung) In einer Untersuchung unter Einbezug eines Fragebogens zu Glücksspielmotiven (GMQ) von Stewart und Zack (2008) stellen Mackinnon et al. (2016) fest, dass drei unterschiedliche Motive Glücksspielprobleme bei jungen Erwachsenen vorhersagen:

- positive Emotionen zu erhöhen (Verbesserung),
- negative Emotionen zu verringern (Bewältigung)
- soziale Zugehörigkeit zu verbessern (Eingebundenheit)

Wenn die Annahme plausibel ist, dass eine stärkere soziale Zugehörigkeit die positiven Emotionen erhöht, stellen die GMQ-Ergebnisse eine gewisse **empirische Evidenz für den operanten Konditionierungsansatz dar**. Dies bedeutet nicht, dass die operante Konditionierung immer ein absichtlich erzeugter Prozess ist und die Motive bewusst sein müssen.

In einer Studie von Marchica et al. (2020) kommen die Autoren zu dem Schluss, dass bestimmte *Defizite der Impulskontrolle* sowie eine *mangelnde emotionale Wahrnehmung* und Klarheit eine glücksspielbezogene Störung vorhersagen. Überdies bestätigen sie ebenfalls die Hypothese, dass die Motivation, **positive Emotionen zu steigern und negativen zu entkommen**, eine signifikante Krankheitsursache ist.

Eine **bewusste Auseinandersetzung** mit der **Funktionsweise des eigenen Belohnungssystems**, welche Strategien in der Gefühlsregulation/Stressbewältigung zum Einsatz kommen und was die wichtigsten Faktoren sind, die zu einem grundlegenden Wohlbefinden beitragen, kann ein erster Schritt sein, die Vertiefung einer Fehlentwicklung zu verhindern. Gesundheitsrelevante **Informationen** und eine entsprechende **Beratung** einzuholen, können dann dabei unterstützen, sich für ein **alternatives Verhalten** zu entscheiden.

1.2 Das Sucht- bzw. Risikoverhalten verselbstständigt/automatisiert sich

Mit der Zeit erlebt der Betroffene das Risikoverhalten immer weniger als angenehm, die Wirkung schwächt sich ab und es ist dennoch ein **„starker innerer Drang" vorhanden, es auszuführen** (s. Abb. 1.3).

Diese Situation ist durch eine Kontrollreduktion, Entzugs(ähnliche)-Symptome, Stimmungsschwankungen, Gereiztheit sowie eine in diesem Manual in den Mittelpunkt gestellte **Vernachlässigung wichtiger Lebensbereiche** und eine starke **Interessen- und Aktivitätenabsorption** gekennzeichnet (Bachmann 2017; Böning und Albrecht-Sonnenschein 2018).

Scham- und Schuldgefühle hindern häufig daran, das Betroffene sich offen über ihre Problematik mitteilen und rechtzeitig Hilfe in Anspruch nehmen. Sie durchschauen die Krankheitsdynamik überwiegend nicht ausreichend und sowohl die Krankheitseinsicht als auch die Motivation zu einer Behandlung sind Faktoren, die nicht vorausgesetzt werden können (s. Abschn. 1.3).

Um dieses Verhalten besser zu verstehen, ist es **sinnvoll, neurobiologische Vorgänge** des Belohnungssystems in die **Erklärung** der **Entstehung und Aufrechterhaltung** der Störung sowie in die **therapeutischen Überlegungen einzubeziehen**. In tieferliegenden, wenig direkt beeinflussbaren Hirnregionen und ohne, dass dies bewusst wahrgenommen

wird, sind diese Lernvorgänge im (impliziten) Gedächtnis gespeichert.

Je häufiger bestimmte, potenziell selbstschädigende Strategien zur Bewältigung negativer Gefühle bzw. Stimmungsaufhellung eingesetzt und als erheblich erleichternd empfunden werden, umso größer ist die Wahrscheinlichkeit, dass sich einseitige **neuronale Verschaltungsmuster** entwickeln, die eine gewisse **Automatisierung, annähernd reflexartige Ausübung des Sucht-/Risikoverhaltens bewirken** (s. Abb. 1.4).

Das **Belohnungssystem** gibt die **Impulse** dazu, das **Risikoverhalten auszuüben, ohne Vorliegen einer klar formulierten Absicht** (Hüther 2012; Böning und Albrecht-Sonnenschein 2018).

Gute Vorsätze, das selbst schon als problematisch empfundene Verhalten zu unterlassen oder einzuschränken, scheitern häufig und Versagens- und Schuldgefühle belasten zusätzlich.

Forschungsergebnisse stützen die Beobachtung, dass bei psychischen Störungen diese neuro-biologischen Gemeinsamkeiten der Funktionsstörung des Belohnungssystems bestehen, die zur Aufrechterhaltung beitragen, unabhängig davon, welche Ursachen und Bedingungen (Ätiologie) ursprünglich für die Entstehung verantwortlich waren. Hieraus ergibt sich die **therapeutische Schlussfolgerung, Gemeinsamkeiten im Vorgehen** stärker in Betracht zu ziehen und die Methoden zur **Rekonstruktion des Belohnungssystems** zu vereinheitlichen und weiterzuentwickeln.

Situation (S) ⟹	Organismus (O) ⟹	Reaktion (R) ⟹
Der anfängliche psychische Stresszustand verschlimmert sich durch die negativen Folgen des fehlangepassten Verhaltens: • **Generalisierung von Reizen:** Bisher neutrale externe und interne Reize lösen das Sucht-/Risikoverhalten aus, z. B. die emotionalen Folgen von Konflikten, damit verknüpfte (assoziierte) Situationsmerkmale, Orte, „banale" Tagesabläufe, stressige Gedanken, Verletzungsgefühle, ein Defizit an positiven Erfahrungen und „Wohlfühlchemie", eingeschränkte Alltagsbewältigung.	**Die fehlangepasste Bewältigungsstrategie – das Risikoverhalten – hat im Belohnungssystem eine beherrschende Stellung eingenommen:** • **Überaktive „kognitive Anstrengungen"** z.B. intensives Nachdenken über Problemlösungen. Sorgen, aufzufallenund Grübeln über negative Folgen. • **Mangelnde Kontrolle in der „Exekutivfunktion": Hemmung** von **Handlungen, Alternativen aufzubauen und das Risikoverhalten einzuschränken** oder **aufzugeben.** • Die Folge der Umstrukturierung des Belohnungssystems ist die Entwicklung einer nicht bewussten (impliziten) „Gedächtnisrepräsentanz" des Sucht-bzw. Risikoverhaltens, die das fehlangepasste **Verhalten annähernd automatisch/ reflexartig auslöst.**	**Das Risikoverhalten hat sich verselbstständigt:** • Trotz des Ziels, das Risikoverhalten einzuschränken oder zu beenden, scheitern gute Absichten und Versuche häufig. • Schamgefühle können dazu veranlassen, die Heimlichkeit zu suchen und sich nicht zu diesem Verhalten zu bekennen. • Das Vorhandensein einer **Motivation, Krankheitseinsicht** und **Bereitschaft zur Annahme von Hilfe,** kann nicht **vorausgesetzt** werden.

Abb. 1.3 Das Sucht-/Risikoverhalten verselbstständigt sich (Bachmann 2018)

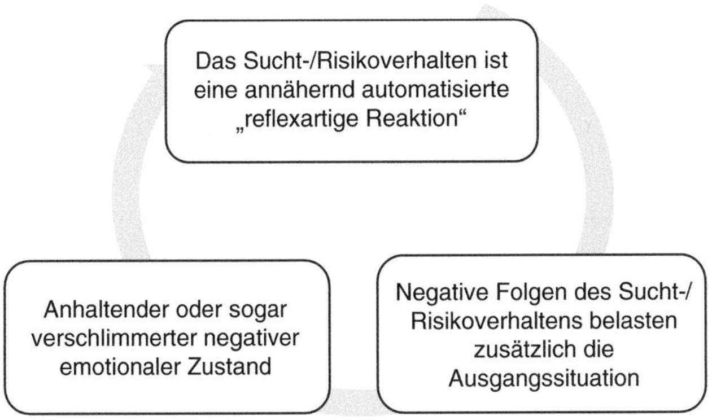

Das Sucht-/Risikoverhalten ist eine annähernd automatisierte „reflexartige Reaktion"

Anhaltender oder sogar verschlimmerter negativer emotionaler Zustand

Negative Folgen des Sucht-/Risikoverhaltens belasten zusätzlich die Ausgangssituation

Abb. 1.4 Das Sucht-/Risikoverhalten als eine konditionierte annähernd automatische Reaktion (Bachmann 2018)

1.3 Das Belohnungssystem psychotherapeutisch rekonstruieren – belohnungsfähige Alternativen ersetzen das Risikoverhalten

Die **strukturellen Veränderungen des Belohnungssystems** mit den daraus resultierenden Folgen, dass sich eine erhebliche Verengung des Aktivitäten- und Interessenspektrums einstellt, haben bisher zu **wenig Eingang in das therapeutische Vorgehen gefunden**.

Aus der neurobiologischen Perspektive, das Belohnungssystem zu rekonstruieren, zielen therapeutische Bemühungen darauf ab, alternative Interessen und Aktivitäten zu entwickeln, um das psychische Wohlbefinden anhaltend positiv zu beeinflussen und hierauf aufbauend möglichst neue mit dem Risikoverhalten „inkompatible" **stabile Gewohnheiten** zu etablieren. Der Prozess zur Wiederherstellung **der gesundheitsdienlichen Funktionsweise des Belohnungssystems** für Ausgleich und Wohlbefinden zu sorgen ist gelungen, wenn vom Belohnungssystem **ganz überwiegend** Impulse ausgehen, **die alternativen Interessen und Aktivitäten statt des Risikoverhaltens zu präferieren**. So kann in Belastungssituationen der starke Wunsch entstehen, sich anderen anzuvertrauen, sich über Sorgen und Nöte mitzuteilen und z. B. zusätzlich zum Joggen zu gehen.

Die Abb. 1.5 verdeutlicht *symbolisch* die Konditionierungsprozesse, die zur Folge haben, dass sich **Situationen (S) mit** dem für Erleichterung, Ausgleich oder Ablenkung sorgendem **Risikoverhalten verknüpfen** (weißer dicker Pfeil). Bei **häufiger Wiederholung** entsteht eine Umstrukturierung des Belohnungssystems, annähernd „reflexartig" mit dem Risikoverhalten auf bestimmte Situationen zu reagieren (R). Neben der Motivation zur Verhaltensänderung, Ent-

scheidungen darüber zu treffen, welche Alternativen in Betracht kommen, ist die **Wiederherstellung der Funktionalität des Belohnungssystems** dann erfolgreich, wenn **Alternativen an die Stelle des Risikoverhaltens treten** (grauer dicker Pfeil) und **sich als stabile Gewohnheiten fest im Verhaltensrepertoire verankern**. Sich allein auf Einsicht, gute Vorsätze und Überzeugungen (kognitive Aspekte) zu verlassen, dürfte bei diesem Störungsbild häufig nicht ausreichen, da Vernunft und Logik in diesem Gehirnbereich wenig *direkten* Einfluss haben (Bachmann und El-Akhras 2014a, b).

Unmittelbar stellt sich die **Frage,** welche Alternativen besonders geeignet sind, die **Dominanz des Risikoverhaltens im Belohnungssystem zu überwinden?** Dabei sind **Methoden** zu entwickeln, vorhandene und nicht vorhandene **Ressourcen zu erfassen** und **therapeutische Zielsetzungen** systematisch und individuell zu verfolgen.

Dazu ist es notwendig, eine Bestandsaufnahme der Interessen und Aktivitäten vorzunehmen (Istzustand) und an den noch vorhandenen Ressourcen anknüpfend, möglichst individuell angepasste belohnungsfähige Interessen und Aktivitäten zu bestimmen (Sollzustand) und diese so einzuüben, dass sie **sich zu starken neuen Gewohnheiten** ausbilden und sich **nachhaltig** im Verhaltensrepertoire verankern.

Dazu gehören Alternativen, die das psychische Befinden in möglichst effektiver Weise sowohl kurzfristig als auch anhaltend positiv beeinflussen. So ist es möglich, die Dominanz des problematischen Verhaltens außer Kraft zu setzen, die einseitigen neuronalen Verschaltungen zu überwinden und ein vielfältiges neuronales Netzwerk zu entwickeln, konstruktiv mit negativen Gefühlen umzugehen und **ein möglichst hohes psychisches Wohlbefinden zu erreichen**. Bei entsprechendem Training stellt sich das Belohnungssystem um, indem es positive **Impulse** und Erwartungen aussendet, sich **gemäß den etablierten Alternativen zu verhalten** und z. B. Sport zu betreiben, sich soziale Kontakte zu suchen, bei Interessen und Aktivitäten Befriedigung und Freude zu empfinden, zu lachen, sich anderen Menschen über die eigenen Gefühle anzuvertrauen und vieles mehr.

Grawe (2004, S. 18) formuliert zur Bedeutung der neurobiologischen Korrelate in der Psychotherapie allgemein: „Wenn allen psychischen Prozessen neuronale Vorgänge zu Grunde liegen, dann liegen veränderten psychischen Prozessen veränderte neuronale Vorgänge zu Grunde. Wir können als nachgewiesen ansehen, dass psychische Prozesse durch Psychotherapie wirksam und dauerhaft verändert werden können. Daraus ergibt sich, dass *Psychotherapie dauerhaft neuronale Prozesse und Strukturen verändern kann*. Psychotherapie wirkt,

Abb. 1.5 Konditionierungs- (weißer dicker Pfeil) und Therapieprozess (grauer dicker Pfeil): Alternativen ersetzen das Risikoverhalten (Bachmann 2017)

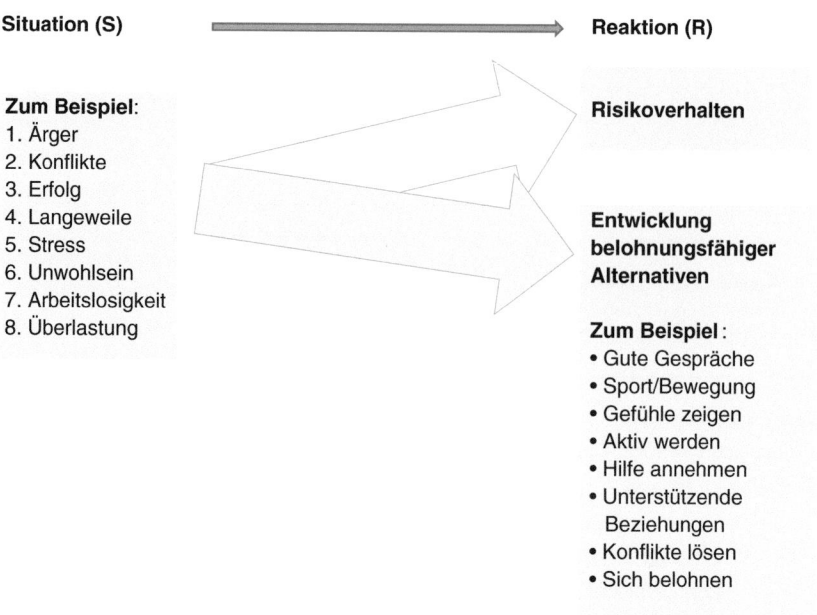

Situation (S)

Zum Beispiel:
1. Ärger
2. Konflikte
3. Erfolg
4. Langeweile
5. Stress
6. Unwohlsein
7. Arbeitslosigkeit
8. Überlastung

Reaktion (R)

Risikoverhalten

Entwicklung belohnungsfähiger Alternativen

Zum Beispiel:
• Gute Gespräche
• Sport/Bewegung
• Gefühle zeigen
• Aktiv werden
• Hilfe annehmen
• Unterstützende Beziehungen
• Konflikte lösen
• Sich belohnen

wenn sie wirkt, darüber, dass sie das Gehirn verändert. Wenn sie das Gehirn nicht verändert, ist sie auch nicht wirksam."

Ergebnisse der Gehirnforschung zur **Formbarkeit (Plastizität) von Gehirnstrukturen** fundieren die Vermutung, dass die Einbeziehung aufrechterhaltender physiologischer Faktoren (hier strukturelle Veränderungen des Belohnungssystems) in den Behandlungsprozess entscheidende **Auswirkungen auf** den **Therapieerfolg haben**.

In der Abb. 1.6 sind die bisherigen Überlegungen zum **Krankheitsverlauf** und den **therapeutischen Schlussfolgerungen** stichwortartig zusammengefasst.

Die Ausführungen zu 1–3 umfassen die Erläuterungen zu einer **stressbesetzten Ausgangssituation**, die durch eine anhaltende psychische Belastung gekennzeichnet ist.

Der **Bewältigungsversuch** ist durch eine problematische **Ausübung des jeweiligen Risikoverhaltens** gekennzeichnet, Entspannung und Erleichterung zu erfahren. Die **Kurzfristigkeit** der **emotionalen Erleichterung** und der wiederholte **fortdauernde Einsatz** dieser Strategie setzt einen (operanten) **Konditionierungsprozess** in Gang, der zu einer **Umstrukturierung des Belohnungssystems** führt und eine Verselbstständigung und reflexartige Auslösung des Risikoverhaltens zur Folge hat – **Kontrollreduktion**.

Der Therapieprozess 4–6 findet in umgekehrter Richtung statt: **Motivation** zur Veränderung und **Einsicht in den** **Krankheitsprozess fördern,** Aufbau konstruktiver **Alternativen zur Gefühlsregulation,** Etablierung eines **vielfältigen Interessen-/Aktivitätenspektrums,** eine **ausgewogene und zufriedene Lebensgestaltung anstreben.** Durch den Aufbau **neuer stabiler belohnungsfähiger Gewohnheiten findet** eine Rekonstruktion des Belohnungssystems **statt.** Darauf folgt die Analyse und Bearbeitung der *„Ausgangsstresssituation"* sowie Überlegungen zur *Rückfallprävention*.

Diese Reihenfolge (4–6) ist plausibel, wenn die Therapiemotivation und das Problembewusstsein insgesamt noch ambivalent (Bachmann 2017) sind und Rückfallgefahren drohen, weil nach wie vor „drängende" Impulse vom Belohnungssystem ausgehen, das Risikoverhalten auszuüben. Eine ausschließlich auf die stressauslösende Ausgangssituation fokussierte Therapieausrichtung wird dieser Krankheitsdynamik wahrscheinlich nicht gerecht. Im weiteren **Therapieprozess findet eine enge Wechselbeziehung zwischen den einzelnen Therapiefaktoren** (4–6) **statt** und die einzelnen Zielsetzungen sind immer wieder zu überprüfen und zu vertiefen, z. B. kann das **Nachlassen des Leidensdrucks** in Folge erster Therapiefortschritte die Therapiemotivation und Krankheitseinsicht wieder in Frage stellen und die **Rückfallgefahren erhöhen** (ebenda).

Krankheitsverlauf

(1)

Stresssituation:
• Anhaltend negative Gefühlslage,
• Ursachen in Person-und/oder Umweltfaktoren.

(2)

Bewältigungsversuch:
• Der Einsatz des Risikoverhaltens **ruft eine bedeutsame, aber kurzfristige Erleichterung hervor.**
• Die fortlaufende Gefühlsregulation und Erzeugung des Wohlbefindens durch das Risikoverhalten setzt einen operanten Konditionierungsprozess in Gang, der zu einer strukturellen Veränderung des Belohnungssystems führt.
• Entwicklung einer nicht bewussten (impliziten) persistierenden „Gedächtnisrepräsentanz"des Risikoverhaltens.
• Werden die Ursachen der Stresssituation nicht beseitigt, addieren sich die negativen psycho-sozialen Folgen des Risikoverhaltens zur Ausgangssituation (1) hinzu.

(3)

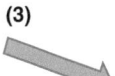

Kontrollreduktion:
• **Ein bekanntes Störungsbild prägt sich aus. Das Risikoverhalten verselbstständigt sich, entwickelt eine „Eigendynamik" (symbolisiert durch den geneigten Pfeil) und wird annähernd automatisiert/ reflexartig ausgelöst.**
• Im Belohnungssystem nimmt das Risikoverhalten eine dominante Stellung ein, für einen emotionalen Ausgleich und Wohlbefinden zu sorgen.
• Alternative Interessen und Aktivitäten gehen stark zurück.
• Generalisierte Reize (zuvor neutrale Reize, z.B. die mit dem Risikoverhalten einhergingen), lösen ebenfalls eine Reaktion des Risikoverhaltens aus.

Therapieprozess: Vom Ende des Krankheitsverlaufs zum Ausgangspunkt zurückgehen

(6)

Analyse und Bearbeitung der stressauslösenden Ausgangssituation (person- und/ oder umweltbedingte) Ursachen:
• Analyse stressinduzierender Zustände und vorhandner Bewältigungsstrategien/ Belohnungspotentiale.
• Nicht bearbeitete Belastungen aus der Vergangenheit?
• Rückfallprävention – was löst einen Rückfall aus?

(5)

Wiederherstellung eines gesundheitsdienlichen Belohnungssystems: Soziale Ziele verwirklichen/ein Bewegungsprogramm und andere vielfältige Alternativen (neu und/oder wieder erlernen) aufbauen:
• (a) Förderliche Strategien zur *kurzfristigen* Erleichterung und Entspannung.
• (b) *Langfristig wirksame Alternativen zur* Aufrechterhaltung und Steigerung des Wohlbefindens sowie einer ausgewogenen Lebensgestaltung.
• Verankerung der Alternativen (a/b) als starke Gewohnheiten in das Verhaltensrepertoire.
• Die Impulse des Belohnungssystems präferieren die neu etablierten Alternativen.

(4)

Förderung der Motivation/ Krankheitseinsicht für ein umfassendes Behandlungsprogramm:
• Einblick in den Krankheitsprozess gewinnen.
• Unterbrechen der „Eigendynamik des Risikoverhaltens": z. B. „emotional entlastende" Gespräche führen, tägliche Struktur, Umsetzug von Aktions-/ Bewegungszielen in kleinen Schritten.
• Entwicklung einer *konstruktiven Gefühlsregulation.*
• Aufbau eines vielfältigen alternativen Interessen- und Aktivitätenspektrums, das mit dem Risikoverhalten möglichst „unvereinbar" ist.
• Disputation ungünstiger Kognitionen.

Abb. 1.6 Die Beziehungen zwischen Krankheitsverlauf und Behandlungsprozess (Bachmann 2017)

1.4 Andere Psychische Störungen, die ebenfalls von einer Funktionsbeeinträchtigung des Belohnungssystems betroffen sind und von einem Alternativen-Aufbau profitieren

Es gibt Belege dafür, dass auch andere psychische Störungen von einer Dysfunktionalität des Belohnungssystems betroffen sind, die zur **Aufrechterhaltung** (unabhängig von der ursprünglichen Verursachung) **der Störung** erheblich beiträgt. Die Folgen einer sehr einseitigen fehlangepassten Verhaltensausprägung zur Gefühlsregulation sind, dass andere konstruktive Bewältigungsstrategien stark zurückgehen und die Lebensgestaltung beeinträchtigt ist.

Die neurobiologischen **Parallelen** im Krankheitsgeschehen, die sich auf die **Dysfunktionalität des Belohnungssystems** beziehen, eröffnen die Möglichkeit, die **Therapiemaßnahmen** zum notwendigen Neu-/Wiederaufbau belohnungsfähiger Alternativen zu **vereinheitlichen**, weiter zu entwickeln und insgesamt **effizienter** zu **gestalten**. Dabei geht es nicht darum, Krankheitsbegriffe zu verändern oder zusätzliche Störungen als Sucht zu klassifizieren, da es außer den Gemeinsamkeiten gravierende medizinische und sozial-psychologische Unterschiede gibt, die keinesfalls zu vernachlässigen sind.

Im Zusammenhang mit Funktionsstörungen im Belohnungssystem bei psychiatrischen Störungen formulieren Hägele et al. (2015): „… that neurobiological research in psychiatric disorders can be targeted at core mechanisms that are likely to be implicated in a range of clinical entities. This approach can be promising for the understanding of psychiatric symptoms and for the development of new treatment strategies."

(…, dass die neurobiologische Forschung bei psychiatrischen Störungen auf Kernmechanismen ausgerichtet sein kann, die wahrscheinlich an einer Reihe von klinischen Entitäten beteiligt sind. Dieser Ansatz kann vielversprechend für das Verständnis psychiatrischer Symptome und die Entwicklung neuer Behandlungsstrategien sein.)

> **Übersicht**
> Die Studien (vgl. Hägele et al. 2015), bei denen finanzielle Anreize („monetary incentives") in Gruppenvergleichen zwischen psychisch Kranken und gesunden Kontrollpersonen appliziert werden, sind davon belastet, dass zwischen Geld und Gesundheit eine „prekäre" Beziehung besteht. Hierauf weist schon ein einfaches Googeln dieser Begriffe hin bzw. dies kommt dies auch in Gruppendiskussionen zum Ausdruck. Das erste Google-Ergebnis bei „Geld und Gesundheit": Studien zu Armut und Gesundheit: Geld macht nicht glücklich… (https://www.tagesspiegel.de/wissen)
> Es lässt sich mit diesem Untersuchungsdesign deshalb kaum die These einer „Anhedonie" (Verlust der Fähigkeit, Freude zu empfinden) im Zusammenhang mit einer Funktionsstörung des Belohnungssystems verifizieren. Stattdessen eignet es sich möglicherweise zur Erfassung einer Vulnerabilität zum problematischen Glücksspielen.

Mit diesem Manual wollen wir erste Schritte in die Richtung dieser neuen Behandlungsstrategien machen. Bei Hinweisen auf diese neurobiologische Funktionsstörung besteht die Möglichkeit, das **Interessen- und Aktivitätenspektrum mit dem IAS-Fragebogen** zu untersuchen und **Maßnahmen zur Rekonstruktion des Belohnungssystems einzuleiten,** vielfältige belohnungsfähige Alternativen aufzubauen, daraus **neue stabile Gewohnheiten** zu entwickeln und diese nachhaltig im Verhaltensrepertoire zu verankern. Es sei nochmals betont, dass die „Rekonstruktion des Belohnungssystems" kein umfassendes Behandlungskonzept darstellt, sondern nur einen Teilaspekt einer Störung einbezieht. Die unten ausgeführten Störungen haben zudem ganz unterschiedliche Symptomausprägungen, psycho-soziale Folgen und ätiologische Bedingungen, die in diesem Manual nicht berücksichtigt sind und deshalb weiterhin eine ganz spezifische Behandlung bedürfen.

Bei den Vergleichen der Suchtstörungen mit anderen Krankheitsbildern, die eine Funktionsstörung des Belohnungssystems aufweisen, geht es um die Fragen,

- ob die Dominanz eines Risikoverhaltens dadurch geprägt ist, dass *eine annähernd reflexartige Ausführung des Risikoverhaltens* nicht nur zum Rückgang anderer „Bewältigungsstrategien" geführt hat, sondern zudem **Verhaltensänderungen hemmt,**
- begleiten **kognitive Verzerrungen** und Schuldgefühle das neurobiologische Geschehen, die mit einer Verdrängung/Verleugnung der Symptome einhergehen,
- sind häufiger, trotz vielfältiger sozialer, psychologischer und körperlicher Folgeschäden, **Versuche gescheitert,** das Risikoverhalten zu reduzieren oder einzustellen (exekutive Dysfunktion/Hemmung von Handlungen, die man ausführen möchte)?

Nach Münte (2008) besitze das Gehirn eine spezielle „Abteilung", das neurobiologische Belohnungssystem. Es verarbeitet Rückmeldungen, welches Verhalten künftig lohnenswert ist. Bei zahlreichen neurologischen und psychiatrischen Krankheiten wie **Suchterkrankungen, Depressionen, Zwangsstörungen** sei dieser komplexe Hirnbereich gestört. Die Grundlagen des Belohnungssystems zu erforschen und zu verstehen, zähle daher zu den großen Herausforderungen der Kognitionsforschung. Durch **bildgebende Verfahren** wie der funktionellen Magnetresonanztomografie (fMRT/fMRI) sei es möglich, dem dopaminergen **Belohnungssystem „bei der Arbeit" zuzusehen**: Bei positiven Rückmeldungen, etwa einem Lob oder einem Gewinn, nimmt die Hirnaktivität in den Regionen des Belohnungssystems zu, bei negativen Rückmeldungen dagegen nimmt sie ab. Bei der Ausschüttung von Dopamin, dem wichtigsten Botenstoff im Belohnungssystem, empfinden wir eine Art Glücksgefühl. Ist einmal erlernt, wie es auszulösen ist, verhalte man sich fortan so, dass es erneut zu einer positiven Gefühlsveränderung komme (ebenda).

Da es bisher keine übergeordnete Theorie gibt, Befunde zur Dysfunktionalität des Belohnungssystems bei verschieden klassifizierten Störungsbildern einzuordnen, bleiben folgende Erörterungen fragmentarisch.

Starke und Müller (2021) resümieren bezüglich der „Verhaltenssüchte": Die „**Computerspielsucht**" ist bereits in ein anerkanntes Diagnoseschema (ICD-11) aufgenommen. Die „*Kaufsucht*" und „*Sexuelle Sucht*" sind nach wie vor als zwanghafte Verhaltensweisen im Kap. der „Impulskontrollstörungen" bzw. „andere Impulskontrollstörungen" eingeordnet (ebenda). Insgesamt scheine der bisherige Kenntnisstand zu exzessivem Sporttreiben weder die Anerkennung als eigenständiges Krankheitsbild noch die Kategorisierung als Verhaltenssucht vollständig zu rechtfertigen.

Zu den **betroffenen Störungsbildern** dürften auch **Formen von Essstörungen** gehören, bei denen das Essverhalten eine **zu starke Position in der Gefühlsregulation**, *in der Erleichterung von psychischen Belastungen* bzw. psychischen Krisen bekommen hat. Die neurobiologischen Korrelate einer Umstrukturierung des Belohnungssystems hin zu einer einseitig fixierten Gefühlsregulation auf die **fehlangepasste Nahrungsaufnahme** führen dann zu beträchtlichen Widerständen, dieses Verhalten wieder aufzugeben und sich neu zu orientieren.

So gehen Autoren von der These aus, dass **Anorexia nervosa Patientinnen** ihren Symptomen (Selbsthunger/Diät halten) einen *positiven Wert zuschreiben* und dies neurobiologische Veränderungen im Belohnungssystem zur Folge hat, die eine zentrale Bedeutung bei der Aufrechterhaltung der Störung haben (Bachmann und Röhr 1983a, b; Bachmann 1992; Nordbø et al. 2006; Keating et al. 2012; Steinglass et al. 2012; Monteleone et al. 2018).

> **Übersicht**
>
> In einer Studie von Bachmann (1992) *mittels Selbsteinschätzungen* (n = 197) unterschieden sich u. a. folgende Items zur „Instrumentalität des Hungerns" signifikant (0,05 Niveau) von Kontrollpersonen und erreichten eine hohe Trennschärfe (Cronbachs Alpha in Klammern): Hungern hat mich anfangs leistungsfähiger gemacht (.88). Durch Hungern fühlte ich mich aufgeputscht (.88). Im Hungerzustand habe ich mich wie berauscht gefühlt (.88). Vor Konflikten habe ich mich in Fasten und Diäthalten geflüchtet (.88). Durch Hungern wollte ich der Realität entfliehen (.88).
>
> Nordbø et al. (2006) sammelten in *Interviews qualitative Informationen* zur Motivation des „Hungerverhaltens", die sie u. a. folgenden Konstrukten zuordneten: „**Sicherheit**" (Gefühl der Stabilität und Sicherheit), „**Vermeidung**" (Vermeidung negativer Emotionen), „**Mentale Stärke**" (inneres Gefühl, Dinge zu „meistern"), „**Identität**" (neue Identität erreichen), „**Fürsorge**" (Fürsorge von anderen hervorrufen).

Die These von der „**Food Addiction**" werde in der Forschung zu Essstörungen und Adipositas bereits seit längerem untersucht. Die Bezeichnung „Food Addiction" basiere auf der Hypothese, dass der exzessiven **Aufnahme von vor allem hochkalorischen Nahrungsmitteln** (z. B. Zucker) ähnliche pathophysiologische Mechanismen zugrunde liegen könnten wie einer Suchterkrankung. Allerdings bleibe fraglich, ob die Übertragung vom Tiermodell auf den Menschen wirklich plausibel sei, bzw. ob es sich tatsächlich um eine **substanzbezogene Abhängigkeitserkrankung** (Nahrungsmittel-Substanz-Sucht) **oder** eher um eine **Verhaltenssucht** (Esssucht) oder **Kombination** aus beidem handelt. In jedem Fall scheinen relativ viele Menschen Symptome von „Food Addiction" zu erleben, deren Prävalenz bei nahezu 8 % zu liegen scheine (Starke und Müller 2021).

Ein Anstieg von **Fettleibigkeit und Essstörungen** könnte nach Ansicht der Autoren Berridge et al. (2010; vgl. Schäfer et al. 2010) mit **Funktionsstörungen** in komplexen interaktiven **Belohnungskreisläufen** (hedonische Schaltkreise, Opioid-Netzwerke, Dopaminsysteme, Glutamat-Signale) **zusammenhängen.** Hierbei sprechen Umberg et al. (2012) von „**food-drug**" (Droge „Essen") bei *Bulimiekranken*. Nach ihren Erkenntnissen sind eine Reihe von peripheren und zentralen biologischen Abweichungen ein Indiz dafür, dass es bei diesen Personen zu einer **veränderten Belohnungsempfindlichkeit** kommt, insbesondere durch Auswirkungen auf das dopaminerge System. Neurobiologische Befunde stützen die Annahme, dass Übereinstimmungen mit einer Suchtstörung vorliegen, die Auswirkungen auf die Therapie und therapeutische Maßnahmen haben sollten.

Bei **Zwangsstörungen** ist ebenfalls eine Dysfunktionalität des Belohnungssystems zu beobachten, die eine Entwicklung von neuen oder den Wiederaufbau belohnungsfähiger Alternativen erschwert.

Nach Fontenelle et al. (2011) **überschneiden sich Zwangs-, Impulskontrollstörungen und substanzbedingte Suchtstörungen auf verschiedenen Ebenen**, einschließlich Phänomenologie, Komorbidität, Neuroschaltung, -kognition, -chemie und Familiengeschichte. Die angeblich erste funktionelle Bildgebungsstudie (Magnetresonanztomografie), die explizit Belohnungsschaltungen bei Zwangsstörungen untersuchte, führten nach eigenen Angaben Figee et al. (2011) durch. Nach ihren Ergebnissen sind bei Zwangsstörungen (OCD), die eigentlich den Angststörungen zugewiesen werden, neurobiologische Merkmale vorhanden, die dem Suchtverhalten ähneln. Sie schlussfolgern daraus, dass die Patienten aufgrund der belohnenden Wirkung (z. B. durch Händewaschen Ängste reduzieren, sich nicht mit einer Infektion anzustecken) ihres Symptomverhaltens eine Abhängigkeit von den zwanghaften Verhaltensweisen entwickelten. Die Untersuchungen zur Bildgebung des Gehirns bei Zwangsstörungen hätten durchweg eine abnormale Aktivierung innerhalb der ventralen striatal-orbitofrontalen Schaltkreise gezeigt.

Bei Choi et al. (2012) werden **Zwangsstörungen (OCD)** und **Pathologisches Glücksspielen (PG)** als **Verhaltenssüchte** konzeptualisiert, die von Belohnungseffekten eines wiederholenden Glücksspielverhaltens (sich z. B. von Sorgen ablenken/erleichtern) und zwanghaften Verhaltens (sich ebenfalls z. B. durch Händewaschen erleichtern/beruhigen) geprägt sind.

Es sei mittels bildgebender Verfahren (fMRI) zu beobachten, dass sich die neurobiologischen Korrelate der Pathologischen Glücksspieler denen der Zwangsstörung immer stärker anpassen, je mehr sich die **PG**-Symptome verschlechtern. Die **Ähnlichkeiten** zwischen Patienten mit **PG** und **OCD** bezogen sich lediglich auf **neuronale Reaktionen**, die mit der **Be-**

lohnungserwartung verbunden sind, während andererseits funktionelle Unterschiede festgestellt worden seien.

Bei **Depressivität** scheint generell eine Beeinträchtigung des Belohnungssystems vorhanden zu sein, die durch eine starke Verminderung von Antrieb und Aktivität und einen Interessenverlust gegenüber Belohnungsanreizen (Anhedonie) geprägt ist. Während die geistige Tätigkeit eher gesteigert ist, bis hin zum Grübeln, werden *Bewegung, Aktionen und Handlungsausführungen vermieden*, was die *Exekutive (Ausführung von aktionalen Zielen) letztlich blockiert*. Dabei ist nicht auszuschließen, dass **Strategien**, wie sich stark zurückzuziehen, *Handlungen zu vermeiden* und in *(aktionaler) Passivität zu verharren*, anfangs eine im Sinne der **Verstärkungstheorie erhebliche, wenn auch kurzfristig belohnende Erleichterungswirkung** haben und dadurch **eine Dysfunktionalität des Belohnungssystems** hervorrufen können. In Folge von Konditionierungsprozessen entsteht eine Eigendynamik/Automatisierung der Passivität/Antriebslosigkeit und das Verhalten prägt sich selbstschädigend und psycho-sozial belastend aus (Bachmann 2018).

In diesem Zusammenhang ist auf einen Aufsatz von Hennings (2021) hinzuweisen, in dem ein Verstärkermodell auf Borderline-Persönlichkeitsstörung und Suizidale Symptome (nicht-suizidale Selbstverletzung, NSSV) angewendet wird. Verstärkermechanismen sollen erheblich zur Aufrechterhaltung des Störungsbildes beitragen. Hier werden ebenfalls zunächst positive (einen positiven Zustand herbeizuführen) und negative Verstärker (ein negatives Befinden abzuschwächen) wirksam, um einen gewünschten Affektzustand (z.B. Nachlassen von Anspannungen) herbeizuführen.

In **der empirischen Studie** (Bachmann 2021) **zum Interessen- und Aktivitätsspektrum (IAS)** gibt es Hinweise dafür, dass die ermittelten IAS-Werte nicht nur bei süchtigem Verhalten, sondern auch in Folge psychischer Störungen verengt sind. Obwohl die IAS-Studie erst später ausführlicher besprochen wird, nehmen wir das Ergebnis der Kategorienbildung hier vorweg, um den sinnvollen Einsatz des Manuals bei „anderen psychischen Störungen" mit einer Dysfunktionalität des Belohnungssystems zusätzlich zu begründen.

- Mittels des ICD-10-Symptom-Rating (ISR; Tritt et al. 2006, 2010) wurde in einer größeren Stichprobe (N = 239) (pathologische Glücksspieler, Alkohol- und Drogenabhängige, *Psychisch Kranke*, Kontrollpersonen) zunächst der **Schweregrad verschiedener psychischer Belastungen gemessen**. Alle Versuchsgruppen und die Kontrollgruppe **wiesen im Mittel geringe Werte im Bereich Depression, Angst-, Zwangs- und Essstörungen auf** (Cut-off-Wert ≥ 1,0 < 2,0).

- Bei **Somatoformen Störungen** wiesen die pathologischen Glücksspieler eine geringe Symptombelastung (ab 0,75) auf, bei allen anderen Gruppen bestand ein Verdacht (Cut-off-Wert ab 0,33).
- Die Zusatz-Skala: Sie enthielt 12 weitere Symptome, die Hinweise auf das Vorliegen verschiedener Syndrome liefern. Die Mittelwerte der Drogenabhängigen und der Psychisch Kranken waren erhöht.
- Gesamt-Belastung: Die Versuchsgruppen hatten insgesamt eine mittlere Gesamtbelastung (Cut-off-Wert ab 0,9) und die KG eine geringe (Cut-off-Wert ab 0,6).

Trotz der im Testverfahren (ISR) **eher geringen Syndrom-Ausprägungen bei den** Suchtgruppen und Psychisch Kranken ergaben sich **signifikante negative Korrelationen mit** dem **Interessen- und Aktivitätenspektrum** (nach Pearson, 2-seitige Tests; N = 238–239). Dies bedeutet, dass die IAS-Werte abfallen, also eine **Verengung des Interessen- und Aktivitätenspektrums zu erwarten ist**, *wenn eine psychische Störung (z. B. Depression) tendenziell ansteigt*. Bei Korrelationen können jedoch keine kausalen Zusammenhänge geschlussfolgert werden, die experimentellen Untersuchungsbedingungen vorbehalten sind.

Der „*IAS-Gesamt-Wert*" korrelierte mit einem annähernd mittleren Effekt signifikant negativ mit der „Depressions-Skala" bei $r(236) = -,253$, $p \leq .001$. Diese Ergebnisse geben Hinweise darauf, **dass Depressivität mit einer Verengung des Interessen- und Aktivitätenspektrums einhergeht**. Außerdem zeigten sich signifikant negative Korrelationen („schwacher Effekt") mit der „**Zusatz-Skala**" bei $r(237) = -,143$, $p \leq .05$ und der „**Gesamt-Belastung**" bei $r(237) = -,141$, $p \leq .05$.

Die Verengung des Interessen- und Aktivitätenspektrums ließ sich an Hand der Studie weiter spezifizieren, das heißt **welche** von den ermittelten 10 Kategorien **besonders betroffen** waren.

Auf *Kategorienebene* sind demnach folgende signifikante Korrelationen (*p ≤ ,05; **p ≤ ,01; ***p ≤ ,001) mit dem ISR festzustellen:

- **Depression**: 01 Soziale Kontakte, Kompetenz -,245***, 02 Körperliche Bewegung -,216***, 03 Geistige Betätigung -,171**, 04 Gefühle zeigen -,249***, 05 Erholung -,177**, 06 Erlebnis, Abenteuer -,276***, 07 Kultur erleben, Genuss -,313***.
- **Angststörung**: 02 Körperliche Bewegung -,153*, 06 Erlebnis, Abenteuer -,173**, 07 Kultur erleben, Genuss -,194**.

- **Zwangsstörung**: 04 Gefühle zeigen -1,63*, 06 Erlebnis, Abenteuer -,148*, 07 Kultur erleben, Genuss -,175**.
- **Zusatzskala**: 01 Soziale Kontakte, Kompetenz -,200**, 04 Gefühle zeigen -,211***, 06 Erlebnis, Abenteuer -,182**, 07 Kultur erleben, Genuss -,234***.
- **Gesamt-Belastung**: 01 Soziale Kontakte, Kompetenz -,158*, 04 Gefühle zeigen -,198**, 06 Erlebnis, Abenteuer -,199**, 07 Kultur erleben, Genuss -,233***.

Die **meisten signifikanten negativen Zusammenhänge** zu den IAS-Kategorien waren **bei Depression** vorhanden. Nur bei Somatisierung war eine positive Korrelation mit 08 Hobby, Kreativ bei,128* zu verzeichnen. Die Kategorien 06 **Erlebnis, Abenteuer** und 07 **Kultur erleben, Genuss** schienen bei den übrigen Symptomklassen tendenziell am häufigsten beeinträchtigt zu sein.

Die Studie zum Interessen- und Aktivitätenspektrum (IAS)

Inhaltsverzeichnis

2.1   Fragestellung

Das Konstrukt des Interessen- und Aktivitätenspektrums (IAS) wurde von Bachmann (2018, 2019) begründet und auf verschiedene Krankheitsbilder angewandt. Erstmals wurde durch eine Dissertation (Bachmann 2021) eine systematische empirische Untersuchung dazu durchgeführt.

Diese empirische Untersuchung beinhaltete die

- **Erstellung eines Fragebogens** und **Untersuchung** folgender Fragestellungen (s. Anhang) mit 176 Items zum Interessen- und Aktivitätenspektrum (IAS):
  - Sind die ausgewählten Interessen und Aktivitäten als **potenzielle Alternativen** zu einem Sucht- oder Risikoverhalten geeignet und für die Rekonstruktion des Belohnungssystems bedeutsam?
  - Lassen sie sich **in verschiedene Kategorien** (Skalen) **einordnen**?

- Unterscheiden sie sich hinsichtlich ihrer **Belohnungsfähigkeit/Wirkung, „das psychische Befinden positiv zu verändern"** und danach,
- ob sie sich als „Highlight" eignen?

- Darauf aufbauend bestand die Zielsetzung, die angenommene **Verengung** des Interessen- und Aktivitätenspektrums bei Vorliegen einer Abhängigkeitserkrankung im **Gruppenvergleich zu Kontrollpersonen** nachzuweisen, inwieweit Wünsche vorhanden sind, das Interessen- und Aktivitätenspektrum auszubauen und außerdem, wie hoch die Zuversicht ist, diese Ziele umzusetzen.
- Des Weiteren galt es, **Zusammenhänge** zwischen dem **Interessen- und Aktivitätenspektrum** mit anderen Konstrukten wie z. B. der **Lebenszufriedenheit** und **Stressbewältigung** zu untersuchen.

Die Auswahl der Interessen und Aktivitäten fand unter **Einbeziehung** der **Gesundheits- und Suchtforschung** statt, wobei insbesondere auf folgende Faktoren geachtet wurde:

- psychische und körperliche Gesundheit
- allgemeines Wohlbefinden unter Einbeziehung
  - sozialer und ökonomischer Bedingungen
  - Alltagsbewältigung

Ergänzende Information Die elektronische Version dieses Kapitels enthält Zusatzmaterial, auf das über folgenden Link zugegriffen werden kann [https://doi.org/10.1007/978-3-662-65666-2_2].

- größtmögliche Ungleichheit zum Risikoverhalten
- Potenzial zur Stressbewältigung
- Gefühlsregulation
- Umsetzbarkeit

2.2 Ergebnisse der Expertenbefragung

Die „Experten" (Psychologische Psychotherapeuten in Ausbildung mit dem Schwerpunkt Verhaltenstherapie) (N = 91) hatten die Aufgabe, die 176 Interessen und Aktivitäten des „IAS-Fragebogens" vorgegebenen **Kategorien zuzuordnen.** Mittels Skalierungen war daraufhin für **jedes Item der Belohnungswert** einzuschätzen, der wie folgt **operationalisiert** war: „Das psychische Befinden positiv verändern, in welchem Maße eignen sich die aufgeführten Interessen/ Aktivitäten dazu?" Außerdem hatten die Versuchsteilnehmer die Aufgabe, aus demselben Item-Pool Interessen und Aktivitäten auszuwählen, die sie als **„Highlights" einschätzten.**

> **Stichprobe**
>
> Insgesamt nahmen an der Expertenbefragung 91 Probanden, Psychologische Psychotherapeuten in Ausbildung mit Schwerpunkt Verhaltenstherapie, teil. Die erste Gruppe (n = 46) erhielt die erste Hälfte und die zweite Gruppe (n = 45) die andere Hälfte der Fragen (jeweils 88 Interessen und Aktivitäten). Die Split-Half-Versionen der Fragebögen umfassten eine Bearbeitungsdauer von ca. 20–30 Minuten.

Die Experten stuften zur besseren **Überschaubarkeit** und **Handhabung** der 176 Items diese mit der Möglichkeit zu Mehrfachwahlantworten anhand von 13 Kategorien und einer Restkategorie ein. Nahezu alle Items wurden den Kategorien zugeordnet (nur ein Item entfiel auf „Sonstiges"). Anschließend wurden die Experteneinschätzungen über die Bildung von Mehrfachantworten-Sets ausgewertet. Die statistischen Auswertungen der Item-Zuordnungen zu den Kategorien erfolgten anhand der Errechnung deskriptiver Statistiken/Häufigkeiten.

Abschließend ergaben sich auf dieser Grundlage sowie aus teststatistischen und inhaltlichen Überlegungen zehn Kategorien (unter Einbezug der Daten aus der Patientenbefragung z. B. Reliabilitätsanalysen/Item-Skalen-Statistiken: s. Anhang, Tab. A.3):

(1) Soziale Kontakte, Kompetenz, (2) Bewegung, Fitness, (3) Geistige Betätigung, (4) Gefühle zeigen, (5) Erholung, (6) Erlebnis, Abenteuer, (07) Kultur erleben, Genuss, (8) Hobby, Kreativ, (9) Mediennutzung und (10) Basisaktivitäten.

Tab. 2.1 Expertenbefragung: IAS-Kategorien und Belohnungsmittelwerte

Kategorie	Belohnungswert (M)
04 Gefühle zeigen	5,38
05 Erholung	5,19
06 Erlebnis, Abenteuer	5,04
02 Bewegung, Fitness	4,86
07 Kultur erleben, Genuss	4,77
01 Soziale Kontakte, Kompetenz	4,68
08 Hobby, Kreativ	4,30
10 Basisaktivitäten	3,92
03 Geistige Betätigung	3,79
09 Mediennutzung	3,46

Rangreihe bei einer Einschätzungsskala von 1–7

Anhand der Experteneinschätzung ließen sich Unterschiede bei den **Belohnungsmittelwerten** (deskriptive Statistiken) sowohl auf Item- als auch auf Kategorienebene **feststellen** (siehe folgende Tab. 2.1). Auf Kategorienebene sind die jeweiligen Mittelwerte in absteigender Reihenfolge dargestellt. Die **vier Kategorien** mit den **höchsten Belohnungsmittelwerten** waren: „**Gefühle zeigen**", „**Erholung**", „**Erlebnis Abenteuer**" und „**Bewegung, Fitness**". Am geringsten wurde die „Mediennutzung" eingestuft.

Auf der Item-Ebene (Skala: 1–7) lag das *Minimum der Mittelwerte bei* „Programmieren" (Kategorie „Mediennutzung") mit *2,16* und das *Maximum bei* **„Lachen"** (Kategorie „Gefühle zeigen") **mit 6,63** bei einem Gesamt-Mittelwert von 4,57. Die Spannweite bei den Kategorien reichte von 3,46 „Mediennutzung" bis 5,38 „Gefühle zeigen".

In der Tab. A.2 (Anhang) sind alle Items und deren Belohnungsmittelwerte ebenfalls in einer Rangreihe aufgelistet.

Die Befunde unterstützen die Annahme, dass die ausgewählten Interessen und Aktivitäten verschiedene Wirkungsgrade aufweisen, das psychische Befinden positiv zu verändern und sich in unterschiedlicher Weise dazu eignen dürften, zu einer Rekonstruktion des Belohnungssystems beizutragen.

In der Tab. 2.2 sind die 21 meistgenannten „Highlights" der Experten auf Item- und Kategorienebene wiedergegeben. Die Prozentangaben beziehen sich auf alle Versuchsteilnehmer der jeweiligen Teilstichprobe (A: mit n = 46; B: n = 45). Drei Probanden beider Expertengruppen gaben keine Einschätzung zu den „Highlights" ab (Expertengruppe A = 1 und B = 2). Die **drei am meisten als Highlights eingestuften Items** waren **„Zusammensein mit Partner"** (31 Nennungen bzw. 68,9 %) aus der *Kategorie „Soziale Kontakte, Kompetenz",* gefolgt von **„Am Strand sein"** (31 Nennungen bzw. 67,4 %) aus der *Kategorie „Erholung"* und **„Lachen"** (30 Nennungen bzw. 65,2 %) aus der *Kategorie „Gefühle zeigen".* Beabsichtigt war, die 20 meistgenannten

Tab. 2.2 Expertenbefragung: Rangreihe der 21 meistgenannten „Highlights"

Rang	Interessen und Aktivitäten (Item-Nummer)	Kategorie
01	Zusammensein mit Partner	Soziale Kontakte, Kompetenz
02	Am Strand sein	Erholung
03	Lachen	Gefühle zeigen
04	Ausflüge machen z. B. ins Grüne, an die See	Erholung
05	Reisen	Erlebnis, Abenteuer
06	Naturerlebnisse	Erholung
07	Jemandem eine Freude bereiten	Soziale Kontakte, Kompetenz
08	Sexualität, Zärtlichkeit	Gefühle zeigen
08	Zusammensein mit Freunden, Bekannten	Soziale Kontakte, Kompetenz
09	Massage	Erholung
10	Eine Therme, Sauna besuchen	Erholung
11	Mit Freunden, Bekannten essen	Soziale Kontakte, Kompetenz
11	Wandern	Bewegung, Fitness
11	Zusammensein mit Familie	Soziale Kontakte, Kompetenz
12	Sich mit Tieren beschäftigen	Erholung
12	Sport	Bewegung, Fitness
12	Zusammensein mit den Kindern	Soziale Kontakte, Kompetenz
12	Sich entspannen	Erholung
13	Ein offenes und ehrliches Gespräch führen	Soziale Kontakte, Kompetenz
14	Positive Zukunftspläne schmieden	Geistige Betätigung
14	Trekkingtouren (Kanu, Fahrrad, Wildnis)	Erlebnis, Abenteuer

„Highlights" auszuwerten. Wegen zwei gleich hohen Bewertungen bei Rang 14 der Items „Positive Zukunftspläne schmieden" und „Trekkingtouren (Kanu, Fahrrad, Wildnis)" ergab sich eine Liste mit insgesamt 21 Items.

2.3 Ergebnisse der Patientenbefragung

2.3.1 Der IAS-Gruppenvergleich zwischen Suchtkranken, Psychisch Kranken und einer (gesunden) Kontrollgruppe

In dieser weiteren **IAS-Fragebogenstudie** (s. Anhang Tab. A.4) fand ein **Vergleich des Interessen- und Aktivitätenspektrums** (IAS) **zwischen** den **Suchtkranken** (Alkohol-, Drogenabhängigen, Pathologischen Glücksspielern), **Psychisch Kranken** und einer (gesunden) **Kontrollgruppe** statt, um folgendes zu ermitteln (N = 239):

- Die Versuchsgruppen hatten mittels Skalierung einzuschätzen, wie häufig sie die 176 Interessen und Aktivitäten im letzten Jahr ausgeübt hatten. Der so ermittelte

„Istzustand" sollte Auskunft über die vorhandenen Ressourcen geben.

- Außerdem waren alle Teilnehmer aufgefordert ihre **„Änderungswünsche"** zu den Items einzuschätzen, um zusätzlich Informationen für eine individuelle Therapieplanung zu erlangen.
- Die Untersuchungsteilnehmer bewerteten die **Umsetzbarkeit** ihrer Ziele.
- Zudem bestand die Aufgabe, aus dem 176 Item-Pool Highlights zu benennen.

Stichprobe

An der Patientenbefragung nahmen 248 Personen teil. 9 Fragebögen wurden aufgrund unvollständiger Bearbeitung von der Auswertung ausgeschlossen. In die Datenanalyse wurden somit 239 Fälle einbezogen. Die Zugehörigkeit zu den Suchtgruppen basierte auf den Angaben der Suchtmittel im soziodemografischen Befragungsteil am Ende des Fragebogens. Hiermit ergaben sich insgesamt drei Gruppen: Alkoholabhängige (n = 69; 28,9 %), Pathologische Glücksspieler (n = 49; 20,5 %) und Drogenabhängige (n = 43; 18,0 %). Des Weiteren bestand eine Gruppe von Psychisch Kranken aus n = 20 (8,4 %) und die Kontrollgruppe (Fachpflegeschüler) aus n = 58 (24,3 %) Personen.

Die empirischen **Ergebnisse unterstützen die Annahme eines verengten Interessen- und Aktivitätenspektrums bei Suchtkranken** und die These der Dysfunktionalität des Belohnungssystems unter Bildung eines persistierenden Suchtgedächtnisses durch die anhaltende Ausübung des Suchtverhaltens (Lindenmeyer 2005; Mann et al. 2013; vgl. Alba-Ferrara et al. 2016; Böning und Albrecht-Sonnenschein 2018).

Alle **Suchtkranken** zusammengenommen erzielten hinsichtlich des **IAS-Istzustand-Gesamt** – „Wie häufig haben Sie diese Interessen/Aktivitäten im letzten Jahr ausgeübt?" – signifikant **geringere Mittelwerte als die Kontrollgruppe**. **Auch bei** der Aufteilung in **Kategorien** lagen alle Mittelwerte signifikant unter der Kontrollgruppe.

Auf die **einzelnen Suchtgruppen** bezogen, Alkoholabhängige, Pathologische Glücksspieler und Drogenabhängige, **lagen** die Mittelwerte zum IAS-Istzustand (gesamt) **wiederum signifikant unter der Kontrollgruppe**.

Dies traf **auch bei sieben von zehn Kategorien** zu: „Soziale Kontakte, Kompetenz", „Geistige Betätigung", „Gefühle zeigen", „Erlebnis, Abenteuer", „Kultur erleben, Genuss", „Mediennutzung" und „Basisaktivitäten". Bei den drei übrigen Kategorien unterschieden sich *einzelne suchtbezogene Gruppen* signifikant von der Kontrollgruppe (KG),

z. B. lagen die Pathologischen Glücksspieler und die Alkoholabhängigen bei „*Erholung*" signifikant unter der KG. Bei der Gruppe der psychisch Kranken zeigten sich tendenziell ähnliche Ergebnisse. Wegen der großen Heterogenität und geringen Größe dieser Stichprobe sind weitere Untersuchungen dazu notwendig (Bachmann 2021).

Bei der Auswertung der **IAS-Änderungswünsche** („Haben Sie den Wunsch, diese Interessen/Aktivitäten häufiger auszuüben?") lagen die Suchtkranken hinsichtlich des „*Differenzwertes*" (IST minus SOLL) signifikant höher *als die KG*. Hinsichtlich der subjektiven **Einschätzung zur Umsetzbarkeit** waren die **Suchtkranken** ähnlich **optimistisch wie** die **Kontrollgruppe**.

Zudem konnten Abweichungen in den folgenden psychologischen Parametern gefunden werden:

- Die **suchtbezogenen Gruppen** hatten eine signifikant **höhere Neigung, Stress mit Alkohol und Zigaretten** zu **bewältigen**.
- Sie wiesen eine **erhöhte Prokrastination/Aufschiebeverhalten (im Vergleich zum Normwert)** und
- eine **signifikant geringere Lebenszufriedenheit** auf.
- Darüber hinaus konnte bei den suchtbezogenen Gruppen eine tendenziell **stärkere psychische Belastung** (ähnlich hoch wie die Psychisch Kranken) ermittelt werden.
- In Bezug auf das **Substanz-** bzw. **Glücksspielverlangen** lagen die Suchtkranken tendenziell höher, wobei das **Verlangen** nach dem Suchtverhalten insgesamt eher niedrig ausgeprägt war, was möglicherweise mit der bereits recht lange andauernden Therapiezeit zusammenhing.

Die **signifikanten Korrelationen** zwischen den Kategorien zum IAS-Istzustand untereinander (Inter-Skalen-Korrelationen) und den eingesetzten Fragebögen zur Lebenszufriedenheit, Prokrastination und Stressbewältigung **deuten auf eine hinreichende inhaltliche und externe Validität des IAS-Fragebogens** hin.

Ebenso wie die Experten schätzten die **Patienten und Kontrollpersonen** (aus dem 176-Item-Pool) Interessen und Aktivitäten als **„Highlights"** ein.

In der Tab. 2.3 sind die 22 (wg. drei gleich hoher Bewertungen waren es 22 statt wie ursprünglich beabsichtigt 20) meistgenannten „Highlights" bezogen auf alle Untersuchungsgruppen der „Patientenbefragung" auf Item- und Kategorienebene wiedergegeben. Am meisten wurde das Item **„Zusammensein mit Partner"** (Kategorie „Soziale Kontakte, Kompetenz") mit 61 Nennungen bei 33,9 % und am zweithäufigsten **„Lachen"** mit 60 Nennungen bei 33,3 % (Kategorie „Gefühle zeigen") als „Highlight" eingestuft. An dritter Stelle folgte das Item **„Reisen"** (Kategorie „Erlebnis, Abenteuer") mit 56 Einstufungen bei 31,1 %.

Die Bedeutung des Items „*Zusammensein mit Partner*", das bei den Experten und bei den Teilnehmern der Patientenbefragung am häufigsten als „Highlight" genannt wurde, ist

Tab. 2.3 Patientenbefragung: Rangreihe der 22 meistgenannten „Highlights"

Rang	Interessen und Aktivitäten (Item-Nummer)	Kategorie
01	Zusammensein mit Partner	Soziale Kontakte, Kompetenz
02	Lachen	Gefühle zeigen
03	Reisen	Erlebnis, Abenteuer
04	Sexualität, Zärtlichkeit	Gefühle zeigen
05	Am Strand sein	Erholung
06	Zusammensein mit Familie	Soziale Kontakte, Kompetenz
07	Ausflüge machen z. B. ins Grüne, an die See	Erholung
08	Etwas für seine Gesundheit tun	Bewegung, Fitness
09	Essen gehen	Kultur erleben, Genuss
10	Im Freien aufhalten (z. B. Park, Picknick)	Erholung
11	Jemandem eine Freude bereiten	Gefühle zeigen
11	Sich mit Tieren beschäftigen	Erholung
11	Zusammensein mit Freunden, Bekannten	Soziale Kontakte, Kompetenz
12	Mit dem Hund spazieren gehen	Erholung
13	Ein offenes und ehrliches Gespräch führen	Soziale Kontakte, Kompetenz
13	Radio, Musik hören	Erholung
14	Gemütliches Beisammensein	Soziale Kontakte, Kompetenz
15	Regelmäßiges sportliches Training	Bewegung, Fitness
15	Sport	Bewegung, Fitness
16	Eine Therme, Sauna besuchen	Erholung
16	Positive Zukunftspläne schmieden	Geistige Betätigung
16	Probleme lösen	Geistige Betätigung

insbesondere aus suchttherapeutischer Perspektive von erheblicher Relevanz. Es muss nicht betont werden, dass familiäre Aspekte in vielfältiger Weise in therapeutische Zielsetzungen einzubeziehen sind. Es war überraschend, dass dem „*Lachen*" in dieser Untersuchung eine so große Bedeutung zukam. Sowohl in der Experten- (Platz 3 mit 65,2 %) als auch in der Patientenbefragung (Platz 2 mit 33,3 %) wurde das Item „*Lachen*" *als wichtiges „Highlight"* genannt. Zudem stuften die Experten es als *am höchsten belohnungsfähig* ein (M = 6,63; Skalierung 1–7).

2.4   Soziodemografische Besonderheiten

Weitere Befunde verdeutlichen, dass Suchtkranke, die über einen **höheren IAS-Istzustand** verfügten, auch in den anderen psychologischen Parametern **bessere Werte, z. B. eine höhere Lebenszufriedenheit**, erzielten. Außerdem ergab sich, dass zwei Gruppen (Cluster) vorwiegend bestehend aus Suchtkranken mit **geringeren IAS-Werten,** von **mehr Arbeitslosigkeit** betroffen waren, häufiger **allein lebten**, höher psychisch belastet waren, **unter Stress zu mehr Alkohol- und Zigarettenkonsum neigten**, über weniger soziale Unterstützung verfügten und mehr prokrastinierten. Bei einer Gruppe (Cluster) kamen darüber hinaus noch **niedrige Änderungswünsche** und eine **geringe Zuversicht, eigene Ziele umzusetzen**, als ungünstige Konstellationen hinzu. Dies deutet darauf hin, dass eine Gruppe von Suchtkranken, die über geringere Ressourcen verfügt, eine höhere *sozial-psychologische Aufmerksamkeit* benötigt. Dies geht mit Daten der Deutschen Suchthilfestatistik aus dem Jahr 2009 einher, wonach der **Anteil arbeitsloser Klienten bei den folgenden Variablen höher war** als bei erwerbstätigen Klienten: alleinlebend, prekäre Wohnsituation (ohne Wohnung, Notunterkünfte), ohne abgeschlossene Berufs- oder Hochschulausbildung, problematische Schulden und Mehrfachbehandlungen (Kipke et al. 2015). Der Anteil der regulären Beendigungen lag bei arbeitslosen ambulanten Klienten 13,3 Prozentpunkte und bei stationären 10,9 Prozentpunkte niedriger als bei erwerbstätigen Klienten, sodass von einer höheren Rückfallgefahr auszugehen ist. Daher sind nicht nur Maßnahmen zur (Re-)Integration in den Arbeitsmarkt zu ergreifen, sondern zusätzliche suchtpräventive Schritte (z. B. **Adaptionsbehandlung**), wenn sich absehbar keine berufliche Perspektive abzeichnet. Wertvoll könnten sich in diesem Zusammenhang noch intensivere Kooperationen zwischen Suchthilfeeinrichtungen, Selbsthilfegruppen, Arbeitsagenturen, Berufsbildungswerken, Jobcentern, Schuldnerberatungen sowie Jugend- und Sozialämtern erweisen.

2.5 Das Interessen- und Aktivitätenspektrum (IAS) im Zusammenhang mit Lebenszufriedenheit, Stressbewältigung, psychische Belastetheit und Prokrastination

Die suchtbezogenen Gruppen wiesen eine signifikant **geringere Lebenszufriedenheit** (insgesamt und unterschiedliche Lebensbereiche) auf **als die Kontrollgruppe**. Die Alkoholabhängigen waren zudem mit ihrer Gesundheit unzufriedener als die Kontrollgruppe. Diese Befunde gehen mit den Ergebnissen einer Untersuchung von Koch et al. (2016) einher, wonach die Verengung des erlebten Verhaltensspektrums und Aktionsradius mit einer niedrigeren Lebensqualität assoziiert ist. Im Bereich der **Prokrastination** ergaben sich zwischen der KG und den Suchtkranken keine signifikanten Gruppenunterschiede. **Auffallend sind dagegen die Vergleiche mit der Normstichprobe, wonach alle *sucht-***

***bezogenen Gruppen und die KG* signifikant über dem Normwert lagen.** Da es sich bei der KG um **Fachpflegeschüler** handelte, stellt sich die Frage, ob diese Stichprobe evtl. ähnlich **wie Studenten** vermehrt zur Prokrastination neigte (vgl. Höcker et al. 2013). Es konnte somit erwartungsgemäß nachgewiesen werden, dass die Suchtkranken vermehrt prokrastinierten. Da eine erhöhte Prokrastination die Umsetzbarkeit von Zielen erschweren kann, ist sie eine zu berücksichtigende Größe und bestätigt möglicherweise die Vermutung, dass vorherige Ergebnisse zur *Umsetzbarkeitseinschätzung zu optimistisch sind*. Wichtige Aufgaben oder Zielsetzungen nicht umzusetzen bzw. aufzuschieben, ist nicht selten Folge oder Bestandteil psychischer Krankheiten und Suchterkrankungen (Höcker et al. 2013; vgl. Bachmann und El-Akhras 2014a, b).

Hinsichtlich der **psychischen Gesamt-Belastetheit** wurden erhöhte Werte mittleren Grades bei allen drei suchtbezogenen Gruppen ermittelt. Im Bereich der Einzelsyndrome (Depression, Angst, Zwang, Somatisierung, Essstörung) wurde überwiegend eine geringe (bzw. eine Verdachts-)Belastung erzielt. Da sich die Teilnehmer der Suchtgruppen zum Zeitpunkt der Erhebung bereits in Therapie befanden und der Test lediglich „die letzten 2 Wochen" als Zeitfenster (mit Ausnahme eines Items) erfasst, deutet dies unter Umständen auch auf eine bereits eingesetzte (erste) psychische Entlastung in der Behandlung hin.

2.6 Diskussion der Befunde zum Interessen- und Aktivitätenspektrum (IAS)

Zu betonen ist, dass das hier vorhandene „querschnittliche Untersuchungsdesign" keine kausalen Schlussfolgerungen zulässt. Für weitere Hintergründe diesbezüglich sei auf die Veröffentlichung der Dissertation (Bachmann 2021) verwiesen.

Die **Ergebnisse zum Differenzwert des IAS-Istzustands und Änderungswunsches** verdeutlichen, dass alle Suchtgruppen ihr Interessen- und Aktivitätenspektrum erweitern möchten und **motiviert sein dürften, an entsprechenden therapeutischen Maßnahmen teilzunehmen**. Zudem ließ sich eine hohe Annahme des Item-Katalogs schlussfolgern. Dies zeigte sich auch in (nicht systematischen) Rückmeldungen der Patienten nach der Versuchsdurchführung und in punktuell stattgefundenen Nachbesprechungen im Gruppen-Setting. Im Sinne einer gewünschten Umstrukturierung des Belohnungssystems sind diese Ergebnisse als erfolgversprechend einzustufen. Vielfältig erlebte **Verluste an Lebensqualität fördern** möglicherweise besonders den **Wunsch danach, vernachlässigte Interessen und Aktivitäten wieder auszubauen** und neue zu entdecken. Da sich die Suchtkranken zum Zeitpunkt der Erhebung bereits in Therapie (und ein kleiner Anteil in einer Motivationsgruppe) befanden, ist darüber hinaus von recht hohen **positiven Erwartungen** auszugehen, eigene **Ziele zu erreichen**. Vermutlich ist die hohe **Zuversicht teilweise zu optimistisch** und sie sollte nicht zur Folge haben, den Aspekt der *Realisierbarkeit unter Alltagsbedingungen* im weiteren Therapieverlauf zu vernachlässigen. Um Enttäuschungen vorzubeugen, ist auf eine realistische Herangehensweise und ausreichende **Hilfestellung bei** der dauerhaften **Etablierung** und Verankerung neuen Verhaltens zu achten. Hierbei sind besonders die *ausgeprägt hohen Erwartungen* (größte Diskrepanz zwischen IST und SOLL) der Drogenabhängigen in den Fokus zu nehmen, sodass es nicht nach anfänglicher Euphorie zu einer schnellen Frustration kommt, welche erneut im Suchtverhalten mündet.

Sowohl die empirische Untersuchung als auch die Diagnosekriterien und ebenso unsystematische Beobachtungen stützen die Vermutung der Verengung des Interessen- und Aktivitätenspektrums in **Folge** des Sucht- und anderen Risikoverhaltens mit einer Funktionsstörung des Belohnungssystems. Allerdings schließt dies nicht aus, dass geringe IAS-Werte auch eine **Ursache** für die Erkrankung sein können.

In der hier vorgenommenen Untersuchung wurde keine Differenzierung **zwischen kurz- und langfristig wirksamer Belohnungsfähigkeit** (das psychische Befinden positiv zu verändern) vorgenommen. So sind z. B. Vorhaben wie „Konflikte anzusprechen", „Finanz- und Haushaltsplanung", die recht geringe Werte erreichen, möglicherweise zunächst eher belastend aber auf längerfristige Zeit betrachtet erheblich erleichternd. In die Erfassung der Belohnungswerte sind die **Langzeitwirkungen von Interessen und Aktivitäten** dem Anschein nach nicht ausreichend eingeflossen. Gehört es vielleicht zu der menschlichen Eigenschaft, eher auf eine schnelle, kurzfristig positive psychische Entlastung abzuzielen? Weitere Untersuchungen sollten diese Aspekte mit einbeziehen.

Die Annahme einer gewissen Abfolge („from bottom to top" Pyramide) der Alternativen-Rekonstruktion unter Berücksichtigung der graduell unterschiedlichen Belohnungsfähigkeit bleibt anhand der vorliegenden Ergebnisse zu diskutieren. Es gibt Hinweise darauf, dass „**Basisaktivitäten**" (Alltagsfähigkeiten, keine drückenden Sorgen aufkommen zu lassen) eine wichtige **Voraussetzung** für die Ausübung anderer Interessen und Aktivitäten darstellen und **darauf aufbauend** die Kategorien „*Gefühle zeigen*", „*Soziale Kontakte, Kompetenz*" und ein gutes Maß an „*Bewegung, Fitness*" eine weitere Grundlage des Alternativen-Aufbaus bilden sollten. Daran schließen sich dann die anderen Kategorien sowie die Realisierung von individuellen „Highlights" an, was eine gewisse Schwerpunktlegung beinhaltet, um eine wesentliche Bedingung für einen **ausgewogenen Lebensstil** herzustellen (vgl. Marlatt 1985).

Zu beachten ist Spitzers (2004) Kommentar, der gut in den hier angenommen Ansatz zu integrieren ist, dass **Suchterkrankte insgesamt „mehr tun müssen"** (als die Gesamtpopulation), um für einen Ausgleich durch ein vielfältiges und differenziertes Interessen- und Aktivitätenspektrum zu sorgen: Zum einen besäßen alternative Verhaltensweisen und Erlebnisse einen niedrigeren Effekt auf das Belohnungssystem als z. B. Suchtmittel und zum anderen bestünden dauerhafte neurobiologische Veränderungen in Zusammenhang mit dem „Suchtgedächtnis", was auch für andere implizite (nicht bewusste) Gedächtnis-Repräsentationen von Risikoverhalten gelten dürfte (z. B. veränderte Sensitivierungsprozesse, Toleranzschwelle etc.).

Die übergeordnete Zielsetzung ist, an vielen anderen Lebensaspekten wieder *Interesse und Freude* zu gewinnen, *dabei stabile neue Gewohnheiten auszubilden* und das Belohnungssystem somit auf anderem Weg als durch das Sucht- bzw. Risikoverhalten zu aktivieren. Dieses Vorgehen bildet die Grundlage dafür, die **neurobiologischen Prozesse im Gehirn langfristig zu verändern** und die Aufgabe des Risikoverhaltens nicht als Verzicht, sondern sogar als Vorteil zu erleben und die alternativen Verhaltensausrichtungen langfristig beizubehalten (vgl. Bachmann und Bachmann 2018).

Einordnung der Befunde in andere theoretische Ansätze

Wie verschiedene empirische Befunde andeuten (Fenzel 2005; Vaughan et al. 2009; Meshesha et al. 2015; Daughters et al. 2018; Martínez-Vispo et al. 2018; vgl. Acuff et al. 2019), gibt es alternative, substanzfreie Verstärker, die vor Substanzkonsum schützen und zur Verbesserung der Lebensgestaltung beitragen. Zudem zeichne es sich ab, dass bestimmte Kategorien von substanzfreien Alternativen, wie z. B. Bewegung und soziale Aktivitäten, einen stärkeren Einfluss auf eine Verringerung des Substanzkonsums haben dürften als andere. Da bisher jedoch überwiegend Indizes, „Total-Scores" oder globale Durchschnittswerte der Aktivitäten im Hinblick auf die Ausübung und deren Stärke zum Genusserleben vorliegen, keine Kategorisierungen erfolgten und zum Teil auch substanzbezogene Items miteinflossen, lassen sich die Ergebnisse nur marginal mit denen dieser Studie vergleichen. Die ermittelten Kategorien und die dazugehörigen Belohnungswerte aus der „Expertensicht" stellen somit eine Spezifizierung und Differenzierung suchtinkompatibler Alternativen dar.

Ableitungen für die Praxis: Informationen für die Teilnehmenden der Manualarbeit und Ansätze für (sekundär-)präventive Maßnahmen

Inhaltsverzeichnis

3.1   Informationen für die Teilnehmenden

In diesem Kapitel sind die therapeutischen Informationen zur Manualarbeit für die Patienten, die vom Therapeuten vermittelt werden, zusammengefasst. Vorangegangene **theoretische Überlegungen** und **empirische Untersuchungsergebnisse** legen nahe, dass bei psychischen Erkrankungen, die mit einer Dysfunktionalität des Belohnungsystems einhergehen (kovariieren), konstruktive Strategien zur Gefühlsregulation und der (Wieder-)Herstellung eines Wohlgefühls zurückgehen. Dem **Aufbau von alternativen** Interessen und Aktivitäten zur Rekonstruktion des Belohnungssystems sollte **in der Behandlung dieser Störungen eine besondere Aufmerksamkeit zukommen.**

Der Alternativen-Aufbau ist darauf ausgerichtet, an **vielfältigen** anderen *Lebensaspekten* wieder *Interesse und Freude zu entwickeln.* Es soll verhindert werden, dass wiederum „**einseitige Verhaltensausprägungen**" (z. B. statt zu wenig Bewegung exzessives Sporttreiben) entstehen. Die neuen Interessen und Aktivitäten sollen ein ausreichendes Belohnungspotenzial besitzen, um zu einem notwendigen Wohlbefinden und einer konstruktiven Gefühlsregulation beizutragen und die Einstellung des Risikoverhaltens letztlich nicht als Verlust, sondern als Gewinn zu erleben. Einem belastenden Verzichts- oder Unterlassungsdenken, etwas Unerwünschtes zu unter-drücken und das Risikoverhalten nicht mehr auszuüben, ist am ehesten entgegenzuwirken, indem man etwas anderes positiv Wirksames tut.

Eine gewisse **Rangfolge eines Neuaufbaus** von Interessen und Aktivitäten ist dabei zu berücksichtigen. Es ist darauf zu achten, dass keine *anhaltenden drückenden Sorgen fortbestehen*, die sich durch eine krankheitsbedingte mangelnde Erledigung alltäglicher Aufgaben („Basisaktivitäten") entwickeln und eine Therapiemotivation erschweren und Rückfälligkeit fördern können. Die grundlegenden „Basisaktivitäten" haben dann zunächst Vorrang, z.B. eine schwierige finanzielle Situation zu bearbeiten.

Es ist zu vermuten, dass je größer die psychische Belastung ist, umso anspruchsvoller die Bewältigungsstrategien sein müssen und/oder **eine gute Kombination von Strategien** den **größten Erfolg bringen.** Außerdem ist anzunehmen, dass eine **gut strukturierte, vielfältige und ausgewogene Lebensgestaltung** einen gewissen **Schutz vor Überforderung** bietet. An Hand der Pyramide

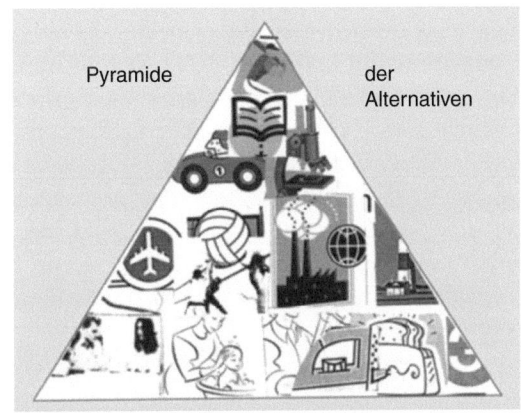

Abb. 3.1 Pyramide der Alternativen

Ergänzende Information Die elektronische Version dieses Kapitels enthält Zusatzmaterial, auf das über folgenden Link zugegriffen werden kann [https://doi.org/10.1007/978-3-662-65666-2_3].

(Abb. 3.1) sind einige dieser Überlegungen symbolisch dargestellt.

Der Aufbau belohnungsfähiger Alternativen zur Rekonstruktion des Belohnungssystems reicht von den „Basisaktivitäten" (zur Alltagsbewältigung) bis hin zu „Highlights". Die bildliche Darstellung erleichtert das Verständnis und lässt dieses Behandlungsziel weniger abstrakt erscheinen.

Sowohl die **vorhandenen Ressourcen** (IAS-Istzustand) als auch die **Änderungswüsche** (IAS-Sollzustand) und die **Belohnungsfähigkeit** der in Betracht kommenden Alternativen sind relevant für die Therapieplanung. **Nicht jede Patientin benötigt die gleichen Interventionen.** Vielmehr sind eine unterschiedliche Gewichtung und Schwerpunktsetzung zu beachten, wozu eine Erhebung des Istzustands und der Änderungswünsche mit dem **IAS-Fragebogen erforderliche Informationen** bereitstellt. Der realistischen Therapiezielsetzung ist dabei eine ebenso große Aufmerksamkeit zu widmen wie der Umsetzbarkeit und des **Transfers in den Alltag.**

Darüber hinaus sind die **Lebensumstände** der Betroffenen zu berücksichtigen wie z. B. die sozialen Verhältnisse, Partnerschaft und Familie, die wirtschaftliche Situation, Ausbildungs- und Beschäftigungsverhältnisse. Therapeutisch ist ein Augenmerk auf eine **bessere soziale Affiliation** (Einbindung), Fortbildung, Arbeitsbeschaffung, Alltagsbewältigung, Zukunftsplanung, evtl. Adaptionsmaßnahmen und auf einen frühzeitigen Besuch einer Selbsthilfegruppe, möglicherweise schon während der Behandlung, zu richten. Zudem sind individuelle, zeitliche, finanzielle und umweltbezogene Ressourcen bei der Auswahl von Interessen und Aktivitäten einzubeziehen.

Insbesondere in der **Anfangszeit der Therapie** tendieren viele dazu, Beschäftigungen und Ablenkungen zu suchen, die dem früheren Risikoverhalten ähneln und eher eine **passive Form der Unterhaltung** bieten (Fernsehen, DVD, PC-Spiele, Chatten etc.). Zudem treten exzessives Computer- und/oder Internetspielen z. B. häufig gemeinsam mit anderem Risikoverhalten, was eine erhöhte Rückfallgefahr darstellen kann. Neben dem passiven Unterhaltungskonsum werden z. B. **Sportarten exzessiv** ausgeübt, ebenso sind eine starke **Bewegungspassivität** („Sofahaltung") und z. B. starke **Bedürfnisse nach Süßigkeiten** und anderen hochkalorischen Lebensmitteln zu beobachten. Je unähnlicher (inkompatibler) die neuen Aktivitäten und Interessen dem alten fehlangepassten Verhalten sind und je stärker man sich darauf konzentrieren muss, umso nachhaltiger wird der Entwöhnungsprozess erleichtert und der Abstand von einem Risikoverhalten vergrößert (Bachmann und El-Akhras 2014a, b).

Damit die belohnende Wirkung der Alternativen gegenüber dem Risikoverhalten langfristig überwiegt und die Funktionalität des Belohnungssystems wiederhergestellt ist, sind Konditionierungsprozesse notwendig, die ein erhebliches Maß an **Wiederholung und Einübung** erfordern. Ist eine neue Gewohnheitsbildung gelungen und die Funktionsstörung behoben, gehen vom Belohnungssystem Impulse und Erwartungen aus, das alternative Verhalten an Stelle des Risikoverhaltens zu präferieren.

Dabei erschließt sich der Vorteil eines neuen Verhaltens nicht immer von Beginn an, sondern häufig erst nach einigem **Training oder dem Erwerb bestimmter Kompetenzen,** wobei nicht selten in der **Anfangsphase** sogar **beträchtliche Frustrationen zu überwinden** sind. Diese Faktoren sind bereits frühzeitig und prozessbegleitend transparent zu machen und mit dem Patienten durch ein einfühlsames und motivierendes Maß an Unterstützung zu bearbeiten: z. B. Anschluss an eine Gruppe finden oder Unterstützung durch Freunde und Bekannte in Anspruch nehmen.

Eine **ausgewogene** Zusammenstellung *der Kategorien/ Interessen und Aktivitäten* ist zu beachten. Einige komplexere Aktivitäten (z.B. eine Sportart oder soziale Aktivität in einer festen Gruppe oder einem Verein ausüben) bilden möglicherweise bereits einen bedeutenden Teil der Bedürfnisse ab und bestimmte Kombinationen können von Vorteil sein. Verschiedene **Bewegungsarten** (z. B. schnelles Gehen) **erfordern noch keinen höheren Kompetenzaufbau,** sind regelmäßig einsetzbar und haben schnelle anhaltende positive Effekte auf das emotionale und gesundheitliche Befinden. Den Bereichen des emotionalen **Ausdrucks, das Erleben positiver Gefühle, wie (Lebens-)Freude, Lachen,** sowie des *sozialen Miteinanders* (Austausch und Kommunikation) kommt ein höherer Stellenwert zu und sollte **mit anderen Aktivitäten,** z. B. einfachen Ballspielen, **verknüpft werden** („etwas zu lachen haben").

Die nachfolgenden Info-Papiere zu den **theoretischen Hintergründen** der einzelnen Kategorien (Kap. 5, 6, 7, 8, 9, 10, 11, 12, 13, und 14) und die **dazugehörigen Arbeitsblätter,** der 176 näher betrachteten Interessen und Aktivitäten, eignen sich sowohl für edukative als auch therapeutische Interventionen. Da eine so große Anzahl von Vorschlägen nicht bis in alle Einzelheiten beleuchtet werden konnten, sind alle Beteiligten aufgerufen, dazu *selbst weiter zu recherchieren und die Informationen zu vervollständigen.* Es geht darum, sich mit einem relevanten gesundheitsfördernden Interessen- und Aktivitätenspektrum tiefer gehend auseinander zu setzen und **konkrete Maßnahmen** einzuleiten, die gewünschten Verhaltensänderungen **in die Tat umzusetzen.**

3.2 Ansätze für (sekundär-)präventive Maßnahmen – Fehlentwicklungen frühzeitig entgegenwirken

Eine Überprüfung des eigenen Interessen- und Aktivitätenspektrums kann eine ganz **alltägliche Sache** sein. Die sogenannte „Sofa-Haltung" ist ja nicht selten auch Konfliktstoff, ohne dass Symptome einer Erkrankung sichtbar sind. Es kann durchaus sinnvoll sein, *je nach Belastungs- und Erholungsstatus, auf eine Ausgewogenheit zu achten* und sich zu fragen, *welche Rolle das, meist nicht im Bewusstsein verhaftete, Belohnungssystem dabei spielt* und ob Korrekturen wünschenswert sind. **Anhaltspunkte für eine erhöhte Aufmerksamkeit** können sein: eine zu große Passivität, ständige Bedürfnisse nach Süßigkeiten oder anderem Risikoverhalten und/oder die Feststellung, ein augenblickliches Stressniveau nur schlecht in den Griff zu bekommen und zu wenig Ausgleich und Erholung zu haben. Dabei ist zu berücksichtigen, dass sowohl Über- als auch Unterforderung Gründe für einen Mangel an Wohlbefinden sind. Etwas für das Belohnungssystem zu tun bedeutet, *nach Interessen und Aktivitäten zu suchen, die eine konstruktive Gefühlsregulation sowie eine abwechslungsreiche und zufriedenstellende Alltagsbewältigung einbeziehen und Highlights nicht ausklammern.* Der Alternativen-Finder kann dazu eine Hilfestellung leisten. In den nachfolgenden Arbeitsblättern des Interessen- und Aktivitätenkatalogs werden präventive Wirkungen eingeflochten.

Am Beispiel eines Präventionsprogramms, das in Island durchgeführt wurde und den theoretischen Hintergrund dieses Manuals widerspiegelt, sind entscheidende **Eckpunkte** festgehalten, die keineswegs auf Jugendliche beschränkt sein sollten.

Nachahmenswert, wie man Jugendliche von Alkohol und Drogen fernhält, ist ein Präventionsprogramm in Island (Young 2017; Milkman und Jonsson 2019). Vor 20 Jahren gehörten die isländischen Teenager zu den trinkfreudigsten in ganz Europa. Beobachter erzählen, „da konnte man freitagabends nicht zu Fuß durch Reykjaviks Innenstadt gehen. Ganze „Massen" von Jugendlichen betranken sich auf offener Straße!" Nach dem Präventionsprogramm:

Ob Tabak, Alkohol oder andere Drogen – nirgendwo in Europa konsumierten Jugendliche so wenig Suchtmittel wie in Island. Dafür gab es einen Grund, Islands Plan gegen Sucht:

1. Um den grassierenden Alkohol- und Drogenkonsum zu bekämpfen, führte der isländische Staat Ende der 1990er-Jahre landesweit das Präventionsprogramm „Jugendliche in Island" ein.
2. Die Regierung verschärfte verschiedene Jugendschutzgesetze. Teenager und ihre Eltern wurden dazu animiert, den weitaus größten Teil der Freizeit mit sinnstiftenden Aktivitäten als Familie oder im Verein zu verbringen.
3. Alle Jugendlichen nahmen regelmäßig an Befragungen teil.

Den Umschwung im Lebenswandel der Jugendlichen hatte das Land durch drastische Maßnahmen herbeigeführt – indem es eine „vernünftige" Lebensgestaltung mit Nachdruck durchsetzte. Aber wie kam es dazu?

Experten kamen zu dem Schluss, dass die Entscheidung für Heroin oder Amphetamine vom **individuellen Umgang mit Stress abhing**. Wer Heroin nahm, wollte sich **betäuben**. Wer dagegen Amphetamin konsumierte, tat dies mit dem Motiv, sich **aufzuputschen** und besser dazu in der Lage zu sein, sich dem Stress zu stellen.

Als besonders schützend erwiesen sich: **drei- bis viermal wöchentlich an Gruppenaktivitäten (insbesondere Sport) teilzunehmen**, kontinuierlich viel Zeit mit den Eltern zu verbringen, das Gefühl, in der Schule ernst genommen zu werden und sich spät abends nicht mehr auf der Straße herumzutreiben.

Außerdem mussten alle Schulen Elternorganisationen einrichten und im Schulrat saßen fortan auch Eltern. Diese ermutigte man ausdrücklich, viel Zeit mit dem Nachwuchs zu verbringen. Es geht darum, **mit den Kindern über ihr Leben zu sprechen** und zu wissen, mit wem sie ihre Zeit verbringen.

1997 verbrachten nur 23 Prozent der 15- und 16-Jährigen häufig oder an fast allen Wochentagen Zeit mit ihren Eltern. Bis 2012 hatte sich der Anteil auf 46 Prozent verdoppelt.

Zudem erhöhte der Staat die **Fördergelder für Sport-, Musik-, Kunst-, Tanz- und andere Vereine.** Sie sollten Jugendlichen verschiedene Möglichkeiten bieten, sich ohne Alkohol oder andere Drogen als **Teil einer Gruppe gut zu fühlen**. Kinder aus einkommensschwachen Familien wurden bei der Teilnahme finanziell unterstützt. So erhielten Familien in Reykjavik (hier lebt etwa ein Drittel der isländischen Bevölkerung) über eine „Freizeitkarte" pro Kind jährlich einen Zuschuss von etwa 300 Euro. Die Zahl derjenigen, die mindestens viermal pro Woche Sport treiben, stieg von 24 auf 42 Prozent. Im Jahr 2016 betranken sich nur noch fünf Prozent der 15- und 16-Jährigen einmal im Monat; lediglich drei Prozent rauchten täglich.

Inhaltsverzeichnis

Je nach der Aufgabenstellung kann das Manual in **Gruppenprojekten** *unter Einbeziehung* einer oft **sehr effektiven „Kleingruppenarbeit"** (s. Arbeitsblatt Nr. 24. „Diskutieren"; Bachmann 2017) oder in der **Einzeltherapie** angewendet werden. Die **Zielsetzung** ist, **ein vielfältiges und differenziertes Interessen- und Aktivitätenspektrum aufzubauen**, um ein dominantes Risikoverhalten im Belohnungssystem zu ersetzen oder präventiv, gar nicht erst aufkommen zu lassen. *Für* jedes Interesse und jede Aktivität der insgesamt *176 Vorschläge* ist *ein Arbeitsblatt vorhanden*, in dem *zusätzliche Informationen* und das *Für und Wider* behandelt werden.

Das Manual ist so gestaltet, dass die Bearbeitung dieser ausgewählten Interessen und Aktivitäten auf Kategorien- oder Arbeitsblattebene stattfindet. Je nach situativen Bedürfnissen in der Gruppe oder ganz individuellen Zielen in der Einzeltherapie, kann die Reihenfolge der zehn Kategorien variieren oder es werden nur einzelne Arbeitseinheiten bzw. Arbeitsblätter ausgewählt.

Die vorhandenen Fragebögen, je nach Wahl des *IAS-Gesamt* oder *aufgeteilt in Kategorien*, ermöglichen eine **Abwägung** des

- Ist*zustands*: „**Wie häufig** *haben Sie diese Interessen/ Aktivitäten* **im letzten Jahr ausgeübt?"** und
- Soll*zustands*: „**Änderungswunsch**": *Haben Sie den* **Wunsch**, *diese Interessen/Aktivitäten* **häufiger auszuüben?"**

Es findet zunächst eine *inhaltliche Betrachtung/Diskussion* der vorgenommenen Einschätzungen und Ziele statt wie z. B.:

- Welchen Einfluss hatte das Risikoverhalten auf die Lebensgestaltung bzw. wurden ursprüngliche Interessen und Aktivitäten vernachlässigt?
- Welche Überlegungen und Bedürfnisse sind mit den „*Änderungswünschen*" verbunden?
- Sind wichtige gesundheitsrelevante Interessen und Aktivitäten ausreichend berücksichtigt?
- **Verschiedene Auswahlverfahren** und **Aufgabenstellungen** sollen eine **intensive Auseinandersetzung** *mit dem Alternativen-Aufbau fördern*, die **Umsetzbarkeit von Zielsetzungen** überprüfen helfen und zu eigenen **realitätsnahen Vorstellungen** und **Ideen** anregen.

Die (Selbst-) Einschätzungen der Änderungswünsche sind dann die Grundlage für das weitere therapeutische Vorgehen. Für die Bearbeitung des Manuals sind **unterschiedlich aufwendige Strategien von A-C aufgezeigt. A** ist die Strategie, bei der gruppenbezogene oder persönliche Bedürfnisse bei der *Auswahl der zu bearbeitenden Kategorien im Vordergrund stehen* (z. B. mit der Kategorie „Gefühle zeigen" beginnen – die den höchsten Belohnungswert hat).

Grundsätzlich ist zu unterscheiden, den *IAS-Fragebogen etappenweise* bei den einzelnen Kategorien zu bearbeiten (Strategie A, Abschn. 4.1) *oder* die *Gesamtversion* aus dem

---

Ergänzende Information Die elektronische Version dieses Kapitels enthält Zusatzmaterial, auf das über folgenden Link zugegriffen werden kann [https://doi.org/10.1007/978-3-662-65666-2_4].

Anhang zu verwenden (Strategie B, Abschn. 4.2). Bei einem *Verzicht auf alle Fragebögen* findet eine direkte Bearbeitung der 176 Interessen/Aktivitäten im Katalog statt (Strategie C, Abschn. 4.3).

Die Tab. 4.1 „Wegweiser" gibt einen Leitfaden, welche Herangehensweisen bei den einzelnen Strategien einbezogen sind oder entfallen. Wenn Sie beim Lesen der nachfolgenden Hinweise gleichzeitig die jeweiligen Stellen im Manual aufsuchen, dürfte es keine Verständnisschwierigkeiten geben.

Ein völlig unsystematisches Herumblättern im Katalog erbringt wegen des großen Umfangs möglicherweise nicht den gewünschten Effekt.

4.1 Strategie A: Einstieg auf Kategorienebene

Es erfolgt der direkte Einstieg auf Kategorienebene (s. Tab. 4.1), wobei hier je nach Bedarf eine der zehn Kategorien zur Bearbeitung ausgewählt wird.

- Dieses Vorgehen beginnt jeweils mit dem *Info-Papier zur jeweiligen Kategorie.*
- Daraufhin wird der IAS-*Fragbogen-Kategorie* zur Erhebung des **IAS-Istzustandes** und der „**Änderungswünsche**" ausgefüllt.
- „**Auswertung der Änderungswünsche**": Um die Datenmenge sinnvoll zu reduzieren, kommen zunächst nur die Interessen und Aktivitäten mit **4er und 5er Ankreuzungen in die engere Auswahl.** Um die Werte deutlich zu kennzeichnen, ist der Fragebogen noch einmal durchzugehen und ein **sichtbarer Kreis um diese höchsten Ankreuzungen** zu machen.
  - Zur Auffindung der dazugehörigen Arbeitsblätter aus dem Katalog, bitte nach der Nummerierung der Interessen/Aktivitäten vorgehen.
- **Festhalten der konkreten Zielsetzungen** zum Interessen- und Aktivitätenausbau in Kap. 15 (*Auflistung neuer Interessen und Aktivitäten, Tages- und Wochenstrukturplanung*) und Bearbeitung der dort vorhandenen Aufgaben.

Tab. 4.1 Wegweiser

Leitfaden zur Bearbeitung	IAS-Fragebogen-Gesamt Anhang	Info-Papier zur Kategorie Kap.	IAS-Fragebogen-Kategorie Kap.	Arbeitsblätter: Interessen-/ Aktivitätenkatalog nach Kategorien Kap.
Strategien				
A	entfällt	*einbeziehen*	*einbeziehen*	*einbeziehen*
B	*einbeziehen*	*einbeziehen*	entfällt	*einbeziehen*
C	entfällt	entfällt	entfällt	*einbeziehen*
Kategorien				
01 Soziale Kontakte, Kompetenz		5.1	5.2	5.3
02 Bewegung, Fitness		6.1	6.2	6.3
03 Geistige Betätigung		7.1	7.2	7.3
04 Gefühle zeigen		8.1	8.2	8.3
05 Erholung		9.1	9.2	9.3
06 Erlebnis, Abenteuer		10.1	10.2	10.3
07 Kultur erleben, Genuss		11.1	11.2	11.3
08 Hobby, Kreativ		12.1	12.2	12.3
09 Mediennutzung		13.1	13.2	13.3
10 Basisaktivitäten		14.1	14.2	14.3

4.2   Strategie B: Erfassung mit dem IAS-Fragebogen-Gesamt/Vergleich mit Kontrollpersonen

Erfassung des gesamten Interessen- und Aktivitäten-spektrums mit dem IAS-Fragebogen-Gesamt im Vergleich mit gesunden Kontrollpersonen

Es besteht die Möglichkeit, sich einen **Gesamtüberblick** des Interessen- und Aktivitätenspektrums einer Person zu verschaffen und mit Werten von Kontrollpersonen zu vergleichen.

- Im *Anhang* ist dazu der zusammenhängende **IAS-Fragebogen-Gesamt** vorhanden.
- Es sind sowohl ein *Gesamt-Mittelwert* als auch **Mittelwerte** für die zehn einzelnen Kategorien zu berechnen. Sowohl die *bisherige Ausübung der Interessen/Aktivitäten* (Istzustand) als auch die „**Änderungswünsche**" (Sollzustand) lassen sich so ermitteln und in die therapeutische Arbeit einbeziehen.
    - Die so errechneten Mittelwerte zum „Ist-" und „Soll-zustand" können mit denen (gesunder) **Kontrollpersonen** (durchgezogene Linien) verglichen werden und sind dazu in die **grafische Darstellung** (Anhang, Tab. A.1) **einzutragen**. Allerdings sind die Vergleichswerte noch nicht auf einem repräsentativen Niveau.
- Um die Datenmenge zu reduzieren, kommen bei der „**Auswertung der Änderungswünsche**" zunächst nur die Interessen und Aktivitäten mit **4er und 5er Ankreuzungen in die engere Auswahl**. Um die Werte deutlich zu kennzeichnen, ist der bereits ausgefüllte IAS-Fragebogen noch einmal durchzugehen und ein sichtbarer Kreis um diese höchsten Ankreuzungen zu machen.
- Auf Grundlage der Daten erfolgt in einer persönlichen Rücksprache mit den Klienten die Auswahl der Kategorie (s. Tab. 4.1) mit der begonnen werden soll.

- **Info-Papier zur Kategorie** einbeziehen,
    - (der darauffolgende Kategorien-Fragebogen entfällt, da die Daten schon durch den IAS-Gesamt vorhanden sind),
    - weiter zum **Interessen- und Aktivitätenkatalog**,
        - zur individuellen Auffindung der dazugehörigen Arbeitsblätter aus dem Katalog, bitte nach der Nummerierung der Interessen/Aktivitäten vorgehen.
- **Festhalten der konkreten Zielsetzungen** zum Interessen- und Aktivitätenausbau in Kap. 15 (*Auflistung neuer Interessen und Aktivitäten, Tages- und Wochenstruktur-planung*) und Bearbeitung der dort vorhandenen Aufgaben.

4.3   Strategie C: Einstieg in die Arbeitsblätter

Es erfolgt ein direkter Einstieg in die Arbeitsblätter zu dem Interessen- und Aktivitätenkatalog.

Dabei kann die Kategorien-Reihenfolge 01–10 (s. Tab. 4.1) eingehalten oder es können auch einzelne Themenbereiche individuell ausgewählt werden. Je nach Bedarf ist das Info-Papier der dazugehörigen Kategorie einzubeziehen.

- Hierbei ist ebenfalls *direkt auf den 176 Arbeitsblättern* eine Einschätzung eines „Änderungswunsches" (rechts oben) möglich, um eine Auswahl zu erleichtern. Hohe Werte (4–5) können beispielsweise auf der Nummerierung mit einem dicken Kreis versehen werden, um sie leichter wiederzufinden.
- **Festhalten der konkreten Zielsetzungen** zum Interessen- und Aktivitätenausbau in Kap. 15 (Auflistung neuer Interessen und Aktivitäten, Tages- und Wochenstruktur-planung) und Bearbeitung der dort vorhandenen Aufgaben.

Inhaltsverzeichnis

5.1 Info-Papier: Soziale Kontakte, Kompetenz

Eine **zentrale Motivation des Menschen** ist darauf gerichtet, befriedigende mitmenschliche Beziehungen zu gestalten (Bauer 2006). Anhand von Prozessen im Gehirn konnte nachgewiesen werden, dass der Kern der menschlichen Bestrebungen stark auf **zwischenmenschliche Anerkennung**, **Wertschätzung**, **Zuwendung** und **Zuneigung** abzielt. Verluste bzw. ein Mangel an wichtigen Beziehungen sind typische Auslöser für psychische Erkrankungen und andere Krisen. Viele Ziele des alltäglichen Lebens bestehen darin, **Beziehungen aufzubauen** oder **zu erhalten** (Bachmann und El-Akhras 2014a, b).

Soziale Beziehungen und Interaktionen haben einen **wichtigen Einfluss:**

- auf die körperliche und seelische Gesundheit des Menschen (Kienle et al. 2006).
- Sie leisten einen Beitrag, Belastungen und gesundheitsgefährdende Faktoren zu bewältigen oder
- sich von Erkrankungen wieder zu erholen (vgl. Bengel und Lyssenko 2012).

Die **Anzahl aktiver Bindungen** und **sozialer Betätigungen** einer Person gelten als ein Anzeiger für die soziale Integration (Kienle et al. 2006).

Eine gute **soziale Integration** in ein **stabiles Netzwerk** erleichtert die Bewältigung von Belastungen:

- z. B. durch die **Hilfe** und **soziale Unterstützung** bei der Kinderbetreuung,
- **psychische Entlastung** z. B. nach einer anstrengenden arbeitsreichen Woche durch **gemeinsame Aktivitäten** mit Freunden (Bengel und Lysenko 2012),
- **positive Emotionen** im sozialen Kontakt **unterstützen** ein **stabiles Selbstwertgefühl**, hohe **Selbstwirksamkeitserwartungen** und **Kontrollüberzeugungen** (Uchino et al. 2012a),
- positiver Einfluss auf das Gesundheitsverhalten z. B. mit dem Rauchen aufhören, weniger Alkohol konsumieren oder sportlich aktiv bleiben (Gallant 2003; Kienle et al. 2006; Bengel und Lysenko 2012),
  - aber auch die gegenteilige Richtung der Beeinflussung ist möglich (Erhöhung des Risikoverhaltens durch z. B. Modellernen, Animation),
  - ungünstig enge Beziehungen haben jedoch eher eine negative Auswirkung auf die körperliche sowie psychische Gesundheit.

Soziale Unterstützung hat gewissermaßen eine **Schutzschildfunktion** gegen **Belastungen** und kann bei **Stresssituationen** als eine Art Puffereffekt fungieren, indem sie deren negative Folgen reduziert (Bengel und Lysenko 2012). Auch das **Immunsystem** sei umso **stabiler**, je besser die sozialen Beziehungen funktionieren (Uchino et al. 2012a, b).

Ergänzende Information Die elektronische Version dieses Kapitels enthält Zusatzmaterial, auf das über folgenden Link zugegriffen werden kann [https://doi.org/10.1007/978-3-662-65666-2_5].

© Der/die Autor(en), exklusiv lizenziert an Springer-Verlag GmbH, DE, ein Teil von Springer Nature 2022
M. Bachmann, A. A. Bachmann, *Der Alternativen-Finder*, https://doi.org/10.1007/978-3-662-65666-2_5

Weiterhin ist anzunehmen, dass die **Wirkung sozialer Faktoren nach traumatischen Erfahrungen** verschiedene positive Einflüsse hat:

1. Ein funktionierendes stabiles soziales Netzwerk kann den Betroffenen ein **Gefühl von Sicherheit geben**, dass die in der Situation empfundene Gefahr abschwächt (Charuvastra und Cloitre 2008).
2. Nach dem Konzept der Selbstöffnung kann ein verständnisvoller **Austausch (Gespräche) mit Vertrauenspersonen** ein Verarbeiten des Ereignisses und damit verbundener Gefühle unterstützen (vgl. Ehlers und Clark 2000).

Soziale **Isolation** und **sozialer Ausschluss** stehen in Zusammenhang mit einer geringeren Lebenserwartung, behindern die Erholung nach schweren Erkrankungen (World Health Organization [WHO] 2003), tragen zu einem geringeren Wohlbefinden bei, führen zu mehr Depressionen, verstärken Beeinträchtigungen bei chronischen Krankheiten und erhöhen Risiken in der Schwangerschaft. Darüber hinaus wurden mehrfach Geschlechtsunterschiede gefunden: Frauen mobilisieren und erhalten meist mehr soziale Unterstützung als Männer (Matthews et al. 1999), nehmen subjektiv mehr Unterstützung wahr und sind meist zufriedener damit (Antonucci und Akiyama 1987).

Gute Beziehungen zu engen Familienmitgliedern und Freunden sind wichtig. Andere sind **aktiv** in **bürgerlichen Gruppen**, **religiösen Organisationen** oder z. B. **Selbsthilfegruppen**, die soziale Unterstützung bieten und dabei helfen, die soziale Einbindung und Stabilisierung zurückzugewinnen. Anderen in Zeiten ihrer Not zu helfen, kann wiederum auch der Helferin/dem Helfer zugutekommen.

IAS-Studie

In der Studie wird deutlich, dass Interessen und Aktivitäten, die das **Zusammensein mit nahestehenden Personen** thematisieren (Partner, Freunde, Familie), als besonders hoch belohnungsfähig einzustufen sind, das psychische Befinden positiv zu beeinflussen. Dies trifft ebenfalls auf Verhalten zu (z. B. **„Sich im Gespräch mitteilen"**), das aus dem sozialen Kompetenzbereich stammt. Die Bedeutung des Items „**Zusammensein mit Partner**" wurde sowohl bei den Teilnehmenden der Patienten- als auch der Expertenbefragung am häufigsten als „Highlight" genannt. Die familiären Bedingungen sind in vielfältiger Weise in therapeutische Zielsetzungen einbezogen und **Familien-**, **Partnergespräche** und Seminare häufig feste Bestandteile von Behandlungen.

5.2   IAS-Fragebogen zu „Soziale Kontakte, Kompetenz"

Liebe Teilnehmerin, lieber Teilnehmer

in unserem Fragebogen sind die verschiedensten Interessen und Aktivitäten aufgeführt. Ihre Aufgabe ist, sie danach einzuschätzen:

a. Wie häufig Sie diese Interessen/Aktivitäten im letzten Jahr ausgeübt haben?
b. Ob Sie den Wunsch haben, diese Interessen/Aktivitäten häufiger auszuüben?

Interessen / Aktivitäten *01 Soziale Kontakte, Kompetenz* (39)	Wie häufig haben Sie diese Interessen / Aktivitäten **im letzten Jahr ausgeübt?** (bitte auf der Ziffer ankreuzen)					„**Änderungswunsch**": Haben Sie den **Wunsch**, diese Interessen / Aktivitäten **häufiger auszuüben?** (bitte auf der Ziffer ankreuzen)				
	über-haupt nicht				in hohem Maße	über-haupt nicht				in hohem Maße
1. Zusammensein mit Partner	1	2	3	4	5	1	2	3	4	5
2. Gemütliches Beisammensein	1	2	3	4	5	1	2	3	4	5
3. Zusammensein mit Freunden / Bekannten	1	2	3	4	5	1	2	3	4	5
4. Gemeinsames Ausgehen	1	2	3	4	5	1	2	3	4	5
5. Mit Freunden / Bekannten essen	1	2	3	4	5	1	2	3	4	5
6. Jemandem eine Freude bereiten	1	2	3	4	5	1	2	3	4	5
7. Zusammensein mit Familie	1	2	3	4	5	1	2	3	4	5
8. Besuch bekommen	1	2	3	4	5	1	2	3	4	5
9. Zusammensein mit den Kindern	1	2	3	4	5	1	2	3	4	5
10. Ein offenes und ehrliches Gespräch führen	1	2	3	4	5	1	2	3	4	5
11. Eine neue Bekanntschaft machen	1	2	3	4	5	1	2	3	4	5
12. Sich im Gespräch mitteilen	1	2	3	4	5	1	2	3	4	5
13. Anderen helfen	1	2	3	4	5	1	2	3	4	5
14. Gesellschaftsspiele	1	2	3	4	5	1	2	3	4	5
15. Andere am eigenen Erleben teilhaben lassen	1	2	3	4	5	1	2	3	4	5
16. In ein Café / Bistro gehen	1	2	3	4	5	1	2	3	4	5
17. Mit den Kindern spielen	1	2	3	4	5	1	2	3	4	5
18. Ein Ehrenamt ausüben	1	2	3	4	5	1	2	3	4	5
19. Zu Familienfesten gehen	1	2	3	4	5	1	2	3	4	5
20. Einen persönlichen Rat geben	1	2	3	4	5	1	2	3	4	5
21. Sich helfen lassen	1	2	3	4	5	1	2	3	4	5
22. Telefon-/ Videogespräche führen	1	2	3	4	5	1	2	3	4	5
23. Jemanden um Hilfe bitten	1	2	3	4	5	1	2	3	4	5
24. Diskutieren	1	2	3	4	5	1	2	3	4	5
25. (Mini-) Golf spielen	1	2	3	4	5	1	2	3	4	5
26. Small Talk / plaudern	1	2	3	4	5	1	2	3	4	5
27. Kinder betreuen	1	2	3	4	5	1	2	3	4	5
28. Vereinsleben mitgestalten	1	2	3	4	5	1	2	3	4	5
29. Gemeinnützig oder sozial tätig sein	1	2	3	4	5	1	2	3	4	5
30. Zu Klassentreffen o.ä. gehen	1	2	3	4	5	1	2	3	4	5
31. Vereinsmitgliedschaft	1	2	3	4	5	1	2	3	4	5
32. Dating, Partnersuche	1	2	3	4	5	1	2	3	4	5
33. Über Beruf / Schule sprechen	1	2	3	4	5	1	2	3	4	5
34. Jemanden angemessen kritisieren	1	2	3	4	5	1	2	3	4	5
35. Andere um Rat fragen, was einem steht	1	2	3	4	5	1	2	3	4	5
36. Konflikte ansprechen	1	2	3	4	5	1	2	3	4	5
37. Zeitpunkt festlegen, wann Konflikte angesprochen werden	1	2	3	4	5	1	2	3	4	5
38. Sich über Sport unterhalten	1	2	3	4	5	1	2	3	4	5
39. Schiedsrichter / Trainer sein	1	2	3	4	5	1	2	3	4	5
Zusätzliche Idee(n)										

Auswertung der Änderungswünsche:		
einen Kreis darum machen	**4**	**5**

5.2.1   Auswertung der Änderungswünsche „Soziale Kontakte, Kompetenz"

Es ist eine Strategie notwendig, die große Fülle der Daten sinnvoll zu reduzieren, damit die in die engere Wahl gezogenen Alternativen näher besprochen werden können.

Deshalb kommen zunächst nur die Interessen/Aktivitäten in die engere **Auswahl,** bei denen Sie die **höchsten Bewertungen** nämlich **4** und **5** vorgenommen haben. Gehen Sie also den Fragebogen nochmals durch und kreisen Sie die 4er und 5er Ankreuzungen gut sichtbar ein. Dennoch sollten Sie nochmals prüfen, ob Sie inhaltlich mit dieser Auswahl zufrieden sind. Wollen Sie eine weitere Aktivität hinzunehmen, kreisen Sie diese Ankreuzung ebenfalls ein. Außerdem haben Sie möglicherweise eine zusätzliche Idee(n), die Sie in der unteren Zeile eintragen können.

5.3   Der Interessen- und Aktivitätenkatalog „Soziale Kontakte, Kompetenz"

Nehmen Sie als Vorlage Ihre 4er und 5er Bewertungen und gehen Sie zu den jeweiligen *Arbeitsblättern der einzelnen „Interessen/Aktivitäten".* Den **Nummerierungen folgend** sind sie leicht aufzufinden:

- **lesen** Sie die darin enthaltenen Informationen,
- **bearbeiten** Sie die gestellten Aufgaben,
- **diskutieren** Sie **Ihre neuen Vorhaben** mit möglichst vielen Personen,
- halten Sie Ihre Ziele zum Interessen- und Aktivitätenausbau in den Arbeitsblättern zur **Tages- und Strukturplanung** (Kap. 15, Tab. 15.1, 15.2, und 15.3) **fest** und bearbeiten Sie die dort vorhandenen Aufgaben, wenn Ihre Zusammenstellung abgeschlossen ist,
- haben Sie keine Scheu, Korrekturen und Ergänzungen vorzunehmen,
- ein zusätzliches völlig freies „Durchblättern" des Katalogs kann ebenfalls hilfreich sein.

1. **Zusammensein mit Partner** Belohnungswert 6,33 (Skala 1-7)	Der Änderungswunsch zum (*Wieder-)Aufbau eines* „ *vielfältigen* " *Belohnungssystems*: 0-1-2-3-4-5

1. Woran scheitern Partnerschaften?
(Schneider 1990; Bodenmann et al. 2002; Schneewind et al. 2004)

Schlechte Aufgabenverteilung/fehlende Akzeptanz von Gewohnheiten und Charaktereigenschaften des Partners/Kommunikationsprobleme/fehlende Freiräume und Entfaltungsmöglichkeiten/zu viel „grauer Alltag" (Monotonie) in der Beziehung/fehlende Übereinstimmung bei Interessen/häufige Streitereien/zu hohe und enttäuschte Erwartungen/unterschiedliche Entwicklungen/fehlender Freundes-, Bekanntenkreis/Bevormundung/Untreue/zu hohe Berufsorientierung/Mangel an Vertrauen/fehlende Zuverlässigkeit/körperliche und psychische Gewalttätigkeiten/Meinungsverschiedenheiten bei Kindererziehung/Drogen- und Alkoholprobleme/fehlende Unterstützung bei gesundheitlichen Problemen, Schwangerschaft/Geburt der Kinder/berufliche und finanzielle Schwierigkeiten/Probleme mit Herkunftsfamilie/Affäre(n)/Eifersucht/Probleme mit Sexualität/mangelnde Konfliktfähigkeit/Stress.

2. Was hält Partnerschaften zusammen?
(Bachmann und El-Akhras 2014a, b; Schneewind et al. 2004)

Toleranz/Verständnis/Empathie/Wertschätzung/Vertrauen/Offenheit/Liebe/gemeinsame Lebensbereiche/Solidarität/Beistand leisten/Kinder/Enkel/persönliche Entwicklung in der Partnerschaft/Treue/geordnete Finanzen/Besitz/übereinstimmende Werte/Sexualität/intensive Kommunikation (miteinander reden)/Zusammenhalt/notwendige psychologische, medizinische Behandlungen wahrnehmen/sich Zeit nehmen/Gelassenheit (nicht aufgeben; unabwendbares „miteinander durchstehen")/gemeinsame Unternehmungen (zusammen Sport treiben)/Flexibilität (bei Veränderungen)/soziale Netzwerke (gemeinsam im Verein sein)/Familie/Kompromisse eingehen/Konfliktlösung/hohe Konfliktkompetenz/förderlich konstruktives Streiten (keine Gewinner oder Verlierer).

AUFGABE:
1. Bitte unterstreichen Sie die Fragestellungen und Aussagen, von denen Sie sich persönlich betroffen fühlen.

2. Was empfinden Sie als hilfreich?

Wünsche und geplante Verhaltensänderungen:

2. **Gemütliches Beisammensein** Belohnungswert 6,09 (Skala 1-7)	Der Änderungswunsch zum *(Wieder-)Aufbau eines* *„vielfältigen" Belohnungssystems*: 0-1-2-3-4-5

Mit der Definition hilft hier sogar der Duden: **zwangloses, geselliges Zusammensein**; dichtes räumliches Beieinander, in einer angenehmen, behaglichen Atmosphäre; **umgänglich, freundlich**; z.B. bei einem Tee-/Kaffeestündchen in einer kleinen Gesellschaft Hetze, Stress und Einsamkeit hinter sich lassen.

- Ankündigungen im **Stadtanzeiger**/Fahrradtour: etwa ab 20 Uhr findet für alle Radfahrer (und andere) auf dem Kirchplatz ein gemütliches Beisammensein am Grill bei kühlen Getränken statt (z.B. von der Kolpingfamilie).
- Einladung zum Seniorenkaffee und Verweilen im Vereinsheim.

Die Empfehlungen (APA 2008, Absatz 1) zum Schutz vor psychischen Erkrankungen beziehen Bemühungen um soziale Kontakte ausdrücklich mit ein: Einige Menschen finden, dass die Aktivität in **Bürgergruppen, religiösen Organisationen** oder **anderen lokalen Gruppen** soziale Unterstützung bietet und dabei helfen kann, die soziale Eingebundenheit zurückzugewinnen.

AUFGABE:
1. Gibt es soziale Bezüge, die Sie wieder aufnehmen können?

2. Nachforschungen anstellen (z.B. Stadtzeitung, Stadt-, Gemeindeverwaltung, Internet), welche Möglichkeiten es in Ihrem sozialen Umfeld gibt, die auf ihr Interesse stoßen.

Wünsche und geplante Aktivitäten:

3. **Zusammensein mit Freunden/Bekannten** Belohnungswert 5,96 (Skala 1-7)	Der Änderungswunsch zum *(Wieder-)Aufbau eines* *„vielfältigen" Belohnungssystems*: 0-1-2-3-4-5

Unter dem Stichwort „Wahlverwandtschaften" sind **Freundschaften für die soziale Einbeziehung (Integration) wichtiger geworden,** wie die Ergebnisse einer Studie zeigen (Böger et al. 2017): Mögliche Gründe für diese Entwicklung seien Wünsche nach **Selbstverwirklichung/Selbstbestimmtheit** und weniger moralische Verpflichtungen wie dies in der Familie der Fall ist.

- Es zeigte sich, dass bei den Befragten die Anzahl der Personen angestiegen ist, die einem **wichtig** sind und mit denen man regelmäßig **Kontakt** hat. Bei den über 75-Jährigen ist der Anteil derer jedoch gering (weniger als ein Viertel), die jemanden haben, der tiefergehende emotionale Unterstützung leisten bzw. Trost spenden kann.

Aber, wie findet man Freunde und baut einen Bekanntenkreis auf?

- Die eigene Wohnung öfter zu verlassen und sich möglichst viel unter Menschen aufzuhalten, kann schon ein erster wichtiger Schritt sein —reicht das?
- Ein intensiveres Miteinander scheint das Geheimnis zu sein – gibt es eine ausreichende Gelegenheit zu Gesprächen und zwischenmenschlichem Gedankenaustausch?
- Hier ist eine Erkenntnis, die es in sich hat:
  - *„wiederkehrende Begegnungen" mit denselben Menschen* suchen, die **„gemeinsam etwas tun"** und einen **„stabilen Handlungsrahmen"** haben (vgl. Becker und Häring 2012).
- Dieses Prinzip **der regelmäßigen Treffen mit gleichen Personen, die eine gemeinsame Sache verfolgen,** lässt sich **auf viele Interessengebiete anwenden. Von der Bürgerinitiative bis hin zu alteingesessenen Vereinen (s. Arbeitsblatt 31.) bieten sich zahlreiche Möglichkeiten.**

Am Beispiel Sport: So besteht z.B. ein Zusammenhang zwischen Gemeinschaftssport und **der sozialen Integration** (Becker und Häring 2012). Diese sportaktiven Personen verfügen über einen größeren Freundes- und Bekanntenkreis, treffen sich häufiger mit anderen und haben vielfältigere Kontakte. Wie nachfolgend noch weiter auszuführen ist, findet hier eine **günstige Kombination zwischen der Erfüllung sozialer Bedürfnisse** und **körperlicher Fitness** statt.

AUFGABE:
- Bitte weitere Beispiele für Gruppen finden, die sich regelmäßig treffen und viel miteinander unternehmen:

Wünsche und geplante Verhaltensänderungen:

4.
Gemeinsames Ausgehen   Der Änderungswunsch zum (*Wieder-)Aufbau eines*
Belohnungswert 5,89 (Skala 1-7)   *„vielfältigen" Belohnungssystems*: 0-1-2-3-4-5

Sie haben sich schick gemacht und freuen sich auf die Nacht. Egal, ob mit Freunden oder zu zweit: Heute geht es auf die Tanzfläche oder . . . (beziehungsweise-magazin.de). Mit dieser **Leichtigkeit** soll es in eine **sucht- oder symptomfreie Zukunft** gehen. Zum Vergnügen Tanzen, Essen gehen oder Ähnliches unterbricht den Alltag und kann ein Highlight sein, sich von Stress auszugleichen und das Wohlbefinden zu steigern.
Oft fragt man sich, warum nicht mehr die Gelegenheit dazu ergriffen wird, und der Alltag nimmt einen zu sehr gefangen, die **notwendigen Schritte** zu ergreifen, **abzuschalten** und für **Abwechslung** zu **sorgen**.

Das gemeinsame Ausgehen kommt auf den fünften Rang der beliebtesten Familienaktivitäten (Süss 2004).
Geht es um Partnerschaft, ist es ein häufiger Vorsatz (Braza 2021): „Ich möchte mit meiner Frau wieder mehr unternehmen, zusammen sein, ausgehen, damit uns der Alltag nicht vereinnahmt."

Ein Patient erinnerte sich und bereute viele **verpasste Gelegenheiten** (in etwa): *„Fast sind die Erinnerungen an die tollen Discoabende im alternativen Gesellschaftshaus der Stadt verblasst, wieviel schöne, ganz entspannte Stunden verbrachten wir da und versuchten möglichst die Letzten zu sein und erst im Morgengrauen den Heimweg anzutreten." Außerdem habe es dort vielfältige kulturelle Veranstaltungen gegeben.*

In der Klinik waren mehrtägige Paargespräche häufig nach langer Zeit der erste Anlass, einen schönen Abend mit einem gemeinsamen Ausgehen zu verbringen. Dieser Rahmen bietet die Möglichkeit, **an positiven Erlebnissen früherer Unternehmungen anzuknüpfen** „weißt Du noch…" und optimistisch in die Zukunft zu schauen. Das Ausgehen verbesserte nicht nur das **Vertrauen**, sondern hatte einen positiven Effekt auf die Gespräche und **sich wieder näher** zu **kommen**.
Mit der Therapiegruppe auszugehen sollte noch vorhandene Ängste nehmen, wenn Personen längere Zeit sehr isoliert gelebt und die Öffentlichkeit gescheut hatten. Mit den vertrauten Personen aus der Klinik um sich, konnten Unsicherheiten oft erstaunlich schnell abgebaut werden und die **erholsame Wirkung** dieser **Unternehmungen** recht schnell **neu oder wieder entdeckt** werden.

AUFGABE**:**

1. Haben Sie eigene Erinnerungen an das „Ausgehen"?

2. Wie schafft man dabei eine gute Atmosphäre?

Wünsche und geplante Verhaltensänderungen:

5. **Mit Freunden/Bekannten es-** **sen** Belohnungswert 5,8 (Skala 1-7)	Der Änderungswunsch zum (*Wieder-)Aufbau eines „viel-* *fältigen" Belohnungssystems*: 0-1-2-3-4-5

Der größte Fehler ist wohl, wenn eine/r alles alleine macht: dabei übernimmt man sich leicht und möglicherweise kommen noch Erschöpfungs- und Verzweiflungsgefühle hinzu, weil etwas schief gegangen und man nicht rechtzeitig fertig geworden ist. Einer der wertvollsten Tipps für Dinnerpartys ist: **Aufgaben verteilen! Jeder Gast** sollte **etwas mitbringen** („kitchen stories"). Das kann über die üblichen „Mitbringsel" hinausgehen – so dass für den Gastgeber nur ein **gerechter Anteil** bleibt.

Und an Gesprächsstoff mangelt es auch nicht „wie hast Du das Gemacht, sieht ja gut aus – musst Du unbedingt **probieren!**" Bei dem Essen geht es dann auch mehr **in die Tiefe**. Alle sind **entspannt** und „probieren" sich durch die Leckerbissen.

Aber der Rahmen kann ganz unterschiedlich sein – z.B. das Jahresfest im Clubheim.

AUFGABE:

- Haben Sie neue Ideen und konkrete Vorschläge zu diesem Thema:

Wünsche und geplante Verhaltensänderungen:

6. **Jemandem eine Freude berei-ten** Belohnungswert 5,78 (Skala 1-7)	Der Änderungswunsch zum (*Wieder-)Aufbau eines* *„vielfältigen"* Belohnungssystems: 0-1-2-3-4-5

Kleine Gesten.

Die Geschichte heißt **„Die kleinen Leute von Swabedoo"** (Verfasser unbekannt). Kennen Sie die Geschichte, **hier etwas abgewandelt,** vielleicht auch?

Die Erzählung handelt von den in einem Dorf lebenden, kleinen Swabedoodahs. Die kleinen Leute waren sehr glücklich und das hat einen ganz besonderen Grund. Immer wenn sich die Swabedoodahs untereinander begegneten, schenkten sie sich gegenseitig ein kleines **warmes Lächeln** („Pelzchen") genannt. Sie sollten dem Anderen zeigen: „Ich mag dich" oder „Ich habe dich gerne, Du bedeutest mir etwas" – eine **Geste der Wertschätzung.** Abgelegen, in einer dunklen Höhle lebte ein Kobold. Er war neidisch auf die glücklichen Dorfbewohner, denn eigentlich wollte er gar nicht einsam und verlassen sein. Aus Frust und mit Hinterlist erzählte er einem kleinen Swabedoodah, dass er sehr vorsichtig mit seinem Lächeln umgehen müsse. Wenn er dieses immer nur austeile, dann würde sein **Vorrat an positiven Gefühlen** bald ausgehen. Diese Vermutung war natürlich falsch, denn jeder Swabedoodah besitzt einen **unerschöpflichen Vorrat an positiver Zuwendung,** da sie diese ja immer gegenseitig austauschten. Der Kleine dachte jedoch nicht daran und lief aufgeregt ins Dorf, wo er diese Geschichte weitererzählte. Schnell machte sie die Runde und bald schon zeichnete sich ein großer Wandel ab: Die kleinen Swabedoodahs verschenkten aus Angst nur noch selten ein Lächeln und bald schon vergrub man dieses sogar unter einem grimmigen Blick. Die Bewohner im Dorf wurden immer unglücklicher, misstrauischer und zeigten gar keine Freude mehr. Erst nach langer Zeit begriffen die Swabedoodahs, dass ihr „positives Zugewandt sein" etwas ganz Besonderes war. Ab und an und nur in ganz seltenen Fällen wurde ein solches Lächeln nun doch wieder verschenkt. Die **ursprüngliche Freude** der kleinen Leute kehrte allerdings nie wieder vollständig zurück.

AUFGABE:

- Weitere Vorschläge, die schöne Gesten beinhalten aber nicht materiell sind:

Wünsche und geplante Verhaltensänderungen:

| **7.** **Zusammensein mit Familie** Belohnungswert 5,78 (Skala 1-7) | Der Änderungswunsch zum *(Wieder-)Aufbau eines* *„vielfältigen"* Belohnungssystems: 0-1-2-3-4-5 |

1. Womit verbringen wir die Zeit in der Familie – was tun wir?

Feiertage/Feste/Geburtstage/Familientreffen/Größere Zusammenkünfte – Kinder, Enkel Geschwister, Neffen, Nichte, Onkel, Tante, .../Familientag/Familiäre Aktivitäten/Rituale/ (familiär, kulturell, religiös), gemeinsam kochen, essen, aufräumen. Alle packen mit an!/Spieleabend/Musik einbeziehen/Miteinander die Zeit gut nutzen – mal etwas Neues ausprobieren?/Tischtennis – Rundlauf gefällig?/Projekte gemeinsam planen und ausführen z.B. Garten/Wohnung gestalten/Wanderung/Fahrradtour/Ausflüge unternehmen, aktiv sein/Zusammen relaxen nicht vergessen – in der Ruhe liegt die Kraft!/Sonne, Natur genießen/Beschäftigung mit Medien nicht übertreiben/Treffen rechtzeitig einplanen – nicht durch „Alltagsstress" wieder erneut verschieben oder es auf den Zufall ankommen lassen/Guten zeitlichen Rhythmus finden mit der Möglichkeit, flexibel zu sein.

2. Wie gehen wir miteinander um – Gefühle, Verhalten, Werte?

Austausch familiärer Erinnerungen/Gutes Familienklima/Lob und Anerkennung/ Sich miteinander wohlfühlen/Glücksmomente/Gefühle zeigen dürfen/Vertrauen und Sicherheit/Kein Perfektionismus. Es darf auch mal etwas „schieflaufen" – Umgang mit schlechter Stimmung und „kleinen Missgeschicken"/Realistische Erwartungen an sich und die Familienmitglieder/Sich auch mal zurückziehen dürfen?/Zusammenhalt und Kontakt untereinander stärken/Jede(r) ist wichtig und hat Mitspracherecht/Patchwork-Familie – sich akzeptiert fühlen und willkommen heißen/Platz und Raum für alle, sich mitzuteilen?/Miteinander ins Gespräch kommen – jede(r) erzählt mal von sich/Andere Meinungen tolerieren/Gegenseitig aufmerksam sein.

AUFGABE:

1. Bitte unterstreichen Sie die Fragestellungen und Aussagen, von denen Sie sich persönlich angesprochen fühlen und die Sie für wichtig erachten.

2. Weitere Ideen und Ergänzungen?

Wünsche und geplante Verhaltensänderungen:

| |
| |
| |

8. **Besuch bekommen** Belohnungswert 5,52 (Skala 1-7)	Der Änderungswunsch zum *(Wieder-)Aufbau eines* *„vielfältigen"* Belohnungssystems: 0-1-2-3-4-5

Besuch bekommen und Freunde, Verwandte und andere liebe Menschen bei sich zu Hause **willkommen heißen** und **aufnehmen** – auf den ersten Blick eine schöne Idee! Die persönlichen vier Wände zu zeigen und eine **gute Zeit miteinander** zu teilen, schließlich ist der Mensch ein soziales Wesen. Doch nicht immer stellt sich automatisch das **romantisierte Bild** ein, etwa zusammen in Eintracht mit strubbeligen Haaren im Pyjama die Müslischüssel auszulöffeln, nächtelange Gespräche zu führen und in früheren Zeiten zu schwelgen. Wenn es konkret wird und sich der Besuch ankündigt, **steigt** nicht selten das **Stressbarometer** an. Das Empfangen von Besuch ist unter den heutigen Bedingungen oftmals nicht ganz unkompliziert. Die vielfach herrschende Wohnungsnot und damit verbundene begrenzte Raumverhältnisse machen ein entspanntes „Gastgebersein" nicht wirklich einfach. Das eigene Gästezimmer oder der Partyraum sind heute eher die Seltenheit. Auch neue Lebensformen und moderne Grundrisse (offene Küchen und Esszimmer) kommen oft noch erschwerend hinzu, den Alltag mit anderen zu teilen (vgl. Breit-Keßler 2012; Knaub 2019).

Die Zeiten, in denen ein wochenlanger Besuch als echte Unterhaltung für alle Generationen galt, sind aus heutiger Sicht nahezu unvorstellbar. Was aber tun, damit es nicht heißt **„Hilfe, die Gäste kommen"** (von Wietersheim 2017)?

Mit ein paar kleinen Tipps und Anregungen wird es vielleicht leichter als zunächst gedacht:

1. **Sich** davon **lösen**, ein **perfekter Gastgeber** sein zu wollen. Das fängt bereits beim eigenen Outfit an.
2. Es braucht keine ideale Wohnung für einen „gelungenen" Besuch. Bei den Vorbereitungen besser prüfen, ob der große Wohnungsputz mehrere Tage im Voraus nicht etwas übertrieben ist.
3. Auch für das Essen gilt: Besser einfach als extravagant – eher zum Tee/Kaffee einladen statt zum Mittagessen. Wie wäre es, wenn die Gäste auch etwas mitbringen oder mal **etwas Leckeres** zu **bestellen**?
4. Die Devise lautet: Sich selbst nicht überfordern. Bei entspannten Gastgebenden, die sich auf ihren Besuch freuen, stellt sich schnell eine gewünschte **Wohlfühlatmosphäre für alle** ein.
5. Sind Ausflüge oder Ähnliches geplant? Wie heißt es, weniger ist oft mehr. Pausen und Ruhemöglichkeiten und die Wünsche der Gäste miteinbeziehen, sorgen vielleicht schon für gute Laune und einen gelungenen Tag.
6. Für längere Besuche ist ein **sicheres Gespür** für die lebensnotwendige **Nähe** und **Distanz** hilfreich. Rechtzeitige klare Absprachen sind für beide Seiten erleichternd.
7. Frühzeitig ans Aufräumen denken! Wenn alle kurz mithelfen, erhöht sich die Vorfreude auf das nächste Mal.
8. Ein Motto lautet: **Schön ist,** wenn der **Besuch kommt,** wenn er **bleibt** und **wieder geht.**

AUFGABE:

1. Was sind Ihre Gedanken zu dem obigen Text zum Thema „Besuch bekommen"?

2. Was ist aus Ihrer Sicht bei kürzeren und was bei längeren Besuchen besonders zu beachten?

Wünsche und geplante Aktivitäten:

9. **Zusammensein mit den Kindern** Belohnungswert 5,49 (Skala 1-7)	Der Änderungswunsch zum *(Wieder-)Aufbau eines „vielfältigen" Belohnungssystems*: 0-1-2-3-4-5

In der Eltern-Kind-Beziehung sind **Schutz, Fürsorge**, **emotionale Nähe** und **Vertrauen** bedeutende Punkte. Nicht fehlen sollten Freiräume für eine eigene Entfaltung (ungestörtes Spielen, Entdeckung von Materialien und Funktionen), geistige Anregungen und fördernde Maßnahmen.

Im Laufe des Familienlebens finden typische Veränderungen sowohl der Eltern-Kind-Beziehung als auch der Geschwisterbeziehungen statt. Dabei wird angenommen, dass es charakteristisches Verhalten für verschiedene Altersgruppen gibt, wobei diese Phasenvorstellungen wohl etwas überzeichnet sind (Gloger-Tippelt 2007):

- In der **frühen Kindheit** steht die Befriedigung der Bedürfnisse der Kinder, ihre emotionale Sicherheit und Anregungen durch die Eltern im Mittelpunkt. Dabei sind die Kinder vom ersten Tag an hochgradig sozial sensitiv (empfänglich) für alles, was um sie herum passiert, kommunikativ und kooperativ. Keinesfalls sind sie nur auf sich selbst oder die Befriedung körperlicher Bedürfnisse konzentriert. Sie reagieren auf eine **warmherzige erklärende Sprache** und schnell gewinnt man sie als Verbündete. Generell reagieren sie stark auf **positive Verstärkung** ihres Verhaltens und lernen zudem durch das Vorbild der Eltern und Geschwister. Es ist von Vorteil, **gewünschtes Verhalten durch Lob und Zuwendung zu unterstützen** und damit **Fehlverhalten zu überlagern,** ohne es bestrafen zu müssen. So lassen sich fehlangepasste Reaktionen durch positiv wirksame Alternativen ersetzen (z.B. das Kind verspritzt beim Baden zu viel Wasser auf die Erde – statt zu schimpfen mit einem kleinen Schwimmentchen ablenken) – wie es der Haupttenor dieses Manuals ist.
- Die Geschwisterbeziehung muss nicht durch Dominanz der älteren Geschwister und Gefühle der Rivalität bestimmt sein, wenn die Eltern ausgleichen und z.B. die Vorteile gemeinsamen Spielens und gegenseitiger Unterstützung betonen.
- Im Jugendalter steht die „**Entfaltung der eigenen Persönlichkeit**" stärker im Vordergrund. Bei einem gleichzeitig guten Gleichgewicht zwischen Selbstbestimmtheit (Autonomie) und Verbundenheit mit den Eltern nimmt dieser Vorgang einen günstigen Verlauf (Gloger-Tippelt 2007).
  - Der erfolgreiche Prozess der **Verselbständigung** ist stark davon beeinflusst, ob das Verhalten der Eltern unterstützend, auf Gleichberechtigung bedacht und durch ein offenes Gespräch gekennzeichnet ist.
  - Die Entwicklung der eigenen Individualität sollte eher von Vertrauen und nicht durch Kontrolle, Belehrung, emotional ablehnende Haltung oder eine zu enge oder zu distanzierte Beziehung geprägt sein.
  - Die Persönlichkeitsentfaltung (Individuation) ist wohl nicht auf eine Altersphase beschränkt, sondern findet ein Leben lang statt.
- Während die Geschwisterbeziehung im Erwachsenenalter in der Regel an Intensität und Bedeutung nachlässt, gewinnt sie im hohen Alter wieder an Bedeutung. Das Wohlbefinden und die Sicherheit des Einzelnen steigen mit einer erlebten Nähe zu Geschwistern.

Familien mit getrennten Eltern (Walper et al. 2020):
- Die Kinder profitieren davon, wenn getrennte Eltern dazu in der Lage sind, ihre Konflikte gütlich zu lösen und die Kinder nicht in einen Streit oder eine Allianz gegen das andere Elternteil hineingezogen werden. Die Kinder dürfen **nicht den Eindruck**

gewinnen, sie seien der Grund für Auseinandersetzungen zwischen den Eltern (Francia und Millear 2015; Barumandzadeh et al. 2016; Lamela et al. 2016).

- Zum Wohlbefinden der Kinder tragen außerdem bei:
  - ein hohes Ausmaß an elterlicher Kooperation,
  - geringe Unterschiede im Erziehungsverhalten und es sollte
  - wenig gegenseitiges Unterlaufen bzw. Untergraben von Erziehungsbemühungen des anderen Elternteils geben.

In den letzten zwei Jahrzehnten ist das Bild der „gesunden Jugend" insgesamt brüchig geworden (Sting 2018). Wiederkehrende Berichte zu Stress, Übergewicht oder Essstörungen, Unfällen, psychischen Problemen oder riskanten Formen des Substanzkonsums im Jugendalter zeugen von einer zunehmenden Sorge um die Gesundheit der Heranwachsenden. Gesundheitliches Risikoverhalten:

- wie Rauschtrinken oder Drogenkonsum
- übertriebene „Köperumgestaltung" (Body Modification), Tattoos, Piercing, Diäten, Schönheitschirurgie. Der gesellschaftliche Rahmen gibt dabei zu sehr bis ins kleinste Detail vor, „was als ‚schön, ideal' zu gelten hat" (ebenda).

Ist Beratung oder therapeutische Hilfe nötig, sind örtlich die unterschiedlichsten staatlichen, kirchlichen Einrichtungen (Familien-/Paarberatung/Notfallambulanzen) sowie ärztliche und psychotherapeutische Praxen als Ansprechpartner vorhanden? In Deutschland gibt es mit dem **Elternkurs „Kinder im Blick"** mittlerweile ein gut strukturiertes Angebot, dass sich in vielen Regionen etabliert hat (Walper und Krey 2011). Eine Voraussetzung ist die Schaffung von familien-freundlichen Rahmenbedingungen im Wohnumfeld, in Kommunen und im Arbeitsleben.

Zwei kleine „Anekdoten":

Bauchweh – wer trägt die Verantwortung?
Christa hatte ihre ersten Kindergartentage. Sie klagte morgens schon mal über Bauchschmerzen. Der Vater machte sich fertig zur Arbeit. Anwesend, in der Küche war noch eine Bekannte, die für ein paar Stunden im Haushalt half. Da stand die Tochter plötzlich in der Tür, „Papa, ich habe Bauchschmerzen, ich kann nicht in den Kindergarten." Die Bekannte sehr bestimmt, flüsternd, „wenn Sie da jetzt nicht konsequent durchgreifen, dann gibt es eine Katastrophe!"
Er aber, „wenn es zu schlimm ist, dann bleib im Bett, wird es aber besser, kannst Du ja noch gehen." Völlig entsetzter Blick von der Bekannten. Die Tochter ging sehr schnell zurück ins Bett, man hört sie erleichtert aufatmen. In der Küche war es ganz still. Würde sie nun die Arbeit hinwerfen oder ihm etwas an den Kopf … Dann plötzlich Getrappel auf der Treppe, die Tür geht auf: „Papa, ich gehe doch". Die Zeit drängte. Ihm war aber nicht nach Triumph, was steckte denn hinter den Bauchschmerzen? Er sagte zu Christa: „Du musst Dich vielleicht erst gewöhnen …?
Dann, ein paar Tage später kam das Nachspiel, sie saßen am Esstisch: „Papa, halt doch mal die Hand da hin." Er streckte die Hand zu ihr aus. So stark sie eben konnte, schlug sie auf die Hand: „Daran musst Du Dich gewöhnen", sagte sie. Sie hatte sich wohl selbst mehr weh getan als ihm – aber vergessen konnte er diese Geschichte nie.

Vernunft ist keine Frage des Alters
Obwohl eine andere Familie und Situation – das Mädchen, ebenfalls Beginn des Kindergartens – wahrscheinlich lernten sie da solche Fragen: „Papa, was machst Du denn auf der Arbeit". Oh, das war in seinem Falle keine einfache Antwort. Der etwas holprige

Erklärungsversuch: Er arbeite in einem Krankenhaus und helfe Menschen, die vom Alkoholtrinken krank geworden seien. Sie schaute etwas nachdenklich, fragte aber nicht weiter. Ein paar Tage später etwa 20.15 Uhr, die Kinder waren im Bett, die Tagesschau gerade beendet, da öffnete sich überraschend noch einmal die Wohnzimmertür. Die Tochter kam herein, stand vor dem Couchtisch, „was trinkst Du denn da Papa, ist da Alkohol drin?" Er antwortete nicht ganz ohne Verlegenheit und erntete einen skeptischen Blick auf seine Erklärung, man müsse schon mehr davon trinken, um krank davon zu werden. Sie dann aber sehr bestimmt, „die ganze Flasche? Wenn man davon krank werden kann, würde ich gar nichts davon trinken."

AUFGABE:

- Unterstreichen Sie Aussagen, die für Sie von besonderem Interesse sind.

Wünsche und geplante Aktivitäten:

10. **Ein offenes und ehrliches Gespräch führen** Belohnungswert 5,41 (Skala 1-7)	Der Änderungswunsch zum (*Wieder-*)*Aufbau eines* „*vielfältigen*" *Belohnungssystems*: 0-1-2-3-4-5

Von wichtig bis unwichtig, das Gespräch ist oft die Grundlage von Entscheidungen, für das Knüpfen und Aufrechterhalten von Beziehungen und sich sozial zu behaupten. Es kann schon beträchtlich erleichternd sein, im Gespräch ein Resümee des Tages oder der Woche zu ziehen, wie z.B. was **angenehm** war oder welche Geschehnisse **nicht so zufriedenstellend** waren. Vielleicht geraten die Gesprächsteilnehmer dabei sogar ins Schwärmen wie schön die Radtour, das Treffen mit den Freunden war. Das kann eine **emotionale Insel** sein, die noch länger besteht, die Erleichterung bietet, wenn es mal nicht so klappt. Ein solches Gespräch kann auch dazu führen, manches klarer zu sehen, anders zu bewerten und mit neuem Mut den nächsten Tag zu beginnen. Plötzlich sieht die Situation hoffnungsvoller aus, nur nachdenken oder „grübeln" hätte nicht diesen Effekt gehabt. Manchmal wundert man sich, dass einem die **guten Ideen** nicht schon früher eingefallen sind oder man empfindet sogar, dass ein Gespräch einen wirklich weitergebracht hat.

Förderliche Gespräche können **zur Bewältigung von Problemsituationen** beitragen und eine **entscheidende Funktion bei der Gefühlsregulation einnehmen.** Gerade in schwierigen Situationen den richtigen Ton zu finden, ist eine wichtige Voraussetzung für Problemlösungen und die Entwicklung von Alternativen. Oft gerät das Gespräch, Nervosität mag dabei eine wichtige Rolle spielen, schnell in Bahnen, die nicht zum Erfolg führen. So kommt es leicht zu einem Hin und Her von Vorwürfen und Rechtfertigungen – und der Spieß wird umgedreht, „fass Dir doch selbst an die eigene Nase".
Ein „ja, wir sind wohl beide recht aufgebracht, tut mir leid", lenkt möglicherweise wieder in hilfreiche Bahnen. Statt der Analyse wie das Problem entstehen konnte, wer Schuld hat, ist es häufig günstiger, die Frage zu stellen, wie man es künftig besser macht. Anstelle von „wie konnte das nur (wieder) passieren, jetzt reicht es aber", „oh, das ist wohl ziemlich schiefgelaufen, was machen wir jetzt, wie geht es Dir denn?"
„Ich bin doch sehr aufgeregt, vielleicht schaffen wir es, uns zu einem späteren Zeitpunkt ruhig über alles zu unterhalten, was zukünftig anders sein soll, hättest Du da eine Idee? Du kannst doch ganz gut …"

Die Motivation zu einer Veränderung/Zusammenarbeit nimmt eher zu, wenn eine positive Haltung eingenommen wird (vgl. Rietmann 2009):
- **Angst zu nehmen**: „positiv an eine Sache heranzugehen"
- **Respekt zu zeigen** – statt zu kränken oder abzuwerten: „gemeinsam nach Lösungen zu suchen"
- **Unterstützung anzubieten, statt zu beschämen**: „die Realisierung eines Vorhabens unterstützen"
- Die Voraussetzungen realistisch zu prüfen: „Fähigkeiten und andere positive Ressourcen, die bereits vorhanden sind" hervorheben (nicht auf Unzulänglichkeiten reduzieren)
- Nicht zu sehr an der Vergangenheit festzuhalten: „nach vorne schauen, optimistisch sein"
- **Vertrauen zu geben**: „sich das Vorhaben zutrauen"
- **Schuldgefühle abzubauen**
- Auszuhandeln, „Verantwortung zu übertragen" oder „die Kontrolle selbst zu übernehmen"

Therapiemaßnahem sollten vor allem den **Prozess fördern**, **offene** und **ehrliche Gespräche** zu **führen**.

Die Frage ist:

- Hat die Erkrankung zu einem Rückzug aus Kontakten und intensiveren Gesprächen geführt?
- Haben Schuldgefühle wegen eines problematischen Verhaltens, Verleugnungen zur Folge gehabt, die diesen Austausch zusätzlich erschwert haben?
- Sind im privaten Bereich ausreichend **Gelegenheiten** zu einem persönlichen Gespräch vorhanden?
- Wenn ja, ist man mit der **Art und Weise** und **Häufigkeit** zufrieden?
- Ist eine **zu intensive Beschäftigung mit Medien** störend?
- Ist es sinnvoll, das „**miteinander sprechen** können" **selbst zum Thema** zu machen (Meta-Kommunikation)?
- Ist es möglich, sich z.B. beim Fernsehen, von Ausnahmen abgesehen, über den Inhalt der Sendung zu unterhalten – Gesprächsstoff ist dann reichlich vorhanden?
- Ist es wirklich wichtig wie z.B. der Krimi ausgeht?
- Hätte die sogenannte „Glotze" so eine viel sinnvollere („Sprechtraining") Funktion?

AUFGABE:

- Bitte Textstellen unterstreichen, wo Sie etwas ändern möchten.

Wünsche und geplante Aktivitäten:

| |
| |
| |
| |

11. **Eine neue Bekanntschaft machen** Belohnungswert 5,37 (Skala 1-7)	Der Änderungswunsch zum (*Wieder-*)*Aufbau eines* *„vielfältigen" Belohnungssystems*: 0-1-2-3-4-5

Das **erste Treffen** zweier Menschen ist ein besonderes Erlebnis und eine positive Aufregung kann allgegenwärtig sein. (https://lemonswan.de/ratgeber/erstes-date/tipps-erstes-date/) Vielleicht ist es ratsam, erstmal behutsam aufeinander zuzugehen und in kleinen Schritten persönliches von sich zu erzählen. Verläuft der erste Austausch angenehm, ist es leichter, etwas mehr von sich **preiszugeben**. Am Anfang einer Bekanntschaft (oder gar zukünftigen Freundschaft?) kommt es darauf an, dass sich beide Seiten aufeinander zubewegen (Fehr 1996; vgl. Zimmermann 2013). Das **Überwinden** einer anfänglichen **Unsicherheit** ist für die meisten Menschen beim Kennenlernen ganz normal. Falls Risiken nicht ganz ausgeschlossen sind, ist der Treffpunkt sorgfältig zu wählen und eine „kurzfristige" Begleitung („oh, ich werde mich jetzt schnell verabschieden") kann nicht hinderlich sein. Gut zu wissen, dass Forscher folgendes herausgefunden haben: Je häufiger wir einen flüchtigen bekannten Menschen sehen, desto sympathischer wird er uns, sofern keine „Abneigung auf den ersten Blick" besteht. Hierbei handelt es sich um den sogenannten „Effekt der Darbietungshäufigkeit" („Mere-Exposure-Effekt"; Zajonc 1968): Was wir gut kennen, kann unser Gehirn leichter verarbeiten, so **wirkt Vertrautes eher belohnend** (vgl. Fang, Singh und Ahluwalia 2007). Die meisten neuen Bekanntschaften finden eher unter alltäglichen Gegebenheiten statt z.B. in der Nachbarschaft, im Kollegium, Sportverein, in der Schule der Kinder oder beim Gassi gehen mit dem Hund (vgl. Fehr 2008). Also, selbst aktiv werden, als es wieder mal dem Zufall zu überlassen!

AUFGABE:

1. Was sind Ihrer Meinung nach gute Gelegenheiten/Orte, eine neue Bekanntschaft zu schließen?

2. Wie kann der erste Schritt aussehen, das erste Mal auf eine Person zuzugehen und sie anzusprechen? Bitte an frühere Erfahrungen denken.

Wünsche und geplante Verhaltensänderungen:

12. **Sich im Gespräch mitteilen** Belohnungswert 5,31 (Skala 1-7)	Der Änderungswunsch zum *(Wieder-)Aufbau eines „vielfältigen" Belohnungssystems*: 0-1-2-3-4-5

Der **Inhalt** von Gesprächen ist höchst unterschiedlich und es kann sich dabei **sowohl** um eine **ernste schwierige** als auch **äußerst angenehme** Thematik handeln: also eine **komplizierte** Aussprache über finanzielle **Probleme**, eine begeisterte schwärmerische Unterhaltung über das nächste Urlaubsziel **oder** das **nächste Feiertagsmenü**.

Experten schätzen, dass sich die **Menschen am Tag ca. 3 Stunden unterhalten** und dabei gibt es angeblich **keinen Unterschied** zwischen **Mann** und **Frau**.

In Gesprächen werden

- Beziehungen geschlossen und beendet,
- bedeutsamste Entscheidungen ebenso getroffen,
- wie auch alltägliche Belange geregelt.

Dies **sollte in einer Weise geschehen,**

- dass die Sachinhalte und persönlichen Meinungen deutlich werden,
- niemand einen Schaden nimmt,
- sich Beziehungen möglicherweise sogar verbessern und
- am Ende möglichst Entscheidungen getroffen werden,
- die für alle erträglich/akzeptabel sind.

Schweigen und Sprachlosigkeit oder die Verweigerung des Gesprächs, z.B. in Konfliktsituationen, **sind besonders belastende Erfahrungen** im menschlichen Leben und **der Gesundheit abträglich** (Widulle 2012; Schulz von Thun und Brandt 2017).

Textnachrichten über Internet können das persönliche Gespräch keinesfalls ersetzen!

In einem Gespräch ist es wichtig:

- den anderen gut einzuschätzen und
- darauf abzustimmen, **wie** etwas gesagt wird – wie wird der andere wohl reagieren,
- Ausdrucksweise und Ton müssen angemessen sein,
- dabei ist es sinnvoll, sich gegenseitig **Rückmeldung** zu geben, wie man sich im Gespräch fühlt („schön, dass wir so offen darüber reden können" oder „wir müssen uns jetzt nicht in diesen einen Punkt so verhaken?").

Fragen dienen dazu, ein **Gespräch einzuleiten, aufrechtzuerhalten** und zu **steuern**. Sie können auch nichtsprachlich (nonverbal), etwa durch einen kritischen Gesichtsausdruck (Stirnrunzeln, „hm") ausgedrückt werden.

Belastend sind Gespräche, wenn Aussagen zwiespältig/doppeldeutig sind: „Wir sollten unbedingt mal wieder wegfahren – können aber genauso gut zu Hause bleiben, da ist es auch schön."

Störend in einem Gespräch ist, wenn **Signale** ausgesendet werden (vgl. Duggan und Parrott 2001; Röhner und Schütz 2012), **die Situation nicht ernst zu nehmen,**

- Fehlen des Augenkontakts,
- mit anderen Dingen beschäftigt sein,
- gähnen,
- ständig auf das I-/ oder Smartphone schauen,
- lachen bei einem ernsten Thema.

Mit barscher Kritik darauf zu **reagieren, verschlechtert die Situation** meist weiter. *Besser ist es*, **in freundlichem Ton die Gründe zu hinterfragen** („kannst Du Dich jetzt schlecht auf das Gespräch einstellen?"). Die abweisende Haltung kann auch ein **Anzeichen** dafür sein, dass die **Vertrauensbasis fehlt** oder es **stark an Erfahrung mangelt, sich in einem persönlichen Gespräch mitzuteilen.** Eine solche Situation erfordert besondere Behutsamkeit und Geduld und möglicherweise sollten andere Tätigkeiten (z.B. eine sportliche Aktivität) „zwischengeschaltet" werden, um die Beziehung aufzulockern und das gemeinsame Gespräch allmählich zu entwickeln, statt durch Druck weiteres Vertrauen zu verspielen.

AUFGABE:

- Textstellen unterstreichen, von denen Sie besonders betroffen sind.

Wünsche und geplante Verhaltensänderungen/Aktivitäten:

| |
| |
| |

13. **Anderen helfen** Belohnungswert 5,3 (Skala 1-7)	Der Änderungswunsch zum (*Wieder-*)*Aufbau eines* „*vielfältigen" Belohnungssystems*: 0-1-2-3-4-5

Auf die Frage, was mit Helfen eigentlich genau gemeint ist, erhält man häufig die mit dem Duden übereinstimmende Antwort „jemanden unterstützen" – und zwar nicht nur in zwischenmenschlicher, sondern mitunter auch in materieller Hinsicht. In dieser alltagssprachlichen Bedeutung wird der Begriff „Helfen" gemeinhin als etwas Gutes, als etwas Positives, als „prosoziales Verhalten" bestimmt (Wolff 1981; vgl. Duden 2006; Schröder 2018).

Bei der **Bewertung** des **Sozialverhaltens** von Schülerinnen ist die **Hilfsbereitschaft** eine **wichtige Größe** (Bierhoff 2018).

Die **gegenseitige Hilfe** wird häufig unter dem Begriff **„prosoziales Verhalten"** eingeordnet (Werth et al. 2020):
- Es wird beschrieben, warum wir anderen helfen und warum Hilfe unterlassen wird.
- Welche Rolle spielen situative Faktoren für unterlassene Hilfeleistung?
- Welche Beweggründe sind vorhanden, dass wir Zeit und Energie für andere aufbringen – möglicherweise sogar unser Leben riskieren?
- Helfen wir bestimmten Personen eher als anderen?

Jeder weiß, dass es gesetzliche Bestimmungen gibt, die zur Hilfe verpflichten. Mit den gesetzlichen Fragen wollen wir uns hier nicht beschäftigen. Es geht eher um eigene persönliche Situationen. Häufig ist nicht eindeutig festzustellen, ob jemand Hilfe benötigt oder sie überhaupt akzeptiert würde, so dass es zunächst angebracht sein kann, sich darüber zu informieren: „darf ich Dir helfen; benötigst Du Hilfe?" Über die vielen kleinen „Handreichungen" („soll ich Dir etwas mitbringen"), Informationen („Du verlierst da gerade …") lohnt es sich kaum ein Wort zu verlieren, aber sie bestimmen vielleicht doch stark die Atmosphäre des Zusammenlebens.
In einer therapeutischen Gemeinschaft ist der Gruppenzusammenhalt mitentscheidend für den Erfolg und die **notwendige Hilfeleistung** besteht darin,
- dass sich jeder in der Gemeinschaft **aufgenommen**
- und **akzeptiert** fühlt,
- sich **entsprechend seiner Fähigkeiten** (ohne Druck) **an Gesprächen** und **Aktivitäten** beteiligen kann und
- **verhindert wird,** dass es **„Sündenböcke"** oder **„Außenseiter"** gibt.

Lastet auf vielen ein **zu hoher (Leistungs-)Druck** und eine zu hohe **„Grundanspannung"** (Ängste zu versagen, nicht mithalten zu können), entstehen leicht „Mobbing" und „Ausgrenzung." Diese negativen sozialen Erscheinungen stehen vielleicht deshalb so oft in der Öffentlichkeit, weil alltägliche psychische und existenzielle Belastungen zunehmen.

Oft sind es mehrere Motive, die Hilfeleistungen auslösen:
- in der Situation wird Mitgefühl (Empathie) empfunden
- es gibt bestimmte soziale Normen („da muss man ja helfen" – „es gehört sich so")
- der Helfer empfindet selbst ein Wohlgefühl bei seinem Tun

Oft sind diese Gründe zur Hilfe nicht voneinander zu trennen.

Keine Frage ist, dass **Hilfsangebote** auch **abgelehnt** werden dürfen („Danke, das schaffe ich schon").

Zur Selbstbehauptung gehört es ebenfalls, die Bitte um Hilfe abzulehnen. So sind beispielsweise „Geldleihen", „darf ich eine Weile bei Dir wohnen", „leihst Du mir Dein Auto" etc. und ähnliche **Hilfegesuche** nicht ohne Brisanz. „Nein sagen" zu können ist da manchmal wichtiger, als „zu spontan ja zu sagen". Es kommt auf die Situation/Person und Verhältnismäßigkeit (Kosten) an. Hierbei keine falsche Scheu haben, eine gründliche Abwägung vorzunehmen, nicht gleich zu reagieren („das muss ich mir überlegen"), andere in die Entscheidung einzubeziehen und die Freiheit für sich zu beanspruchen, auch etwas abzuschlagen.

AUFGABE:

- Gibt es eigene Hilfeleistungen oder Hilfeersuchen von anderen, die in Ihrer Erinnerung geblieben sind:

Wünsche und geplante Aktivitäten:

14. **Gesellschaftsspiele** Belohnungswert 5,28 (Skala 1-7)	Der Änderungswunsch zum *(Wieder-)Aufbau eines „vielfältigen"* Belohnungssystems: 0-1-2-3-4-5

Wie mehrere Forschungsinstitute berichten werden Gesellschaftsspiele nicht durch digitale Spiele verdrängt: 2015 gaben 47 % der Befragten in einer Umfrage an, gerne Brettspiele zu spielen und nur 13 % erklärten, nie Brett- und Kartenspiele zu spielen (Witt 2015; Splendid Research 2018; Sterzenbach 2020). Die beliebtesten Spiele waren:

- Monopoly
- Mensch ärgere Dich nicht
- Rommé

Gesellschaftsspiele haben eine **Jahrtausende alte Tradition**. In den Gräbern der ägyptischen Pharaonen wurden bis zu 3.500 Jahre alte „Senet"-Spiele gefunden, die Vorläufer des heutigen Mensch-ärgere-dich-nicht-Spiels sind. **Klassische Familien-** und **Gesellschaftsspiele sind weiterhin angesagt** (Schaal 2017).

Die moderne Gesellschaftsspielewelt hat heute aber weit mehr zu bieten als simple, rein zufallsabhängige Würfelspiele. 2016 erschienen alleine zur Spielemesse in Essen über 1.000 Spiele-Neuheiten. So ist es für Familien fast unmöglich, sich in der Flut an Gesellschaftsspielen zurechtzufinden.

Spielend lernen

Familienspiele bieten nicht nur **Alternativen zum Computeralltag** und ermöglichen ein **inniges gemeinschaftliches Erlebnis,** sondern sie **fördern** zudem zahlreiche **Fähigkeiten,** die gerade bei Kindern besonders wichtig sind. Bei kleineren Kindern im Alter von 3–8 Jahren (ebenda) sind dies z.B.

- motorische Fähigkeiten wie z.B. Koordination oder Geschicklichkeit
- Farben und Formen zuordnen
- Zahlenverständnis, z.B. einordnen, schätzen & rechnen
- Merkfähigkeit und Gedächtnis
- sprachliches Verständnis
- „gewinnen" und auch „verlieren lernen"
- sich an Regeln halten
- Kreativität
- Erprobung taktischer Fähigkeiten
- vorausschauendes Planen
- logisches Denken
- konsequentes Handeln
- Einschätzung der Mitspieler
- verschiedene Sachen kombinieren

Das **Schönste am Familienspiel ist,** dass all diese Fähigkeiten „ganz nebenher" gefördert werden. Nach wie vor steht bei jedem Spiel eines im Vordergrund: das gemeinsame Erlebnis und **der Spielspaß** (ebenda)!

Tipp: „Familienspiele – die besten Gesellschaftsspiele für die ganze Familie" ist ein liebevolles und kompetentes Internetportal, die richtigen Familienspiele zu finden. https://die - besten-familienspiele-gesellschaftsspiele.de
Die positiven Einflüsse von Gesellschaftsspielen werden auch hier hervorgehoben:

- Kostengünstige Freizeitgestaltung.
- Fördern den Zusammenhalt,
- soziale Kompetenzen und
- schulische Leistungen.

Überbrücken Unterschiede und verbinden Generationen
Gesellschaftsspiele sind eine gute Gelegenheit, überhaupt **in Kontakt** zu **kommen** (Fuchs 2020). Sei es unter Kindern, aber auch z.B. mit den Großeltern. Oft bieten die Interessen, Werte und Ansichten der verschiedenen Generationen nicht genügend Übereinstimmungen für eine gemeinsame Freizeitgestaltung. Ausflüge sind für viele ältere Menschen anstrengend und die modernen digitalen Unterhaltungsmedien der Jugend sind ihnen fremd. Auch hier bieten Gesellschaftsspiele eine optimale Möglichkeit, Barrieren abzubauen und **die Generationen** in einem gemeinsamen Erlebnis **zusammenzuschweißen**.

Ein halbes Jahr lang trafen sich Kinder und Seniorinnen zu gemeinsamen Gesellschaftsspielen (ebenda). Das Gesellschaftsspielen förderte Verständnis und Austausch zwischen den Generationen und konnte der Vereinsamung älterer Menschen entgegenwirken. Altbekannte Spiele wie Mensch ärgere Dich nicht, Uno, Monopoly und Siedler stehen hoch im Kurs. Doch auch **moderne Spiele,** die sich als **Bindeglied in** der **sozialen Arbeit** eignen, (nicht älter als 10 Jahre) kamen auf die ersten Plätze: Azul, Quixx, Dixit, Dog und Codenames.

Öffentliche Bibliotheken nehmen Gesellschafts-, Computer- und Konsolenspiele in ihre Angebote auf (Beutelspacher 2019). Es wurden 91 öffentliche Bibliotheken in Deutschland auf ihr **Spieleangebot** untersucht. Die Ergebnisse zeigen, dass viele **Bibliotheken** ein breites Spektrum an Medien, Veranstaltungen und räumlichen Angeboten im Bereich Spiele bereitstellen, jedoch noch viel Raum für Weiterentwicklungen vorhanden ist.

AUFGABE:
- Wann und was haben Sie das letzte Mal gespielt oder spielen Sie sogar regelmäßig?

Wünsche und geplante Verhaltensänderungen/Aktivitäten:

15. **Andere am eigenen Erleben teilhaben lassen** Belohnungswert 5,26 (Skala 1-7)	Der Änderungswunsch zum *(Wieder-)Aufbau eines* *„vielfältigen"* Belohnungssystems: 0-1-2-3-4-5

Unter **„Erleben"** ist ein **ganzheitlicher Vorgang** gemeint, in dem sich Personen selbst in Beziehung zu ihrer Umwelt erfahren. Es ist gewissermaßen die **innere Seite** des **Person-Umwelt-Bezugs** (Fiehler 2011).

Das eigene Erleben beinhaltet folgende Punkte:

- Sinneswahrnehmungen
- Eindrücke
- Gedanken
- Bewertungen
- Empfindungen
- Gefühle
- Handlungsantriebe
- physiologische/körperliche Zustände

Mögliche **günstige Ergebnisse**, andere durch eigenes erzählen und berichten am eigenen Erleben teilhaben zu lassen, sind:

- Durch das **Aussprechen** bzw. **Beschreiben** des eigenen Erlebens kann man sich selbst über sein Denken, Fühlen und Handeln klarer werden und deren Zusammenhänge oder Hintergründe besser erkennen.
- Ein **inneres Verarbeiten** des Erlebten kann gefördert werden.
- Es kann zu einem besseren gegenseitigen Verständnis führen, da das Gegenüber, **Informationen** darüber erhält, was in der Person vorgeht und warum sie sich auf eine bestimmte Art und Weise verhält. Eine Folge davon wäre ein **gegenseitiges Gefühl** von **Nähe** und **Mitgefühl** oder **weniger Missverständnisse**.

Hier einige Beispiele, das eigene positive und negative **Erleben zu beschreiben**:

- Sätze wie z.B. **„Wie fühle ich mich jetzt** in dieser Situation eigentlich genau? „Ich fühlte mich wie damals in der Situation als…"
- **Bildliche Beschreibungen/Metaphern** wie z.B. „Ich glühe vor Wut", „Ich hänge durch", „Ein Stein ist mir vom Herzen gefallen", „Das haut` mich um", „Ich habe Schmetterlinge im Bauch".
- **Erlebnisorientierte Äußerungen** wie z.B. „Gut, dass Du mich daran erinnerst." „Gestern war ich traurig, weil …". „Beim letzten Training habe ich jemanden kennengelernt, den ich sehr nett fand."

AUFGABE:

1. Haben Sie noch weitere Ideen, wann es hilfreich sein kann, andere am eigenen Erleben teilhaben zu lassen?

2. Welche Bezugspersonen lassen Sie besonders/am ehesten an Ihrem inneren Erleben teilhaben und warum?

Wünsche und geplante Verhaltensänderungen:

16. **In ein Café / Bistro gehen** Belohnungswert 5,07 (Skala 1-7)	Der Änderungswunsch zum *(Wieder-)Aufbau eines* *„vielfältigen"* Belohnungssystems: 0-1-2-3-4-5

Eine junge Dame atmet spürbar erleichtert auf, „das hätte ich zu Hause nicht so geschafft – mit der (schriftlichen) Hausarbeit". Mehrere Tage hatte sie an dem kleinen Konferenztisch (mit Steckdosen-Stromanschluss) im **Café/Bistro** gesessen. Es ist etwas anderes, als allein im Arbeitszimmer zu hocken. Oft sitzen noch ein paar andere „nachdenkliche" da und die Gesellschaft ist eine milde Ablenkung, mal nach hier mal nach dort zu schauen, häufig springt Interesse, Sympathie über, erhöht eher die Aufmerksamkeit und alles erscheint nicht so wie Arbeit.

Eine Dame im mittleren Alter sagte zu einem jungen Mann, „ich berechne dann anderthalb Stunden …". Hier hat offensichtlich eine therapeutische Exposition stattgefunden, um sich wieder **unter Menschen** zu **bewegen** und **soziale Ängste abzubauen**. Öfter hatte der „Patient" schon freundlich lächelnd zu den anderen am Tisch herübergeschaut, vorsichtig blätterte er schon mal in einer Zeitung, wollte nicht stören – aber bestimmt wieder kommen. „Das Alleinsein bringt es gar nicht", ging es ihm womöglich durch den Kopf, das war nicht schwer zu erraten. Da hier Selbstbedienung war, konnte man sofort zahlen, musste nicht auf einen Kellner warten, konnte also jederzeit gehen, was den **„Eingewöhnungsprozess"** noch erleichterte, **sich wieder unter Menschen wohl zu fühlen.**

An manchen Tagen war in einer anderen Ecke **Mutter/Kind-Treffen** – die hatten aber viel zu erzählen. Etwas ruhiger ging es zu, wenn die **Rentner** einen Teil des Cafés in Beschlag nahmen. Sie sahen sich regelmäßig und sprachen nicht nur von gestern. Von überall kommen **Eindrücke und Anregungen, die das Sprechen leicht machen** und sich auf die eine oder andere Weise vielleicht sogar in wissenschaftliche Arbeiten einschleichen. Einer wälzte sogar einen dicken Stapel eng beschriebene Papiere, hoffentlich hatte er noch den Überblick. „Die Akademiker müssen ja auch irgendwo hingehen", äußerten zwei freundlich zugewandte, etwas besorgt dreinblickende Damen – nur flüchtig lächelnd bedankte sich dieser und machte gleich weiter.

Wohl tatsächlich beispiellos ist in Fragen der **Senkung** der *Schwellenangst* und der leichteren Kontaktaufnahme das **„Café Beispiellos"**, das in Berlin von Düffort (1989) und seinen Mitarbeitern eigens für Menschen mit Glücksspielproblemen gegründet wurde, ein Projekt der Beratungsstelle Jugend-Drogen-Süchte. Das Café wird inzwischen von den Spielern stark frequentiert und dient als **Anlaufstelle für Krisensituationen**, auch dann, wenn der Spieler gerade wieder alles verspielt hat. **Hemmschwellen** gegenüber professionellen Therapieangeboten *sinken* und Räumlichkeiten für Gruppentreffen sind auch außerhalb der offiziellen Zeiten vorhanden. Neben den niedrigschwelligen Kontaktmöglichkeiten ist im Café Beispiellos ein umfangreiches Behandlungsangebot für Glücksspieler vorhanden, in das Maßnahmen zur Prävention, Fortbildung von Mitarbeitenden und Öffentlichkeitsarbeit einbezogen sind (Janke und Koch 2007; Bachmann 2017b).

Ein weiteres Beispiel ist das „Café Regenbogen" – Aidshilfe in München (https://www.muenchner-aidshilfe.de/home-rgb.html) Bezüglich solcher und ähnlicher Angebote ist ein **starker** *Ausbaubedarf anzumelden*.

Anzeige: „Besuche ein Repair Café. Repariere Deine zerbrochenen Gegenstände zusammen mit anderen – Repair Cafés sind kostenlose Treffen, bei denen Du Deine Dinge reparieren kannst. Bring Deine Sachen zu uns." 1.500 Repair Cafés & **Unterricht** – in fast jeder Nachbarschaft.

AUFGABE:

- Bitte unterstreichen Sie, welche Café-Situation Sie anspricht und gibt es eigene Erlebnisse:

Wünsche und geplante Aktivitäten:

17. **Mit den Kindern spielen** Belohnungswert 5,02 (Skala 1-7)	Der Änderungswunsch zum *(Wieder-)Aufbau eines "vielfältigen" Belohnungssystems*: 0-1-2-3-4-5

Das **Spielen** ist sozusagen ein **Grundphänomen menschlichen Handelns**: Es ist davon auszugehen, dass das Spielen in der Evolution bereits vor dem Auftreten des homo sapiens vorkam. Spielverhalten ist **in allen Kulturen** zu beobachten und nimmt eine bedeutende Rolle mindestens bis zur Pubertät ein (Oerter 2007). Auch im Erwachsenenalter hat das Spielen in den verschiedenen Kulturen seinen Platz. Spielen ist dadurch gekennzeichnet, dass es im Wesentlichen als **Selbstzweck** dient – spielen, um des Spielens willen. Das Aufgehen in der Tätigkeit, speziell das so genannte „**Flow-Erleben**" nimmt dabei eine besondere Rolle ein (Csikszentmihalyi 1985). Hierbei fühlt man sich optimal beansprucht, der Handlungsablauf geht glatt und flüssig vonstatten, die Konzentration erfolgt von selbst, das Zeiterleben wird weitgehend ausgeschaltet, und man selbst erlebt sich nicht mehr abgehoben von der Tätigkeit, sondern geht in ihr auf (vgl. Rheinberg 1991). Ein weiteres Merkmal des Spielens ist der **Wechsel** des **Realitätsbezuges,** bei dem das Kind eine andere Realität erschafft (»eingebildete Situation«; Elkonin 1980). Spielen bildet also einen Handlungsrahmen, innerhalb dessen Gegenstände, Handlungen und Personen (z.B. in die Rolle der Eltern schlüpfen oder „ich bin der Feuerwehrmann", „Polizistin") etwas anderes bedeuten können als in der Realität außerhalb des Spiels. Das Spielverhalten von Kindern bis zum Alter von sechs Jahren sollte eine Dauer von sieben bis acht Stunden täglich umfassen, da Spielen nicht nur **Spaß** macht, sondern die **kindliche Entwicklung** auf vielfältige Weise fördert (Wissenschaft.de 2017).

Kinder spielen und lernen aus eigenem Antrieb und möchten die Welt entdecken (Bundeszentrale für gesundheitliche Aufklärung [BZgA] 2021). Sie haben eine **angeborene Freude am Spiel** und sind von Natur aus **neugierig, spontan** und **experimentierfreudig**. Deshalb möchten sie beim Spielen möglichst wenig von Erwachsenen vorgegeben, strukturiert oder organisiert bekommen. Sie bevorzugen Spiele, in denen sie sich frei entfalten können und Erwachsene ihnen möglichst nicht hineinreden. Diese Art des Spielens bezeichnet man in der Fachsprache als „freies Spiel". Im „**freien Spiel**" entscheidet das Kind selbst, was, wie, womit und wie lange es spielt. Es sucht sich selbst die Anregungen, die es für seine Entwicklung braucht, die Welt zu entdecken und kreativ zu sein. Als Spielgefährten sind Erwachsene für kleinere Kinder natürlich gerne willkommen – vorausgesetzt, sie lassen sich von den Ideen und der Spiellust des Kindes anstecken und folgen dessen „Spielregeln". Dabei müssen die Bedürfnisse des einzelnen Kindes mit seiner **Einzigartigkeit**, **Spontanität** und **Kreativität** berücksichtigt werden. Es kommt besonders auf die **Feinfühligkeit** der Eltern im Umgang mit den kindlichen Bedürfnissen an.

Nach Erkenntnissen von Familienforschern spielen **Väter** meistens »wilder, dynamischer und körperlicher« mit dem Kind, was einer **kind-** und **situationsgerechten Anpassung** von Anforderung, Spannung und Beruhigung beim gemeinsamen Spiel nutzt (vgl. Walper 2012). Das Spielen mit Vätern fordert meist den ganzen Einsatz des Kindes, was sowohl Körper und Geist stark aktiviert (BZgA 2021). Im Vordergrund der **Mütter** steht in der Regel, dass das Kind beim Spielen Bestätigung erlebt und Erfolgserlebnisse hat. Die unterschiedlichen „Spieltypen" von Müttern und Vätern sind für Kinder ein Gewinn, denn es erweitert ihre **Erfahrungs-** und **Lernchancen**. Natürlich gibt es auch andere Rollen- und Geschlechterverteilungen in Familien und verschiedene „Spieltypen" sind nicht ausschließlich auf das Geschlecht zurückzuführen. Kinder brauchen keine ständigen Animateure, besser ist es, wenn Erwachsene eher ab und zu neue Anregungen geben. Letztlich kommt es darauf an, dass das **Kind häufig** die **Regie beim Spielen behält** und der Erwachsene vorrangig ein guter

Mitspieler/eine gute Mitspielerin ist – nach der Devise: sich darauf einlassen und mit Freude aufmerksam mitmachen – los geht`s!

AUFGABE:

1. Wann und was haben Sie das letzte Mal mit Kindern gespielt?

2. Was ist aus Ihrer Sicht beim Spielen mit Kindern wichtig?

Wünsche und geplante Verhaltensänderungen:

18. **Ein Ehrenamt ausüben** Belohnungswert 4,87 (Skala 1-7)	Der Änderungswunsch zum (*Wieder-)Aufbau eines* *„vielfältigen"* *Belohnungssystems*: 0-1-2-3-4-5

Ehrenamtliche Tätigkeit ist eine „freiwillige, nicht auf Entgelt ausgerichtete Tätigkeit im Rahmen von Institutionen und Vereinigungen" (Roth und Simoneit 1993; Bierhoff 2018). Sie ist durch folgende Merkmale gekennzeichnet:

- Wohltätigkeit
- Freiwilligkeit
- eher längerfristige Tätigkeiten
- zum Lösen ökologischer, gesellschaftlicher, sozialer oder individueller Probleme

Es ist fast unbegrenzt, in welchen Bereichen ehrenamtliche Tätigkeit stattfindet: z.B. Verantwortung im *Roten Kreuz*, in *Vereinen/Selbsthilfegruppen* (z.B. Pressearbeit, Kassierer), *Seenotrettung, DLRG, Feuerwehr*, bei der *Hausaufgabenhilfe*, in einer *Jugendorganisation* tätig sein, Trainer in *Sportvereinen, Besuche einsamer Menschen, Telefonseelsorge, Tafel-Mitarbeiter, Betreuung politisch Verfolgter, Bergwacht, Betreuung von Kranken.*

Warum sich Menschen ehrenamtlich betätigen (vgl. Bierhoff 2018):

- **soziale Verantwortung** übernehmen,
- **gesellschaftliche Missstände** aufgreifen und **verändern** wollen,
- Erleben von **sozialer Anerkennung** und **Gemeinschaft** mit anderen Helfern,
- **Kontakte knüpfen** und die eigene soziale Situation verbessern.

AUFGABE:

- Hatten Sie schon einmal Interesse daran?

Wünsche und geplante Aktivitäten:

19. **Zu Familienfesten gehen** Belohnungswert 4,69 (Skala 1-7)	Der Änderungswunsch zum *(Wieder-)Aufbau eines* „*vielfältigen*" *Belohnungssystems*: 0-1-2-3-4-5

Es geht darum, **Familienfeiern so** zu **begehen**, dass sie die **Zufriedenheit** und das **Wohlgefühl** des Einzelnen **steigern** und einen **Gewinn** für die **Atmosphäre** und den **Zusammenhalt** eines möglichst **glücklichen Familienlebens** erbringen. Die familiäre Zufriedenheit kann erheblich durch Rituale gefördert, stabilisiert und erneuert werden. Nicht selten sind es religiöse Fest- oder Geburtstage der Großeltern oder Geschwister, die Anlass dafür sind und eine **Tradition** sein können, dass alle zusammenkommen.

Das Wohlergehen der Familie besteht vor allem darin, dass die Familienmitglieder in **gegenseitiger Aufgeschlossenheit** füreinander da sind. Die Familienfeier soll dazu führen, dass sich Kinder und Erwachsene heimisch fühlen. **Eltern und Großeltern erleben das Familienglück dadurch, dass ihre Kinder und Enkel vielleicht nach längerer Zeit wieder einmal gemeinsam bei ihnen sind.** Sind die Kinder glücklich, erfreuen sich die Angehörigen der älteren Generationen an ihnen und fühlen sich wohl (Wulf et al. 2011).

Wenn wiederkehrend Feste auf die gleiche Weise gefeiert werden, bewirken sie **Stabilität** und **Struktur in unserem Verhalten**. Auch in Gemeinschaften, Familien und Partnerschaften können Rituale Struktur, Stabilität, Verlässlichkeit, Beständigkeit, Kontinuität und Zusammenhalt geben. Dies wird dadurch verstärkt, dass Rituale oftmals mit etwas Positivem verbunden sind, das Menschen zusammenbringt, beispielsweise beim gemeinsamen Feiern eines Festes wie Weihnachten (Frey und Mayr 2018).

In den Erzählungen über Weihnachten in der *bäuerlichen Familie "von früher"* tauchen ganz zentral Bilder des Anheimelnden, wenn nicht Mystischen, auf. Da gibt es tatsächlich noch Ochs und Esel (Pferd) im Stall, eine Atmosphäre, an die sich noch die Älteren gerne erinnern. Dann im Stall beim Füttern helfen, halbdunkel, das Schnaufen der Tiere – beim Melken zusehen – alleine die Gerüche. **Große Geschenke** standen da **nicht im Vordergrund**, stattdessen brachte jeder seinen Anteil zu den Mahlzeiten mit. Der eine den selbstgebackenen Kuchen, der andere einen reichlich verzierten, gerade noch rechtzeitig abgekühlten Kartoffelsalat und das in beträchtlichen Mengen – die Familien waren meist noch größer. Manche ältere **verzichten** ausdrücklich **auf materielle Geschenke**, weil die jüngere Generation schon „genug um die Ohren hat" und sich nicht auch noch darum kümmern soll.

Die häufig **emotional hoch aufgeladenen Erwartungen** an Familienfeste können jedoch auch zu **Enttäuschungen** und **missglückten Begegnungen** führen. **Konflikte aus der Vergangenheit, Eifersüchteleien und Konkurrenzdenken** sind manchmal noch nicht völlig begraben. Jeder sollte im Auge behalten, dass „wie eine Feier zu Ende geht" auch bestimmt, „wie man auf die nächste zugehen kann".
So finden z.B. **ein Drittel aller Scheidungsanträge nach den Weihnachtsfeiertagen** ihren Weg zum Anwalt (Jimenez 2014). Während *Beziehungsprobleme* im Alltag oft noch durch viel Geschäftigkeit und Arbeit verdeckt werden, **treten sie während** der **Feierlichkeiten oft deutlich** zu Tage. Vor allem die **emotionalen Erwartungen** nach Zuneigung und Geborgenheit, die mit der Feierlichkeit einhergehen, werden dann stark enttäuscht. Ein bereits fehlendes Vertrauen und die nicht vorhandene Bereitschaft, die Probleme während der Feierlichkeiten aufzuarbeiten, führen dann zum *Abbruch der Beziehung* (Herzog und Ropeter 2018). Festtage können auch dazu führen, dass **einzelne Mitglieder** aus den alljährlichen Feierlichkeiten **ausgeschlossen** werden. Eine **Trennung** kann zur **Folge** haben, dass sich die **gesamte Familienstruktur verändert** und es bei den Eltern und betroffenen Kindern zu erheblichen

psychischen Problemen kommt (ebenda). Dies sollte **nicht zu einem gegenseitigen „schlecht machen"** führen. Der menschlichen Neigung ist **entgegenzuwirken, nicht mehr als zugehörig empfundene Personen abzuwerten,** um sich besser zu fühlen. Vielleicht lässt es sich verhindern, dass ein Elternteil durch eine Trennung nun aus der Familie ausgeschlossen ist und Weihnachten im nächsten Jahr alleine verbringen muss. **Viel Toleranz** und gegebenenfalls eine **Familienberatung** können hilfreich sein, tiefere Zerwürfnisse zu verhindern, von denen letztlich niemand profitiert.

Ein **behutsames Abwägen** ist bei der **Zusammenstellung** der **Einladungen** notwendig. Eventuell sind auch verschiedene Termine (z.B. erster/zweiter Feiertag) angebracht, damit sich niemand ausgeschlossen fühlt.

Es kommt darauf an, dass **alle etwas** dafür **tun, die Familienfeiern zu einem schönen Erlebnis zu machen.** Im Allgemeinen bieten alle Familienfeste auch die Gelegenheit, langanhaltende **Konflikte zu bereinigen,** bestimmte **Familienmitglieder wieder einzubinden** und die Familienbeziehungen kreativ neu zu gestalten.

Ein **fruchtbarer Meinungsunterschied** belebt vielleicht das Gespräch, aber stärkere Konflikte auf dem Familienfest können die Atmosphäre stören. Doch Gastgeber können etwas dagegen tun – noch bevor die Feier beginnt (Berwanger 2019):
- Auf die Sitzordnung achten – potenzielle „Streithähne" nicht nebeneinander und auch nicht gegenübersetzen.
- Eventuell hilft auch ein Gespräch vor der Feier. Man sagt dann: **„Ich erwarte, dass der Konflikt auf dem Fest ruht"** (wenn es z.B. um Erbschaften geht).
- Zwei **Streitschlichter benennen** (ein Mann und eine Frau mit guten sozialen Kompetenzen, die die Konfliktparteien kennen, aber nicht beteiligt sind).

Bei der **Begrüßung** betont der Gastgeber seinen Wunsch, dass alle zu einer **guten Atmosphäre** beitragen, da man **sich** ja **nicht so oft** in diesem Rahmen **sieht** und die **Zeit gut nutzen** solle, **sich** miteinander *auszutauschen,* dem anderen **von sich etwas mitzuteilen,** wie es einem gehe und was es Neues gebe.

Des Weiteren ist darauf zu achten (Hermans 2019):
- Keine zu hohen Erwartungen zu haben.
- **Heikle, sensible Themen vorsichtig zu behandeln.**
- Wird man persönlich angegriffen, sei es zielführend, **Ruhe zu bewahren** und ganz neutral festzustellen, dass dieses Thema die andere Person offensichtlich beschäftige und belaste.
- Dem Gegenüber deutlich machen, dass man nicht unbedingt die Familienfeier dafür nutzen müsse, eine **Klärung** herbeizuführen oder
- sich auch **für eine Weile zurückziehen** oder einen späteren Termin nutzen könne, um das Thema **unter vier Augen** zu **besprechen.**

AUFGABE:
- Gibt es schöne Erinnerungen an Familienfeiern und woran hat es möglicherweise gelegen:

Wünsche und geplante Aktivitäten:

20. **Einen persönlichen Rat geben** Belohnungswert 4,57 (Skala 1-7)	Der Änderungswunsch zum (*Wieder-)Aufbau eines* *„vielfältigen" Belohnungssystems*: 0-1-2-3-4-5

Der Vorgang des **Rat Gebens** ist weitaus komplexer als nur die sprachliche Mitteilung (vgl. Niehaus 2014). Charakteristisch ist der Ratschlag persönlich an jemand gerichtet und er bezieht sich normalerweise auf ein Problem. Im Idealfall ist er aufrichtig und uneigennützig gemeint. Damit die „**Kräfteverhältnisse**" zwischen **Rat-Geber** und -**Empfänger** nicht ungleich bzw. "von oben nach unten" erlebt werden, ist eine **Gesprächsgestaltung auf gleicher Ebene** aussichtsreicher (Vorsicht vor „Besserwisserei"). Eine gute Portion an **Einfühlungsvermögen** (Empathie), das Einnehmen und Abwägen unterschiedlicher Sichtweisen/Perspektiven sowie dem Empfänger letztlich die Verantwortung zu belassen, sind für das Gelingen eines persönlichen Rats günstige Voraussetzungen (vgl. Paris 2005). Damit der persönliche Rat als vertrauenswürdig und glaubhaft erscheint, sind „Selbsterfahrungsberichte bzw. kleine Erzählungen" hilfreich (vgl. Paris 2005; Peeters 2017).

„Raten und beraten werden" kommen in **unterstützenden sozialen Beziehungen** häufig vor. Allerdings führt dies nicht selten zu komplizierten Situationen zwischen den Beteiligten und Konflikte sind häufig die Folge (vgl. Paris 2005). Dies scheint besonders dann zu gelten, wenn gut gemeinte Ratschläge ungefragt erfolgen und nicht gewünscht sind. Vor allem in nahen Beziehungen z.B. Freundschaften neigen Personen dazu, **bei angesprochenen Problemen ihres Gegenübers** unaufgefordert besonders viele Ratschläge zu geben und meistens schon zu einem frühen Zeitpunkt des Gesprächs damit anzufangen (Feng und Magen 2016). Für eine **positive Kommunikation** ist es daher förderlich, dass der Rat erwünscht ist und man sich im Vorfeld beim Gegenüber danach erkundigt.

Besonders interessant scheint eine etwas „**paradoxe**" und oft **unterschätzte Wirkung** des Ratschlags zu sein: Wenn Personen, die selbst in bestimmten Bereichen Probleme haben, ihre Ziele zu erreichen (z.B. Gewichtsabnahme, Gefühlskontrolle, Geld sparen, Arbeitssuche), andere mit ähnlichen Schwierigkeiten beraten und die eigenen Erfahrungen dabei intensiv reflektieren, wirkt sich dies für den Rat-Geber selbst manchmal positiv auf die eigenen Erkenntnisse, Motivation und das Selbstbewusstsein aus (Eskreis-Winkler et al. 2018).

AUFGABE:
- Welche eigenen Erfahrungen haben Sie bisher damit gesammelt, einen persönlichen Rat zu geben?

Wünsche und geplante Verhaltensänderungen:

21. **Sich helfen lassen** Belohnungswert 4,49 (Skala 1-7)	Der Änderungswunsch zum (*Wieder-)Aufbau eines* *„vielfältigen" Belohnungssystems*: 0-1-2-3-4-5

Es gibt eine Reihe von Gründen, warum Menschen mit psychischen Problemen häufig **gar nicht oder erst sehr spät** vorhandene **Hilfsangebote wahrnehmen**. Grundsätzlich ist jedoch davon auszugehen, dass je früher ein Krankheitsverlauf unterbrochen wird, umso erfolgreicher ist die Behandlung. Damit steigen die Chancen, das soziale Umfeld zu erhalten und entsprechend größer ist die Unterstützung, die von Seiten der Familie, Freunden, Bekannten und möglicherweise vom Arbeitgeber zu erwarten ist.

Bei Jugendlichen, die Probleme mit der Einnahme von psychisch verändernden Substanzen hatten, wurden drei sich überschneidende Themen identifiziert, die Hindernisse für die Suche nach Hilfe darstellten: Jugendliche zögerten, Hilfe aus Quellen zu suchen, von denen sie glaubten, dass sie wertend seien, kein Fachwissen hätten oder ihre Eltern informieren. Umgekehrt wurde die Suche nach Hilfe erleichtert, wenn Jugendliche der Ansicht waren, dass die **Helfer unterstützend** und **verständnisvoll** seien, Informationen **vertraulich** behandeln und über **ausreichend Fachkenntnisse** im Bereich Alkohol und Drogen verfügen (Berridge et al. 2018). Insgesamt zeigt sich, dass **Familien** häufig stark von der Erkrankung eines Mitglieds betroffen sind und **sich aktiv an der Suche nach Hilfe beteiligen** (Patel et al. 2020).

Suchtkranke und Menschen mit anderen Störungsbildern entwickeln nicht selten **Scham- und Schuldgefühle**, ziehen sich zurück und *versuchen* möglichst lange, ihre *Probleme zu verheimlichen*. **Sie** *fürchten sich vor Stigmatisierung*. Darunter leiden ihr Selbstwertgefühl und ihre **Selbstachtung**. Vor allem das ausgeprägte Schamgefühl hindert sie daran, Unterstützung zu suchen und Hilfe in Anspruch zu nehmen. Weitere Gründe für eine ablehnende Haltung sind: keinen Behandlungsbedarf zu sehen (Ist es wirklich schon so schlimm? Schafft man es nicht alleine?) und sich Sorgen wegen der Behandlung zu machen (Was kommt da auf einen zu?). **Familiäre Unterstützung** und die **Wahrnehmung beträchtlicher negativer Folgen** der Verhaltensstörung förderten hingegen die Bereitschaft, Hilfe zu suchen (Corrigan und Wassel 2008; Rüsch und Berger 2014; McKetin et al. 2020).

Von befragten **problematischen Glücksspielern** berichteten **nur** 20 % im Verlauf ihres Lebens, **Kontakt zum Hilfesystem** (Fachperson oder Selbsthilfegruppe) aufgenommen zu haben. Weitergehende Kontakte berichteten 10,5 %: am häufigsten wurden Suchtberatungsstellen (5,7 %), Selbsthilfegruppen (4,8 %) und ambulante Psychotherapien (3,8 %) genannt. Auch bei dieser Patientengruppe nahm die Inanspruchnahme von Hilfe mit der **Schwere des Problems** zu. Außerdem hatte **Druck von außen** einen Einfluss auf die Aufnahme einer Therapie. Schlussfolgerungen: Glücksspielspezifische Hilfeangebote scheinen die Betroffenen bislang nicht in ausreichendem Maße zu erreichen (Bischof et al. 2012; Braun et al. 2014).

Wie ist es bei **Essstörungen**? Eine ambulante Versorgung durch psychotherapeutische Fachdisziplinen wurde von **25,1 % der Betroffenen in Anspruch** genommen. Es wurden 6,6 % der Patientinnen sowohl ambulant als auch stationär behandelt. Eine ausschließlich stationäre Behandlung erfolgte bei 16 % der Betroffenen. Es ist auch hier hervorzuheben, dass eine **frühzeitige Aufnahme** einer **Fachbehandlung** eine **wichtige Voraussetzung** für den **Behandlungserfolg** und die **Vermeidung** einer dauerhaften Verfestigung (Chronifizierung) der Essstörung ist (Mühleck et al. 2018).

Bei **substanzgebundenen Abhängigkeiten** nahmen 14 % der Alkohol-, 33 % der Drogen-
und 59 % der Medikamentenabhängigen Hilfe in Anspruch. **Hilfesuchverhalten erfolgte
häufig erst bei schweren Krankheitsverläufen**. Nie behandelte Drogenabhängige gaben
an, Drogen zum „Spaß" konsumiert zu haben. Sie hatten eine negativere Einstellung gegenüber dem Personal von Drogenentwöhnungen, waren eher der Ansicht, dass keine angemessene Behandlung verfügbar und therapeutische Hilfe nicht erforderlich sei, um die Drogen
abzusetzen. Alkoholabhängige, die noch nie eine Behandlung beantragt hatten, stimmten eher
Aussagen zu wie „ich wollte das Problem alleine lösen" und „ich dachte nicht, dass ich ein
Problem habe" (Cunningham et al. 1993; Digiusto und Treloar 2007; Gomes de Matos et al.
2013).

Entscheidend für den Genesungsprozess **bei Rückfälligkeit** ist, nicht mutlos zu reagieren
(„wieder versagt, alles zwecklos"), sondern **unmittelbar Hilfe und Unterstützung zu suchen** und möglichst schnell zum gewünschten Verhalten zurückzukehren.

AUFGABE:

- Einige Stichworte über Ihren Weg, Hilfe anzunehmen.

Wünsche und geplante Aktivitäten:

22. **Telefon-/Videogespräche füh-** **ren** Belohnungswert 4,49 (Skala 1-7)	Der Änderungswunsch zum (*Wieder-)Aufbau eines* *„vielfältigen" Belohnungssystems*: 0-1-2-3-4-5

Ein großer Teil der älteren Menschen in Deutschland hat keinen Internetzugang, so dass z.B. **Video-Telefonieren** und die Teilnahme an sozialen Netzwerken von zu Hause nicht möglich sind. Eine geringe oder fehlende Digitalkompetenz birgt das *Risiko, sozial wenig vernetzt* zu sein. Das **Forschungs-Praxis-Projekt Connected** – Wege aus der sozialen Isolation bietet ein **Weiterbildungskonzept** an, das **zwischenmenschliche Begegnungen im realen mit dem Internet-Raum** unterstützt. Eine erste Auswertung der empirischen Daten ergab, dass sich im Rahmen der Weiterbildung das **Wohlbefinden** der Teilnehmerinnen deutlich **steigerte** und der Wissenserwerb zu einem **Zugewinn an Selbstständigkeit und Selbstvertrauen** führte. Allerdings wird betont, dass Internet-Netzwerke reale Begegnungen nicht ersetzen können (Thege et al. 2019).

Trotzdem gibt es aber bereits **wertvolle Rituale** mit **Medienbezug**. Ein Ritual zur Familien-Kontaktpflege ist das **regelmäßige Video-Telefonieren mit den entfernt lebenden Großeltern** über WhatsApp oder Skype per Handy oder Tablet. Dass die Kinder mit den Großeltern videogestützt telefonieren, kann *für* die *gesamte Familie einen positiven Effekt haben*. Die Kinder fremdeln z.B. beim Video-Telefonieren mit den Großeltern meistens nicht. Die Großeltern und Kinder haben oft Spaß daran und so können weit entfernt wohnende Großeltern in Kontakt mit ihrem Enkel bleiben. Auch die Mütter empfänden, dass sich ihre Beziehung zu ihren Eltern dadurch verbessere (Oberlinner et al. 2018).

Kaum jemand ist noch ohne Mobiltelefon:
Die **Verwendung des Handys** und mobilen Internets geht – für Kinder, Jugendliche und Erwachsene – mit vielen positiven und gewinnbringenden Aspekten einher. Die leichte Erreichbarkeit wird als etwas *Notwendiges, Hilfreiches und Beruhigendes* erlebt. Die technische schnelle Verfügbarkeit von Kontakten befriedigt das menschliche Bedürfnis nach sozialen Beziehungen und Interaktionen. Man kann sich unkompliziert verabreden, soziale Unterstützung leisten und bekommen, etwas nachfragen, Bescheid geben und ist für Notsituationen gewappnet.
Das Mobiltelefon bzw. Smartphone ermöglicht als ständiger Begleiter (etwa 75 % der Bevölkerung) eine zeit- und ortsunabhängige Kommunikation.
Es gibt jedoch auch den ‚**Stressfaktor Handy/Smartphone**' und es ist nachgewiesen, dass Mobiltelefone negative physische, psychische und soziale Konsequenzen mit sich bringen (ebenda). Die permanente Erreichbarkeit *wird nicht immer als eine Erleichterung* des kommunikativen Alltags erlebt, sondern durchaus auch als Auslöser für einen gesteigerten **Erreichbarkeitsdruck**. Die ausgeweitete technische Erreichbarkeit lässt vermehrt die Frage aufkommen, ob man **tatsächlich ständig sozial verfügbar sein möchte** *(*Knop et al. 2016; Kneidinger-Müller 2018; Knop und Hefner 2018).

Mitteilungen lassen sich heute leicht über **Textnachrichten** (SMS, E-Mail oder WhatsApp) übermitteln.
Sind **Gespräche von Angesicht zu Angesicht** überhaupt noch notwendig? Dies kann eindeutig mit „ja" beantwortet werden!
Es hat sich hierbei gezeigt (Scholey 2019),
- wenn man jemanden nicht sieht, steigen die **Chancen der Fehlinformation** stark an.

Das Lesen der Körpersignale und Gesichtsausdrücke ist genauso wichtig wie der verbale Austausch. **Augenkontakt stärkt die Kommunikation**, indem er andere wissen lässt, dass man präsent ist und zuhört.

- **Blickkontakte** fördern emotionale Bindungen.

Wenn wir von **Angesicht zu Angesicht** (Face to Face) **interagieren**, aktivieren wir *sogenannte Spiegelneurone* (bestimmte Art von Nervenzellen) in unserem Gehirn. *Wir bauen unbewusst ein Verhältnis auf, indem wir Körperbewegungen, Gesten und Ausdrücke nachahmen.*

- Menschen erkennen und interpretieren die **Emotionen** der anderen auch durch deren Gesichtsausdruck.

Was viele nicht wissen, in einem guten persönlichen Gespräch ahmen sich die Personen wechselseitig nach, „stellen sich aufeinander ein". Unbewusst passen sich die Gesprächspartner z.B. in der **Tonlage, Mimik, Körperbewegung** gegenseitig an, was das Wohlbefinden beträchtlich steigert.

Diese **Nachahmung** in der **Kommunikation** spielt eine zentrale Rolle in der sozialen Interaktion und führt dazu (Ramseyer 2010):

- die Beziehungsqualität positiver einzuschätzen,
- dass sich gewünschte Verhaltensänderungen leichter verwirklichen lassen und
- die Therapieerfolge längerfristig sind.

Hat die Nutzung bestimmter Medien eine Auswirkung auf die Qualität der Beziehung? Es zeigte sich, dass Schüler, die häufiger **Telefongespräche** mit ihren Eltern führen, die elterliche Beziehung zufriedenstellender, vertraulicher und unterstützender einschätzen. Schüler, die reine **Textnachrichten** nutzen, um mit den Eltern zu kommunizieren, berichten über ein höheres Maß an Einsamkeit, ängstlicher Bindung und Konflikten innerhalb der elterlichen Beziehung (Gentzler et al. 2011; Krämer et al. 2017).

Sozialberatung und Psychotherapie **in Zeiten, wo persönliche Gespräche schwer möglich sind.**

Ein zentrales Fazit war, dass **Beratungsgespräche über elektronische Medien niedrigschwelliger** zu gestalten waren, **in kürzeren Abständen** und **häufiger** als sonst üblich stattfinden konnten. Zudem sei der **Aufwand z.B. weitere Beteiligte einzubeziehen** oder der **Wegaufwand** deutlich **geringer**. Trotzdem möchten die meisten Mitarbeiter von Beratungsstellen Gespräche von Angesicht zu Angesicht nicht missen – insbesondere für Erstkontakte. Sie können sich durchaus vorstellen, dass sich Mischformen (abwechselnd online und in körperlicher Anwesenheit) verbreiten, denn diese könnten sowohl eine niedrigschwellige, ressourcenschonende Online-Sozialberatung als auch zielgerichtete, persönliche Gespräche ermöglichen (Eser Davolio et al. 2021).

Psychotherapeut*innen (PT) zeigen sich während der Corona-Pandemie flexibel und **offen für neue Behandlungsformen** wie **Video-Telefonieren** und **Telefongespräche**. Sie sprechen sich eindeutig dafür aus, dass die Videobehandlung in der aktuellen Situation notwendig sei. Aus therapeutischen Gründen zieht die Mehrheit die Behandlung im persönlichen Kontakt vor. Mehr als die Hälfte der Patient*innen werden weiterhin im persönlichen Kontakt behandelt (Rabe-Menssen et al. 2020).

AUFGABE:
- Bitte Textstellen unterstreichen, die Ihr Interesse geweckt haben.

Wünsche und geplante Aktivitäten:

23. **Jemanden um Hilfe bitten** Belohnungswert 4,3 (Skala 1-7)	Der Änderungswunsch zum (*Wieder-*)*Aufbau eines* *„vielfältigen"* *Belohnungssystems*: 0-1-2-3-4-5

Obwohl Menschen einen **natürlichen Instinkt** haben, **anderen Menschen zu helfen, fällt es** Ihnen **selbst oft schwer, jemanden um Hilfe zu bitten** (Grant 2018).
Hier ein kleines Beispiel dazu:
Kurz vor Arbeitsbeginn stellte ein hungriger Mann beim Blick in den Kühlschrank mit Bedauern fest, dass dieser leer war. Er überlegte und rang sich nach einigem Zögern mit Blick auf die Uhr dazu durch, bei seinem Nachbarn zu klingeln. Er erzählte ihm seine Misere und bat ihn freundlich um ein Ei. Der Nachbar lächelte ihm zu und kam nach einigen Sekunden mit dem ersehnten Ei wieder zurück. Sichtlich erleichtert bedankte und verabschiedete sich der Mann eilig. Sein Nachbar dachte noch einige Male an ihn „Oh, ich hätte ihm doch besser mehr gegeben, hoffentlich hat er die Arbeit ohne knurrenden Magen bewerkstelligen können."

Warum fällt es vielen schwer, um Hilfe zu bitten?
Hier einige mögliche Gründe:
Ängste, sich schämen, keine Schwäche zeigen, anderen nicht zur Last fallen wollen, nicht in der Schuld stehen, schlechte Erfahrungen damit in der Vergangenheit.

Dabei ist das Bitten um Hilfe – ob im Privatleben oder im Beruf – ein Zeichen von Mut und Stärke (AOK.de 2020). Niemand kann schließlich alles können und Lösungen lassen sich gemeinsam meistens schneller finden, als wenn sich jemand allein durchkämpft. Zudem gibt der Hilfesuchende dem anderen ein **Gefühl** von **Wertschätzung** und **Vertrauen** und wird dadurch häufig **sympathischer wahrgenommen,** so dass die **Beziehung** die **Chance auf** eine **andere Qualität** erhält (Brooks und John 2018; Grant 2018).

Es lassen sich **verschiedene Arten von Hilfe** unterscheiden (Bachmann, N. 2020):
- **praktische** Hilfe z.B. beim Einkaufen, Fahrdienste, Kinderhüten
- **emotionale** Hilfe z.B. Trost, Aufmunterung, Wertschätzung
- **informationelle** Hilfe z.B. Informationen, wie man mit bestimmten Problemen umgeht bzw. von wem man Hilfe erhält
- Hilfe in Form von **Feedback/Rückmeldung** über das eigene Verhalten

AUFGABE:
- Welche persönlichen Erfahrungen haben Sie damit, um Hilfe zu bitten?

Wünsche und geplante Verhaltensänderungen:

24. **Diskutieren** Belohnungswert 4,24 (Skala 1-7)	Der Änderungswunsch zum (*Wieder-)Aufbau eines* *„vielfältigen"* Belohnungssystems: 0-1-2-3-4-5

Der Begriff Diskussion bedeutet Ansichten und Meinungen auszutauschen und stammt vom lateinischen „discussio", was so viel heißt wie „Untersuchung" oder „Prüfung" (Diskussion auf Duden online.de 2021).

Die Diskussion dient dazu, die **eigene Meinung mitzuteilen** und **sich darüber** mit anderen **auszutauschen**. So offenbaren sich tieferliegende Einstellungen (z.B. zum Thema Bewegung/Sport), persönliche Erfahrungen und Zielsetzungen, zu denen jetzt andere Stellung nehmen („was tue ich, um Veränderungswünsche zu realisieren?") (Vogl 2014).

Macht eine Diskussion Sinn, kann sie die Teilnehmer weiterbringen? Es zeigt sich z.B., dass eine Gruppendiskussionen über ein Thema den Lernerfolg wesentlich verbessert, das Verständnis erhöht und auch das Vertrauen in das Erlernte vergrößert.

Verschiedene Standpunkte zu einem Thema zu diskutieren kann dazu führen (Lanius und Jaster 2018; Wang und Zheng 2020),

- eine Situation **besser** zu **durchschauen**,
- zu **erinnern** und **einzuordnen**,
- **Dinge** zu **sehen**, *die bisher nicht berücksichtigt* wurden,
- **klüger** an die Sache heranzugehen, **Für** und **Wider** gut abzuwägen,
- um **bessere Entscheidungen** zu treffen.

Wann kann eine Diskussion gelingen?

- Es kommt **nicht** darauf an, **immer recht zu haben**!
- Eine Diskussion ist **nicht gleich Kampf** und es muss **keine Gewinner oder Verlierer** geben.
- Vielleicht findet sich sogar ein **Kompromiss, der alle einigermaßen zufrieden stellt** („gut, dass wir uns angenähert haben – so geht es").
- **Eine andere Meinung zu akzeptieren,** ist auch ein Weg („Du hast recht, daran habe ich noch nicht gedacht").
- Oder es **bleibt erstmal bei verschiedenen Standpunkten** („Es müssen nicht alle der gleichen Meinung sein, lassen wir es so stehen und reden vielleicht noch einmal darüber").

Wann ist es eher schwierig, den eigenen Standpunkt zu ändern?

- Wenn es von allen Seiten Gegenargumente hagelt – viele auf jemanden „einreden",
  - zu starker Druck ausgeübt wird,
  - ein falscher Stolz dazu führt, „jetzt nicht vor allen einzuknicken", eine wichtige, Erkenntnis weiter abzulehnen,
  - Schuldgefühle daran hindern, zu einem Problem zu stehen.

Wenn eine andere Überzeugung höflich und konstruktiv formuliert wird, erhöht sich die Chance, gehört zu werden.

- **Gute Fragen regen** die **Diskussion an**: „Wie haben Sie diese Sache bisher eingeschätzt?" oder „Wie sollte man Ihrer Meinung nach mit diesem Problem umgehen?"

Jeder kann lernen, angemessen und gewinnbringend zu diskutieren. Die **Argumentationslehre** zeigt, wie es geht (Weck 2018):

- Begründe Deinen Standpunkt – „Warum glaubst Du das?"
- Zuhören und Verstehen – „Wenn ich Dich richtig verstanden habe, dann ist Deine Sorge, dass …?"
- Wechsel die Perspektive – „Wenn ich das aus Deiner Position betrachte, dann …"
- Finde Gemeinsamkeiten – „Bei den Punkten sind wir uns einig …"
- Keine herablassenden Belehrungen, sich nicht über den anderen stellen. Stattdessen, „was hast Du denn bisher für Erfahrungen damit gemacht?"
- Sachliche Kritik üben, um das Gesprächsklima nicht zu vergiften – „Vergleich das doch mal mit …, ist das nicht besser?"
- Die Emotionen nicht zu hoch kochen lassen – „Jetzt gehen die Gefühle aber sehr hoch …? Vielleicht tut eine Pause gut und wir können uns wieder sachlich auseinandersetzen."
- Beim Thema bleiben – „Wir weichen jetzt doch vom Thema ab, geht es nicht in erster Linie um …?"

Der Leiter einer Diskussionsrunde oder besser alle Teilnehmenden sollten darauf achten (Kühn und Koschel 2018):

- , dass das Gespräch **zeitlich** und **inhaltlich** in einem **abgesteckten Rahmen** bleibt,
- die Atmosphäre **angstfrei** und **nicht zu heftig** ist,
- **nicht** in einer **albernen** Art und Weise verläuft,
- die Diskussion zu **stimulieren** und wenn nötig zu **bremsen**,
- **Schweigende** in die Diskussion **zurück** zu **holen**,
- sich **nicht** gegenseitig **attackieren** und **persönlich angreifen** und
- einzelne sollen **nicht ins „Vielreden"** hineinfallen.

Es ist **kaum zu verhindern**, dass bei einer angeregten Diskussion (**besser als schweigen** oder eine **zählebige Gesprächsbeteiligung**) **mal mehrere gleichzeitig reden**. Ohne jemanden persönlich zu verletzen, weist man öfter darauf hin – „**bitte nicht alle durcheinander**" und kann dies sogar **mit** einem **Lob verbinden: „schön, dass alle so eifrig bei der Sache sind."**
Häufig ist es sinnvoll, **größere Gruppen** (von z.B. 10-12 Personen) für spezielle Aufgaben (z.B. ein Arbeitsblatt zu besprechen, **vorübergehend in mehrere kleine** (z.B. 3-4 Personen) aufzuteilen. Es ist üblich, sich dann nach ca. 20-30 Minuten wiederzutreffen und die Ergebnisse in der größeren Runde zusammenzufassen (z.B. auf einem Flipchart) und zu diskutieren. Der Vorteil ist, dass einzelne Teilnehmer in der Klein-Gruppe **deutlich mehr Raum zur eigenen Mitteilung** haben. Die **Angst** zu sprechen ist **geringer**, das **Selbstvertrauen größer** und weil beträchtlich mehr Zeit pro Teilnehmer zur Verfügung steht, kommt jeder ausführlicher zu Wort. In der Klein-Gruppe ist es **leichter, sich kennen zu lernen** und eine vertrauliche Gesprächsatmosphäre herzustellen. Außerdem **ähnelt** diese Gesprächsanordnung **mehr der Alltagssituation** (ebenda; Bachmann 2017a).

AUFGABE:
- Stichworte über bisherige Erfahrungen mit Diskussionen:

Wünsche und geplante Veränderungen/Aktivitäten:

25.
(Mini-)Golf spielen
Belohnungswert 4,13 (Skala 1-7)

Der Änderungswunsch zum *(Wieder-)Aufbau eines* *„vielfältigen"* Belohnungssystems: 0-1-2-3-4-5

Minigolf gehört zu den **Ball-, Geschicklichkeits-** und **Präzisionssportarten** und ist eine der beliebtesten Familiensportarten. Die **Plätze liegen** oft **in** der **Nähe von Sehenswürdigkeiten, Stadtparks** oder ähnlichem, wo ohnehin Radtouren oder Spazierwege langführen. Hierdurch wird gleichzeitig auch ein gewisses Bewegungspensum erfüllt, das durch Minigolf noch nicht zu erreichen ist (also Auto zu Hause stehen lassen).

Es fällt auf, dass es sich oft um **ganze Familien, mehrere Generationen** handelt, die sich teilweise gebückt, fachsimpelnd dort versammeln. Das Alter muss dabei weder Vor- noch Nachteil sein, die kleine Kugel jeweils mit möglichst wenig Schlägen durch die verschiedenen Parcours in das Zielloch zu bringen. Macht die Kugel besonders kapriziöse Sprünge „und beinahe noch auf ein Nachbarfeld geraten", ist das **Lachen** nicht zu bremsen und vielleicht auch ein bisschen Schadenfreude mit im Spiel. Der Schläger, trotz langen guten Zielens, etwas zerknirscht – mangelt es nicht an **Gesprächsstoff**. Für das Punkteregister, das die größere Tochter führt, ein harter „Schlag". **Erfahrungen** mit **Gewinnen** und **Verlieren** stehen da **nicht im Vordergrund**, sind aber für die jüngeren doch nicht ganz unwichtig. Wenn dann zum Trost am Ende noch ein kleines Eis lockt, einige Blicke sind schon in die Richtung zum Kiosk gegangen, ist die Welt wieder in Ordnung.

Nur die **Langeweile** ist da **ausgeschlossen**. Sowohl als reines Freizeitvergnügen als auch im sportlichen Wettkampf im Verein ist diese Sportart auszuüben. Wer sich erst einmal mit der Theorie vertraut machen möchte, kann auf einem Demo-Video z.B. bei YouTube, „**Tipps vom Minigolf-Profi: Einlochen mit nur einem Schlag ...**" zurückgreifen und sich einige Ratschläge holen.

AUFGABE:
- Gibt es bereits Erfahrungen damit – einschließlich Verabredungen in der Familie?

Wünsche und geplante Aktivitäten:

26. **Small Talk/plaudern** Belohnungswert 4,07 (Skala 1-7)	Der Änderungswunsch zum (*Wieder-)Aufbau eines* *„vielfältigen" Belohnungssystems*: 0-1-2-3-4-5

Nicht fortwährend muss es tiefgründig sein – wie schön, mal ein paar Worte miteinander zu wechseln. **Der Sinn des „Small-Talks" (leichtes Plaudern)** wird wohl **sehr unterschätzt**. In der Karriere-Fibel (Internet) ist er gar ein wichtiger Erfolgsschlüssel und kann manche Alltags- oder Berufssituation angenehmer machen. So sitzt oder steht man sich manchmal recht lange gegenüber und ein paar Worte würden beträchtlich entspannen. Während der Kontaktphase kann Small-Talk als „Eisbrecher" fungieren (Portner 2011; Papp et al. 2020). Von dem Volksschriftsteller Hans Fallada wird erzählt, dass er auf einer Bahnfahrt damit „zufällig" seinen Verleger kennenlernte.

Experten raten, statt lange nach dem idealen Gesprächsthema zu suchen, zunächst vom Small-Talk Gebrauch zu machen (Wolf D., Pal psycho-tipps).
Für den **Einstieg in ein Gespräch** stehen Ihnen **drei Themenbereiche** zur Auswahl:
- **Sprechen Sie über die Situation, in der Sie sich beide befinden:**
  - „Dauert das immer so lange an der Kasse?"
  - „Ist das eine gute Radfahrgegend hier?"
- **Sagen Sie etwas über die andere Person:**
  - „Sind Sie zum ersten Mal auf dieser Tagung?"
  - „Sie kennen bestimmt viele Leute hier?"
- **Über sich selbst etwas sagen:**
  - „Bisher ist mir niemand bekanntes begegnet."
  - „Den Vortrag ... finde ich sehr interessant?"

Anlässe zum Small-Talk **gibt es in vielen privaten, beruflichen und therapeutischen Situationen z.B.:**
- in Klinikeinrichtungen Mitpatienten kennenlernen
- bei einer Tanzveranstaltung/Disco Bekanntschaften schließen
- Arbeitskollegen kennenlernen
- im Alltag/Nachbarschaft auf Menschen zugehen
- bei Messen und Tagungen Kontakte knüpfen
- die Atmosphäre auflockern
- erstes Vertrauen und Sympathie aufbauen
- wer meint, dass sich Therapie und Small-Talk gegenseitig ausschließen, hat wohl beides nicht verstanden

AUFGABE:
- Gibt es Situationen, in denen Sie gerne auf jemanden zugehen möchten?

Wünsche und geplante Verhaltensänderungen/Aktivitäten:

27. **Kinder betreuen** Belohnungswert 4,04 (Skala 1-7)	Der Änderungswunsch zum *(Wieder-)Aufbau eines „vielfältigen"* Belohnungssystems: 0-1-2-3-4-5

Das Arbeitseinkommen aus einer Vollzeitstelle deckt zunehmend nicht mehr die notwendigen Lebenshaltungskosten einer Familie. Dies führt zu dauerhaften Finanzierungslücken in den Familien, welche nur kompensiert werden können, wenn alle erwachsenen und arbeitsfähigen Haushaltsmitglieder erwerbstätig werden. Analysen zum weiteren Kita-Ausbau auf Kreisebene zeigen, dass sich die **Expansion des Betreuungsangebots** für unter Dreijährige **bedeutsam positiv auf die elterliche Zufriedenheit auswirkt.** Frühkindliche Bildung ist zudem ein Fundament des Bildungsweges: der Kindergarten gilt als Schlüssel für die optimale Entwicklung von Intelligenz, Leistungsfähigkeit und Sozialkompetenz des Kindes (Saemisch 2012; Schober und Schmitt 2013; Hammer et al. 2014).

Neben der **sicheren Beziehungsgestaltung** als **außerpersonalem Schutzfaktor** (Kaiser und Fröhlich-Gildhoff 2018) sind bei Förderkonzepten folgende **sechs Fähigkeiten** genannt, schwierige Lebenssituationen ohne anhaltende Beeinträchtigung zu überstehen:
- angemessene **Selbst-** und **Fremdwahrnehmung** („oh, dieser Stuhl ist aber zu schwer, was möchtest Du denn damit machen, vielleicht kann ich Dir dabei helfen?",
- gute **Selbststeuerungsfähigkeiten** („kannst Du noch einen Augenblick warten, ich komme gleich mit dem Essen zu Dir"),
- positive **Selbstwirksamkeitserwartungen** („oh, das hast Du aber schön gemacht, Du bist ja eine richtige Hilfe"),
- angemessene **soziale Kompetenzen** („kannst Du bitte Deiner Schwester beim … helfen"),
- „reife" **Problemlösefähigkeiten** („Du weinst ja, kannst Du sagen, was Dich traurig gemacht hat") sowie
- der Situation angemessene **Bewältigungskompetenzen** („draußen können wir gleich wieder fangen spielen – kannst Du damit bitte noch etwas warten").

Dabei stellen sich Fragen wie z.B. „Welche **Bedürfnisse** zeigt das Kind?", „Welche **Stärken** hat das Kind?", „Wie **fördere** ich in einer Situation **gewünschte Fähigkeiten**?"

Emotionstraining für Kinder ist ein Ansatz, der Eltern helfen soll, auf die Probleme der Kinder angemessen zu reagieren und emotionale Belastungen auf gesunde Weise zu bewältigen (vgl. Gottman et al. 1996; Sabey 2017).

Dieser Ansatz kann in vier Schritten beschrieben werden (ebenda):
Erstens, wenn Eltern ihren Kindern beistehen, ihre kleinen und größeren emotionalen Belastungen zu bewältigen, stärken sie die Beziehung. Eltern wollen oft nicht, dass ihre Kinder sich unglücklich fühlen, obwohl dies alltägliche Empfindungen sind (z.B. Enttäuschungen, Traurigkeit), mit denen Kinder umgehen lernen müssen. Eltern können verschiedene Strategien anwenden, den Kindern bei der Lösung von Problemsituationen (die Schwester hat den Bruder versehentlich umgestoßen, er weint, sonst ist nichts passiert) behilflich zu sein und zu beruhigen,
- „oh, Du weinst ja, hast Du Dir denn weh getan, sei nicht traurig",
- zu **erklären was passiert** ist, „oh, Du hast Dich aber erschrocken", „hast Du dich geängstigt"?
- die **Situation neu** zu **bewerten,** „Deine Schwester hat Dich nicht mit Absicht umgestoßen, sie wollte das nicht",
- zu **rationalisieren** „es ist ja nicht so schlimm",

- zu **trösten** (streicheln, in den Arm nehmen),
- einschließlich von der Situation des Kummers **abzulenken**, "oh, sieh Dir dieses Buch hier an!"

Das Ziel der Eltern sollte sein, dem Kind zu helfen, die **eigenen Gefühle besser** zu **verstehen** und **damit umzugehen**. Die Kinder werden so belastbarer und können emotionale Herausforderungen besser bewältigen, mit denen sie während ihres gesamten Lebens konfrontiert werden. In diesen Momenten mit Kindern in Kontakt zu treten, wird auch die Fähigkeit der Kinder fördern, den Ansichten und Beweggründen der Eltern zu folgen sowie Anweisungen und Ratschläge anzunehmen. Ein Kind wird fühlen: „Da Dir wichtig ist, was ich sage und fühle, werde ich mich darum kümmern, was Du sagst und fühlst".

Zweitens sollten Eltern ihren Kindern helfen, dass sie ihre **Gefühle gut in Worte fassen** können. Es ist nützlich, die Emotion so zu benennen, damit die Kinder sie selbst gut **einordnen** und **anderen verständlich mitteilen**. Im obigen Beispiel hat sich das Kind „erschrocken" und musste weinen, weil es sich „geängstigt" hat.
Zum Beispiel können Eltern, statt nur „was hast Du denn", sagen: „es sieht so aus, als ob Du traurig bist" oder „hast Du ein bisschen Angst davor?" Es kommt darauf an, Hinweise gut zu lesen, was die Kinder fühlen.
Hier sind einige grundlegende negative Gefühle, die zu erkennen und zu benennen sind: wütend, traurig, verletzt, ängstlich, verärgert, enttäuscht, besorgt, entmutigt, schuldig, einsam und beschämt.

Drittens, die Eindrücke des Kindes ernst nehmen und bestätigen: Sich in die Lage des Kindes versetzen und Verständnis für ihre Sorgen und Nöte zum Ausdruck bringen.
Eltern sollten dem Kind sagen, dass sie verstehen, warum es traurig oder verängstigt ist. Das Wort „weil" kann dabei nützlich sein.
Zum Beispiel: "Du bist traurig, *weil* Du gerne das Spielzeug haben willst. Das ist aber auch **ein toller Krahn**. Wir fragen … falls das andere Kind ihn nicht mehr braucht, ob Du ihn dann bekommen kannst. Vielleicht nimmst Du erst einmal …, „vielleicht klappt es ja beim nächsten Mal."
„Hast Du etwas **Angst vor** diesem **Hund? Der ist ja wirklich groß**, sollen wir die Dame fragen, ob Du ihn einmal vorsichtig streicheln darfst?"

Es geht darum, den aus der **Sicht des Kindes** entwickelten Eindruck, „interessantes Spielzeug", „ängstigender großer Hund", **ernst zu nehmen, zu bestätigen und mit verständnisvollen Kommentaren** über unangenehme Gefühle hinweg zu helfen. Unter solchen Voraussetzungen ist es ziemlich unwahrscheinlich, dass das Kind „quengelt" oder sich auf die Erde wirft, um seinen Willen durchzusetzen. Um sich die Perspektive des Kindes zu verdeutlichen, mag sich der Erwachsene einmal vorstellen, dass er mit einem Hund konfrontiert wird, der noch etwa 10 cm größer ist als er selbst.
Das Teilen von Freude und Spaß mit den Eltern ist entscheidend für die Kindesentwicklung. Vorsichtig streichelt das Kind den Hund, „siehst Du, er ist ganz lieb, das hast Du aber schön gemacht!"
Bewunderung oder **Stolz** für die **Bemühungen** und **Anstrengungen des Kindes** zum Ausdruck zu bringen und das gemeinsame Erleben von vielen positiven Aktivitäten, steigern das gegenseitige Verständnis und Vertrauen.

Viertens, ein **Problem gemeinsam lösen** (ebenda)
Sobald die Gefühle des Kindes identifiziert wurden, stellt sich die Frage, welche Lösungen sich anbieten, z.B. eine ärger- oder furchtauslösende Situation zu bewältigen. Ein guter Weg

ist, mit dem Kind ein Gespräch darüber zu führen. Der Vater macht z.B. mehrere Vorschläge: „oh, sollen wir den (eingestürzten) Turm wieder aufbauen oder möchtest Du lieber etwas anderes spielen?"

„Soll die Mama Dich trösten", streckt die Mutter die Arme aus. „Soll ich Dir helfen, von der Leiter wieder herunter zu kommen oder schaffst Du es alleine, ich passe auf!"

Die Eltern können das Kind dazu auffordern, möglichst eine eigene Lösung zu finden: „was machen wir jetzt", „was denkst Du, sollen wir jetzt machen?"

AUFGABE:

- Welchen Ausführungen gegenüber sind Sie eher kritisch eingestellt?

Wünsche und geplante Verhaltensänderungen/Aktivitäten:

28. **Vereinsleben mitgestalten** Belohnungswert 4,04 (Skala 1-7)	Der Änderungswunsch zum (*Wieder-*)*Aufbau eines* „*vielfältigen*" *Belohnungssystems*: 0-1-2-3-4-5

Verein ist nicht gleich Verein: Wer einmal am ‚Vereinsleben' eines **Sportvereins**, einer **Selbsthilfegruppe** oder **Tafelinitiative**, eines **Museumsvereins** oder einer **Bürgerinitiative** teilgenommen hat, wird dies bestätigen.

Trotz der großen inhaltlichen Unterschiede sind gemeinsame persönliche und soziale Ziele vorhanden:

- gemeinsam mit anderen etwas unternehmen,
- Geselligkeit erleben, soziales Engagement,
- soziale Einbindung in der Gemeinde,
- den Bekannten-, Freundeskreis erweitern,
- Sinnfindung: ein auf gemeinschaftliche Werte ausgerichtetes, selbstgestaltetes und eigenverantwortliches Leben.

Erwiesen ist z.B., dass der **Eintritt in** einen **Sportverein** bei einer **Neuansiedlung** in einer Region **für** die soziale **Integration des Zugezogenen hilfreich** ist. Nicht wenige Sportler bewegen sich angestrengt wetteifernd schwimmend, radfahrend und laufend in einem Verein zu ihrem Ziel, um sich als gut in Form und leistungsfähig zu erleben, Gemeinschaft in der Trainingsgruppe zu erfahren oder um am **Wettkampftag** ein **Bad** in der **anfeuernden** und Beifall **klatschenden Öffentlichkeit** zu **nehmen**. Denn neben dem Erlebnis- und Gesundheitsgedanken dürfen Spaß und Abenteuer nicht zu kurz kommen. Darüber hinaus sind die **Aufgaben äußerst vielfältig**, z.B. sind Geräte und Plätze in Stand zu halten, die Mannschaftsspiele müssen geplant und Übungen geleitet werden.

Eine **Öko-Initiative** sammelt z.B. Mittel für Projekte, organisiert für ihre Mitglieder geführte Wanderungen und eine Kampagne zum Erhalt des **Feuchtwassergebiets am Stadtrand**. Da „rauchen schon einmal die Köpfe", wenn es um die weiteren **Strategien** zur **Erreichung** der **Ziele** und die notwendige **Öffentlichkeitsarbeit** geht. Jeder wächst mit den Herausforderungen.

Mitgestalten, mitbestimmen, mitverantworten: Vereine, Verbände und die Jugendarbeit spielen im Alltag vieler Heranwachsender eine bedeutende Rolle. Dabei geht es stets um ein **breites** und **verschiedenartiges Angebot**, das vom lokalen Sport- und Karnevalsverein und den Kirchengemeinden über eigenständige Jugendverbände bis hin zu Freizeitzentren und Kunstschulen reicht.

Im Jahr 2010 gaben 75 Prozent der Jugendlichen an, in einer Organisation aktiv zu sein. Die Sportvereine spielten mit einem Anteil von inzwischen 50 Prozent immer noch die zentrale Rolle.

Hochrechnungen zufolge liegt die Vereinsdichte in Deutschland bei etwa 650 Vereinen pro 100.000 Einwohnern. Städte und Gemeinden veröffentlichen häufig, welche Vereine vorhanden sind. **Vereine** sind **Organisationen**, die in der Regel eine **breite Leistungspalette anbieten**. Sie sind mit ihren **Dienstleistungsangeboten nicht selten sowohl** in der *Jugend-* als auch in der *Seniorenarbeit* tätig (Rittner und Breuer 2000; Zimmer 2007; Düx et al. 2008; Frankl 2012; Züchner 2017).

In zahlenmäßig größeren Vereinen kann es günstig sein, **Patenschaften für neue Mitglieder** zu übernehmen, so dass Einweisungen in Abläufe und Organisation gegeben werden, eine

Ansprechpartnerin vorhanden ist, die Integration gelingt und sich alle miteinander wohl fühlen.

Das „Drumherum" wird leicht unterschätzt. Geselliges Beisammensein, Grillabende und Feste sowie für die Kinder eine außerordentliche Schnitzeljagd und die Erwachsenen eine gemeinsame Radtour sind vorzubereiten.

Die Frage kann erst gar nicht aufkommen, **„ob man noch zu etwas nütze ist".**
Nebenbei ergeben sich Kontakte, die oft ein Leben lang fortbestehen und auch Partnerschaften bilden sich. An Gesprächsstoff fehlt es da nie. Mitarbeiter übernehmen Verantwortung, treffen wichtige Entscheidungen. Vor der Gruppe zu sprechen lässt sich so lernen und die soziale Kompetenz erweitert sich beträchtlich. Ohne zum „Vereinsmeier" zu werden, ist damit ein wichtiger zusätzlicher sozialer Bezug/Stützpfeiler vorhanden und die Freizeitgestaltung hat stark an Qualität und Struktur gewonnen.
Unter befragten Vereinen rangiert an erster Stelle das **Problem, genügend freiwillige oder ehrenamtliche MitarbeiterInnen zu finden.** Mehr als jeder dritte Verein sah sich derzeit von dieser Problematik stark oder sehr stark betroffen. Dennoch sollte jeder sorgfältig prüfen, in welchem Ausmaß eine Mitarbeit z.B. neben der beruflichen Tätigkeit und/oder familiären Verpflichtungen möglich ist, damit es nicht zu Überforderungen oder Konflikten kommt („Du bist ja nur noch für Deinen Verein da!").

AUFGABE:
- Haben Sie eine Meinung zum Vereinsleben/Erfahrungen?

Wünsche und geplante Verhaltensänderungen/Aktivitäten:

29. **Gemeinnützig oder sozial tätig sein** Belohnungswert 4,02 (Skala 1-7)	Der Änderungswunsch zum *(Wieder-)Aufbau eines „vielfältigen" Belohnungssystems*: 0-1-2-3-4-5

Kompetenz und Verantwortung:
Ohne die unbezahlten Tätigkeiten von *Freiwilligen* in Bereichen wie,

- **Pflege** von Alten und Behinderten,
- Engagement für **Umwelt-** und **Naturschutz**,
- Einsatz als **Wahlhelfer,**
- **Schöffe** bei Gericht oder
- Ehrenämter in **Kommunen** und **Kirchen**,

kann kein Gemeinwesen bestehen (Wehner et al. 2015).

Es zeigt sich, dass die Freiwilligenarbeit nicht vornehmlich von denen geleistet wird, die viel Zeit haben, sondern eher von jenen, die im Arbeitsleben stehen und bereits Verantwortung tragen.

Gemeint ist ein **persönliches, gemeinnütziges Engagement**, das mit einem regelmäßigen, projekt- oder eventbezogenen Zeitaufwand verbunden ist und potenziell auch bezahlt werden könnte. Stiftungen, Non-Profit-Organisationen und Sozialunternehmen, staatliche Stellen und Kirchen sind in diesem Bereich tätig. Je nach Aufgabenbereich sind vorgegebene Anforderungen und Qualitätsansprüche zu erfüllen und weiter zu entwickeln (Mildenberger et al. 2012; Wehner et al. 2015).

Fast die Hälfte der gemeinnützig Tätigen verfügt über eine Hochschulausbildung. Der Personenkreis, der mindestens einmal im Monat Freiwilligenarbeit leistet, fühlt sich wesentlich besser in die Gesellschaft integriert.

Bereiche, in denen die Freiwilligen hauptsächlich tätig waren, sind in der Rangfolge:

- Sport und Bewegung,
- Kindergarten und Schule,
- Kirche und Religion,
- Soziales Engagement sowie
- Kultur und Musik.

„Nützlich machen kann ich mich überall. Hier bekomme ich aber etwas zurück, was ich sonst nicht so leicht bekomme" (ebenda 2015).

Besonders in den Bereichen **Sport, Verbände, freiwillige Feuerwehr, Rettungsdienste** waren mehr Männer als Frauen beschäftigt.

Als wichtigste **Motive** für die Freiwilligenarbeit wurden klar genannt:

- »Die Gesellschaft zumindest im Kleinen mitgestalten«
- »Mit anderen sympathischen Menschen zusammenkommen«
- »Spaß an der Tätigkeit«,
- »Anderen Menschen helfen«,
- »Etwas für das Gemeinwohl tun«,
- »Eigene Kenntnisse und Erfahrungen einbringen«
- »Qualifikationen erwerben«
- »Ansehen und Einfluss im Lebensumfeld erwerben«
- »Beruflich vorankommen«
- »Das Sinnerleben steigern«

AUFGABE:

- Eigene Erfahrungen?

Wünsche und geplante Verhaltensänderungen/Aktivitäten:

30. **Zu Klassen- oder Ehemaligen- treffen gehen** Belohnungswert 3,82 (Skala 1-7)	Der Änderungswunsch zum *(Wieder-)Aufbau eines* *„vielfältigen"* Belohnungssystems: 0-1-2-3-4-5

In einer Doktorarbeit hat sich Sabine Maschke (2003) sehr ausführlich und äußert ergiebig mit allen Aspekten von Klassentreffen beschäftigt. Von der Einladung bis hin zu ausführlichen Erfahrungsberichten von Teilnehmern reichen die spannenden und sehr interessanten Dartstellungen.

Beinahe jeder Erwachsene dürfte schon mit diesem Thema in Berührung gekommen sein und sei es nur durch einen Artikel in der Tageszeitung. Dabei stellt sich dem bisher unbeteiligten vielleicht die Frage, warum er selbst bisher keine Gelegenheit dazu hatte. Wahrscheinlich hat es niemanden gegeben, der dazu bereit war, ein **Treffen zu organisieren**.
Erstaunlich ist, kommt es zu einer Einladung, fragen sich viele, ob sie überhaupt hingehen möchten. Die genannte Autorin wirft dabei die Frage auf, ob sich nur diejenigen hin trauen, die mit ihrem Leben zufrieden sind – immerhin entscheidet sich dann doch eine deutliche Mehrheit zum Kommen.
Von dreizehn interviewten Personen hatten nur zwei nicht gezögert (ebenda).
Je nachdem, wie lange die **gemeinsame Schulzeit** war, zeigt sich beim Nachdenken über das Für und Wider doch, ob es noch eine emotionale Verbundenheit gibt, wie wichtig diese Zeit und die Klassenmitglieder für den Einzelnen waren. Bestimmt gibt es Sympathie und Antipathie – ist das nach viel Zeit des Abstands noch so? Abgesehen davon, was nun aus jedem geworden ist, ein wenig Abenteuerlust und Neugierde sollten schnell die Oberhand gewinnen.
Sind **keine zu hohen Erwartungen** vorhanden, ist eine **Mischung aus Vorfreude,** einer gewissen **Unsicherheit, guten Erlebnissen und Enttäuschungen,** allemal ein akzeptables Ergebnis – denn in dieser Form ist ein solches Treffen vielleicht nicht wiederholbar. Findet überhaupt ein zweites statt? Wer ist dann wohl noch dabei und ein „Nichtdabeisein" löst vielleicht doch die schlechtesten Gefühle aus?
Die Rangreihe, **wer das „meiste" geworden ist,** dürfte **mehr als zweitrangig sein** – „weißt Du, dass A. jetzt einen Porsche fährt – und dann noch den größten BMW", das kann doch amüsieren. Aber alle, die Lust hatten, waren dann noch bei A. zum Spiegelei-Essen eingeladen und (komischerweise) sah man von der Küche aus durch ein Fenster direkt in die Garage, wo der tolle Sportwagen stand. Es sei ein tolles Gefühl gewesen, so in den neuen Tag „abzuhängen", sich den anderen wieder nahe zu fühlen und ein paar Informationen auszutauschen.
Nur wenige Jahre später, das Bedauern: A. sei pleite, sogar das Elternhaus sei jetzt weg und man wisse nicht, wo er geblieben sei. Wo sollte man dann beim nächsten Mal Spiegeleier essen?
Es ist schon spannend, erkennt man sich wieder – „Du schaust mich so fragend an, erkennst mich wohl nicht mehr." „Ich kann mir ohnehin schlecht Gesichter merken, Du hast recht."
Oder „was machst Du denn beruflich?" Etwas trauriger Blick. „Na ja, Familie und ab und zu räume ich bei … Ware in die Regale ein". „Ist doch kein Problem, darauf kommt es doch nicht an!"
Am spannendsten ist es, wenn es alte Lieben gibt – wie da wohl die Reaktion, das Gefühl ist. Andere bereuen stark, dass sie da waren, … hätte furchtbar angegeben – nie wieder ginge man dort hin.
Keine Überraschung, dass das Thema „Klassentreffen" viel Stoff für Filme und Romane liefert.

Ehemaligentreffen in Kliniken

Oft gehen diese Treffen über den gesamten Tag, vom Frühstück bis zum Grillabend. Teilweise ist für ein **unterhaltsames Programm** gesorgt: **Referate, Tanzaufführungen, Verlosungen** etc. Es findet ein **wertvoller Erfahrungsaustausch** mit ehemaligen und aktuellen Patienten statt. Meist sind alle Therapeuten und Ärzte anwesend, gespannt auf die Erfahrungen ihrer Patienten und sie stehen gerne für Gespräche und Anregungen zur Verfügung. Die **Angehörigen** sind **ebenfalls eingeladen** und beteiligen sich an den Gesprächen. Häufig ist für eine gewisse Zeit ein Gruppengespräch geplant, in dem jeder berichten kann, wie er die Zeit nach dem Klinikaufenthalt erlebt hat. **Misserfolge gehören auch dazu** und hier findet man Verständnis und neuen Mut.

In einer Einladung heißt es: „Wie jedes Jahr freuen wir uns über einen fröhlichen Festtag im Zeichen der Begegnung, des Austauschs und des Gesprächs. Alle Beteiligten, ob ehemalige Patienten oder Mitarbeiter, ziehen neue Energie und Zuversicht aus diesen Treffen. Die Ehemaligen bestärken sich gegenseitig auf ihrem gesunden „suchtmittelfreien" Weg. In diesem Jahr wollen wir von den Ehemaligen ihr persönliches Leitmotto für die gelingende Abstinenz erfahren. Vielleicht können dann die aktuellen Patienten davon etwas übernehmen" (Kunze 2015).

AUFGABE:
- Hatten Sie schon ein Klassentreffen?

Wünsche und geplante Verhaltensänderungen/Aktivitäten:

31. **Vereinsmitgliedschaft** Belohnungswert 3,78 (Skala 1-7)	Der Änderungswunsch zum (*Wieder-)Aufbau eines* „*vielfältigen"* *Belohnungssystems*: 0-1-2-3-4-5

Viele Wünsche und Bedürfnisse auf einmal mit einem Vereinsbeitritt erfüllen!

Vereine leisten einen **wichtigen Beitrag**, um
- zwischenmenschliche Beziehungen aufzubauen,
- Vertrauen zu anderen Menschen herzustellen und
- ein Gefühl der Gemeinschaft zu erleben.

Soziale Netzwerke im Internet mögen dies ergänzen, sind wichtige Informationsmittel, z.B. um auf sich aufmerksam zu machen, Aufnahmebedingungen mitzuteilen und auf besondere Veranstaltungen hinzuweisen.

Das **örtliche „Vereinsverzeichnis"** kann nicht nur:
- Adressen und Ansprechpartner vermitteln, sondern auch
- eine Vorlage dafür sein, ein neues Interessengebiet zu finden.

So mag es erstaunen, dass in einem Ort ohne größeres Gewässer ein **Paddelclub** vorhanden ist. Da ist vielleicht ein Fluss aufgestaut und das Besondere ist, dass Paddeltouren in anderen Gewässern angeboten werden. Oft liegen **Vereinsheime sehr idyllisch**, z.B. auch entdeckt bei **Bogenschützen**, wohin man ohnehin schon gerne einen Ausflug mit dem Fahrrad machen möchte.

Mit wenigen Ausnahmen wird häufig aktiv **um Nachwuchs geworben**. In Zeiten in denen die Anonymität zunimmt, ist man **dort noch sehr willkommen**. Bei vielen Sportarten gibt es, **trotz mancher Vorurteile, kaum eine Altersgrenze**, wo es sich nicht lohnt, noch einzusteigen. So war überraschend festzustellen, dass es bei **Tennisturnieren eine Altersklasse für über 80-jährige** gibt. Vielleicht hat ein stressiges Berufsleben zunächst verhindert, eine aktivere Freizeitgestaltung aufzubauen und mit höherem Alter geht es ruhiger zu und Freiräume sollten sinnvoll gestaltet werden.

Häufig werden **Jahresbeiträge** (z.B. beim Tennis) **überschätzt**, es gibt die Möglichkeiten zum **Schnuppern** und es lohnt sich, die Gebühren verschiedener Vereine miteinander zu vergleichen (Rittner und Breuer 2000).

Die Vereinsgemeinschaft ist
- entspannend,
- sie befreit von den Belastungen des Alltags, Berufs und der damit verbundenen Hierarchie,
- so dass von einer psychischen Entlastung auszugehen ist.

Stellt man sich einem Wettkampf,
- „Adrenalin und Glückshormone pur",
- ist aber freiwillig,
- ob Freude und Erfolgserlebnis oder
- etwas Trauer und Niederlage,
- das Ergebnis ist nicht von existentieller Bedeutung.

Trotzdem **schult** der Wettkampf die **Persönlichkeit**, **stärkt** die **Widerstandskraft** auch für den beruflichen Alltag „kann man eine Niederlage verkraften?", „hebt bei einem Sieg nicht zu sehr ab?" **Alltagssorgen treten dahinter stark zurück** und die **Erholung ist nachhaltig.** *Unabhängig vom Ergebnis* denkt man gerne daran zurück.

Im **Jugendalter, als besonders wichtige Lern- und Bildungszeit,** sind in den Vereinen wichtige

- Kenntnisse, Fähigkeiten und Kompetenzen zu erwerben,
- die von der Schule und Berufsausbildung nicht abgedeckt werden,

aber für die Zukunftsfähigkeit einer Gesellschaft und die Möglichkeiten der selbstbestimmten Lebensgestaltung des Einzelnen erforderlich sind (Richter 1985; Rittner und Breuer 2000).

Durch *musikalische* und *künstlerische Aktivitäten* im Verein werden nicht nur

- praktische,
- technische,
- emotionale, geistige und
- kreative Fähigkeiten entwickelt und trainiert, sondern in vielen Fällen auch
- Erfahrungen von Gemeinschaft und
- sozialer Zugehörigkeit vermittelt.

Die Mehrheit der in **Musik** und **Kunst** aktiven Jugendlichen betätigt sich musikalisch oder künstlerisch in **außerschulischen Organisationen** (Orchester, Chöre, Kirchengemeinden, Jugendarbeit).
In den Bildenden und Darstellenden Künsten sind u.a. **Kunstschulen, Museen, Tanzschulen, Theater, sozio-kulturelle Zentren** und diverse Vereine zu nennen (Düx et al. 2008).

Die „Landjugend" – da ist für jeden etwas dabei! Info(at)landjugend(dot)de
Eine Landjugend ist nicht nur eine **Vereinigung junger Menschen aus demselben Dorf** oder derselben Gegend. Teil einer Landjugend zu sein bedeutet weit mehr: Gemeinsam regionale Projekte anzugehen, lokale Veränderungen zu bewirken und **Mitglied einer Gemeinschaft** zu sein. Die Landjugend-Vereine versuchen, unterhaltsame Programme auf die Beine zu stellen, welche abwechslungsreich durchs Jahr tragen: „Doch natürlich erleben wir neben unseren Ausflügen auch gerne die **gemeinsamen** und beständigen **Gruppenstunden.** Die Gruppen bestehen aus Schülern, Azubis, Studenten und Berufstätigen im Alter zwischen 15 und 30 Jahren. Also eine **bunt** zusammen **gemischte Gruppe,** in der **jede(r)** seinen **Platz findet** und **für jede(n) etwas dabei** ist."

AUFGABE:
- Was würde Sie daran hindern, ein Vereinsmitglied zu sein?

Wünsche und geplante Verhaltensänderungen/Aktivitäten:

32. **Dating, Partnersuche** Belohnungswert 3,74 (Skala 1-7)	Der Änderungswunsch zum (*Wieder-*)*Aufbau eines* *„vielfältigen" Belohnungssystems*: 0-1-2-3-4-5

Wo lernen sich Paare kennen?

Es gibt dazu mehrere Statistiken, die etwa zu dem gleichen Ergebnis kommen. Am häufigsten diskutiert wird die Partnersuche übers Internet, die inzwischen einen Anteil von ca. einem Fünftel ausmacht. Mit ca. 80 % findet sie jedoch auf einer persönlichen Ebene und dabei ganz überwiegend **im näheren sozialen Umfeld** von Freunden, Bekannten, Nachbarn und Familie statt.

Danach kommen das „Ausgehen" (z.B. Diskothek, Café), der Arbeitsplatz und Schule/Ausbildung/Studium. Im Supermarkt oder in der U-Bahn kann einmal der Zufall nachhelfen, im Verein und Urlaub sind es dann noch jeweils 5 % und beim Sport 2 % (Pawlik 2021).

Generell ist es günstig, **vertraute Personen in die Suche einzubeziehen**, keine falsche Scheu oder gar Schamgefühle zu haben und zu dem Anliegen zu stehen. Andere sind vielleicht behilflich, schauen sich diskret um, helfen bei einer Kontaktaufnahme oder ein Dating-Angebot zu beurteilen. Gibt es schon Interesse an Personen aus dem näheren Umfeld und es fehlte bisher der Mut, Kontakt aufzunehmen? Ein kleiner „Small-Talk" könnte der Anfang sein. Es ist zu prüfen, ob man sich zu sehr von (äußeren) Idealvorstellungen leiten lässt (ohne Bauch, Bart, Glatze) und dadurch zu viele potentielle Bewerber ausschließt.

Es gibt eine Reihe von Bedingungen, die die Bildung einer Partnerschaft beeinflussen. **Worauf achten** die **Menschen** bei einer **Partnerwahl**:

- Attraktivität
- Besitz von Ressourcen (materielle, soziale und kulturelle Möglichkeiten)
- wechselseitige Entsprechung/sich gegenseitig ergänzen
- die Fähigkeit zu kommunizieren
- ähnliche Interessen (Freizeitgestaltung, Hobbys, Reisen, Einstellungen)
- Übereinstimmungen bei
  o Herkunft
  o Alter
  o Bildung usw.

Die Partnerwahl vollzieht sich oft in kleinen Schritten:

- z.B. der „Morgen danach"
- die Vorstellung des Partners gegenüber Freunden
- die Einladung des Partners zu Familienfeiern
- die Deponie von Gegenständen in der Wohnung des anderen
- der Austausch der Wohnungsschlüssel
- gemeinsamer Urlaub
- als Paar eingeladen werden usw.
- die Hälfte ist erst nach gut 24 Monaten zusammengezogen

Ob das Paar tatsächlich zusammenpasst, zeigt sich oft erst während der Beziehung und wenn eine erneute Suche stattfindet, ist auch mit einer Trennung zu rechnen. Ein neuer Partner gehört zu den häufigsten Trennungsgründen (Kaufmann 2004; Lenz 2009; Klein 2015; Esche und Koch 2017).

Inzwischen gehört es zur **Normalität**, **Online nach Bekanntschaften** und **Partnern** zu **suchen**. Dabei kann die Motivation sehr unterschiedlich sein:

- Es reicht von einer kurzfristigen unverbindlichen Beziehung
- bis hin zu der Suche nach einem Lebenspartner.

Durch die weite Verbreitung von **Smartphones** mit **Internetzugang** und dem breiten Angebot von Dating-Portalen (Video, Telefon, SMS, virtuelles Dating in der digitalen Welt und Speed-Dating, Blind-Dates) ist die **Suche einfacher** geworden. Es geht **vom Sofa** aus, man muss sich „**nicht extra zurecht machen**", die **Nervosität hält sich in Grenzen, die Schüchternheit** ist **leichter** zu **überwinden** und zunächst ist ja alles völlig unverbindlich. Vorurteile sind da längst überwunden und fast jeder kennt inzwischen jemanden, der so einen Partner oft sogar über große Entfernung und mit voller Zufriedenheit („da passte sofort alles") kennengelernt hat.

In den Medien gibt **es jedoch auch enttäuschende Berichte**, Nutzer empfinden diese **Kommunikation als zu wenig persönlich, verbindlich** und beinahe aussichtslos, die Partnerwünsche zu erfüllen. Obwohl die Auswahl teilweise unbegrenzt erscheinen mag, **mit einem Finger-Wisch auf dem I-/Smartphone** geht man **von einem „Angebot" zum nächsten** („Entpersonalisierung" / „Mensch als Ware"?) und findet **nicht das Richtige**.

Angebahnte schon als verbindlich empfundene Beziehungen werden **abrupt** und **ohne Begründung**, quasi mit einem „Klick", abgebrochen (Ghosting), so dass starke Enttäuschungen, Selbstzweifel und Liebeskummer zurückbleiben.

Der Schritt von der virtuellen Welt in die Wirklichkeit scheint der schwierigste Augenblick zu sein:

- Stimmen die Vorstellungen (Erscheinungsbild, soziale Umstände) von der Person mit der Realität überein?
- Den anderen mit allen Stärken und Schwächen akzeptieren?
- Vielleicht auch noch „kleine Mogeleien" der Internet-Selbstdarstellung hinzunehmen?
- Bereitschaft, eine verbindlichere Beziehung einzugehen?
- Verantwortung für den anderen zu übernehmen?
- Das Abenteuer einer weiteren Suche aufzugeben, entspricht die Auswahl wirklich schon allen Wünschen?

Mit zunehmendem Alter nimmt die Zahl derer ab, die zu Online-Datings greifen. Als Gründe für die Online-Suche werden genannt (Esche und Koch 2017):

- ungünstige örtliche Bedingungen
- zu wenig Zeit durch zu starke berufliche Beanspruchung
- besondere Interessen oder Bedürfnisse an den Partner
- eigene Besonderheiten wie z.B. „Handicaps"
- soziale Hemmnisse wie Schüchternheit

„Wenn sich der **Traummann** oder die **Traumfrau als Betrüger** entpuppt!"

Wie dies in letzter Zeit auch in den Medien häufig berichtet wird, sind **weltweit Kriminelle tätig**, die **mittels falscher Identitäten** (Profile) und über onlinebasierte Kommunikation (Dating-Seiten, Messenger, Soziale Medien etc.) das Vertrauen ihrer Opfer erschleichen, eine Liebesbeziehung vortäuschen, mit dem **einzigen Grund**, um an hohe Geldsummen heranzukommen (Thiel 2020).

Die falsche Selbstdarstellung (z.B. attraktive Fotos von Ex-Schauspielern) ist so gestaltet, dass sie eine große Aufmerksamkeit erreicht und zu vielen Kontakten führt. Es ist zu beobachten, dass sich eine Gruppe von Betrügern hinter einer falschen Identität verbirgt und sich die Personen abwechseln, ein Bombardement von Kontakten, einschmeichelnden Nachrichten und Liebesschwüren zu versenden.

Die **männliche gefälschte Identität** präsentiert sich meist als gut aussehender Mann zwischen 40 und 60 Jahren, der beruflich als **Geschäftsmann, Manager, hochrangiger Militärangehöriger** mit hohem Status, wohlhabend, loyal, respektvoll, humorvoll, religiös sowie maskulin ist. Ein Männerbild von einem Märchenprinzen oder Idealpartner, der gerne kocht und tanzt.

Die **weiblichen Betrüger-Profile** sind deutlich jünger als ihre männlichen Pendants (meist nicht älter als 30) und äußerlich **ausgesprochen attraktiv**. Sie sind finanziell unabhängig, aber nicht wohlhabend, haben meist angesehene aber nicht so gut bezahlte Jobs als Krankenschwester, Lehrerin, Studentin oder Verkäuferin (ebenda).

- Durch geschicktes Fragen und genaues Zuhören finden die Betrüger heraus, welche Vorstellung das Opfer von einer idealen Beziehung hat und stellen ihre „Show" entsprechend darauf ein.
- Liebesschwüre sowie das regelmäßig geheuchelte Interesse („wie war dein Tag?" „Kosenamen", „Komplimente", Liebeserklärungen aus heiterem Himmel).
- Es geht darum, eine sehr intime „Beziehung" herzustellen, die schon aufgrund der vielen Kontakte (mehrere SMS, Mails, Chats pro Tag) einen großen Teil des Alltags der Opfer mitbestimmt, so dass sich diese mehr und mehr von ihrem gewohnten sozialen Umfeld isolieren und sich somit niemand kritisch in die betrügerische Beziehung einmischt.
- Der dann entscheidende Punkt für den Täter, die Täterin das Opfer um Geld zu bitten, wird „Geld-Drama" genannt (Kopp 2016; Thiel 2020). Möglichst *mitleiderregende Schwierigkeiten* (Krankheiten, plötzliche finanzielle Notlagen) werden dazu erfunden. Dabei geht es oft um riesige Summen (mehrere Hunderttausend €, die für die Kredite aufgenommen werden müssen) oder auch um kleinere dafür aber regelmäßige Zahlungen über lange Zeiträume (Begleichen von Lebenshaltungskosten, Universitätsgebühren etc.).
- Die Aufdeckung des Betrugs und die damit einhergehende „Enttäuschung" und „Liebeskummer" sind für die Opfer häufig extrem belastend, emotional äußerst schmerzvoll (Depression, Scham, Ärger, Furcht, Suizidgedanken usw.) und teilweise ein finanzielles Fiasko (Füllgrabe 2015).
- Bei Aufdeckung wird der Kontakt meist abrupt abgebrochen. Es geht aber auch soweit, dass sich Täter „reumütig" zu ihrem Betrug bekennen und behaupten, sich inzwischen aber dennoch in das Opfer verliebt zu haben und weiterhin Geld zu brauchen (Whitty und Buchanan 2016).
- Die Identitätsfälschungen lassen sich meist nicht aufklären, so dass Ermittlungen oft erfolglos sind.

Dennoch sollten Betroffene die Tat anzeigen, bei Bedarf therapeutische Hilfe in Anspruch nehmen und sich z.B. in „Selbsthilfe" gegenseitig austauschen und Halt geben, insbesondere wenn der Täter nach wie vor aktiv ist.

AUFGABE:
- Ihre Erfahrungen und Ideen zur Partnersuche?

Wünsche und geplante Verhaltensänderungen/Aktivitäten:

33. **Über Beruf/Schule sprechen** Belohnungswert 3,69 (Skala 1-7)	Der Änderungswunsch zum *(Wieder-)Aufbau eines* *„vielfältigen"* Belohnungssystems: 0-1-2-3-4-5

Spontane Äußerungen nach der Schule oder Arbeit zeigen häufig, dass noch einige **Erlebnisse nachwirken**: „Die Lehrerin hat gesagt …", „der … hat mich ständig gestört …", „das war ja heute eine Hektik auf der Arbeit – es konnte wieder nicht schnell genug gehen."

Oft glauben Menschen fälschlicherweise,

- eine **wichtige Bezugsperson interessiere sich nicht** für die Ereignisse an ihrem Arbeitsplatz oder
- **man wolle sie damit nicht behelligen**.
- Eine offensichtlich nicht nachlassende innere Unruhe und
- ein angespanntes Schweigen belasten die Angehörigen jedoch meist eher.

Die *Mitteilung* von dem was erlebt und empfunden wurde,

- hat eine wichtige *Funktion bei der Gefühlsregulation*,
- sie *entlastet* die Erzählerin von den üblichen Kümmernissen und
- alltäglichen kleinen oder größeren Sorgen.

Es kann ein gewisses *Ritual* sein, *das Erlebte zu reflektieren*,

- der Gesprächspartner stellt sich darauf ein,
- nickt vielleicht wohlwollend, „gut, dass Du darüber sprichst",
- erkennt, dass es *nicht* darauf ankommt,
  - gleich mit guten Ratschlägen zu reagieren oder
  - sich einzumischen,
- sondern einfühlsam zu zuhören.

Ein solches Gespräch, z.B. bei Tisch, kann auch mit einer Frage beginnen: „*Wie war es bei Dir heute?*" oder man macht selber den Anfang und braucht dann das Gegenüber nur fragend anzublicken.

Hat sich z.B. ein von der Arbeit mitgebrachter gewisser „*Groll verzogen*", den der Heimkehrer zuerst einmal loswerden musste, *sieht die Welt oft schon viel besser aus* und die guten Erinnerungen kommen zum Vorschein.
Dabei wird von *Psychohygiene (psychisch »Saubermachen«)* gesprochen,

- wenn man sich über alltägliche Empfindungen und Belastungen austauscht,
- sich so erleichtert, wieder Licht am Ende des Tunnels sieht und
- danach doch eher das Positive in den Vordergrund tritt.

Manchmal müssen auch die Therapeutinnen schimpfen und das recht heftig. Die Zuhörer wissen schon, dass das jetzt so sein muss und dann die erwartete Wendung: „Das musste jetzt wirklich sein – war Psychohygiene, die Sache bekomme ich schon in den Griff, vielleicht kann mir jemand …"

Damit muss die **Psychohygiene noch nicht beendet** sein, gibt es im Verlauf des Tages noch **weitere Möglichkeiten**, für **sich selbst** zu **sorgen** und **sich etwas Gutes** zu **tun**? „Wir können doch nachher einen Tee/Kaffee zusammen trinken – gehen noch zu …!" erleichterndes Lächeln.

Das **Arbeiten am eigenen Wohlbefinden** dient der **Stressbewältigung** und ist **Gesundheitsschutz** (Reddemann 2003; Möbius und Friedrich 2010; Bachmann und El-Akhras 2014a, b).

Stress ist grundsätzlich nicht vermeidbar:

- Im sozialen Umfeld und vor allem in der Arbeitswelt nehmen Stressoren zu.
- Die nervliche Belastung am Arbeitsplatz ist heute ein wesentlicher Auslöser für Krankheiten.
- Zum Stressabbau wird häufig auf Strategien (Ärger an anderen abreagieren, Rasen mit dem Auto, problematisches Essverhalten, Genussmittelmissbrauch etc.) zurückgegriffen, die sich als schädlich erweisen.

Neben vielen anderen Strategien, die einen Großteil dieses Buches ausmachen, soll ein **Tagesrückblick** bewirken,

- die wichtigen und vor allem auch freudigen Momente des Tages zu erkennen und
- sie nochmals in einer Art Zeitraffer wahrzunehmen. „Wir hatten heute ein gutes Gespräch im Team, habe offen über meine Probleme mit … sprechen können – alle haben mich unterstützt."
- Die Reflektion vermittelt ein gutes Gefühl und stärkt das Selbstbewusstsein (Kattan 2019).
- Außerdem kann sie zur Folge haben, Erlebnisse noch klarer zu durchschauen und einzuordnen, so dass sich
- neue Bewertungen und Lösungsmöglichkeiten erschließen.
- Nach dieser „Aufarbeitung", erleichtert und zufrieden, jetzt **das Möglichste getan zu haben**, lässt sich die **Sache leichter „ablegen"** und
- die **notwendige Abgrenzung zwischen Berufs-** und **Privatleben** gelingt besser.

Fehlt eine Gesprächspartnerin, sind auch schriftliche **tagebuchähnliche Rückblicke** denkbar, die einen ähnlichen **positiven Effekt** hervorrufen können.

AUFGABE:

- Bei einem Rückblick können Sie einmal überprüfen, ob diese spontanen Äußerungen während einer Erkrankungsphase eher nachgelassen haben?

Wünsche und geplante Verhaltensänderungen/Aktivitäten:

| |
| |
| |
| |

34. **Jemanden angemessen kriti-** **sieren** Belohnungswert 3,67 (Skala 1-7)	Der Änderungswunsch zum (*Wieder-)Aufbau eines* *„vielfältigen" Belohnungssystems*: 0-1-2-3-4-5

Dass die Fragestellung, „Jemanden angemessen kritisieren" recht geringe Belohnungswerte aufweist, mag den Grund haben, dass es zunächst als etwas Unangenehmes empfunden wird. Wer hat schon ausschließlich gute Erfahrungen damit gemacht? Vom Begriff her kann eine „Kritik" sogar positiv ausfallen, da mit ihr ursprünglich die Kunst gemeint ist, Leistungen nachvollziehbar zu beurteilen. Diese Sichtweise ist im Alltag wohl größtenteils verloren gegangen, so dass bei „Kritik" überwiegend von einem Tadel ausgegangen wird. Allerdings ist es üblich, zwischen konstruktiver (aufbauender) und destruktiver (vernichtender) Kritik zu unterscheiden.

OHNE KRITIK GEHT ES WOHL NICHT
Vom Bedürfnis bis zum Ergebnis „sich nach dem Ausspruch einer Kritik besser zu fühlen" (Belohnungswert), ist wohl mit einer *Zeitverschiebung* verbunden:

- Während bei der Vorbereitung („wie sage ich das jetzt") und der Ausführung („wie reagiert der andere wohl?") kann eher ein *„mulmiges" Gefühl* entstehen.
- In Folge einer **geglückten Aktion**, der Kritisierte zeigt Gesprächsbereitschaft, zumindest keine größere Abwehr, vielleicht sogar Einsicht und Veränderungsbereitschaft, kann mit einer **großen Erleichterung** und **Zufriedenheit** gerechnet werden.
- Umstände, die einen zuvor bedrückt haben, sind nun bereinigt und eine beträchtliche Verbesserung der Situation eröffnet sich (Hintz 2013; Romanic 2020).

Es gibt Hinweise, *was bei einer Kritik vermieden werden sollte* – vielleicht auch das Wort „Kritik" selber.
Statt: „ich muss da was kritisieren". **Besser:** „ich fände es toll, wenn Du da noch etwas ändern könntest?"
Zu dem ungünstigen Herangehen gehört zudem:

- persönlich/verletzend werden („Völlig unfähig")
- laut werden (der Ton macht die Musik)
- vor anderen kritisieren
- Ärger abreagieren („Das reicht mir jetzt")
- viele Vorwürfe auf einmal („Du kriegst doch nichts hin")
- ironisch werden
- den anderen nicht zu Wort kommen lassen

Mangelt es an Behutsamkeit,

- geht der andere leicht zum „Gegenangriff" über und
- beschuldigt jetzt den Kritiker („Du übertreibst doch völlig, fass Dir doch an die eigene Nase")
- bezweifelt dessen Argumentation oder
- schiebt alles auf Dritte ab („Sieh Dir doch mal das Verhalten von … an").
- Falsch angewandte Kritik kann negative Folgen haben, zu Konflikten und einer Verschlechterung der Situation führen (ebenda).

GUT ANGEBRACHTE (KONSTRUKTIVE) KRITIK KANN DIE **BEZIEHUNG** UND **LEISTUNG VERBESSERN**

Ein amerikanisches Sprichwort lautet: „Die meisten Menschen wollen lieber durch Lob ruiniert werden als durch Kritik gerettet." Kritikfähigkeit ist zweifelsohne eine wichtige soziale Kompetenz – nicht nur im Berufsleben. **Entscheidend** bei der Kritik ist, **wie sie geäußert wird**. Fragen Sie sich, „*wie möchte ich selbst Kritik erfahren* und vertrage sie am besten? (Hintz 2013; Romanic 2020).

AUFGABE:

- Wie geht es Ihnen, wenn Sie jemanden kritisieren?

Wünsche und geplante Verhaltensänderungen/Aktivitäten:

| |
| |
| |

35. **Andere um Rat fragen, was einem steht** Belohnungswert 3,63 (Skala 1-7)	Der Änderungswunsch zum (*Wieder-)Aufbau eines* *„vielfältigen"* Belohnungssystems: 0-1-2-3-4-5

Besonders Freude macht es, die passende Kleidung mit mehreren Personen auszusuchen und zu diskutieren – anprobieren, scherzen, lachen. Einige machen **neue Vorschläge** und bringen diese gleich mit, andere nehmen die nicht ansprechende Ware wieder in Empfang. Es wird beraten, hier nochmals gezupft, die Passform, Länge abgeschätzt, zugeraten und abgelehnt, über Ökologie, Qualität, Nachhaltigkeit und Herkunftsland debattiert. „Ich brauche ja wirklich eine … und dann noch … dazu." „Davon hast Du lange etwas, steht Dir besonders gut, lässt sich unterschiedlich kombinieren." Bei genügend Zeit und Muße – wenn nicht allzu viele Geschäfte frequentiert werden, ist vielleicht sogar der Partner vom „Anprobieren" zu **begeistern**.

WAS ZIEHE ICH AN?
Das lässt sich unterschiedlich beantworten:
- „was mir gefällt"
- „was gerade Trend ist"
- „was die Arbeit verlangt" oder
- „was zu mir passt" und die individual-psychologische Seite
- als Ausdruck (z.B. jugend-)kultureller Phänomene
- dem Zeitgeist (z.B. Petticoat/Maxirock) entsprechend

Aber **schnell kann sich alles ändern** – der neueste Trend ist, „mit Jogginghose ins Büro" zu gehen (s. Medien). Der weltberühmte Modedesigner Karl Lagerfeld war noch der Meinung: »Wer (alltäglich) eine Jogginghose trägt, hat die Kontrolle über sein Leben verloren« (Jahn und Nolten 2018).

Wichtig ist, dass Sie **sich in** Ihrer **Kleidung wohl fühlen**.
- Ein perfektes Outfit für alle Fälle wird es wohl nicht geben.
- Bei einem Bewerbungsgespräch ist vielleicht weniger mehr und
- die Frage stellt sich, wo und wie es stattfindet.
- Guter Rat mag da wertvoll sein, wenn z.B. etwas Nervosität mitspielt.
- In welcher Branche bewerbe ich mich,
  so dass ein berufsspezifisches Anziehen gefragt ist.
- **Over Dressing**, vielleicht ein schwarzes Kostüm oder dunkler Anzug mag dann komisch wirken, wenn man von einem Vorstellungsteam in Jeans und Lederjacke empfangen wird.
- Ein etwas **„unauffälliger schicker Stil dazwischen"** mag die Lösung sein.

Die **Bedeutung des äußeren Erscheinungsbilds** wird vielleicht manchmal überschätzt. Die bisherigen Referenzen und die Frage nach der Teamfähigkeit stehen vielleicht stärker im Vordergrund. Dies unterstreicht man vielleicht damit, sich gut auf das Bewerbungsgespräch einzustellen – sich in Mimik, Gestik, Tonlage und Ausdrucksweise dem Vorstellungsteam anzupassen, als gehöre man schon dazu, was Ausdruck der sozialen Kompetenz und nicht der Äußerlichkeit ist (https://www.upgreat.de/).

Die Novelle „KLEIDER MACHEN LEUTE" von Gottfried Keller erschien 1874 und hat wohl nicht gänzlich die Bedeutung verloren:

Der arme und schüchterne Schneiderlehrling Wenzel Strapinski ist auf der Suche nach einer neuen Anstellung. Im November verlässt er seine Heimatstadt Seldwyla in Richtung des reichen Städtchens Goldach. Obwohl Strapinski nicht viel besitzt, achtet er auf sein Äußeres und pflegt seinen einzigen Besitz, ein ererbtes edles Gewand. Als es zu regnen beginnt, wird der gut angezogene Wanderer von einem herrschaftlichen Kutscher mitgenommen. Aufgrund seiner Kleidung und der edlen Kutsche hält man ihn versehentlich für einen polnischen Grafen. Da er sehr hungrig und müde ist, kann er nicht nein sagen, als ihm bestes Essen und eine vornehme Unterkunft angeboten werden. Er nutzt dann die Situation so lange aus, bis der Schwindel auffliegt.

Im Internet gibt es zahlreiche Hinweise auf professionelle, nicht kostenlose (!) Online-Stil- bzw. Typberatung, „Ist Ihr Schrank voll mit Sachen, die nicht mehr zu Ihnen passen?", die z.B. beinhaltet:
- Figur-Analyse
- Stilklassifizierung nach Typen wie
  - natürlich
  - sportlich
  - klassisch
  - romantisch
  - feminin/maskulin
- individuelle Styling-Tipps für Ihre Figur
- Tipps zu Schmuck und Brille (ausgehend von der Gesichtsform)
- Tipps für den Kauf passender Kleidung und Accessoires

AUFGABE:
- Fällt es Ihnen leicht, jemanden um Rat zu fragen, was Ihnen steht?

Wünsche und geplante Verhaltensänderungen/Aktivitäten:

36. **Konflikte ansprechen** Belohnungswert 3,59 (Skala 1-7)	Der Änderungswunsch zum *(Wieder-)Aufbau eines* *„vielfältigen"* Belohnungssystems: 0-1-2-3-4-5

Überall da, wo Menschen aufeinandertreffen und miteinander zu tun haben, können Konflikte entstehen. Eine häufige **Auffassung ist, dass Konflikte schädlich und unproduktiv sind**. Dabei **denkt** man in erster Linie **an sehr unangenehme Auseinandersetzungen**, die mit **Streit** oder gar **Tätlichkeiten** verbunden sind. Es scheint darum zu gehen, dass **einer gewinnt** und ein **anderer verliert**. Je nach Schwierigkeitsgrad des zu lösenden Problems besteht die Neigung, den Konflikt zu scheuen und die Auseinandersetzung vor sich her zu schieben.

Konflikte sind allgegenwärtig:

- in privaten Situationen
- am Arbeitsplatz
- in der Freizeit

Je stärker und häufiger es im sozialen Bereich zu **ungelösten anhaltenden Konflikten** kommt, *desto geringer ist die Lebenszufriedenheit*. Durch Konflikte ausgelöste anhaltende negative Gefühlszustände dürften eine Hauptursache für psychische Belastungen und Rückfallgefahren sein. Besonders konfliktbehaftet sind Situationen, wo es um ganz existenzielle und bedeutende soziale Belange geht (Blickle und Solga 2006; Smith und Mackie 2007; Hintz 2013):

- finanzielle Interessen
- Grundversorgung
- Erhalt der Arbeit etc.
- Verletzungen des Selbstwertgefühls
- Gefühl der Minderwertigkeit
- Beziehungsabbrüche
- mangelnder Respekt (im Ton vergreifen)
  - o fehlende Anerkennung der Leistung
  - o unfaires Verhalten (übervorteilt werden) und vor anderen von jemandem herabgesetzt werden

Konflikte sind jedoch nicht nur negativ zu betrachten:

- konstruktive Konfliktbewältigung kann zur Lösung von sachlichen Problemen beitragen
- neue Perspektiven eröffnen
- kreatives Verhalten stimulieren
- positive Veränderungen von Personen
- und ihren Wertvorstellungen bewirken
- zu gesellschaftlichen Fortschritten beitragen (ebenda)

Die **Konfliktbewältigung** ist wohl **eine der schwierigsten Aufgaben**, die es im menschlichen Miteinander zu lösen gilt. Es verhält sich ähnlich wie bei „Kritik äußern": Die psychische Erleichterung (Belohnung) kommt erst, wenn das Vorhaben gelungen ist und bis dahin ist es häufig ein schwieriger und belastender Prozess (vgl. Bachmann und El-Akhras 2014a, b):

- Eine **chronifizierte Erkrankung** hat häufig einen **Rückzug aus** dem **sozialen Umfeld** zur **Folge**, alltägliche Kommunikation und Konflikte zu vermeiden und als unangenehm zu empfinden (vgl. Meyer 2017).

- Auf längere Sicht betrachtet kann das **Ausweichen** erheblich **mehr Stress** und **Belastung** verursachen, **als sich** der **Situation** zu **stellen**.
- In sehr **heiklen** oder **festgefahrenen Situationen** ist es zu überlegen, **unbeteiligte um Rat oder Vermittlung zu bitten** – dabei ist jedoch sehr darauf zu achten, dass die notwendige Diskretion und Vertraulichkeit nicht verletzt werden.
- Bei persönlichen Konflikten ist möglicherweise jemand aus der engeren Verwandtschaft zu einer Vermittlung bereit, die beide Parteien akzeptieren. In Unternehmen gibt es Personal- und Betriebsräte, evtl. gute Kollegen, die behilflich sind.
- Immer sollten die **Größe des Problems** und der **Einsatz der Mittel** gut abgewogen sein („nicht mit Kanonen auf Spatzen schießen").
- Die Erfahrung, **im sozialen Verhalten wieder sicherer** und **kompetenter aufzutreten**, fördert die **Zuversicht**, die **Bereinigung von Konflikten** als etwas positives zu erleben.

In den Manualen zur Suchttherapie „Lust auf Abstinenz" und „Glücksspielfrei" (Bachmann und El-Akhras 2014a, b) ist eine Arbeitseinheit zu diesem Thema vorhanden (beziehen Sie auch den nächsten Punkt 37. mit ein).

AUFGABE:
- Bisherige Erfahrungen mit Konflikten:

Wünsche und geplante Verhaltensänderungen/Aktivitäten:

37. **Zeitpunkt festlegen, wann Konflikte angesprochen werden** Belohnungswert 3,56 (Skala 1-7)	Der Änderungswunsch zum (*Wieder-)Aufbau eines* „*vielfältigen"* *Belohnungssystems*: 0-1-2-3-4-5

Ein positiver Gesprächsbeginn ohne eine „Vorwurfshaltung" verbessert die Atmosphäre und ermöglicht, gemeinsam nach einer Lösung zu suchen: „Was meinst Du, möchtest Du da etwas ändern", „Wie kriegen wir das in den Griff?"

- Damit wird deutlich, dass es um **eine gemeinsame Sache** geht und jeder etwas zur **Lösung beizutragen** hat und **offen für Kritik** ist.
- Falls sich im ersten Gespräch noch keine Konfliktbereinigung abzeichnet, kommt es sehr darauf an, es dennoch positiv zu beenden: „Ich würde vorschlagen, wir treffen uns am … nochmals, die **Situation** ist doch **komplizierter** als ich dachte, *wir müssen heute noch nicht zu einem Ergebnis kommen.* Eventuell müssen wir noch berücksichtigen, dass …, **danke für das offene Gespräch.**"
- Eine Sprache wählen, die eine **Kommunikation auf Augenhöhe** betont und mit **konkreten Vorschlägen** und **klaren Worten** auf eine **Verbesserung** der **Situation hinarbeitet** (Rogers 1994; Redlich 2004; Koch 2007; Brockerhoff 2016; Schuster 2020).

Der Zeitpunkt, wann ein Konflikt

- angesprochen und
- bearbeitet wird,

hat eine erhebliche Bedeutung.

Den Konflikt zu benennen und die eigentliche Besprechung müssen vom Zeitpunkt her nicht zusammenfallen, zumal wenn:

- im Augenblick die Erregung zu groß ist,
- der Sachverhalt recht kompliziert und ein *Vorgespräch notwendig* ist, worum es eigentlich geht,
- *jemand als Vermittler hinzukommen* soll, dem beide Parteien vertrauen.

In einer **Auseinandersetzung**, die wieder einmal um das *gleiche Thema* kreist, wird deutlich, dass schon länger ein tiefgreifender Konflikt vorliegt. Jetzt ist vielleicht nicht der richtige Augenblick den Konflikt zu bereinigen, „**wir haben** da wohl **ein Problem** mit …, das wir einmal in aller Ruhe besprechen sollten. Wäre es Dir recht, sich einmal am … bei einem Getränk zusammenzusetzen?"

So gewinnt man etwas **Abstand (Vogelperspektive)** zu dem Konflikt, die Emotionen gehen zurück und eine **Versachlichung** ist möglich (Schwarz 2005).

- Dennoch sollte mit der Konfliktbearbeitung nicht zu lange abgewartet werden.
- Ungünstig dürfte der Zeitpunkt sein, wenn jemand ohnehin schon z.B. von der Arbeit erschöpft ist und erstmal eine Ruhepause benötigt.

AUFGABE:
    Textstellen unterstreichen, von denen Sie schon einmal persönlich betroffen waren.

Wünsche und geplante Verhaltensänderungen/Aktivitäten:

38. **Sich über Sport unterhalten** Belohnungswert 3,44 (Skala 1-7)	Der Änderungswunsch zum (*Wieder-)Aufbau eines* *„vielfältigen" Belohnungssystems*: 0-1-2-3-4-5

Einerseits gehört das Thema Sport zu den „Small-Talk"-Empfehlungen, **belastende „Schweigesituationen" zu überbrücken** (Thomas 2019).

Bei Sport-Großereignissen, beispielsweise der Fußball-WM, ist kaum jemand vor einem **landesweiten „Fieber"** geschützt, sich damit auseinander zu setzen. Sehen sich zwei fremde Menschen zufällig an und der eine lächelt, ist sofort klar worum es geht, „ja, das war ein tolles Tor gestern, Wahnsinn."

Ein etwas zerknirschter Gesichtsausdruck kann nur bedeuten, „oh ja, schlimm – die Schiedsrichterin … ja wirklich, furchtbar." Die Gesellschaft scheint näher zusammen zu rücken, gemeinsames Ziel, geteilte Freude und Enttäuschung.

Unter „Normalzeiten" findet das „Montagssportgespräch" mit den Arbeitskolleginnen statt, da weiß man, wer dazu gehört und Interesse hat. Je nach innerer Beteiligung sind die Nachbearbeitung der Ergebnisse und Vorbereitung auf das nächste Turnier durchaus wichtige Lebensinhalte.

Die teilweise **gut organisierten Fans** kritisieren oder loben in hitzigen Gesprächen die Leistungen der Spieler, Trainer und Funktionäre. Gegenseitige „Spott-Reden" unter verschiedenen Fan-Gruppen können durchaus „Krawalle" auslösen. In der Literatur gibt es eine große Bandbreite von Veröffentlichungen zu diesem Thema (Gebhardt 2017; Leistner 2017).

Zu bestimmten Zeiten finden vor den Wettbüros heftige Diskussionen über Sportergebnisse statt. Auf den Suchtstationen für problematische Glücksspieler sind solche Gespräche ebenfalls kaum zu überhören und einige sind sich völlig **sicher, dass sie nun den richtigen Tipp abgegeben hätten** – allerdings verzichten sie ja auf jegliche Geldeinsätze bei Glücksspielen und damit auch auf Sportwetten.

Hier stellt sich dann die Frage, ob noch eine **zu große Nähe zu den Glücksspielen** vorhanden ist, Rückfallgefahren drohen und andere Interessen und Aktivitäten zu kurz kommen (Meyer und Bachmann 2017).

AUFGABE:

- Mit wem können Sie über Sport reden?

Wünsche und geplante Verhaltensänderungen/Aktivitäten:

39. **Schiedsrichter/Trainer sein** Belohnungswert 3,16 (Skala 1-7)	Der Änderungswunsch zum *(Wieder-)Aufbau eines* *„vielfältigen"* *Belohnungssystems*: 0-1-2-3-4-5

Was auch immer die Motive sein mögen, SCHIEDSRICHTER zu sein, ob Ehrenamt oder Profi, die Tätigkeit ist oft nicht zu beneiden, aber sportlicher Wettkampf ist ohne sie nicht denkbar.

Zu den Aufgaben eines Schiedsrichters gehört es,
- die bestehenden Regeln zu überwachen,
- über einen Regelbruch zu entscheiden und
- damit verbundene Strafen/Sanktionen auszusprechen.

Es gehört einige Erfahrung dazu, alle vorhandenen Regeln einer Sportart zu kennen und ihre Einhaltung im Eifer des „Gefechts" genau zu verfolgen. Teilweise gibt es sogar Oberschiedsrichter, die bei Unsicherheiten das letzte Wort haben. Dabei kommt es nicht nur auf ein **gutes Auge** und viel **Sachverstand** an, sondern der Schiedsrichter braucht wohl zusätzlich
- **„gute Nerven"** und
- ein **starkes Durchsetzungsvermögen**.

Wann sind schon einmal alle mit der Arbeit des Schiedsrichters zufrieden? Einen Gewinner gibt es nicht ohne Verlierer.

Was wäre das für eine **Vernunft**, wenn bei einer **Niederlage** die Schlussfolgerung gezogen würde,
- das war doch ein spannendes schönes Spiel,
- aber leider haben wir verloren,
- beim nächsten Mal klappt es vielleicht besser.

Stattdessen ist es eher normal,
- Entscheidungen anzuzweifeln und
- die Leistung des „Unparteiischen" in Frage zu stellen,
- von Spott („Schiedsrichter, Telefon"),
- üblen Beschimpfungen,
- bis hin zu körperlichen Attacken reichen die Reaktionen enttäuschter Spieler und Zuschauer.

Dabei macht es keinen großen Unterschied, ob es sich z.B. um ein Profi- oder Amateurfußballspiel handelt. Parteilichkeit wird auch nur vom Verlierer vorgeworfen und sogar die Wissenschaft beschäftigt sich damit, ob es sie wirklich gibt (Dietl und Frank 2007; Vester 2013).

Die TRAINERINNEN und TRAINER haben einen beträchtlichen Einfluss darauf, Sport und Bewegung zu fördern. Bei einem schwierigen Verhältnis zur Übungsleiterin ist es mit dem Interesse, insbesondere bei Kindern und Jugendlichen, schnell vorbei und der Abbruch kann nachhaltige negative Folgen für die Betroffenen haben.
Es wurden drei übergeordnete Kompetenzen für Trainerinnen und Trainer hervorgehoben (Strauch et al. 2018).
- **Dabei handelt es sich um die sozial-emotionale Kompetenz,**

- o Beziehungsaufbau, Einfühlungsvermögen, Klarheit von Anweisungen, eindeutige Rückmeldungen, Freundlichkeit, Fragen und Kritik zulassen, Höflichkeit, eine ruhige geduldige Art und Weise, Vertrauensverhältnis,
  - o *sich gut auf die Besonderheiten der Teilnehmer einstellen*: Unterschiede hinsichtlich Alter, Geschlecht und Persönlichkeit berücksichtigen; körperliche und soziale Bedingungen einbeziehen,
- **die Fachkompetenz**
  - o selbst etwas vorführen/demonstrieren können und die Übungen der Teilnehmer richtig anleiten und beurteilen,
  - o motivieren, loben, Spaß und Freude vermitteln,
  - o sich an den **Bedürfnissen der Teilnehmenden** orientieren und maßgeschneiderte, abwechslungsreiche Übungen anbieten. Zum Beispiel das Training so verändern, dass es für Seniorinnen durchgeführt werden kann: „Ich habe weniger und einfachere Übungen gemacht, sie häufiger wiederholt und auch anders mit ihnen geredet.",
    - ▪ „ob **Frau, Mann, Kinder, Jugendliche oder Ältere**, da mache ich schon kleine Unterschiede, was das soziale Verhalten und das Fachliche angeht" (ebenda)
- die **Organisationskompetenz**, zeitliche und räumliche **Koordination** des Trainings (klare Planung, Zuverlässigkeit von beiden Seiten).

AUFGABE:
- Braucht man dazu ein „dickes Fell"?

Wünsche und geplante Verhaltensänderungen/Aktivitäten:

| |
| |
| |
| |

Inhaltsverzeichnis

6.1   Info-Papier: Bewegung, Fitness

Eine hohe **Belohnungsfähigkeit** der Kategorie „Bewegung, Fitness" verwundert nicht,

- da neben der **körperlichen Gesundheit** auch
- **das psychische Wohlbefinden** davon beeinflusst ist.

Eine Vielzahl wissenschaftlicher Untersuchungen unterstützt, dass körperliche Bewegung und Fitnesstraining einen förderlichen Effekt auf die Gesundheit insgesamt haben und manchmal sogar zur Behandlung von Krankheiten geeignet sind (Dishman et al. 2004; Brand 2010; vgl. Schulz et al. 2012; Dishman et al. 2013).

Zu der Kategorie „Bewegung, Fitness" gehören die verschiedensten Aktivitäten, um dem Körper vorwiegend gesundheitsbedingt etwas Gutes zu tun, wie

- im Alltag **körperlich-aktiv** sein
  - z. B. **Fahrradfahren, Spazierengehen** oder das regelmäßige Benutzen von Treppen statt Aufzügen.
- **Sporttreiben (z. B. Jogging, Fußball, Basketball, Tennis etc.)** bezeichnet im deutschsprachigen Raum **gezieltes Training, Übungen** oder organisierte Formen körperlicher Aktivität im **Mannschafts- und Einzelwettbewerb.** Dazu zählen Leistungs- und Wettkampfsport, die ebenfalls das Ziel haben sollten, die Gesundheit zu fördern und zu einer sinnvollen Freizeitgestaltung beizutragen (Lippke und Vögele 2006; Brand 2010).

- Bei dem Verhältnis zwischen Sport, Gesundheit und Leistung gilt es, auf **individueller Ebene ein ausgewogenes Maß zu finden** und Übertreibung zu vermeiden (Jekauc et al. 2014).
- Liegen **körperliche Erkrankungen** vor, die nicht selten mit Sucht- und anderen psychischen Störungen einhergehen, ist **ärztlicher Rat** hinzuzuziehen.
- Die Weltgesundheitsorganisation (WHO 2002) kann deshalb nur Anhaltspunkte geben und empfiehlt Erwachsenen, 210 Minuten pro Woche in mittelgradiger Anstrengung körperlich aktiv zu sein.
- Neuere Empfehlungen, die ebenfalls individuell anzupassen sind, gehen von mindestens 30–60 Minuten mäßiger körperlicher Aktivität an 4–7 Tagen pro Woche aus. Nur die wenigsten Menschen in unserer Gesellschaft erreichen dieses Mindestniveau (Lippke und Vögele 2006).

Regelmäßige körperliche Aktivität **verringert nicht nur das Risiko für das Auftreten** bestimmter körperlicher (z. B. Darmkrebs, Bluthochdruck), sondern auch psychischer **Erkrankungen** (z. B. depressive Störungen, Stressbelastungen) (Dishman et al. 2004). Die empirische sportpsychologische Forschung zeigt, dass regelmäßige körperliche Aktivität und besonders Sport das subjektive **Wohlbefinden steigern** und so auf die psychische Gesundheit Einfluss nehmen.

- **Selbstwertgefühl**: Sportliche Aktivität stellt ein wichtiges Mittel für die positive Entwicklung des **körperlichen**

Ergänzende Information Die elektronische Version dieses Kapitels enthält Zusatzmaterial, auf das über folgenden Link zugegriffen werden kann [https://doi.org/10.1007/978-3-662-65666-2_6].

Selbstkonzepts dar, z. B. was man sich an Anstrengung zutraut (Alfermann und Stoll 2000; Brand 2010). Nicht zu unterschätzen ist der **positive Einfluss auf** das (psychische) **Selbstbewusstsein** und das Auftreten insgesamt.

- **Stress**: Körperliche Aktivität übt auch einen positiven Einfluss auf die hormonellen Stressregulationssysteme aus: Bei Trainierten zeigt sich dies in einer schnelleren Regeneration und Erholungsfähigkeit (Schulz et al. 2012).
- **Depression**: Körperliches Training kann eine medikamentöse Therapie bei Depressionen erheblich unterstützen. Darüber hinaus hält die Besserung der depressiven Symptomatik länger an, wenn Erkrankte nach Beendigung einer Behandlung sportlich aktiv sind (Blumenthal et al. 2007; Hoffman et al. 2011).
- **Angststörungen**: Bei der gut belegten positiven Wirkung körperlicher Aktivität auf Angstzustände und Angststörungen können Prozesse eine Rolle spielen, weniger sensibel auf beunruhigende Situationen zu reagieren und leichter „die Ruhe zu bewahren" (Wipfli et al. 2008).
- **Suchterkrankungen**: Auch für Suchtgruppen liegen qualifizierte Sport- und Bewegungstherapeutische Angebote vor (Brehm et al. 2014; Landale und Roderick 2014), die zur Rückfallprävention und zu vielfältigen positiven psychischen und physischen Effekten beitragen (Weber 1999; Wang et al. 2014; Park et al. 2016; Nock et al. 2017).

In einer sozialpsychologischen Grundlagenstudie (Bergler et al. 2000, zit. n. Hübner 2012) zu Ursachen des Alkoholtrinkens Jugendlicher wurde festgestellt,

- dass ein **aktives Sportverhalten** in einem positiven Zusammenhang mit dem **Verzicht auf Alkohol** oder einem **insgesamt gemäßigten Trinkverhalten** steht.
- Jugendliche, die keinen oder nur gelegentlich Alkohol trinken, sind häufig **Mitglied in einem Sportverein** und sportlich aktiver als regelmäßige Alkoholkonsumenten.

Bei der Therapie glücksspielbezogener Störungen empfiehlt Albrecht (2006) den physiologischen Gegebenheiten des Belohnungssystems entsprechend, **moderates (nicht extremes) Wetteifern** zu unterstützen und hiermit **das Bedürfnis nach einem gewissen** (positiven) **Nervenkitzel** und „Abenteuer" („sensation-seeking") **auf gesundheitsdienliche Weise zu befriedigen**. Die Maßnahmen sollten in ein vielfältiges und differenziertes v. a. auch sozial ausgerichtetes Gesamtkonzept integriert sein. Dieser **Effekt** dürfte auch **auf andere Problematiken anwendbar** sein.

Um **gute Vorsätze**, *die im Alltag allzu häufig scheitern*, im Bereich „Bewegung, Fitness" **umzusetzen** und „am Ball zu bleiben", sollte beachtet werden,

- **soziale Unterstützung** in Anspruch zu nehmen,
- sich **sozial** in eine Gruppe oder Mannschaft **einzubinden**,
  - die Motivation zum Weitermachen durch ein Gemeinschaftsgefühl und eine gute Atmosphäre in einer Gruppe zu stärken.
- **Wissens**- und **Kompetenzerweiterung** anzustreben (etwas lernen, erreichen wollen).
- Das **positive Erleben**, sich ganz auf etwas zu konzentrieren und bei der Sache zu sein,
  - sich dabei zu erholen und von Belastungen abzulenken.
- Das Auf und Ab der Gefühle spielerisch zu empfinden und damit besser für den Alltag gerüstet zu sein: Es gibt kaum eine Gefühlsqualität, die beim Sport nicht einbezogen ist (von Hoffnung, Enttäuschung bis zur Euphorie) und
  - doch ist es letztlich nur ein Spiel,
  - Gewinnen und Verlieren sollten nicht im Mittelpunkt stehen.
- Der Erholungseffekt und ein möglicherweise spannendes Erleben führen zu einem **tiefgreifenden Wohlbefinden** und einem Bewusstsein,
  - diesen Zustand durch eigenes Zutun wieder erreichen zu können.
- Sport und Bewegung erhalten so eine erhebliche **Anziehungskraft** und sind *ohne Überwindung* immer wieder *auszuüben*.
- **Stabile Gewohnheiten entwickeln** sich *und das Belohnungssystem sendet Impulse*, die körperlich-sportlichen Aktivitäten mit positiven Erwartungen aufzunehmen und somit leisten sie einen wichtigen Beitrag, das Risikoverhalten zu ersetzen.
- *Allein* auf einem Ergometer zu trainieren oder *ohne soziale Kontakte* in einem Fitnessstudio ein festgelegtes Programm abzuarbeiten, erweisen sich dagegen häufiger als weniger erfolgversprechend.
  - Diese Maßnahmen werden oft nach einer anfänglichen kurzen Begeisterung wieder aufgegeben, nach dem Motto „ist zu langweilig und eintönig".

> **Übersicht**
> Nach Zeeck und Schlegel (2013) gehen **Patientinnen mit Essstörungen** (Anorexia und Bulimia nervosa) häufig in einer **ungesunden Art und Weise** körperlicher und sportlicher Aktivität nach. **Körperliche Aktivität kann aber auch für sie positive Wirkungen haben**. In Behandlungsprogrammen werde beides bislang noch zu wenig systematisch berücksichtigt.

- Das Sporttreiben komplett zu **verbieten**, macht nach Einschätzung von Professorin in Zeeck **wenig Sinn**, denn dann trainieren viele meistens heimlich weiter.
- Am Universitätsklinikum Freiburg wurde (Zeeck 2018) eine Studie mit dem Namen „Ambulantes Freiburger **Sporttherapie-Programm für Patienten mit Essstörungen**" durchgeführt. Über drei Monate nahmen sie einmal pro Woche an dreizehn Einheiten von jeweils zwei Stunden teil.
- „Ziel war es zunächst, dass die Patientinnen das **Wahrnehmen des eigenen Körpers und eigener Grenzen durch unterschiedliche Übungen wieder erlernen**", sagte Professorin in Almut Zeeck.

Später lernten sie verschiedene Sportarten und Bewegungsformen wie z. B. **Volleyball** oder **Tanzen** kennen,

- die eine **Alternative zu den früheren problematischen sportlichen Aktivitäten** sind.
- Patienten sammeln bei den angeleiteten Bewegungsangeboten positive Erfahrungen.
- „**Gemeinsam mit anderen wieder Spaß und Freude am Sport und an der Bewegung zu entwickeln**, ist ein weiteres wichtiges Ziel des ambulanten Sportprogramms", betonte Professorin Zeeck.

6.2 IAS-Fragebogen zu „Bewegung, Fitness"

Liebe Teilnehmerin, lieber Teilnehmer

in unserem Fragebogen sind die verschiedensten Interessen und Aktivitäten aufgeführt. Ihre Aufgabe ist, sie danach einzuschätzen:

a. Wie häufig Sie diese Interessen/Aktivitäten im letzten Jahr ausgeübt haben?
b. Ob Sie den Wunsch haben, diese Interessen/Aktivitäten häufiger auszuüben?

Interessen / Aktivitäten *02 Bewegung, Fitness (21)*	Wie häufig haben Sie diese Interessen / Aktivitäten **im letzten Jahr ausgeübt?** (bitte auf der Ziffer ankreuzen)					„**Änderungswunsch**": Haben Sie den **Wunsch**, diese Interessen / Aktivitäten **häufiger auszuüben?** (bitte auf der Ziffer ankreuzen)				
	über- haupt nicht				in hohem Maße	über- haupt nicht				in hohem Maße
40. Regelmäßiges sportliches Training	1	2	3	4	5	1	2	3	4	5
41. Sport	1	2	3	4	5	1	2	3	4	5
42. Wandern	1	2	3	4	5	1	2	3	4	5
43. Spazieren gehen	1	2	3	4	5	1	2	3	4	5
44. Etwas für seine Gesundheit tun	1	2	3	4	5	1	2	3	4	5
45. Wassersport z.B. Rudern, Paddeln oder Segeln	1	2	3	4	5	1	2	3	4	5
46. Fahrrad fahren	1	2	3	4	5	1	2	3	4	5
47. Schwimmen, Wassergymnastik, tauchen etc.	1	2	3	4	5	1	2	3	4	5
48. Tanzen (Paar, Verein)	1	2	3	4	5	1	2	3	4	5
49. Ballspiele mit Schläger z.B.Tennis, Squash	1	2	3	4	5	1	2	3	4	5
50. Joggen	1	2	3	4	5	1	2	3	4	5
51. Ballspiele z.B.Fuß-, Volleyball spielen	1	2	3	4	5	1	2	3	4	5
52. Nordic Walking / schnelles Gehen	1	2	3	4	5	1	2	3	4	5
53. Wintersport Ski / Snowboard / Schlitten fahren	1	2	3	4	5	1	2	3	4	5
54. Gymnastik / Aerobic	1	2	3	4	5	1	2	3	4	5
55. Mannschaftssport	1	2	3	4	5	1	2	3	4	5
56. Etwas tun, wo Ausdauer / Kondition erforderlich ist	1	2	3	4	5	1	2	3	4	5
57. (Inline-) Skaten	1	2	3	4	5	1	2	3	4	5
58. Fitnesscenter / Kraftsport	1	2	3	4	5	1	2	3	4	5
59. Reiten	1	2	3	4	5	1	2	3	4	5
60. Sportliches Wetteifern, Wettkampf	1	2	3	4	5	1	2	3	4	5
Zusätzliche Idee(n)										

Auswertung der Änderungswünsche:		
einen Kreis darum machen	⨯ **4**	⨯ **5**

6.2.1 Auswertung der Änderungswünsche „Bewegung, Fitness"

Es ist eine Strategie notwendig, die große Fülle der Daten sinnvoll zu reduzieren, damit die in die engere Wahl gezogenen Alternativen näher besprochen werden können.

Deshalb kommen zunächst nur die Interessen/Aktivitäten in die engere **Auswahl,** bei denen Sie die **höchsten Bewertungen** nämlich **4** und **5** vorgenommen haben. Gehen Sie also den Fragebogen nochmals durch und kreisen Sie die 4er und 5er Ankreuzungen gut sichtbar ein. Dennoch sollten Sie nochmals prüfen, ob Sie inhaltlich mit dieser Auswahl zufrieden sind. Wollen Sie eine weitere Aktivität hinzunehmen, kreisen Sie diese Ankreuzung ebenfalls ein. Außerdem haben Sie möglicherweise eine zusätzliche Idee(n), die Sie in der unteren Zeile eintragen können.

6.3 Der Interessen- und Aktivitätenkatalog „Bewegung, Fitness"

Nehmen Sie als Vorlage Ihre 4er und 5er Bewertungen und gehen Sie zu den jeweiligen *Arbeitsblättern der einzelnen „Interessen/Aktivitäten".* Den **Nummerierungen folgend** sind sie leicht aufzufinden:

- **lesen** Sie die darin enthaltenen Informationen,
- **bearbeiten** Sie die gestellten Aufgaben,
- **diskutieren** Sie **Ihre neuen Vorhaben** mit möglichst vielen Personen,
- halten Sie Ihre Ziele zum Interessen- und Aktivitätenausbau in den Arbeitsblättern zur **Tages- und Strukturplanung** (Kap. 15, Tab. 15.1, 15.2, und 15.3) **fest** und bearbeiten Sie die dort vorhandenen Aufgaben, wenn Ihre Zusammenstellung abgeschlossen ist,
- haben Sie keine Scheu, Korrekturen und Ergänzungen vorzunehmen,
- ein zusätzliches völlig freies „Durchblättern" des Katalogs kann ebenfalls hilfreich sein.

40. **Regelmäßiges sportliches Training** Belohnungswert 5,76 (Skala 1-7)	Der Änderungswunsch zum (*Wieder-)Aufbau eines* *„vielfältigen"* Belohnungssystems: 0-1-2-3-4-5

Den **höchsten Belohnungswert in der Kategorie „Bewegung, Fitness"** erhielt das regelmäßige sportliche Training. Im Rahmen der gesundheitlichen Möglichkeiten, die medizinisch abzufragen sind, ist diese Aktivität in besonderer Weise dazu geeignet, eine **Rekonstruktion des Belohnungssystems** in Gang zu setzten. Im Rahmen eines vielfältigen Interessen- und Aktivitätenspektrums (IAS) kann regelmäßiger Sport wesentlich dazu beitragen, eine chronifizierte Erkrankung zu überwinden.

Ein regelmäßiges sportliches/körperliches Training

- **kann unverzüglich beginnen**,
- es erfordert einen **geringen Aufwand**,
- fördert den psychischen **Ausgleich** und **das** körperliche **Wohlbefinden**,
- hilft, das **selbstschädigende Problemverhalten** zu **überwinden**,
- ist z.B. auch zur **Bewältigung** von **„Rückfallgefahren"** geeignet und
- kann **nachhaltig wirksam** aufrechterhalten werden.

Zu beachten ist, dass sportliche Aktivitäten in exzessiver Form Teil eines Krankheitsbildes (z.B. exzessive körperliche Verausgabung bei Magersucht, süchtiges Laufen) sein können und deshalb ein besonderes Augenmerk auf eine **moderate/mäßige** und **gesundheitsfördernde Form** des körperlichen Trainings zu richten ist. Dabei ist es hilfreich, das Interessen und Aktivitätenspektrum vielfältig anzulegen, als Ausgleich je nach Neigung z.B. soziale, kulturelle IAS-Alternativen aus diesem Katalog mit einzubeziehen.

Es ist bekannt, dass bereits ab einem Alter von etwa 30 Jahren ein physiologischer Abbau der Muskulatur einsetzt (ca. 0,3-1,3 %/Jahr). Spätestens ab dem 60. Lebensjahr ist eine beschleunigte, nicht lineare Abnahme von Muskelmasse und Maximalkraft um ca. 1,5 %/Jahr festzustellen, ab dem 70.-80. Lebensjahr von bis zu 3 %/Jahr. Der Abbau der Muskelmasse geht mit einer Reduktion des Energie-Grundumsatzes einher und erklärt die erhöhte Auftretensrate von Übergewicht ab dem ca. 40. Lebensjahr. Auch bei einem **Wechsel in einen inaktiven Lebensstil** während der Übergangsphase vom Jugend- zum Erwachsenenalter besteht bei beiden Geschlechtern ein hohes Risiko für ein späteres Übergewicht (Thünenkötter und Urhausen 2020).

Zur Prävention und Reduktion von **Übergewicht** und **damit zusammenhängender Krankheiten** (Diabetes mellitus, Herz-Kreislauf-Erkrankungen, Lungenfunktionsstörungen, Tumorerkrankungen etc.) sind **Ausdauer-** und **Krafttraining** zu empfehlen (eine Überprüfung des Ernährungsverhaltens sollte selbstverständlich eingeschlossen sein). Der Muskelaufbau ist wichtig, da der beeinflussbare Anteil des täglichen Energie-Grundumsatzes zu einem großen Teil von der Muskelmasse abhängt. Es gilt, eine einmal erreichte Gewichtsreduktion so zu erhalten. Die körperliche Gesundheit hat einen hohen Einfluss auf die Lebenszufriedenheit und das psychische Wohlbefinden.

Regelmäßige körperliche Aktivität und Sport entfalten **präventive und/oder therapeutische Effekte auf zahlreiche Erkrankungen**. Booth et al. (2012) und Henkel et al. (2014) nennen 35 chronische Erkrankungen verschiedener medizinischer Fachgebiete gegen die regelmäßige körperliche Aktivität wirksam ist. Daneben ist zunehmend erwiesen/evident, dass auch das Auftreten neurologischer und psychischer Störungen z.B.

- depressive Symptome,
- Ängste und Schmerzsyndrome,

- teils auch Essstörungen,
- Suchterkrankungen,
- demenzielle Syndrome
- und psychotische Symptome

durch körperliche Aktivität verhindert, hinausgezögert oder gebessert werden kann. Körperliches Training bietet sich somit für den klinischen Einsatz zur Prävention, Therapie und Rehabilitation in der Neurologie, Psychiatrie, Psychotherapie und Psychosomatik an (Henkel et al. 2014).

Das regelmäßige sportliche Training sollte sowohl auf eine Verbesserung der *Ausdauer* als auch den **Aufbau der Muskulatur** abzielen. Als Ausdauertraining sind vor allem **Aktivitäten** geeignet, bei denen möglichst **viele Muskelpartien beteiligt sind**, ohne die Gelenke zu stark zu belasten wie z.B. zügiges Gehen ('Walking'), Schwimmen, Aquajogging/-fitness, Radfahren (u.a. Ergometer-Training), Cross-Training, Rudern etc. Ein zwei- bis dreimal stattfindendes 30-minütiges intensives Krafttraining pro Woche dürfte ausreichen, um einen Muskelaufbau in Gang zu setzen (Benzer et al. 2004; Henkel et al. 2014).

Eine der wichtigsten Fragen ist, **warum** gerade in diesem Bereich **so viele gute Vorsätze scheitern**. Trotz einer guten Absicht gelingt es häufig bloß etwa der Hälfte der Sportwilligen, ihre Wünsche in die Tat umzusetzen. Es ist deshalb von großer Bedeutung, dass nicht nur bei der Auswahl bestimmter Sportangebote, sondern ebenso **bei der Verwirklichung Unterstützung zu leisten ist**.

Nicht zu unterschätzen ist dabei, dass eine **Dominanz des Problemverhaltens im Belohnungssystem** ein *gravierendes Hemmnis darstellen kann*, die erwünschten sportlichen Aktivitäten in einem **geplanten Umfang** und in der **notwendigen Regelmäßigkeit** aufzunehmen. Dieser Sachverhalt macht noch deutlicher, dass die **feste Etablierung von Bewegung, Fitness** einer **therapeutischen Mitwirkung** bedarf.

- Eine Rekonstruktion des Belohnungssystems führt dazu, dass kein Verzicht bzw. Verlust bezüglich der Wirkung des Risikoverhaltens mehr empfunden wird. Mit der starken Eingewöhnung gewinnen die Alternativen selbst eine beträchtliche **Anziehungskraft** und sind dazu in der Lage, in ausreichendem Maße auszugleichen/zu erleichtern und das notwendige psychische Wohlbefinden herzustellen.

Die **Förderung der Motivation** für Sportmaßnahmen **und deren Umsetzbarkeit** sind die **ausschlaggebenden Ansatzpunkte** zur Überwindung der Inaktivität. Entsprechende Maßnahmen dazu sind:

- Abbau von Vorurteilen – z.B. gegenüber Sport in höherem Alter
- auf die vielen möglichen, **freudvollen Erfahrungen mit Sport** hinweisen und
- die **individuelle Machbarkeit** verdeutlichen
- Sportarten wählen, die mit möglichst vielen sozialen Kontakten, viel Freude und Lachen verbunden sind
- darauf hinweisen, dass die erste
  - Einübungszeit für einen gewissen **Kompetenzerwerb** anfangs mit Frustrationen einhergehen kann
  - wobei das **Wohlgefühl/Erfolgserlebnis** dann später umso größer ausfällt
- durch **kleine Schritte für jeden** erfahrbar machen, den Sport in geeigneter gesundheitsförderlicher Form ausüben zu können

- nicht auf soziale Unterstützung verzichten (insbesondere durch **persönliche Zuwendung** und Aufmerksamkeit von Freunden, guten Bekannten – in einem Programm auch durch Mitarbeitende)
- am besten von jemandem, der schon in einem fortgeschrittenen Stadium ist
- **Berücksichtigung** spezifischer **Wünsche** und **Bedürfnisse** (Allmer 2001; Fuchs 2003; Dahlhaus 2004)

AUFGABE:
- Warum trainieren die meisten nicht regelmäßig?

Wünsche und geplante Verhaltensänderungen/Aktivitäten:

41. **Sport** Belohnungswert 5,73 (Skala 1-7)	Der Änderungswunsch zum *(Wieder-)Aufbau eines* *„vielfältigen" Belohnungssystems*: 0-1-2-3-4-5

Die Ausbreitung des Sports wurde auch dadurch ermöglicht, dass die **Freizeit stark zugenommen** hat und zahlreiche neue Sportarten entstanden sind. In Deutschland stieg die Zahl der **Mitgliedschaften in Sportvereinen** von 1950 bis 2000 von 3,2 auf 27 Mio. an und konnte sich auf hohem Niveau (24 Mio.) halten (Nagel 2003; Rohrer und Haller 2015).

Die Rangreihe der Sportarten in Deutschland nach Anzahl der Mitglieder (Zeppenfeld, Statista 2020):

- Fitness*
- Fußball
- Turnen
- Tennis
- Schützenverein
- Alpenverein
- Leichtathletik
- Handball
- Reiten
- Golf

(*Studios)

Die häufig frequentierten Fitness-Studios bieten außer Fitness-Training und Body Building eine Fülle von Kursen an wie z.B.:

- Yoga/Entspannungsverfahren
- Cross-Training (Elemente aus Leichtathletik, Turnen und Gewichtheben werden mit altbekannten Übungen wie Klimmzug, Liegestütz und dem Medizinball kombiniert)
- Bauch-Extrem (Bauchmuskelübungen)
- Rückenfit (Übungen für die Rückenmuskulatur)
- Zumba (tanzen, schwitzen und den Rhythmus spüren)
- Indoor-Cycling (das Technogym-Bike bietet eine Fülle an Übungen)

Nicht alle Sportarten sind mit einem körperlichen Training verbunden. Es kann sich stattdessen mehr um Geschicklichkeit, hochgradiges strategisches Denken, Gedächtnisleistungen oder das Erleben besonderer Umweltreize handeln: z.B. Schachspielen, sich auf dem Wasser bewegen wie Segeln oder in den Lüften, wie Segelfliegen und auf dem Eis, wie Bobfahren. Nicht selten ist aber eine erhebliche körperliche Fitness Voraussetzung, diese Sportarten sinnvoll zu betreiben.

Es ist kaum möglich, alle Sportarten zu erfassen, zumal immer neue „Trendsportarten" hinzukommen.

- Angebracht ist, **sich über ein örtliches Angebot zu informieren**. Häufig **suchen Sportvereine intensiv nach neuen Mitgliedern**, weil sie oft unter **Nachwuchsproblemen** leiden.
  - Da verteilten z.B. Mitglieder eines Tischtennisvereins Prospekte und luden zum Probetraining ein.
- Auch die örtlich leicht erreichbaren Tennisvereine haben ähnliche Schwierigkeiten und veranstalten einen „**Tag der offenen Tür**". Die Jahresbeiträge sind sehr unterschiedlich, die wenigsten sind „exklusiv" und **„Schnupperangebote"** liegen teilweise bei 60 € für eine „Probesaison".

 o Fußballer in höherem Alter wechseln nicht selten zum Tennis, da es hier ebenfalls auf eine gute Beinarbeit ankommt und diese Sportart weniger verletzungsanfällig ist.

  ■ Sie sind oft ein guter Beweis dafür, dass es nicht darauf ankommt, schon als Kleinkind mit dem Training zu beginnen und dennoch passable Leistungen zu erzielen sind. Neu-Beginner sind teilweise schon im Rentenalter – jetzt erst sind ausreichend Zeit und Gelegenheit vorhanden.

Eine wesentliche Frage ist: erfüllt eine Sportart die Erwartungen, die eine Interessentin damit verbindet? Es kann von Vorteil sein, möglichst viele Bedürfnisse mit einer Maßnahme zu erfüllen.

AUFGABE:

1. Bewertung der Sportart, die Ihr Interesse gefunden hat:

Einschätzung der VORTEILE von SPORTARTEN (angelehnt an Mrazek 1995) (bitte ankreuzen)	Ja	Nein
Dient die Sportart der Gesundheit?		
Macht sie Spaß/Freude?		
Ist sie spannend/moderater Wettkampf?		
Ermöglicht sie Körpererfahrung/ein besseres Köpergefühl?		
Ist sie leistungsorientiert/sind Fortschritte zu erwarten?		
Baut sie Stress ab?		
Ermöglicht sie Selbsterfahrung/z.B. gewinnen/verlieren?		
Bringt sie einen mit netten Leuten zusammen/Kontakte?		
Ist sie spielerisch/mit Witz und Kreativität?		
Hat sie natürliche Bewegungen?		
Ist sie verletzungsanfällig?		

Wünsche und geplante Verhaltensänderungen/Aktivitäten:

42. **Wandern** Belohnungswert 5,53 (Skala 1-7)	Der Änderungswunsch zum (*Wieder-)Aufbau eines* „*vielfältigen"* Belohnungssystems: 0-1-2-3-4-5

Wandern auf Schusters Rappen – von einem Ort zum andern.
Wie die **Handwerksburschen** mit ihrem Wanderstecken, dem Wanderstab und einem geschnürten Bündel, dem Vorläufer des Rucksacks. Noch heute kann man manchmal in Deutschland Zimmerleute in traditioneller Kleidung auf ihrer Wanderschaft sehen (Utz 2010).

Den **zweit höchsten Belohnungswert in der Kategorie „Bewegung, Fitness"** erreicht das „Wandern" – das erstaunt etwas. In einer Diskussion zur Erholung und Freizeit gab es einen Konflikt zwischen den Generationen: So schwärmte der Vater von einer Wanderung in einem Mittelgebirge von Dorf zu Dorf – etwas Schöneres gäbe es nicht, während der Sohn meinte, man lebe doch in einer globalisierten Welt und stelle sich eher ein Jetten von Flughafen zu Flughafen vor.

Neben dem **gesundheitlichen Aspekt des Wanderns**,
- ist das Naturerlebnis von besonderem Reiz.
- Anders als die Fortbewegung in Fahrzeugen ist das Wandern vom Tempo her geeignet, sowohl die Pflanzen als auch die Tierwelt aus nächster Nähe und mit der gebührenden Aufmerksamkeit zu erfahren.

Vor allem bei entsprechenden **Steigungen** und **Entfernungen**, das **Gepäck** mit eingerechnet, ist der sportliche Anteil nicht zu unterschätzen. Die Vorlieben für besondere Naturlandschaften werden von vielerlei Tourismusangeboten bedient. So ist von **Niedersachsen bis in Alpengebiete** für Unterkunft und **abwechslungsreiche Touren** gesorgt bzw. es lassen sich auf der Grundlage vielfältiger Informationen (Buchhandel/Internet) **individuelle Ausflüge** zusammenstellen und entsprechendes **Kartenmaterial** dient der **Wegplanung**.
- Insbesondere bei Ausflügen ins Gebirge kann ein realistischer Blick auf die eigene **körperliche Kondition** anzeigen, dass eine angemessene Vorbereitungszeit für die Fitnesssteigerung notwendig ist, um sich vor **Enttäuschungen und Gefahren einer Überforderung zu schützen**.

Wander-Motive (angelehnt an Flade 2018)
- Körperbezogen: Bewegungslust, Gesundheit, Fitness und Erholung
- Erleben mit allen Sinnen und Erwerb von Umweltwissen
- Gefühlserleben: Nervenkitzel (eine schwierige Tour zu bewältigen), Lust am Abenteuer, Stärkung des Selbstwertgefühls
- Ästhetisch/Künstlerisch: Freude an der schönen Landschaft und Natur
- Sozial: Kommunikation, Kontakt und Zugehörigkeit zu einer Gemeinschaft
- Erholung und Entspannung: Eintauchen in die Vielfältigkeit der Natur als ein faszinierendes Erlebnis
- Flucht aus dem Alltag: Streben nach einer „Auszeit"
- Spirituelles Erleben: Gefühl einer engen Verbundenheit und eines Einsseins mit der Natur

Wenn der Wanderer eine lange schwierige Tour geschafft hat, die Ausdauer und Durchhaltevermögen erfordert, fühlt er sich körperlich und psychisch gestärkt. Das sich dabei einstellende positive Körpergefühl strahlt auch auf das psychische Wohlbefinden aus (ebenda).

Berühmte Wanderwege, die mit dem Schaffen von Dichtern und berühmten Kunstmalern verbunden sind, laden zu inspirierenden Gesprächen und kulturellen Erlebnissen ein. Mittelalterliche Bauten, Burgen und Schlösser am Wegesrand bieten sich zur Besichtigung an und bezeugen, abermals eine Etappe geschafft zu haben. Fotos, „würden Sie bitte mal, nur hier drücken", sind noch lange danach wichtige Erinnerungsstücke. Prüfend gleiten die Blicke über zahlreich ausgelegte Souvenirs und „Mitbringsel", richten sich einige Gedanken auf die Daheimgebliebenen.

Tourismus
Angesichts seiner landschaftlichen Schönheit und des wunderbaren Streckenverlaufs durch Wälder und entlang des grün schimmernden Flusses ist diese Wanderung im Verzasca Tal garantiert eine der lohnendsten Wanderungen in den **Tessiner Alpen**.
Der Weg folgt dem ehemaligen Saumpfad zwischen altertümlichen Gebäuden, Kirchen, Brücken, Wasserfällen und saftigen Wiesen. Die Tour ist auch für **Gruppenausflüge und Familien** sehr gut geeignet, denn sie ist einfach und man kann dank der gut ausgebauten Infrastruktur die Wanderung jederzeit unterbrechen und zu einer Haltestelle der öffentlichen Verkehrsmittel gelangen.

Durch **Schleswig-Holstein über Stock und Stein** zu spazieren, macht nicht nur Spaß. Es ist auch gesund, den Körper wieder in Schwung zu bringen, zumal mit Beginn des Herbstes, wenn optimale Temperaturen herrschen. **Gerade für ältere Menschen**, die häufig glauben, nicht mehr zu sportlichen Leistungen fähig zu sein, ist diese Art der körperlichen Aktivität gut. „Sport ist eben nicht nur das, was man in der Fußballbundesliga oder bei Olympia sieht" (Gatermann 2009).
Zu Beginn solle man langsam anfangen, sich kleine Ziele setzen, die „locker" zu erreichen sind, „Das motiviert dann auch weiterzumachen und man überfordert sich nicht." Wer dennoch glaubt, mehr erreichen zu können, sollte öfter wandern, nicht aber unbedingt das Tempo steigern (ebenda).

Gut gerüstet = gut gewandert
Im Internet lassen sich Checklisten für die notwendige Ausrüstung herunterladen.
Hier ein Beispiel:
https://www.weitwanderwege.com/gut-gepackt-ist-halb-gewonnen-eine-checkliste-fuers-weitwandern/

AUFGABE:
- Könnten Sie sich einen interessanten Wanderweg vorstellen?

Wünsche und geplante Verhaltensänderungen/Aktivitäten:

43.
Spazieren gehen
Belohnungswert 5,42 (Skala 1-7)

Der Änderungswunsch zum *(Wieder-)Aufbau eines*
„vielfältigen" Belohnungssystems: 0-1-2-3-4-5

Beim Spazierengehen steht mehr der Erholungswert als die körperliche Ertüchtigung im Mittelpunkt. So kommt nicht selten der Hinweis, „nun renn´ doch nicht so".

- Aber **Alltaghetze** und **Stress** lassen sich oft nicht so schnell ablegen und
- so ist das Spazierengehen ein geeignetes **Barometer** und eine gute Übung,
- die **Grundanspannung** im Auge zu behalten und
- sie zu senken.

Bei einer zu hohen Grundanspannung, die sich *unmerklich aus vielen verschiedenen alltäglichen Belastungen aufbauen* kann (Legenbauer und Vocks 2014), hilft Spazierengehen

- gedanklich eine **Analyse des Belastungsaufkommens** vorzunehmen
  und möglicherweise Rückschlüsse zu ziehen, zusätzliche
- effektivere (z.B. Sport, Aussprache/Reflektion) **Maßnahmen zur Stressreduktion** zu
  ergreifen.

Spazierengehen kann

- **alltäglich** sein und dabei **wenig variieren**
  o z.B. nach der Arbeit „eine Runde um den Block" gehen, den Hund ausführen
- zu **besonderen Anlässen** stattfinden (z.B. an Sonn-, Feiertagen, bei Besuch) und
  o eine **Unterbrechung des Alltags** bieten,
  o dazu einen Spazierweg wählen, der Abwechslung und
  o Überraschungen bereitet,
  o es sich anzuhalten lohnt,
  o die Umgebung reizvoll ist, z.B. am Teich die Frösche und Enten zu beobachten, „oh, schau mal da!"
  o die Erwachsenen sich auf die kleinen Schritte der Kinder einstellen,
  o wie auf ihre Neugierde, etwas anzufassen und aufzuheben,
  o die größeren Kinder mal frei herumlaufen und toben können,
  o interessantes zu erleben und doch die „Seele baumeln" zu lassen
  o und dann noch zu dem Teich, wo sich die kleinen und großen Goldfische tummeln,
  o während die Erwachsenen noch über diese und jene Pflanzen und Beete diskutieren,
  o stehen die Kinder schon am Fischteich und starren gespannt hinein.

Den Verwandtschaftsbesuch durch einen Spaziergang auflockern, was gibt es Neues in der Umgebung? Bevor aufgebrochen wird, hilft die Bewegung, am Licht zu sein und sich wieder auf den Autoverkehr zu konzentrieren.

Unter dem Gesichtspunkt der Rekonstruktion des Belohnungssystems sind Spazierengehen, sowie regelmäßige körperliche Aktivität und Bewegung im Alltag (Treppensteigen statt Aufzug, Erledigungen zu Fuß) (Löllgen 2015) bedeutsame Bestandteile eines neu aufzustellenden Interessen- und Aktivitätenspektrums. Gerade eine **gute Mischung** aus Sport (Ausdauer-/Krafttraining), einer umfassenden sozialen Einbindung und **erholsamen Phasen**, kann die richtige „Kombination/Zusammenstellung" für einen **psychischen Ausgleich** und einen **ausgewogenen Lebensstil** darstellen.

AUFGABE:
- Bitte machen Sie einen Vorschlag für einen schönen Spaziergang.

Wünsche und geplante Verhaltensänderungen/Aktivitäten:

44. **Etwas für seine Gesundheit tun** Belohnungswert 5,17 (Skala 1-7)	Der Änderungswunsch zum (*Wieder-)Aufbau eines* „*vielfältigen" Belohnungssystems*: 0-1-2-3-4-5

Die Aktivität „Etwas für seine Gesundheit tun" wurde überwiegend, wohl nicht ohne Grund, in die Kategorie „Bewegung, Fitness" eingeordnet.

Bei **Bewegungsmangel** entstehen vielfältige Probleme (Kolisch 2016; Kürmer 2016):

- Verschiedene Systeme im Körper sind häufig beeinträchtigt.
- Muskelabbau und dadurch hervorgerufene Gelenkprobleme sind oft die Folge.
- Der Stoffwechsel wird träge.
- Die Knochendichte kann sinken (Stichwort: Osteoporose).
- Gesundheitliche Probleme wie Diabetes, Bluthochdruck, Herz-, Kreislauferkrankungen können entstehen.
- Bewegungsmangel beeinträchtigt die Gehirnfunktionen, die für die Koordination der Muskeln zuständig sind und
- setzt im Körper viele zerstörerische Prozesse in Gang (ebenda).

Der Mensch hat **viel darin investiert** (Rolltreppe, Aufzug, Auto, Motorroller etc.), um **Bewegung** möglichst **zu vermeiden**. Da gilt es,

- den Überblick zu behalten, z.B. mittels Schrittzähler-Apps! Das Ziel dabei: etwa 10.000 Schritte pro Tag.

Bewegung ist eine **gute Medizin für Jung und Alt**, denn auf Bewegung ist unser Körper von Beginn an ausgelegt (Kolisch 2016; Kürmer 2016),

- sie steigert die Lebensqualität und
- beugt gesundheitlichen Problemen vor.
- Bei Kindern gilt prinzipiell:
  - o Vieles ausprobieren, was Spaß macht, den eigenen Körper kennenzulernen. Das fördert die Koordination und die Psychomotorik und wirkt Beeinträchtigungen durch zu viel Computer-Spielen entgegen.
  - o Gerade im Wachstumsprozess ist bei der Muskulatur noch viel zu bewirken (ebenda).

Die nicht genutzten **Bewegungsmöglichkeiten im Alltag** werden daher oft unterschätzt.

- Eine Erhöhung der Alltagsbewegung ist ein wichtiger Schritt, erste gesundheitliche Fortschritte zu erzielen.
- Erste Erfolgserlebnisse führen dazu, wieder Freude an der Bewegung zu erfahren.
- Hemmnisse werden so abgebaut, Interesse an einer zusätzlichen sportlichen Betätigung zu entwickeln und
- genügend Motivation aufzubauen, um die gewünschten Ziele anhaltend zu verwirklichen.

Ohne größere Veränderungen und Aufwand ist **mehr Bewegung im Alltag zu realisieren** (Scharhag 2015):

- mit dem Rad zur Arbeit oder zum Einkaufen fahren,
- beim Fernsehen auf dem Hometrainer in die Pedale treten – bereits 33 Kilometer Radfahren pro Woche genügen,
- mindestens fünfmal pro Woche für 30 Minuten (moderat) durch Radfahren und Gehen aktiv sein,

- dabei die Anstrengung so dosieren, dass man zwar ins Schwitzen gerät, sich aber noch gut unterhalten kann.
- Eine Haltestelle früher aussteigen und den Rest zu Fuß gehen.
  - Das Auto etwas weiter weg parken und das letzte Stück laufen.
  - Die Mittagspause für einen kurzen Spaziergang nutzen.
- Zusätzlich zum Ausdauertraining ist ein moderates Krafttraining empfehlenswert (erhöht besonders im Alter die Lebensqualität),
  - ergänzend zwei- bis dreimal pro Woche.

Der Deutsche Turner-Bund (2017) beschreibt einen **Präventionskurs** der zwölf Kurseinheiten umfasst:

- Ausdauer, Gleichgewicht, Kraft und Beweglichkeit alltagsnah zu trainieren.
- Den Alltag drinnen und draußen als Trainingsmöglichkeit zu verstehen und dadurch ein effektives Mehr an Bewegung in das tägliche Leben zu integrieren.
- Ohne große Vorbereitung und ohne den Einsatz von Fitnessgeräten ist sie direkt umzusetzen.
- Die Ausdauer und Gleichgewichtsfähigkeit durch die bewusste Anwendung von Gehvarianten (z.B. schnelles Gehen, Treppensteigen) direkt zu verbessern.
- Situationen im persönlichen Alltag effektiv für Kräftigungs-, Mobilisations- und Dehnübungen zu nutzen.

AUFGABE:

- Was tun Sie für Ihre Bewegung?

Wünsche und geplante Verhaltensänderungen/Aktivitäten:

45. **Wassersport z.B. Rudern, Paddeln oder Segeln** Belohnungswert 5,16 (Skala 1-7)	Der Änderungswunsch zum (*Wieder-)Aufbau eines* „*vielfältigen" Belohnungssystems*: 0-1-2-3-4-5

An den Gewässern (Meer, Seen, Flüssen) befinden sich nicht nur die schönsten Erholungsgebiete, sondern es gibt eine Vielzahl von sportlichen Möglichkeiten. Erholung und das „Abenteuer" auf dem Wasser, insbesondere bei nicht alltäglichen Sportarten, lassen sich so optimal kombinieren (gesund.at).

Einige Sportarten sind schon recht exklusiv – allerdings ist zu prüfen, ob sich die teilweise recht teure Ausrüstung auch mieten lässt. **Hier einige Beispiele** von besonders beliebten SPORTARTEN AUF DEM WASSER.

Sehr beliebt ist inzwischen das „STAND UP PADDLING" (SUP) – stehend auf einem Surfboard ähnlichen Brett werden mit einem dafür konstruierten Paddel **beträchtliche Strecken** zurückgelegt oder **einfach in der Nähe des Strandes** im **gemütlichen Auf und Ab,** das Gefühl auf dem **Wasser** zu **genießen**.

- Bei den Erstversuchen ist deutlich festzustellen, dass es darauf ankommt, die Balance zu halten und
- insbesondere bei etwas Wellengang nicht wieder und wieder ins Wasser zu plumpsen und den Wiederaufstieg hin zu kriegen.
- Das trainiert nicht nur Arme und Schultern – auch Rücken- und Bauchmuskeln sind gefragt.
- Denn der Rumpf ist ohne Pause angespannt, um die Balance zu halten und auch die Beine werden durch das ständige Ausbalancieren sanft mittrainiert.
- Da die Intensität des Trainings davon abhängt, wie schnell man paddelt, ist SUP auch gut für Menschen geeignet, die nicht so oft Sport treiben.

PADDELN ist eine der bekanntesten und beliebtesten Volkssportarten auf dem Wasser. Schnell ist das recht leichte Boot aufgepumpt und es geht los. Boote gibt es aus unterschiedlichen Materialien, Größen und häufig auch zu mieten.

Sehr beliebt sind **längere Touren**, zu denen die (Vereins-)Boote zunächst mit dem Auto zu den schönsten Stellen gefahren werden. Beim Paddeln lassen sich auch schmalere Fluss- oder Kanalfahrten bewältigen. So kommen Vereinsmitglieder ins **Schwärmen** (Paddelclub, Überlingen): Start vor den Toren Berlins – „Es war eine wunderbare Erfahrung, sechs Paddeltage auf **verwunschenen Kanälen**, über unzählbar viele kleine und größere Seen, durch die **stille Natur** oder mitten durch die Großstadt. **Jeder Tag ist ein anderes großartiges Erlebnis.** Über 100 Teilnehmer waren auf dem Campingplatz direkt am … See in Zimmern, Fewos, Campingwagen… oder im eigenen Zelt untergebracht".

Als nächstes folgt das RUDERN. Es stärkt nicht bloß die Arme – **fast der ganze Körper** ist dabei **in Bewegung** und **macht den Sport damit einzigartig** (Lebiszczak und Kral 2021).

- Schultern, Bauch, Beine, Po und Rücken werden beansprucht.
- Zusätzlich zum Muskelaufbau werden auch das Herz-Kreislauf-System und die Kondition gestärkt.
- Rudern kann alleine oder im Team mit bis zu acht Personen plus Steuermann ausgeübt werden.
- In der Ruder-Mannschaft kommt es besonders auf einen guten Teamgeist und eine gegenseitige Abstimmung an.
- Es ist eine Sportart mit geringer Verletzungsgefahr, die man bis ins hohe Alter ausüben kann.

- Man lernt, sich aufeinander zu verlassen, und jeder erwartet vom jeweils anderen den gleichen Einsatz.
- Und Überwindung gehört dazu, wenn es stürmt, regnet oder noch finster ist.

Der **positive Effekt des Ruderns** ist so hoch, dass Fitnessgeräte die Technik übernommen haben und unabhängig von Jahreszeit und Wetter kann das Training damit an Land fortgesetzt werden.

Das SEGELN muss erlernt sein und ein Segelschein ist die Voraussetzung. Je nach Windverhältnissen erfordert es Geschick, das Boot richtig in den Wind zu lenken, das Gleichgewicht im Auge zu behalten und auszubalancieren. Verschiedene **Segelmanöver** beanspruchen ein erhebliches körperliches Training oder man lässt sich einfach erholsam vom Wind treiben. Einer Segelgemeinschaft anzugehören bringt weitere Vorteile.

Die **Kraft des Windes** wird außerdem beim WIND- und KITESURFEN genutzt. Beide Sportarten setzen schon eine beträchtliche Fitness voraus, die dabei aber auch ausgebaut werden kann. Beim Windsurfen ist ein steuerbares Segel auf dem Surfboard montiert und der Sport wird im Stehen ausgeführt. Beim Kitesurfen steht man ebenfalls auf einem kleinen Surfbrett und lässt sich von einem Lenkdrachen über das Wasser ziehen.

Die WILDWASSERFAHRT (Rafting) ist wohl eher ein **besonderes Highlight** und bedarf erheblicher Erfahrung oder eines Guides. In einem Schlauchboot aus widerstandsfähigem Material geht es die Stromschnellen in Flüssen hinunter.

- Dabei ist Teamarbeit gefragt und es ist je nach Schwierigkeit ein gemeinsames spannendes Erlebnis zu erwarten.
- Die Gruppe muss sich nämlich gut koordinieren, um das Boot kontrolliert durch den Fluss zu lenken.
- Bei diesem Sport sind Kraft, Ausdauer und Körperspannung erforderlich, aber auch die Fähigkeit, schnell zu reagieren, um nicht aufzufahren oder zu kentern.
- Schutzhelme, Schwimmwesten etc. und eine gewisse Unerschrockenheit sind vorauszusetzen.

AUFGABE:
- Mögen Sie das Wasser?

Wünsche und geplante Verhaltensänderungen/Aktivitäten:

46. **Fahrrad fahren** Belohnungswert 5,13 (Skala 1-7)	Der Änderungswunsch zum (*Wieder-)Aufbau eines* „*vielfältigen" Belohnungssystems*: 0-1-2-3-4-5

Fahrradfahren verbrennt Kalorien und **entlastet** die **Gelenke**. Wichtig: Richtig sitzen, passend anziehen und das Rad regelmäßig durchchecken. Laut Experten radeln viele Menschen nicht ideal. Sie bauen mit schweren Gängen Tempo auf und rollen dann vor sich hin, treten wieder ein paar Mal ins Pedal und rollen wieder. Viel effektiver für die Fitness und zugleich gelenkfreundlicher: "Einen leichteren Gang einlegen und dafür kontinuierlich treten" (Lötzerich 2017).

Außerdem wichtig: die richtige Sitzposition. Fühlt sich Ihr Po oder Intimbereich taub an, schmerzt der Nacken oder kribbeln Ihre Handgelenke, dann sollten Sie einen Fahrradhändler aufsuchen. "Oft sind Lenker- oder Sattelhöhe falsch eingestellt", erklärt Stephanie Krone, Pressesprecherin des Allgemeinen Deutschen Fahrrad-Clubs (ADFC nach Melzer 2019). Das Rad also richtig einstellen lassen und so darauf sitzen, dass nichts wehtut.
Nur rund 30 Prozent der Radler setzen einen Helm auf. Es ist aber sehr wichtig, den Kopf bei einem Sturz zu schützen und keinesfalls darauf zu verzichten. Eine **Rad-Hose** hat den Vorteil, dass sie oft eine **wattierte Einlage** hat, die das Gesäß polstert. Insbesondere, wenn längere sportliche Fahrten stattfinden, sollte man sie tragen. Bei Anfängern kann eine **gute Sattelpolsterung** ähnliche Dienste leisten. Spezielle Handschuhe beugen Druckstellen und Blasen an den Händen vor. Die Bekleidung ist so auszuwählen, dass kein Hitzestau entsteht. Es ist daran zu denken, dass man bei **Fahrtwind** leichter fröstelt und ein Regencape obligatorisch sein sollte (Melzer 2019). Ein **guter Regen- und Kälteschutz** macht beinahe **wetterunabhängig** – mit wenigen Ausnahmen, wenn z.B. im Winter Schnee, Matsch oder Eis die Straßenverhältnisse stark beeinträchtigen.

Melzer und Lötzerich (ebenda) betonen, dass regelmäßiges Radfahren:
- den Körper auf Trab bringe
- die Pumpfunktion des Herzens stärke
- überschüssige Fettpölsterchen abbaue
- Muskeln und Lunge kräftige
- die Stimmung aufhelle

Als Ausdauersportart fordere es:
- Herz und Kreislauf kontinuierlich
- rege den Stoffwechsel an
- Gelenke seien entlastet, da das Fahrrad das Körpergewicht trage
- es eigne sich daher gerade für ältere sowie für übergewichtige Menschen
- zudem beanspruche die gleichmäßige Bewegung die Muskeln günstiger als beispielsweise Joggen
- wer mit zirka 15 Stundenkilometern unterwegs sei, verbrauche im Schnitt rund 400 Kilokalorien pro Stunde

Das Fahrrad ist ein vielseitiges Verkehrsmittel, um alltäglich mobil zu sein:
- im städtischen Raum bietet es viele Anreize und Vorteile vor anderen Arten der Fortbewegung
- möchte man in der Stadt möglichst schnell von A nach B gelangen, so empfiehlt sich die Nutzung des Fahrrads, da **es auf den ersten 5 km das schnellste Verkehrsmittel ist** (Umwelt Bundesamt 2021)

- bei entsprechender Verfügbarkeit von Infrastruktur wie etwa Park-and-Ride-Anlagen lässt es sich leicht mit anderen Verkehrsmitteln kombinieren
- 58 Prozent aller Wege betragen nicht mehr als 5 km und ganze 74 Prozent liegen bei unter 10 km Länge
- mit den verschiedenen Erscheinungsformen des Fahrrads etwa als *Lastenrad* wird es zum Transport von Einkäufen genutzt
- das **E-Bike** erleichtert zudem längere und auch ansteigende Strecken zu bewältigen (Nobis und Kuhnimhof 2017; vgl. Schwedes et al. 2018)

Als Verkehrsmittel nutzten dabei ca. ein Drittel regelmäßig das Rad, d.h. täglich oder mehrmals pro Woche. Hier ist ein steter Anstieg zu verzeichnen. In der Zukunft wollen etwa ein Drittel das Fahrrad noch mehr nutzen, vor allem die jüngeren (BMVI 2019).
Die **Beweglichkeit mit dem Fahrrad** steigt noch durch die Mitnahmemöglichkeit in vielen Zügen, insbesondere bei den Linien mit einer Fahrzeit von unter einer Stunde. Hinzu kommen die Buslinien, bei denen zusätzliche Fahrradanhänger vorhanden sind (Schemel 2003).

Welche GRÜNDE SPRECHEN GEGEN das Fahrradfahren?
- mangelnde Sicherheit:
  - als wichtigster Grund für ein „Unsicherheitsgefühl" wird die *Angst* vor einem Zusammenstoß mit einem Kraftfahrzeug genannt (z.B. Ein- und Abbiegen vom Kfz an Kreuzungen)
  - der Mangel an ausgebauten Radwegen oder Fahrradstreifen
- fehlende sichere Abstellmöglichkeiten (BMVI 2019)

AUFGABE:
- Benutzen Sie häufig das Rad?

Wünsche und geplante Verhaltensänderungen/Aktivitäten:

47.
Schwimmen, Wassergymnastik, tauchen etc.
Belohnungswert 5,09 (Skala 1-7)

Der Änderungswunsch zum *(Wieder-)Aufbau eines „vielfältigen"* Belohnungssystems: 0-1-2-3-4-5

SCHWIMMEN kann eher ein **gelegentliches freudiges baden gehen** oder **regelmäßiges Fitness-Training** bis hin zum Leistungssport sein.
Wobei sowohl der

- gelegentliche **Badespaß** und regelmäßiges **Ausdauertraining nicht altersabhängig** sind,
- der **Auftrieb des Wassers** führt dazu, dass gerade **Menschen** mit **Gelenkproblemen** oder **Übergewicht** besonders davon profitieren, sich darin zu bewegen.

Wer regelmäßig bis ins hohe Alter schwimmen möchte, sollte sich darum bemühen, die gewählte Schwimmtechnik gut zu beherrschen.

- Bei dem Ziel einen größeren Muskelaufbau und eine größere Knochendichte zu erreichen,
- sollte jedoch ein zusätzliches Krafttraining hinzukommen (Haber 2009).

Untrainierte Menschen können dennoch beim Schwimmen **erste Erfolge im Muskelaufbau** erzielen. Man sollte nicht erwarten, dass es ein Krafttraining völlig ersetzt (Uhrig 2021). Zunächst einmal stärkt Schwimmen die Ausdauer. Das gilt nicht nur für die

- Muskeln in Beinen, Armen und Rumpf,
- sondern besonders für die Lunge.
  - o Denn beim Schwimmen drückt das Wasser von allen Seiten auf den Brustkorb.
  - o Man bläht die Lunge also gegen einen zusätzlichen Druck auf, den man an Land nicht hat.
  - o **Ein gesteigertes Lungenvolumen verbessert wiederum die Pump-Leistung des Herzens** und ist letztendlich gut für den Kreislauf.

Möchte man auf eigene Faust, ohne vorherigen Schwimmkurs, ein Training beginnen, können sich allerhand Fehler einschleichen.

- Die erste Hürde ist das **richtige Atmen**, sagt Achim Wiese, Pressesprecher der Deutschen Lebens-Rettungs-Gesellschaft e.V. (DLRG).
  - o „Wenn die Atmung nicht in Einklang mit der Motorik ist, verursache das eine unheimliche Anstrengung."
  - o Das führe uns zu einem zweiten häufigen Fehler, der falschen Körperhaltung.
  - o Gerade beim **Brustschwimmen** – die Schwimmart, die in Deutschland meistens zuerst unterrichtet werde – gebe es viele Menschen, die ihren **Kopf krampfhaft aus dem Wasser strecken**.
  - o So könnten die Schwimmer zwar ein- und ausatmen wie es ihnen gefällt, aber dadurch verkrampfen sich die Muskeln im Nacken und die Wirbelsäule stehe dauernd unter Belastung. Der **Kopf muss also mit ins Wasser** genommen werden.
  - o „Aus orthopädischer Sicht empfehlen wir eher das Rücken- oder Kraulschwimmen", sagt Dr. Andreas Bieder von der Deutschen Sporthochschule Köln.
  - o Das Deutsche Rote Kreuz hat einen Leitfaden zum Schwimmen herausgegeben: https://www.drk.de/fileadmin/user_upload/PDFs/Mitwirken/Ehrenamt/Wasserwacht/APV/LF_Schwimmen_low.pdf

Sprichwörtlich heißt es, „Wasser hat keine Balken" und deshalb ist Gefahren möglichst vorzubeugen.

- **Sich selbst gut einschätzen** – sich körperlich nicht überlasten. Kaltes Wasser und große Kraftanstrengungen können den Kreislauf überfordern. Bei Vorerkrankungen medizinischen Rat einholen!
- **Das genutzte Gewässer kennen** – Hindernisse im Wasser? Entfernungen (täuschen leicht)? Stromschnellen? Strudel? (z.B. in harmlos erscheinenden Baggerseen)
  - **Reinspringen** nur in vollständig bekannte und sichere Badestellen!
- Die DLRG-Baderegeln sind unter: https://www.dlrg.de/informieren/freizeit-im-wasser/baderegeln/ – zu finden.

Dreher-Edelmann (2018) empfiehlt WASSERGYMNASTIK für Senioren,
- die manchmal auch vom Arzt verordnet und von den Krankenkassen bezahlt werde.
- Wassergymnastik sei besonders angenehm bei rheumatischen und Rückenbeschwerden, da durch den Auftrieb des Wassers die Gelenke nur wenig belastet würden.
- Das **warme Wasser baue** zudem **Stress** ab,
- löse Verspannungen,
- das **Bewegen sei schmerzfreier** und die Beweglichkeit nehme zu.

Wassergymnastik könne fast jeder praktizieren (Felchner 2021): **Durch den Auftrieb fühle man sich leicht wie eine Feder!** Es schone die Gelenke, wovon insbesondere schwere Menschen und solche mit Gelenkproblemen profitieren würden.

Wassergymnastik-Übungen sind auch ohne Geräte überall auszuführen, wo man im Wasser stehen kann. Sie seien einfach, aber effektiv, da der Wasserwiderstand den Kraftaufwand erhöht und die Muskeln so effektiv trainiert werden. Die im Internet dargestellten Übungen seien besonders wirksam – und echte Klassiker (ebenda). https://www.mylife.de/sport-fitness/wassergymnastik-uebungen/

Cascino (2018): Wer glaube, Wassergymnastik sei *ausschließlich etwas für ältere Damen – wenn das nicht eine Täuschung sei*. Das Workout im Wasser rege nämlich nicht nur den Stoffwechsel im Bindegewebe an, sondern sei auch um **einiges effizienter als ein Training an Land**. Also müsse man sich von dem Gedanken an eine Gruppe älterer Damen, die im All Inclusive Hotel … tobend im Wasser herumzappeln, schnell verabschieden. Denn Wassergymnastik „rockt". Warum? Das verraten wir Euch hier:
Ein Workout im Wasser trainiere den gesamten Körper und lasse die Kilos purzeln (ebenda). Hier werden die besten Wassergymnastik-Übungen für Bauch, Beine und Po gezeigt. Also, nichts wie rein ins Schwimmbecken.
Wassergymnastik sei das ideale Training für den gesamten Körper. Neben Bauch und Beinen können auch die Arme und der Rücken effektiv unter Wasser gestärkt werden. Und das Beste: Eine Minute Aquagymnastik bringe so viel wie fünf Minuten Trockenübungen (ebenda)!
https://www.gofeminin.de/sport/wassergymnastik-s2539689.html

Mit dem TAUCHEN geht es nun, **mittels technischer Ausrüstung**, um Bewegung unter Wasser.
Nach Rost (1994) wird in dem Kapitel „Das Gesundheits-ABC der verschiedenen Sportarten" Tauchen als eine gefährliche Sportart bezeichnet, die eine „**absolute Gesundheit**" erfordert. Dem Herz-Kreislauf-System kommt dabei eine zentrale Bedeutung im Rahmen der Risikoabschätzung bei der Beurteilung der medizinischen Tauchtauglichkeit zu.
Die medizinischen Bedenken sind jedoch vielfältig und können hier nicht näher erläutert werden – in JEDEM FALLE sollte ein ärztliches „okay" für diese Sportart eingeholt werden. Zwischenfälle seien allerdings häufig durch Fehlverhalten der Taucher verursacht, wozu ganz besonders das zu schnelle Auftauchen (Dekompressionsunfälle) gehöre.

Es sei zudem darauf zu achten, dass das Tauchen selbst eine Erkrankung (z.B. Dekompressionserkrankung) auslösen kann (Muth und Tetzlaff 2004; Klingmann 2010).

„Tauche ein in deinen perfekten Tauchurlaub... Tauchen – der schönste Sport der Welt oder einfach nur ein gefährliches Spiel mit dem Wasser? Taucher.Net – das Info-Netz für Taucher – soll allen Tauchern (und solchen, die es werden wollen!) helfen, sich in der Welt des Tauchsports zurechtzufinden". Ob Urlaubsplanung (weltumspannende Angebote), Infos über Produkte oder Meinungsaustausch, bei ihnen finde man alles rund ums Thema Tauchen.
Es wird auch für Tauchen in den **heimischen Gewässern** geworben. Die Unterwasserwelt, die eben nur mittels tauchen unmittelbar zu erfahren sei, habe dort nicht weniger Reize: Es warten eine abwechslungsreiche Vegetation sowie Hechte, Barsche, Welse und Krebse auf die neugierigen Besucher (https://dertaucherblog.de/10-gruende-fuer-das-tauchen-in-heimischen-gewaessern/).

AUFGABE:
- Wie haben Sie schwimmen gelernt?

Wünsche und geplante Verhaltensänderungen/Aktivitäten:

48. **Tanzen (Paar, Verein)** Belohnungswert 5,07 (Skala 1-7)	Der Änderungswunsch zum (*Wieder-)Aufbau eines* *„vielfältigen" Belohnungssystems*: 0-1-2-3-4-5

Das **Tanzen** geht durch alle **Kulturen/Zeitalter** und hat die unterschiedlichsten Anlässe. Von der Disco für junge Menschen, zum Ausgehen/Kennenlernen, in Trachtengruppen, auf Volksfesten bis hin zum Schwerttanz. Die **rhythmischen Bewegungen zur Musik** versetzen in Trance oder dienen einfach nur der Entspannung und dem Ausgleich, den Alltag abzuschütteln. **Tanzschulen** und **Fitness-Studios** haben ihre eigenen Programme, jedes Alter ist vertreten und zurzeit herrscht der Tango.

Das Tanzen **beansprucht** die **gesamte Motorik** und **beeinflusst** das **Gefühlsleben**,
- die oft komplexen Bewegungsformen, das Koordinationsvermögen,
- die nicht selten künstlerisch, kreative Gestaltung des Körperausdrucks,
- je nach Tanz-Art sind auch Ausdauer und Kraft gefragt,
- das soziale Miteinander ist nicht zu unterschätzen,
- es kann Überwindung kosten, Schüchternheit abzulegen,
- jemand hilft, den Schritt vom Zuschauen zum Mitmachen zu überwinden,
- sich so zu präsentieren fördert das Selbstvertrauen,
- manch eine Tanzeinlage erregt Aufmerksamkeit, Sympathie und
- Kontaktmöglichkeiten ergeben sich wie selbstverständlich.

Tanzen **kann über eine lange Lebensspanne hin** ausgeübt werden, fördert das Wohlbefinden, die Lebensqualität, die Gesundheit und das soziale Eingebundensein. So lässt es sich **unbeschwert feiern**, eine **fröhliche Zeit verbringen**, die **Sorgen vergessen** und ein **Gefühl der Gemeinschaft** erleben.
Das **Eis ist schnell gebrochen**, wenn auf einer Veranstaltung einige den **Mut fassen** und **sich als erste auf die Tanzfläche begeben**. Den Versuch, ein Tänzchen zu wagen, sollte niemand unterlassen und eine gewisse Regelmäßigkeit kann helfen, das Leben nachhaltig zu verändern und zu bereichern (Rost 1994; Kreutz 2019).

Wissenschaftler der Universität Bochum entdeckten darüber hinaus, dass Tänzer nicht nur glücklicher, sondern auch reaktionsschneller, beweglicher sind und sich besser konzentrieren können. Eine wissenschaftliche Untersuchung zum Tanzen im Alter kommt zu dem Ergebnis, dass weitreichende Verbesserungen in den folgenden Bereichen festzustellen sind (Kattenstroth 2014):
- Gleichgewichtssinn und Balance (Gangsicherheit)
- Geistige Leistungsfähigkeit (Aufnahme, Verarbeitung und Speicherung von Informationen)
- Aufmerksamkeit (relevante Informationen schnell zu erkennen)
- Reaktionszeit (z.B. etwas aufzufangen)
- Sensorische und motorische Leistungsfähigkeit (Bewegung richtig zu koordinieren)
- Lebenszufriedenheit

So gut ist Tanzen für **Körper und Geist** – was passiert beim Tanzen im Gehirn (Karpati et al. 2015; NDR-Gesundheit 2020; Basso et al. 2021)?
- Tanzen vereint Bewegung, Gefühl und Musik und trainiert das Gehirn wie kaum eine andere Freizeitbeschäftigung.
- Die vielen kaum beschreibbaren Schritte und Drehungen zur Musik erfordern
  - o eine hohe Aufmerksamkeit,

- o Konzentration und Koordination,
- so dass das **Volumen des Gehirns** in einigen Bereichen **zunimmt** und
  - o zusätzliche neuronale Verbindungen entstehen,
  - o das räumliche Verständnis verbessert sich.
  - o Hirnregionen sind aktiviert, die auch für das **Verarbeiten von Sprache** zuständig sind.
  - o Beim Tanzen schüttet der Körper die **Glückshormone** Dopamin und Endorphin aus.

Tanztherapie: Tanzen hat **heilende Kräfte**
- Sie trägt zur Verbesserung der **Lebensqualität**,
- **Krankheitsverarbeitung** und
- **Symptomreduzierung** bei.
  - o Ein **beengendes Gefühl** drückt sich häufig in einer **eingeengten** oder **gebeugten Körperhaltung** aus.
  - o Freude zeigt sich in Luftsprüngen oder großen Armbewegungen.
  - o Sich durch Tanzen aus der psychischen und körperlichen Enge befreien.
  - o „Sich Raum nehmen" ist
    - sowohl eine seelische als auch eine körperliche Grundlage des Tanzes.
    - Haltung, Gang, Gebärde, Bewegung, Körpervorstellung, Rhythmus, Atem, Spannung und Entspannung: durch den körperlichen **Ausdruck** der **eigenen Empfindungen** wird man sich ihrer bewusst und kann sie verarbeiten.
    - Besonders das **Improvisieren beim Tanzen bringt** die **Gefühle** (Angst/Traurigkeit/Freude) **hoch**, die in einem sind (Trautmann-Voigt 2003; Quinten und Munzert 2017).

AUFGABE:
- Tanzen Sie bis in die Nacht?

Wünsche und geplante Verhaltensänderungen/Aktivitäten:

49. **Ballspiele mit Schläger z.B.** **Tennis** Belohnungswert 5,00 (Skala 1-7)	Der Änderungswunsch zum *(Wieder-)Aufbau eines* *„vielfältigen"* Belohnungssystems: 0-1-2-3-4-5

TENNIS ist nach wie vor eine der beliebtesten Sportarten. Dennoch fehlt den Vereinen häufig der Nachwuchs. Von 1994 (2,29 Millionen Mitglieder) bis 2016 (1,40 Millionen Mitglieder) hat sich die Mitgliederzahl des Deutschen Tennis Bundes um knapp 40 % verringert (Arendt 2018).

- Teilweise haben Interessierte falsche Vorstellungen über die Höhe der Mitgliedsbeiträge von Vereinen bzw. der Aufwendungen für die Ausrüstung.
- Hierbei ist zu berücksichtigen, dass Vereine sehr unterschiedlich hohe Beiträge erheben und häufig erhebliche Nachlässe für z.B. eine „Schnupper-Saison" bestehen.
- Insbesondere für jüngere Schüler/Studenten sollten Vereine generell mehr Entgegenkommen zeigen und auf Beiträge für die Mitgliedschaft und Trainingsentgelte verzichten oder sie zumindest stark reduzieren.
- Besonders bedauerlich ist, dass „Übungs- und Tennisplätze" in **Freizeitparks** oft nicht ausreichend gepflegt oder gar aus Kostengründen aufgegeben werden.

Der **möglicherweise hohe Belohnungswert (das Potential, in stärkerer Form zur Rekonstruktion des Belohnungssystems beizutragen)** einer Aktivität stimmt nicht unbedingt damit überein, dass es auch die körperlich gesündeste Sportart mit geringer Verletzungsanfälligkeit ist.

- Insbesondere Wettkampfsportarten haben einen starken motivationalen Anreiz durch Erfolgs-/Misserfolgserlebnisse (Dopamin-/Adrenalin-Ausschüttung), Publikumswirksamkeit und „persönliche Karriere".
- Allerdings ist dabei die Verletzungsgefahr nicht zu unterschätzen.
- Dies gilt vor allem dann, wenn krankheitsbedingt wenig körperliches Training und psychomotorische Erfahrung zur Verfügung stehen.
- Tennis geht auch ohne Wettkampf (!) – „mehr miteinander als gegeneinander"/Doppelspiele können ebenfalls weniger belastend sein.
- Eine medizinische Abklärung und ein äußerst behutsames Herangehen an eine Sportart wie z.B. Tennis oder Squash sind unbedingt erforderlich.

Tennis wird in zahlreichen Veröffentlichungen als eine gesundheitlich wertvolle Freizeitsportart beschrieben,

- dem Tennissport werden **positive Anpassungen** des **Halte-** und **Bewegungsapparates** zugeschrieben, wie beispielsweise die Erhöhung der Knochendichte, die **Kräftigung** der **Muskulatur** sowie die **Verbesserung** der **koordinativen Fähigkeiten**,
- vor allem zeichnet sich diese Sportart durch einen **hohen Erlebnis-** und **Motivationscharakter** (dabei zu bleiben) aus (z.B. Busse und Thomas 2001; Ferrauti et al. 2006).
- Rückschlagsportarten wie beispielsweise Tennis stellen durch den **hohen Spaßfaktor**, **Gruppen-** und **Erlebnischarakter** eine **gute Alternative** zu den **oft als monoton empfundenen klassischen Ausdauersportarten** dar.

Dennoch ist für die gesundheitliche Bewertung des Rückschlagspiels beim Tennis eine differenzierte Betrachtung notwendig.
Das traditionelle Tennisspiel ist wie andere Sportspiele auch (z.B. Fußball, Handball etc.) gekennzeichnet von (Arendt 2018):

- einer azyklischen Belastungsstruktur, einem unregelmäßigen und unvorhersehbaren Wechsel von Laufwegen und -intensitäten,
- einer teils hohen emotionalen Beanspruchung und
  - daraus resultierenden Belastungsspitzen für Bewegungsapparat und Herz-Kreislaufsystem.
- Im Spielverlauf können mehrere Belastungsspitzen erreicht werden, die kritisch zu betrachten sind.
  - Für *Menschen mit einem gesunden Herz-Kreislaufsystem*, auch höheren Lebensalters, sind diese Belastungsanforderungen jedoch normalerweise ungefährlich und können zu wünschenswerten gesundheitlichen Anpassungen führen.
  - Bei älteren Spielern mit reduziertem Trainingszustand oder bei Personen mit vorhandenen bzw. eventuell noch unerkannten Stoffwechsel- oder Herz-Kreislauferkrankungen können diese Belastungsspitzen zu einer Erhöhung gesundheitlicher Risiken führen.
- Menschen, die zu einer Risikogruppe zählen, wird geraten, vor der (Wieder-)Aufnahme des Tennisspiels eine sportmedizinische Vorsorgeuntersuchung durchführen zu lassen (vgl. Ferrauti et al. 2006).
- Wie bei vielen anderen spielorientierten Sportarten kann es auch beim Tennis zu Sportverletzungen (z.B. Entzündung/Degeneration einer Sehne oder Zerrung/Faserriss eines Muskels) kommen.
- Im Allgemeinen werden Spielsportarten (Heinz und Pfeifer 2004), darunter auch das Tennisspiel, im Hinblick auf ihre Eignung für den Gesundheitssport häufig kritisch beurteilt.
- Aus den vorangegangenen Ausführungen ist zu schließen, dass Tennis in seiner traditionellen Spiel- bzw. Wettkampfform die Voraussetzungen und Kriterien einer gesundheitsorientierten Sportaktivität nur bedingt erfüllt.

Gesundheitliche Schäden beim Tennis treten vor allem dann auf, wenn Menschen mit Vorerkrankungen unvernünftig Tennis spielen bzw. eine medizinische Voruntersuchung unterbleibt (Rost 1994).

- Der »Tennisarm« zeigt sich als Sehnenschmerz an der Außenseite des Ellenbogens – ist eine Entzündung des Sehnenansatzes
  - als Folge meist unzureichender Technik und/oder
  - ungeeigneten Materials wie falscher Schläger/Schuhwerk.
- Die passende Ausrüstung mit einem gut informierten Trainer besprechen (ebenda).

Eine große Chance für den Tennissport bestehe darin, das **Tennistraining durch ein zusätzliches Ausdauertraining** (Cardio-Tennis/DTB) **zu ergänzen**. Es ziele unmittelbar darauf ab, die Herz-, Kreislaufleistung und damit die Fitness zu verbessern. Es sei dadurch ein Schritt getan, die gesundheitsfördernde Wirkung von Tennis zu erhöhen (Arendt 2018).
Bei einem typischen Cardio-Tennis

- trainieren zwischen sechs und zehn Spieler über eine Dauer von 40-60 Minuten und durchlaufen dabei folgende Trainingsphasen:
  - aufwärmen/warm up (ca. 5-10 Min.)
  - Ausdauertraining in Kombination mit Kräftigungs- und Beinarbeitsübungen/Cardio-Workout (ca. 30-45 Min.)
  - abkühlen/cool down phase (ca. 5-10 Min.)

Zwischen den einzelnen Schlagsequenzen finden sogenannte

- Zusatzübungen/Sideline-Activities statt:
  - Schnelligkeits-, Koordinations- und Kräftigungsübungen (ebenda)

SQUASH

Diese vor allem in **England beheimatete Rückschlagsportart** hat sich auch in Deutschland verbreitet (Rost 1994).

- Das Spiel mit einer Partnerin findet in einer Art Käfig statt, in dem der Ball gegen die beiden Seitenwände und die Stirnwand zu schlagen ist.
- Das Rückschlagspiel kann dabei eine „hohe Geschwindigkeit" erzielen (höherer Puls-/Blutdruckanstieg).
- Der Trainingseffekt steigt dadurch, dass die Bälle auch länger im Spiel bleiben.
- Verletzungsgefahren entstehen beim Zusammenstoßen mit dem Partner oder von dem kleinen Ball, z.B. im Bereich der Augen, getroffen zu werden.
- Voraussetzung ist eine körperliche Gesundheit (ebenda).

AUFGABE:

- Welche Ballspiele kennen Sie?

Wünsche und geplante Verhaltensänderungen/Aktivitäten:

50. **Joggen/Laufen** Belohnungswert 4,93 (Skala 1-7)	Der Änderungswunsch zum *(Wieder-)Aufbau eines „vielfältigen" Belohnungssystems*: 0-1-2-3-4-5

Sowohl die körperliche als auch psychische Gesundheit lässt sich durch Joggen/Laufen in beträchtlichem Ausmaß steigern. Hier ist die Möglichkeit zu nutzen, der *Müdigkeit* oder *Abgespanntheit einfach* »**davonzulaufen**« und damit zur **Stimmungsaufhellung** und Stressbewältigung erheblich beizutragen. **Lauftherapeutische Maßnahmen** sind häufig in Rehabilitationsmaßnahmen integriert, um auf diesem Weg „**neue Kräfte**" zu **schöpfen.** Es soll den einzelnen Menschen befähigen, durch eigenes Zutun eine Verbesserung der körperlichen Fitness und Bewegungsfähigkeit sowie eine gewünschte **psychische Ausgeglichenheit zu erreichen** (Stoll und Ziemainz 2012; Lammel und Flothmann 2015).

Das **Laufen** als solches ist, sofern keine körperlichen Einschränkungen bestehen, jedem Menschen als **Potenzial** gegeben.

- **Laufen** und **Joggen lindern depressive** und **andere psychische Symptomatiken**
  - o sie *stehen quasi jederzeit zur Verfügung* und
  - o helfen zum Beispiel zur Unterbrechung von Gedankenkreisen/Grübeln,
  - o der aktive Lebensstil hilft, soziale Isolation zu überwinden und gesundheitliche Risiken zu minimieren.
- **Ausdauersport** ist ein Beitrag zur Lebensbewältigung:
  - o Durch die Ausschüttung von „Wohlfühlhormonen" (Dopamin, Serotonin) während des (Dauer-)Laufens
    - ▪ wird die emotionale wie gedankliche Aufarbeitung alltäglicher Konflikte unterstützt und
    - ▪ das Körpergefühl gesteigert.
- Laufen stellt eine Form der *Psychohygiene* (psychisches „Saubermachen") dar.
  - o Ein Gruppenangebot mit Lauftraining fördert die Zugehörigkeit und soziale Teilhabe.
  - o Ein gesundheitsfördernder aktiver Lebensstil lässt sich in Solidarität mit anderen meist leichter trainieren und aufrechterhalten (ebenda; Schay 2011).

Bei **Abhängigkeitserkrankungen** werden ebenfalls **Lauftrainings** durchgeführt, die in **Therapiekonzepten integriert** sind (Weber 1999; Schay et al. 2006):

- Es wurde von der Annahme ausgegangen, dass „selbst auferlegter körperlicher Stress" (z.B. durch Laufen) für die Gesundheit besonders wichtig ist.
- Laufen verbesserte nicht nur die körperliche Fitness,
  - o sondern auch das Selbstwertgefühl stieg bedeutsam an.
  - o In Folge von drei Mal pro Woche stattfindenden standardisierten Laufprogrammen verbesserten sich zuvor gemessene
  - o **Angstwerte**
    - ▪ hierzu gehörten Gefühle wie innere Unruhe
    - ▪ Anspannung
    - ▪ Nervosität und
    - ▪ übergroße Besorgtheit
  - o **Depressionen**
  - o **Stressbelastungen**

Der Experte Prof. Dr. Wessinghage nennt die **zwölf größten Jogging-Fehler** und gibt Tipps, wie es sich optimal läuft (Wessinghage und Morsch 2013; Specks 2021):

- zu schnell laufen (80 Prozent der deutschen Läufer seien zu flott unterwegs)

- starten ohne vorherigen Medizin-Check
- mit den falschen Schuhen laufen
- als Anfänger in einer Gruppe von Fortgeschrittenen laufen
- sich nicht richtig aufwärmen
- den Gelenken zu viel zumuten
- von der Tageszeit her, zu spät Joggen gehen
- zu intensiv trainieren
- zu viel oder zu wenig trinken
- den Lauf mit einem Sprint beenden
- unregelmäßig joggen
- sich mit anderen Läufern vergleichen

HIER werden die *zwölf Punkte* noch näher erläutert: https://www.fitforfun.de/sport/laufen/dumm-gelaufen-die-groessten-jogging-suenden_aid_6109.html

LAUFTREFFS UND LAUFGRUPPEN
Hier sind Lauftreffs nach dem PLZ-Bereich zu finden: https://www.runnersworld.de/lauftraining/lauftreff/

AUFGABE:
- Joggen oder gehen Sie zu einer Laufgruppe?

Wünsche und geplante Verhaltensänderungen/Aktivitäten:

51. **Ballspiele z.B. Fuß-, Volleyball** **spielen** Belohnungswert 4,83 (Skala 1-7)	Der Änderungswunsch zum (*Wieder-*)*Aufbau eines* *„vielfältigen" Belohnungssystems*: 0-1-2-3-4-5

Bereits bei kleinen Kindern ist beim Entdecken eines Balls schnell die helle Aufmerksamkeit geweckt und die Freude steht ihnen ins Gesicht geschrieben.

Nach geschichtlichen Überlieferungen gab es bereits vor Jahrtausenden Menschen, die mit einem Ball gespielt haben (vgl. Solmsdorf 2012). Das „**Ballverrücktsein**" ist nahezu unabhängig von Alter, sozialer oder kultureller Zugehörigkeit.

- Es äußert sich meist **direkt im Körper** und „**kribbelt**" regelrecht, den Ball in Bewegung zu bringen.
- Kicken, hochwerfen, prellen oder fangen – die Möglichkeiten sind vielfältig, je nachdem um welche Art von **Ball** oder **Spiel** es sich handelt.
- Am größten ist wohlmöglich der Spaßfaktor, wenn man nicht allein, sondern sich in der Gruppe den Ball gegenseitig zuspielt oder auch mal gegenseitig abnehmen kann.
- **Unzählige Spielformen** sind bereits erfunden und viele sogar weltweit populär.

Ballspiele im Verein oder einfach mit Freunden/Bekannten in der Freizeit stärken die **Psyche und Fitness**:

- Ausdauer und Kondition trainieren
- sich körperlich fit und gesund halten
- zur Kräftigung und Ausdauer
- Selbstbewusstsein stärken
- Geschicklichkeit steigern
- gewinnen und verlieren lernen
- sich in eine Mannschaft einfügen
- Durchsetzungsfähigkeit verbessern
- Durchhaltevermögen stärken
- Teamfähigkeit fördern
- mit anderen in Kontakt kommen
- positiver „Adrenalinschub"
- Freude und Spaß haben
- Ärger über sich selbst oder die Mitspieler – Umgang mit Frusterlebnissen
- positives Wetteifern
- sich überwinden weiterzumachen, auch nach verpassten Ballchancen
- gesunder Stress/Spannung
- Abwechslung vom Alltag

Ballspiele eignen sich auch dazu, das **Gehirn zu trainieren** (vgl. Wegener und Kleindienst-Cachay 2013). Eine positive Beeinflussung von bestimmten Funktionen des Gehirns, den sogenannten **exekutiven Funktionen** (z.B. etwas auch umzusetzen),

- lassen sich durch ein **sportmotorisches Koordinationstraining** fördern,
- weil die **Situationen** beim Ballspielen **ständig wechseln**,
- was ein **blitzschnelles Reagieren** erfordert und
- hierfür **geistige** und **emotionale Kontrolle** von Bedeutung sind (Budde et al. 2008; vgl. Beck et al. 2011a, b).

Folgende Lernprozesse und bedeutsame Fähigkeiten lassen sich durch Ballspiele fördern (vgl. Wegener und Kleindienst-Cachay 2013):

- die **Aufmerksamkeit** willentlich **fokussieren** und **Störreize** gezielt **ausblenden**
- das Handeln bewusst steuern
- Handlungsabläufe gedanklich planen
- sich **Ziele** setzen
- Prioritäten/Schwerpunkte bestimmen
- Handlungsverläufe erfassen (z.B. warum ist ein Streit im Spiel ausgebrochen?)
- **soziales Verhalten** überschauen und richtig bewerten
- emotionale Impulse kontrollieren

Derartige Spiele sind auch **aus motivationalen Gründen,** *sie gerne wieder aufzunehmen,* **zu empfehlen**, weil der *ständige Überraschungsgehalt* die *Dopamin-Ausschüttung anregt* und dadurch „**Glücksgefühle" entstehen** (Spitzer 2004, 2005; vgl. Kubesch et al. 2009).

AUFGABE:
- Haben Sie Erfahrung mit Ballspielen in der Mannschaft?

Wünsche und geplante Verhaltensänderungen/Aktivitäten:

52. **Nordic Walking/schnelles Gehen** Belohnungswert 4,78 (Skala 1-7)	Der Änderungswunsch zum (*Wieder-)Aufbau eines* „*vielfältigen" Belohnungssystems*: 0-1-2-3-4-5

SCHNELLES GEHEN als **einfache** und **sichere Bewegungsform** ist unbestritten eine wirksame Maßnahme, um den Risiken einer sitzenden Lebensweise entgegenzuwirken.

Trotz regelmäßigen Radfahrens klagte ein Patient (mit vorwiegend sitzender Tätigkeit) über starke Rückenschmerzen:

- Der Orthopäde diagnostizierte, dass es an entscheidenden Stellen des Rückens an Muskulatur („da ist ein Loch") fehle.
- Der Betroffene entschloss sich, das **Rad** den **Arbeitsweg am Morgen mit schnellen Schritten** zu **schieben**.
- So kam es zu etwa 30 Min. schnellem Gehen, an den Wochenenden **setzte** er dieses **Quantum fort** (bei zusätzlichem Radfahren) und
- nach einigen Wochen, eine erhebliche Linderung setzte schon früher ein, waren die Probleme verschwunden.
- Durch dieses **Erfolgserlebnis angeregt**, entschloss er sich, außerdem Tennis zu spielen,
- wobei sich durch die ersten Trainingserfolge, nicht übertriebener Wettkampf, die Sportfreunde im Verein, Sport, Spiel, Spaß und eine gesunde Spannung, die **Lebensqualität noch beträchtlich steigerte** und
- somit der **Aufbau** eines „**vielfältigen" Belohnungssystems** zumindest eine **beträchtliche Erweiterung erfuhr**.

NORDIC-WALKING

Der nicht mehr ganz neue Trendsport kommt aus dem Leistungssport. Finnische Skilangläufer nutzen Nordic Walking als Trainingsalternative im Sommer. Zunächst wurden die ersten NORDIC WALKER stark belächelt, was wohl in erster Linie an den zwei (!) Stöcken lag, die nun als „Gehhilfe" fungierten. In den Medien verbreiteten sich jedoch rasch die vielen Vorteile des „Ganzkörpertrainings":

- vorteilhaft für die Muskeln an Beinen, Bauch, Po, Rücken, Schultern und Armen
- hilft bei Venenproblemen und der Bewältigung von Stress
- fördert außerdem die koordinativen Fähigkeiten
- eine ideale Kombination von Ausdauer- und Krafttraining
- durch die stützende Komponente des aktiven Stockeinsatzes würden die Gelenke entlastet (gesundes-bayern.de)

Beobachtungen zeigen, dass Anfänger oft die **Relevanz der Technik beim Nordic Walking** unterschätzen und den Sport auf die „leichte Schulter nehmen" (lernen.net 2021). Es sehe so aus, als ob die Stöcke spazieren geführt würden und man „laufe einfach drauflos". Das sei aber der falsche Ansatz. Die Anwendung der richtigen Technik liege in der perfekten Wiederholung von Bewegungsabläufen, die richtig gelernt und automatisiert werden müssten. Dabei komme es auf die richtige Abstimmung der Bewegungen des Unter- und Oberkörpers an (ebenda). Im Internet lassen sich leicht entsprechende Laufgruppen für Anfänger oder Fortgeschrittene finden und z.B. Volkshochschulen bieten Kurse an.

In wissenschaftlich durchgeführten **praxisnahen Trainingsbedingungen** zeigte sich (Becker 2010),

- dass die **aktivitätsbedingten Steigerungen** die **Energieumsätze** beim Nordic Walking im Mittel um 21 % gegenüber dem zügigen Gehen erhöht.

- Das Fazit lautet, dass Nordic Walking unter **präventiven Gesichtspunkten** dem einfachen zügigen Gehen vorzuziehen ist.
- Dies gilt umso mehr, als Nordic Walking trotz der objektiv höheren Beanspruchung **subjektiv nicht als anstrengender empfunden** wird (ebenda).

Der Zweck einer Sichtung von verfügbaren wissenschaftlichen Arbeiten war, die gesundheitlichen Vorteile von Nordic Walking (Gehen mit Stöcken) zu analysieren und mit zügigem Gehen und Joggen zu vergleichen (Tschentscher et al. 2013).
Es kam zu der Schlussfolgerung, dass Nordic Walking

- positive Auswirkungen auf den Ruhepuls,
- den Blutdruck,
- die Bewegungsfähigkeit,
- den maximalen Sauerstoffverbrauch hatte und
- zu einer **Steigerung der Lebensqualität bei Patienten mit verschiedenen Erkrankungen** führte
- und daher **einem breiten Personenkreis** als Präventionsmaßnahme besonders zu empfehlen sei.

Die aktuelle Analyse ergab außerdem, dass im Hinblick auf kurz- und langfristige positive Auswirkungen auf Herzfrequenz, Sauerstoffverbrauch, Lebensqualität und andere Maßnahmen

- Nordic Walking dem „zügigem Gehen ohne Stöcke" und in einigen Punkten dem Joggen überlegen sei.

Nordic Walking ist geeignet, die Intensitätslücke zwischen Gehen und Joggen zu schließen und stellt damit eine Alternative für alle dar, die eine neue Sportart suchen,

- die in optimaler Intensität ausgeübt werden kann und
- zu anhaltenden gesundheitlichen Vorteilen führt,
- ohne dass eine Über- oder Unterforderung zu erwarten ist.

Die Ansichten über ein „gelenkschonendes" Nordic Walking sind nicht eindeutig. Eine Entlastung von 30-50 % wird dabei bezweifelt (Jöllenbeck et al. 2007). Ein **wesentlicher Beitrag leiste** der **Stockeinsatz** allerdings bei der **Gangsicherheit**.

AUFGABE:
- Was gefällt Ihnen am schnellen Gehen?

Wünsche und geplante Verhaltensänderungen/Aktivitäten:

53.
Wintersport Ski/Snow-
board/Schlitten fahren
Belohnungswert 4,76 (Skala 1-7)

Der Änderungswunsch zum *(Wieder-)Aufbau eines*
„vielfältigen" Belohnungssystems: 0-1-2-3-4-5

Vom Eissegeln bis Schlittschuhlaufen, die verschiedenen Wintersportarten sind schwer zu erfassen und ständig gibt es neue Trends. Schon wegen der Witterung, des besonderen Untergrunds und sehr verschiedener körperlicher Anforderungen sind eine optimale Ausrüstung und nicht selten ein vorangegangenes Ausdauer-Training nötig, sich vor Unfällen zu schützen und die freudigen Erwartungen zu erfüllen.

Die Österreicher Abegg und Kollegen (Abegg et al. 2019) untersuchten die beliebtesten Sportarten und die Gründe, warum Menschen Wintersport betreiben. Nachfolgend sind einige ihrer Erkenntnisse dargestellt. Die Rangreihe der Sportarten führen an: Ski-, Pistentouren, Winterwandern, Rodeln, Langlaufen, Schneeschuhwandern.
Die am meisten genannten Gründe für den Wintersport waren:
- An der frischen Luft/draußen sein
- Spaß haben
- Natur erleben/genießen
- Wohlbefinden (körperlich/seelisch) steigern
- Sich erholen
- Zeit mit Familie/Freunden verbringen
- Abseits der Zivilisation sein
- Sich frei fühlen
- Stress abbauen
- Körperliche Leistungsfähigkeit steigern
- Eigenes Können verbessern
- Beitrag zur Gesundheitsvorsorge

Konflikte, die häufig wieder auftreten, seien das Benutzen/Zerstören der gemeinsamen Wege bzw. Spuren, intolerantes sowie rücksichtsloses Verhalten.

Pistentouren seien ein vergleichsweise **neues Phänomen**, scheinen sich gut etabliert zu haben und erfreuen sich großer Beliebtheit. Außerdem stellen sie – viel mehr als alle anderen Aktivitäten – einen neuen Aspekt in den Vordergrund: den Leistungs- bzw. Trainingsgedanken.
Rodeln sei nicht unbedingt die erste Wahl, aber als Zweit- oder Drittaktivität beliebt. Das gelte vor allem für jüngere Übernachtungsgäste, die Abenteuer und Spaß suchen.
Bei der Planung stützen sich ihre Befragten in erster Linie auf die persönliche Erfahrung bzw. das Wissen von Freunden/Bekannten. Gerne werde auch das Internet konsultiert. „Traditionellere" Informationsquellen wie TV-Sendungen, Reiseliteratur, Broschüren etc. seien nur noch von untergeordneter Bedeutung.

Bei den Skitouren gehe es auf jeden Fall stärker um das „Erlebnis" Landschaft, da empfinde man schon etwas ganz Einzigartiges, wenn man vielleicht sogar noch alleine am Berg stehe und alles rundherum weiß sei, es am Tag davor geschneit habe und noch keine Spuren runter gingen (ebenda).

Sehr **sportliche WintersportlerInnen** bevorzugen oftmals Sportarten wie das Langlaufen, da es eher die **Ausdauer** fördere als das **Alpinskifahren**.

- Das Langlaufen ist eine Aktivität mit vielen positiven Effekten für den Körper.
- Diese Ausdauerbelastung ist günstig, weil hierbei sehr viel Muskelmasse eingesetzt wird.
- Die Arme werden gleichzeitig mit den Beinen als Mittel der Vorwärtsbewegung benutzt (Rost 1994).

In eine ähnliche Richtung geht auch das **Schneeschuhwandern**. Die Befragten sehen den großen Vorteil beim Schneeschuhwandern darin, **Gebiete abseits von bekannten Gegenden zu erkunden**.

Die Wichtigkeit des Skifahrens bei älteren Menschen ist unbestritten. Eine Steigerung der Zahl älterer Skifahrer lässt sich bereits feststellen; so ist diese in den letzten 15 Jahren von 9,9 % auf 14,2 % gestiegen. Der **alpine Skisport** habe eine vielfältige **Bedeutung für ältere Menschen**, wobei für sie weniger die sportlichen Ansprüche im Vordergrund stünden als Gesichtspunkte wie **Emotionen, Natur** oder **soziale Teilhabe**. Dabei ließen sich **vier Motivgruppen** bilden (Pallauf et al. 2012):

- **Naturerlebnis:** Natur, frische Luft, Schnee, Atmosphäre, Berge, schönes Wetter, den ganzen Tag draußen sein
- **Aktion:** Bewegung und Sport sind gut für den Körper, Geschwindigkeit, Gesundheit, Fitness
- **Emotionen:** Ruhe, Freiheit, Glücksgefühl, Spaß, von Kindheit an so gewohnt, Erholung, Entspannung
- **Menschen:** Geselligkeit, Après-Ski, Freunde treffen

Wintersport ist mit verschiedenen Risiken verbunden, die mit
- der Sportart,
- dem Gelände,
- der Witterung und
- persönlichen Faktoren zusammenhängen und
  - somit ganz spezifisch in jedem Einzelfall zu bestimmen und abzuwägen sind.

Wintersport ist sowohl im Flachland, Mittelgebirge und Alpin **unter völlig unterschiedlichen Bedingungen** zu betreiben,
- eine sorgfältige Abstimmung mit den eigenen Bedürfnissen und der Fitness sollte stattfinden.
  - Allzu große Spontanität oder gar Leichtsinn sind keine guten Ratgeber.
  - Ansonsten gibt es für die einzelnen Sparten eine Vielzahl von Informationen und Ratgebern,
  - die eine sinnvolle Herangehensweise und Planung unterstützen,
    - den Wintersport zur Erholung und Gesundheitsvorsorge optimal zu nutzen und
    - das Interessen- und Aktivitätenspektrum sinnvoll zu bereichern.

AUFGABE:
- Liegt Ihnen der Wintersport?

Wünsche und geplante Verhaltensänderungen/Aktivitäten:

54. **Gymnastik/Aerobic** Belohnungswert 4,67 (Skala 1-7)	Der Änderungswunsch zum *(Wieder-)Aufbau eines* *„vielfältigen"* *Belohnungssystems*: 0-1-2-3-4-5

Gymnastik

Gymnastik ist bereits im **antiken Griechenland** ausgeübt und als die "**Kunst der Leibes-übungen**" bezeichnet worden. Gymnastik wirke wie ein „kleiner Jungbrunnen" auf den Kör-per, kräftige einzelne Muskeln, mache beweglicher und halte Gelenke geschmeidig (DRK e.V. 2021).

Die Gymnastik umfasst sowohl **Kraft-** als auch **Ausdauertraining** (netzathleten.de 2021; Robert-Schumann-Gymnasium Cham 2020/21). Wesentliche Ziele dabei sind, den gesamten Körper zu stärken und verschiedene Verbesserungen zu bewirken wie z.B.:

- Koordination
- Gleichgewicht
- Körperkontrolle
- Körperhaltung
- Erhaltung der Flexibilität
- Ausgleich von Bewegungsmangel und einseitiger Freizeitaktivität

Gymnastik ist mit und ohne Hilfsgeräte möglich und kann je nach Bedarf tänzerisch-gym-nastische (häufig mit Musik) oder zweckgymnastische Übungen (zur Kräftigung und Deh-nung) enthalten.

Aerobic

Unter Aerobic wird eine **Ausdauergymnastik zu Musik** verstanden, wobei die **körperliche Belastung** aus **gymnastischen Grundelementen** und **rhythmischen Bewegungsübungen** besteht und dies zur Stärkung des Sauerstoffumsatzes beiträgt. Die Anfänge des Aerobic ge-hen auf ein Fitness-Programm zurück, das der US-amerikanische Arzt Kenneth H. Cooper für NASA-Astronauten in den 1960er Jahren entwickelte. Es beinhaltete insbesondere **ae-robe Ausdauersportarten** zur Stärkung von Herz und Lunge. Nachdem Jane Fonda diese Ideen aufnahm und die gymnastischen Übungen aus den Bereichen Kraftausdauer und Deh-nung mit Musik untermalte und vermarktete, löste dies nicht nur in den USA einen regelrech-ten Fitness-Boom aus. Auch in Deutschland kam eine „Aerobic-Welle" Anfang der 1980er Jahre auf. Vor allem bei Frauen war und ist Aerobic sehr beliebt. Zunehmend gab es jedoch Diskussionen über mögliche schädliche Wirkungen, wonach ein Einbruch des Aerobic-Booms folgte. Schließlich wurden mehr **gelenkschonende Ausführungen/Übungen** unter Einbezug medizinischer und sportwissenschaftlicher Gesichtspunkte integriert. Seither hat sich Aerobic in **Europa** vielfältig **weiterentwickelt** (vgl. Sport1.de 2016). Mittlerweile ist Aerobic als ein ganzheitliches Training im Rahmen des Gesundheitssports anerkannt und sowohl in Angebote von **Fitness-Studios** als auch **Turn- und Sportvereinen** verankert (vgl. Schuba und Hauser 2012).

Speziell das **Training in der Gruppe** hat verschiedene **Vorteile** und **motiviert zahlreiche Menschen**, den ersten Schritt in Richtung verbesserte Fitness und Wohlbefinden zu machen. Durch das **Training zu Musik** lassen sich gar **ungeahnte Kräfte wecken** (Slomka et al. 2015).

Die körperlichen Wirkungen sind u.a.:

- Ausdauer, Kraft, Koordination, Beweglichkeit, Verbesserungen in der alltäglichen Be-lastbarkeit z.B. Haltungsverbesserungen, physiologisch z.B. Blutdrucksenkung.

Die psychosozialen Wirkungen sind u.a.:

- Verbesserung des allgemeinen Wohlbefindens, Stressabbau, Kommunikation in der Gruppe, Spaß und Freude.

Heute gibt es **verschiedene Aerobic-Arten** wie z.B. (Schwab 2019):

- Stepp-Aerobic: mit höhenverstellbaren Plattformen; stärkere Beanspruchung der unteren Extremitäten; geringere Belastung der Fuß-, Knie- und Hüftgelenke
- Dance-Aerobic: Kombination von Aerobic und Tanz
  - Zumba: eine Kombination von Aerobic und lateinamerikanischen Tänzen zu lateinamerikanischer Musik
- Aqua-Aerobic: Aerobic im Wasser
- Kickbox-Aerobic: Kombination von Aerobic und Kampfsport
- BallKoRobics: Aerobic mit einem Ball; ursprünglich für Fußballer als Koordinationstraining entwickelt

AUFGABE:

1. Wann haben Sie das letzte Mal Gymnastik und/oder Aerobic gemacht?

2. Welche Vorteile hat das Training (a) mit Musik und (b) in der Gruppe?

Wünsche und geplante Verhaltensänderungen/Aktivitäten:

55. **Mannschaftssport** Belohnungswert 4,67 (Skala 1-7)	Der Änderungswunsch zum *(Wieder-)Aufbau eines* *„vielfältigen"* *Belohnungssystems*: 0-1-2-3-4-5

In den Studien zur Teilnahme an MANNSCHAFTSSPORTARTEN wurde eine **breite Palette verschiedener positiver Gesundheitsergebnisse** ermittelt (Andersen et al. 2019).

- Im Vergleich von Mannschafts- und Einzelsport scheint gesichert,
  - dass die Teilnahme an einem Mannschaftssport mit einer verbesserten sozialen und psychischen Gesundheit einhergeht.
  - dass die Mannschaft dazu beiträgt, die Teilnahme und Fortsetzung der sportlichen Tätigkeit aufrecht zu erhalten.
  - Mannschaftssportler berichten weniger von Angstzuständen und Depressionen (Pluhar et al. 2019).

DIE POSITIVEN AUSWIRKUNGEN VON MANNSCHAFTSSPORT
(Glöckner 2010; Calveti 2012; move-it-sportcamps 2021)
Dass Sport gut für unseren Körper ist und uns dabei hilft, ein gesundes und zufriedenes Leben zu führen, ist den meisten Menschen heutzutage bekannt.

- Mannschafts- oder Teamsport bietet darüber hinaus noch eine Vielzahl weiterer Vorteile:
  - positive Erlebnisse in der Gemeinschaft – gemeinsam Spaß haben!
  - neue Freunde – auch im privaten Umfeld Kontakt mit den Mannschaftskollegen haben.
    - positive Auswirkungen auf das allgemeine Wohlbefinden und das Selbstvertrauen.
  - Teamfähigkeit: Egal welches Alter, welches Geschlecht, welche Nationalität
    - in den Mannschaftssportarten lernt man miteinander umzugehen,
    - jeden zu respektieren und niemanden abzuwerten.
  - Respekt, Toleranz und Fairplay sind grundlegende Werte einer gesunden Persönlichkeitsentwicklung.
  - Wo können diese Werte besser, leichter und effektiver vermittelt werden als im Mannschaftssport – und dies bereits im Kindes- und Jugendalter!

Der Umgang mit **Gewinnen und Verlieren** hat sehr bedeutende Lerneffekte (ebenda).

- Für die Entwicklung von sozialen Kompetenzen ist der Lernprozess,
  - **wie man** Erfolg und Misserfolg **verarbeitet,** sehr wichtig und
    - dies lässt sich auf unzählige Lebenssituationen im Beruf, Alltag und in der Familie übertragen,
    - dass man auch bei einer Niederlage dem Gegner den gebührenden **Respekt** zollt,
    - den **Mannschaftszusammenhalt fördert**, anstatt einzelne Mitglieder für den Misserfolg verantwortlich zu machen.
  - Im Mannschaftssport gilt es nicht nur für sich, sondern auch für seine Teamkollegen Verantwortung zu übernehmen.
  - So gewinnt man gemeinsam und verliert gemeinsam.

- Alle gemeinsam an einem Strang ziehen (Teamfähigkeit): Dabei kann man eine Menge **Spaß** haben **und gleichzeitig wichtige soziale Kompetenzen** für das **gesamtes Leben erlernen**.
  - Also, einen Mannschaftssport suchen, der gefällt und so oft zusammenspielen wie es geht!

SOZIALE KOMPETENZEN spielerisch fördern (Scheithauer und Hess 2010)

- **Aushandlungen** mit den Mitgliedern der eigenen und gegnerischen Mannschaft
  - erfordern kooperatives Geschick und die Anwendung **angemessener Konfliktlösungsstrategien.**
- Damit wird **Sport aus sozialer Sichtweise** zu einer **idealen Lernumwelt** verschiedener sozialer Kompetenzen. Dazu zählen:
  - Vorausblick/Planung
  - Einfühlungsvermögen
  - prosoziales Verhalten
  - Umgang mit Ärger-Gefühlen
  - angemessen mit eigenen Emotionen umgehen
  - moralische Sensibilität
  - Einschätzung des Gruppenklimas
  - die Einstellung zu Fairness (ebenda)

Doch fördert die alleinige Beteiligung am Mannschaftssport **nicht automatisch** soziale Kompetenzen (Tonack 2010).

Ein notwendiger „**Sozialraum**" ist zu organisieren:

Der „**Übungsleiter**" sollte über die genannten positiven sozialen Effekte des Mannschaftssports selbst verfügen und

- eine kontinuierliche Teamentwicklung in gleichbleibenden Teams gewährleisten (vgl. Kleinmann 2005),
- Zeit für Besprechungen, Reflexion und Evaluation einräumen (vgl. Toups und Goebel 2002),
- Selbständigkeit fördern (z.B. eigenverantwortliche Übungen),
- und eine Verantwortungsübernahme für wichtige Aufgaben ermöglichen (vgl. Green 2002; Tonack 2010).

AUFGABE:

- In einer Mannschaft sein, was ist das für ein Gefühl?

Wünsche und geplante Verhaltensänderungen/Aktivitäten:

56. **Etwas tun, wo Ausdauer/Kondition erforderlich ist** Belohnungswert 4,57 (Skala 1-7)	Der Änderungswunsch zum (*Wieder-)Aufbau eines* „*vielfältigen" Belohnungssystems*: 0-1-2-3-4-5

Ausdauer und Kondition – oft werden diese beiden Begriffe miteinander verwechselt. Hier zunächst eine kurze Erläuterung beider Begriffe:

Die **Kondition** (sportliche Leistungsfähigkeit) unterteilt sich in vier Komponenten, die in enger Wechselbeziehung zueinanderstehen und in den meisten Sportarten in einer Art Mischform enthalten sind (Steinhöfer 2003):

- Ausdauer
- Kraft
- Schnelligkeit
- Beweglichkeit

Ein guter allgemeiner konditioneller Zustand ist unabhängig von einer bestimmten Sportart und durch ein möglichst hohes und gleichmäßiges Entwicklungsniveau aller vier Komponenten bestimmt.

Die **Ausdauer** ist somit eine Teilkomponente der Kondition. Die folgende Tabelle gibt eine Einteilung verschiedener Ausdauerzeiten unter dem Gesichtspunkt der Energiebereitstellung wieder. Kurze intensive Ausdauerbelastungen benötigen eine andere energetische Versorgung als lange durchgängige (extensive). Diese **Einteilung** wird häufig **für unterschiedliche Wettkampfdisziplinen von Ausdauersportlern genutzt** (Gimbel 2014; Röwert 2019; academyofsports.de 2021; sportunterricht.de 2021):

	Belastungszeiten	**Sportarten**	**Energiebereitstellung**
Kurzzeit-Ausdauer	35 Sekunden bis 2 Minuten	400-Meter-Lauf, Schwimmen 100-200 Meter, Kampfsportarten z.B. Boxen, Karate	anaerob/Glukose
Mittelzeit-Ausdauer	2 bis 10 Minuten	längere Schwimm- oder Laufstrecken 1.000/1.500 Meter	Mischform aus aerob/anaerob Glukose
Langzeit-Ausdauer-1	10 bis 35 Minuten	5.000 Meter-Lauf	aerob/Glucose
Langzeit-Ausdauer-2	35 bis 90 Minuten	10 Kilometer-Lauf, Fußballspiel	aerob/Glukose und Fettsäuren
Langzeit-Ausdauer-3	über 90 Minuten	Marathon, Triathlon	aerob/überwiegend Fettsäuren

Beim Ausdauertraining gibt es zudem noch vier verschiedene Methoden, die je nach Art der Belastung folgendermaßen charakterisiert sind (vgl. Dransmann 2020):

- **Dauermethode:** Zyklische Belastung mit relativ langer Dauer ohne Pause.

- **Intervallmethode:** Eingeschobene Erholungsphasen wechseln zwischen den Belastungen ab, rhythmischer Wechsel zwischen großer und geringer Beanspruchung.
- **Wiederholungsmethode:** Mehrfache Wiederholung einer gewählten Belastung mit maximaler Intensität. In den vollständigen Pausen sollten die beteiligten Funktionssysteme auf das Ausgangsniveau zurückkehren (Unterschied zur Intervallmethode).
- **Wettkampfmethode:** Belastungen, die einer Wettkampfsituation entsprechen. Zwei gängige Formen lauten Leistungskontrollen und Wettkampftests.

Für ein optimales Training sind die unterschiedlichen Anforderungen der jeweiligen Ausdauersportart zu berücksichtigen und das Durchhaltevermögen und die Regenerationsfähigkeit einzubeziehen.

Ausdauer – zusätzlich zum Sport – bereits im Alltag fördern

Der menschliche Organismus benötigt **körperliche Herausforderungen, Anstrengung** und tägliche **Belastung.** Durch häufig sitzende Tätigkeiten im Beruf und in der Freizeit ist die zentrale Frage, wie sich die Ausdauer durch mehr Bewegung bzw. körperliche Aktivität bereits im Alltag steigern lässt, um positive Auswirkungen auf die körperliche Befindlichkeit, das allgemeine Wohlbefinden und die Lebensqualität zu erreichen. Ein Anfang ist schon getan, in kleinen Schritten vorzugehen und am leichtesten lassen sich möglicherweise erste Veränderungen erzielen, das Plus an Bewegung in die ohnehin bestehenden **Alltagsaktivitäten** fest in den individuellen Tagesablauf zu integrieren (vgl. Ingo-Froboese.de 2021).

Es ist heute eine Vielzahl an Ratgebern on-und-offline verfügbar, die sich dieser Thematik widmen. Dabei scheint es im Wesentlichen darauf anzukommen, was individuell gefällt und umsetzbar ist. Vor allem geht es darum, nicht nach einer anfänglichen Euphorie schnell nachzulassen und aufzugeben, wohlmöglich gar frustriert nach dem Motto „es wieder einmal nicht geschafft zu haben" und in der meist nur kurzfristig belohnenden Inaktivität stecken zu bleiben. Der **Einbezug von Gleichgesinnten** und der **gemeinsame Austausch über** die gemachten **Erfahrungen** machen es oft leichter, sich **längerfristig** zu motivieren und mit Freude **dranzubleiben.** Auf geht`s.

Fitness – Neugierde wecken

Vielleicht kommt sogar mal die Lust auf, etwas Neues für die Fitness auszuprobieren oder gar Beliebtes aus Kindheits- und Jugendtagen wiederzuentdecken? Derzeit erfreuen sich einige Aktivitäten aus früheren Zeiten – teils auch in abgewandelter bzw. modernisierter Form – eines regelrechten „Revivals": Trampolin-Springen/Jumping, Hula-Hoop-Reifen, Trimm-Dich-Pfad im Wald, Rollschuhlaufen, Seilspringen/Rope-Skipping, Inline-Skaten oder Seillaufen/-tanzen.

AUFGABE:

1. Wie zufrieden sind Sie mit Ihrer Kondition?

2. Welche Erfahrungen gibt es mit früheren Vorhaben, die eigene Ausdauer zu steigern?

Wünsche und geplante Verhaltensänderungen/Aktivitäten:

57. **(Inline-)Skaten** Belohnungswert 4,29 (Skala 1-7)	Der Änderungswunsch zum *(Wieder-)Aufbau eines* *„vielfältigen"* Belohnungssystems: 0-1-2-3-4-5

Anfang der 90er Jahre kam der Inline-Skate-Trend nach Europa. In den späten 90ern wurden bis zu einer Millionen Skates pro Jahr verkauft. Auf den früher noch stärker vorhandenen Rollschuhen, bei denen die vier Rollen jeweils zu zweit nebeneinander angeordnet waren, konnte man zu mindestens bequem stehen. Ging das nun mit den hintereinander angeordneten schmalen vier Rollen gut? Allerdings wurde von vorneherein auf einen **umfangreichen Körperschutz** wert gelegt, der speziell auf diese Sportart abgestimmt war:

- Helm
- Handgelenkschutz
- Ellenbogenschoner
- Knieschoner
- Protektorenhose

So entwickelten sich ein beständiges Freizeitvergnügen und Fitnesstraining. Expertinnen weisen darauf hin, dass der nicht **speziell geschulte Skater** z.B. bei einem Sturz versucht, sich mit ausgestreckten Armen auf dem Boden abzustützen, wodurch erhebliche Verletzungsgefahren entstehen. Das konsequente Tragen der Gelenkschützer und ein **Einführungstraining**, in dem speziell die richtige Sturztechnik automatisiert werden kann, sei deswegen dringend zu empfehlen. Hinzu kam ein „**Off-Road-Skating**", das Berge, Schotterpisten, Wald- und Wanderwege als weitere Nutzung einbezog (vgl. Kluge 2006).

Das **gleichmäßige Dahingleiten erinnert ans Eislaufen**. Inline-Skaten ist ein Trendsport, der auf vielfältige Weise den Körper bewegt und die Kondition stärkt. Wer sich auf Rollen sicher fühlt, findet damit eine **rasante** Alternative zum Walken oder Joggen. Wohl wegen der beträchtlich höheren Geschwindigkeit liefen sie den bis dato gebräuchlichen Rollschuhen den Rang ab (Gesundheitsportal Österreich 2021).

Was wird trainiert? (ebenda)
Diese Sportart beansprucht den ganzen Körper:

- Inline-Skaten trainiert und kräftigt viele verschiedene Muskelpartien.
- Im Besonderen Bein-, Bauch-, Gesäß- und Rückenmuskeln.
- Es ist ein sehr gutes Ausdauertraining.
- Der Bewegungsablauf erfordert Koordination und Gleichgewichtssinn.
- Auch die Reaktionsfähigkeit ist beim Inline-Skaten wichtig, um Hindernissen auszuweichen.
- Vorausschauend fahren, um sich und andere nicht zu gefährden.
- Die hohe Konzentration auf den Fahrverlauf hilft, geistig abzuschalten und Stress abzubauen.
- Das Mitschwingen der Arme löst leichte Verspannungen im Nacken und Schulterbereich.
- Bei richtiger Technik schont Inline-Skaten die Kniegelenke, da belastende Stöße vermieden werden.

Wer die richtige Technik beherrsche, könne sich an längeres Ausdauertraining heranwagen. Eine falsche Fahrweise koste Kraft, Geschwindigkeit und gehe zu Lasten der Sicherheit.

Zudem laufe man Gefahr, schnell zu ermüden und eine verkrampfte Rückenmuskulatur zu bekommen.

Eine Bremse am Ende der Rollenschiene ermögliche, rasch stehen bleiben zu können.

Allenthalben werden **Kurse** und **Lehrmaterial** angeboten, die **richtige Technik** zu erlernen.

Inline-Skaten als Gleichgewichtstraining (Taube et al. 2010)

Da Inline-Skaten eine beträchtliche **Gleichgewichtsfähigkeit** erfordert, ist die Annahme nicht unbegründet, sie hierbei zu fördern. Taube und Mitarbeitende untersuchten dies bei einer **Gruppe von älteren Personen**. Sie gingen davon aus, dass Inline-Skaten interessanter und spannender sei als bisherige Gleichgewicht-Programme für ältere Menschen. Nach einem 5-wöchigen Inliner-Training von Personen im Alter von 62 bis 74 Jahren (13 Trainingseinheiten á 60 Minuten) verbesserten sich die Teilnehmer in allen gemessenen Testbedingungen zur Gleichgewichtsfähigkeit. Keiner der Teilnehmer habe zuvor Inline-Skaten betrieben, **alle seien im Kurs geblieben und hätten ein weiteres Interesse bekundet**. Allerdings seien sie wohl schon zu Beginn recht fit gewesen.

AUFGABE:
- Woran ist es bisher gescheitert?

Wünsche und geplante Verhaltensänderungen/Aktivitäten:

| |
| |
| |

58. **Fitnesscenter/Kraftsport** Belohnungswert 4,17 (Skala 1-7)	Der Änderungswunsch zum (*Wieder-*)*Aufbau eines* *„vielfältigen"* *Belohnungssystems*: 0-1-2-3-4-5

Die Bedeutung von Krafttraining für Gesundheit und Wohlbefinden wurde von medizinischer Seite lange Zeit unterschätzt. Man dachte bei Krafttraining in erster Linie an Leistungssport und Bodybuilding. Erst im Laufe der letzten Jahre hat sich das grundlegend gewandelt (Kernbauer 2021).

Sowohl auf den Leistungs-, Freizeit- und Gesundheitssport bezogen werde ein rein ausdauerorientiertes Training den körperlichen (orthopädischen) Anforderungen bestimmter Sportarten öfter nicht gerecht, so dass ein zusätzliches Krafttraining angeraten sei (vgl. Raeder et al. 2020).

- Kraft ist eine elementare Grundlage für jede Bewegung des Menschen und somit fundamentale Basis sportlicher Betätigung.
- Ziele des Krafttrainings (ebenda):
  o Steigerung der sportartspezifischen Leistungsfähigkeit
  o Verletzungsprophylaxe durch Steigerung von Stabilität und Belastbarkeit des Stütz- und Bewegungsapparates
  o Rehabilitation: schnellere Wiederherstellung von Muskel- und Gelenkfunktionen
  o Voraussetzung für den Erhalt alltäglicher Lebensqualität im Alter
  o Zunahme von Selbstbewusstsein, Sicherheitsgefühl und ästhetischer Zufriedenheit
  o Erhöhung von Stoffwechselaktivität und Energieumsatz auch in Ruhephasen

Ist Krafttraining aus medizinischer Sicht empfehlenswert? Die Ausführungen des praktischen Arztes Dr. Kernbauer (2021) lassen daran keinen Zweifel. Dennoch gilt es, die ärztlichen Voraussetzungen abzuklären und möglichst unter fachlicher Anleitung (z.B. eines Turn-, Gymnastikvereins oder Fitness-Studios) den ersten Schritt zu wagen.

Wirkungsweisen des Krafttrainings (angelehnt an Kernbauer 2021):

- Es wird angenommen, dass ein biologisches System **auf vermehrte (angemessene) Belastung** mit einer Steigerung seiner Leistungsfähigkeit reagiert.
- Eine zusätzliche angemessene Gewichtsbelastung bedeutet für die **Muskeln, Sehnen, Bänder, Gelenke und Knochen**, dass sie **kräftiger, funktionstüchtiger und widerstandsfähiger** werden (biologische Anpassung).
  o Die Muskeln lagern dabei vermehrt die für die Kraftentwicklung verantwortlichen Eiweißstoffe ein und nehmen dadurch an Volumen zu,
  o neben dem Kraftzuwachs sind eine Verbesserung der Durchblutung und eine Erhöhung der Stoffwechselaktivität ein positives Ergebnis.
- Eine erhöhte Muskelkraft führt dazu,
  o dass alle möglichen Alltagsbelastungen (auch das eigene Körpergewicht) leichter zu bewältigen sind,
  o die Gelenke entlastet werden und so Verletzungen und der Entstehung von Knorpelabnützungen vorgebeugt wird.

Kräftige Muskeln im Bereich von Bauch und Rücken sind von entscheidender Bedeutung für

- eine gute Haltung von Becken und Wirbelsäule und
- das Mittel Nummer eins zur **Verhinderung und Behandlung von Rückenschmerzen**.

Zu berücksichtigen ist der **zunehmende Verlust an Muskelkraft im Alter**.

- Wenn man nicht durch Training aktiv etwas dagegen tut, verliert man vom 20. bis zum 70. Lebensjahr 35-40 % der Muskelmasse, was irgendwann dazu führe,
  o dass die nachlassende Muskelkraft die alltägliche Lebenstüchtigkeit herabsetze.

- Um die **Autonomie** und **Lebensfreude** auch im höheren Alter zu erhalten und gleichzeitig Sturz und Verletzung vorzubeugen, sei **sanftes Krafttraining** ein **sehr effektives Mittel.**
- Die Kräftigung von Sehnen und Bändern erhöht die Belastbarkeit der Gelenke und verringert damit die Verletzungsgefahr im Alltag und beim Sport.
  - Eine vermehrte Produktion von Gelenkknorpel beugt Arthrose-Beschwerden vor bzw. bessert bereits bestehende Beschwerden.
- Mechanische Belastungsreize (Druck- und Zugkräfte) sind auch der entscheidende Stimulus für
  - den Aufbau und den **Erhalt von Knochensubstanz,**
    - und Krafttraining ist eines der besten Mittel, um der Entstehung oder dem **Fortschreiten einer Osteoporose vorzubeugen.** Sogar leichte Besserungen können erzielt werden.

ERNÄHRUNG und Krafttraining (www.gesundheit.gv.at/leben/bewegung/sport-ernaehrung):
- Die Eiweißbestandteile der Nahrung (Aminosäuren) sind **Baustoffe für die Muskeln.**
- Nach dem Training ist auf eine ausreichende Zufuhr von Eiweiß (Protein) zu achten.
  - Dies werde meist durch eine ausgewogene Ernährung bereitgestellt.
  - Eine **Eiweißaufnahme** von **12 bis 15 Prozent** der **Gesamtenergieaufnahme** sei **auch** bei **Leistungssportlerinnen/Leistungssportlern meist ausreichend.**
- Eine **erhöhte Eiweißaufnahme** könne den Muskelaufbau eventuell nur dann fördern, wenn **gleichzeitig dementsprechend trainiert** und das zugeführte Eiweiß in Muskelzellen umgewandelt werde.
- **Überschüssiges Eiweiß wandele** der **Körper** in **Kohlenhydrate** und **Fett um.** Dadurch entstehe bei einem Eiweißüberschuss weder mehr Muskelmasse noch eine höhere Kraftleistung, sondern lediglich mehr Körperfett.

AUFGABE:
- Dazu braucht man nicht viel?

Wünsche und geplante Verhaltensänderungen/Aktivitäten:

59. **Reiten** Belohnungswert 4,07 (Skala 1-7)	Der Änderungswunsch zum (*Wieder-*)*Aufbau eines* „*vielfältigen*" *Belohnungssystems*: 0-1-2-3-4-5

Seit jeher haben **Pferde** Menschen in ihren Bann gezogen. Bereits in der Antike und der Mythologie ist ihre **besondere Bedeutung** bekannt: sie gelten als Tiere mit speziellen Kräften und Fähigkeiten. Sie **symbolisieren Freiheit, Stärke, Weisheit, Intuition, Vertrauen und Zuversicht**. So ist es nicht verwunderlich, dass für viele Menschen Beschäftigungen und **Aktivitäten mit Pferden** –insbesondere das **Reiten** – oft nicht **nur ein Sport, sondern auch eine Leidenschaft** ist.

Nach einer Studie in Deutschland (Ipsos-Studie 2019; www.pferd-aktuell.de) belaufe sich die Zahl der Pferdesportler/innen auf 2,3 Millionen (3,3 %) Reiter/innen, davon seien 840.000 regelmäßig aktive Reiter/innen und 1,48 Millionen Gelegenheitsreiter/innen. 700.000 Menschen möchten gerne reiten oder wieder in den Sport einsteigen. Ein Sechstel der deutschen Bevölkerung sei am Pferdesport interessiert. Des Weiteren gebe es ca. 600.000 Haushalte mit Pferdebesitz und 920.000 Haushalte mit einer Reitbeteiligung. Die Anzahl der Pferde im Privatbesitz umfasse ca. 1,25 Millionen (fast ein Drittel lebe in privater Haltung, ca. 45 Prozent in Pensionsbetrieben und der übrige Teil auf Höfen ohne Reitplatz oder Halle). Es ist anzunehmen, dass Reiten mit einem relativ hohen zeitlichen Aufwand und mit hohen Kosten verbunden ist, was wiederum Hinderungsgründe für dessen Ausübung darstellt (Mechtler 2008; Peiskammer und Josef 2008). Die meisten aktiven Reiter/innen seien durch Kontakte zu reitenden Freunden, Bekannten und Verwandten zum Pferdesport gekommen (Ipsos 2001; Mechtler 2008).

Es ist ein **positiver Einfluss des Reitsports** und des **Umgangs mit dem Pferd** auf die **körperliche, geistige und psychische Konstitution** der Ausübenden anzunehmen (Braach und Reichenberger b. Ed. 2013; „Reiten und Gesundheit").
Einige wesentliche Bereiche sind:
- Persönlichkeitsentwicklung von Kindern und Erwachsenen
- Förderung des Bewegungsapparats und der Koordinationsfähigkeiten
- Schulung der Balance speziell beim Voltigieren und Dressurreiten
- Stärkung der Rumpfmuskulatur als Grundlage für eine gesunde Körperhaltung
- Training des Herz-Kreislaufsystems vor allem beim Spring- und Vielseitigkeitsreiten

Nach Einschätzung der Reiter/innen selbst sei das Reiten auch geeignet für (Peiskammer und Josef 2008):
- Ablenkung vom Alltag
- Stressabbau, Beruhigung
- Entspannung, Lockerung
- Verbesserung des psychischen und körperlichen Wohlbefindens
- Steigerung der Verbundenheit mit dem Tier und der Natur
- Förderung sozialer Kontakte, Austausch mit Gleichgesinnten
- Verbesserung nonverbaler Kommunikation
- Steigerung des Selbstwertgefühls
- Verbesserung der Reaktions- und Konzentrationsfähigkeit
- Spaß und Freude
- Besondere Freizeitgestaltung, Erlebnisse

Allerdings traut sich nicht jeder auf ein Pferd – nicht selten kommen **Unsicherheit** und **Angst** bei dem bloßen Gedanken daran auf. Deren **Überwindung** und erste positive Erfahrungen wie z.B. **Mut und Stolz** zu empfinden und dem Pferd gegenüber Zuneigung zu entwickeln, führen vielleicht sogar dazu, dass das **Reiten zu einem dauerhaften** und **geliebten Hobby wird**. Neben dem engen Kontakt zum Pferd sind in erster Linie die gleichmäßigen Bewegungen heilsam (vgl. ikk-gesundplus.de 2021).

In einer Studie mit dem Titel „Glaub an Dich und Dein Pferd" (Schütz 2021) wurde untersucht wie stark die **Selbstwirksamkeitserwartung** und die **Einschätzung der eigenen Reitkompetenz** bei Reiter/innen ausgeprägt sind. Selbstwirksamkeit ist die subjektive Überzeugung, unbekannte, schwierige Anforderungssituationen durch eigene Kompetenzen zu bewältigen (Warner 2017) bzw. das für eine Zielerreichung notwendige Verhalten ausführen zu können (vgl. Jerusalem 2005). Nach den Ergebnissen scheint sich jahrelanges Reiten positiv auf die Selbstwirksamkeit und die eigene Bewertung, wie gut man reitet, auszuwirken. Möglicherweise verfügen diese Reiter/innen über mehr Gelegenheiten, Erfolgserlebnisse zu sammeln, was sich wiederum positiv auf ihre Selbstwirksamkeitserwartungen und die Einschätzung der eigenen Reitkompetenz auswirke (vgl. Bandura 1994). Zudem könne **positives, stärkendes Feedback** z.B. durch Trainer/innen, Mitreiter/innen und weitere **soziale Kontakte im Stall** zusätzlich einen günstigen Einfluss ausüben.

AUFGABE:
- Was verbinden Sie mit einem Pferd?

Wünsche und geplante Verhaltensänderungen/Aktivitäten:

60. **Sportliches Wetteifern, Wett-** **kampf** Belohnungswert 3,67 (Skala 1-7)	Der Änderungswunsch zum (*Wieder-)Aufbau eines* *„vielfältigen" Belohnungssystems*: 0-1-2-3-4-5

Bei der Therapie glücksspielbezogener Störungen empfiehlt Albrecht (2006), den physiologischen Gegebenheiten des **Belohnungssystems** entsprechend, **moderates (nicht extremes) Wetteifern (Wettkampf) zu unterstützen**. Die Frage ist, ob sich diese **Überlegungen auch auf die Behandlung anderer psychischer Störungen** übertragen lassen. Kann moderates Wetteifern im Sport ein *wichtiger Bestandteil* in einem ausgewogenen und zum Wohlfühlen ausgerichteten Interessen- und Aktivitätenspektrum sein? Ist hiermit das Bedürfnis nach einem *positiven Nervenkitzel* („Sensationssuche") auf *gesundheitsdienliche Weise*, anders als z.B. beim Glücksspiel um Geld, zu befriedigen?

- Eine Bedingung ist, das Wetteifern bzw. den moderaten Wettkampf in ein vielfältiges und sozial ausgerichtetes *Gesamtkonzept zu integrieren*.
- Es ist anzunehmen, dass *nicht* übertriebenes Wetteifern z.B. im Sport oder in pädagogischen Ratespielen stark „ablenkt", einen „gefangen nimmt" und so in beträchtlicher Weise zur *Erleichterung von Sorgen*, **zum** *Ausstieg aus dem Alltag* **und** *Stressabbau* beiträgt.
- Unter günstigen Umständen stellt das Wetteifern in besonderem Maße die notwendige Wohlfühlchemie dazu her. Eine Voraussetzung ist, **sportbezogenes** Gewinnen und Verlieren **ganz überwiegend so zu betrachten, dass Wettkampf**
  - ein **Bestandteil der Freude am Spiel** ist,
  - **zusätzliches Lernen ermöglicht** und
  - einen **„gesunden Adrenalinschub"** bewirkt.

Diese Zusammenhänge werden eher *unterschätzt*, weil Wettkampf häufig auch mit negativen Eigenschaften in Verbindung gebracht wird.
In Wettkampfsituationen an die Belastungsgrenze heranzugehen hat zur Folge, dass nicht nur die zur Leistungssteigerung fähigen Stresshormone Adrenalin/Kortisol ausgeschüttet werden, sondern auch die „Wohlfühlchemie" Dopamin und Endorphin (Die Techniker 2020; Lobinger et al. 2021).

- Endorphine sind körpereigene Schmerzstiller und Dopamin ist für Euphorie- und Glücksgefühle verantwortlich.
- Die beiden Neurotransmitter bringen uns bei hoher körperlicher Anstrengung wieder ins Gleichgewicht und **lassen andere Extremsituationen leichter** ertragen.

Bei Betrachtung der Motive und Ziele zum Freizeit- und Gesundheitssport werden Fragen zum Wettkampf und zur Leistung in einer Gruppe zusammengefasst (Lehnert et al. 2011). Insgesamt ergeben sich bei den Berner Wissenschaftlern **sieben sportbezogene Motive bzw. Zielsetzungen, in die die Kategorie** *Wettkampf/Leistung eingebettet* **(!) ist:**

- **Kontakt**
- *Wettkampf/Leistung*
  - weil ich im Wettkampf aufblühe
  - um mich mit anderen zu messen
  - um sportliche Ziele zu erreichen
  - wegen des Nervenkitzels
- **Aktivierung/Freude**
- **Ablenkung/Erleichterung**
  - weil ich mich so von anderen Problemen ablenke
  - um Ärger und Gereiztheit abzubauen

    o   um Stress abzubauen

    o   um meine Gedanken im Kopf zu ordnen

- **Figur/Aussehen**
- **Gesundheit/Fitness**
- **Ästhetik/Schönheit** menschlicher Bewegungen

Auf Erwachsene im höheren Alter bezogen findet eine leichte Veränderung statt, wobei Motive hinzukommen, die die Alltagsbewältigung betreffen:

- Stimmungsregulation
- Positive Bewegungserfahrungen
- Alltagskompetenz/Gesundheit
- Kognitive Funktionsfähigkeit

Bei den **älteren Menschen** war die Kategorie Alltagskompetenz/Gesundheit das wichtigste, Wettkampf/Leistung das unbedeutendste Ziel.

AUFGABE:

- Was empfinden Sie bei einem Wettkampf?

Wünsche und geplante Verhaltensänderungen/Aktivitäten:

| |
| |
| |
| |

Inhaltsverzeichnis

7.1   Info-Papier: Geistige Betätigung

In dieser Rubrik geht es **nicht** darum, spezifische kognitive Defizite zu behandeln, die Ursache oder Folge einer psychischen Störung sein können und zunächst sorgfältig zu diagnostizieren und spezifisch psychologisch und medizinisch zu behandeln sind.

Im Mittelpunkt dieses Kapitels steht, sich **vom Suchtverhalten zu lösen, belohnungsfähige Alternativen zu entwickeln** und etwas plakativ ausgedrückt „auf andere Gedanken zu kommen". So fragen sich Patienten oft selbst, wann sie das letzte Mal ein Buch gelesen oder eine Fortbildung besucht haben. Die Bearbeitung des IAS-Manuals ist möglicherweise schon ein erster Schritt, die Konzentrations-, Aufmerksamkeits- und Gedächtnisleistungen zu verbessern.

Wiederum ist darauf zu achten:

- an schon einmal bestandenen Interessen anzuknüpfen
- neue Anregungen aufzunehmen
- individuelle Zielsetzungen zu entwickeln
- z. B. ein Tagebuch zu schreiben, sich für die Tageszeitung zu interessieren und etwas Spannendes zu lesen – was einen richtig in den Bann zieht

Jemand stieß in einem starken **Entzug vom Rauchen** auf ein Buch des Volksschriftstellers Fallada (der verfilmte Roman „Der Trinker"), der viele **spannende Romane** schrieb und selbst ein Suchtproblem hatte. Die Lektüre habe ihn so stark „gefesselt" und abgelenkt, dass er die Entzugserscheinungen gut habe abfangen und lindern können. Drohte die Lektüre des Buches zu Ende zu gehen, habe er sich rechtzeitig ein neues Buch des Schriftstellers besorgt und so ging es weiter. Selbstironisch – „bin wohl jetzt Fallada Bücher süchtig". So geriet das Rauchen allmählich in den Hintergrund und in Vergessenheit. Tatsächlich ging der vorhandene Bestand an noch nicht gelesenen Romanen dieses Schriftstellers – nicht ganz ohne Sorge – allmählich zu Ende. Aber da gab es ja noch eine Biografie! Das war ein guter Abschluss und andere geistige Herausforderungen rückten in den Vordergrund. Neben dem Lesen erweiterte er allerdings auch sein **Bewegungsprogramm** erheblich.

Geistige und körperliche Aktivitäten sind wichtige Voraussetzungen für ein langes und gesundes Leben (Martin 2000). Nach Grawe und Grawe-Gerber (1999) rücken dabei besonders die individuellen geistigen Ressourcen wie z. B. Wissen und Bildung in den Vordergrund.

Untersuchungen zur geistigen Aktivität:

- Nachgewiesen durch die Victoria Longitudinal Study (Hultsch et al. 1999) hatte eine hohe kognitive Aktivität einen positiven **Einfluss auf Gedächtnisfunktionen**.
- Ältere Menschen, die sich intellektuell herausfordernden Aktivitäten (speziell Problemlösungen) stellen, sind weniger von einem geistigen Abbau betroffen (Rowe und Kahn 1998).
  - Ein Forschungsprojekt am Zentralinstitut für Seelische Gesundheit (ZI) in Mannheim untersucht die Wirksamkeit eines **schachbasierten kognitiven Trainings** bei Suchterkrankungen (vgl. Vollstädt-Klein 2019).

Ergänzende Information Die elektronische Version dieses Kapitels enthält Zusatzmaterial, auf das über folgenden Link zugegriffen werden kann [https://doi.org/10.1007/978-3-662-65666-2_7].

– Angenommen wird, dass sich Schach als **ergänzendes Therapieangebot** bei Suchtkranken positiv auf die Behandlung auswirkt und zu messbaren Veränderungen im Gehirn führt, wie die Verbesserung der Entscheidungsfindung und Kontrollprozesse zur Reduktion von Rückfälligkeit.

Übersicht

Bei der Kategorie „Geistige Betätigung" ist die Spannweite (Range: 5,62–2,16) der Belohnungswerte der Items relativ groß.

- Items mit hohen Belohnungswerten stehen in Zusammenhang mit **einer hohen Konzentration**, sich ganz in eine Aufgabe zu vertiefen wie das
  - Lösen von Problemen und
  - Schmieden positiver Zukunftspläne.
- Im Hinblick auf das Belohnungssystem kommt dahingehend eine allgemeine Regel zum Tragen, dass es sich am besten **abschalten** und **entspannen** lässt, wenn man sich **auf etwas anderes stark konzentriert** (Bachmann und Bachmann 2018).
- Darüber hinaus ist es günstig, spezielle **Problemlöse- und Kontrollfähigkeiten**, eine gute Vorausschau und Überprüfung des eigenen Verhaltens zu

---

trainieren (Sharpe 2002; Lindenmeyer 2004; vgl. Ledgerwood und Petry 2006).
- Einer zu starken „Kopflastigkeit" bzw. einseitigen Ausrichtung auf viel Nachdenken „statt etwas zu tun" oder gar Grübeln mit Nähe zur Depressivität ist eher entgegenzuwirken.

Der Wunsch, die geistige Betätigung zukünftig zu erhöhen, war bei allen Untersuchungsgruppen (und der Kontrollgruppe) deutlich erkennbar.

7.2 IAS-Fragebogen zu „Geistige Betätigung"

Liebe Teilnehmerin, lieber Teilnehmer
in unserem Fragebogen sind die verschiedensten Interessen und Aktivitäten aufgeführt.

Ihre Aufgabe ist, sie danach einzuschätzen:

a. Wie häufig Sie diese Interessen/Aktivitäten im letzten Jahr ausgeübt haben?
b. Ob Sie den Wunsch haben, diese Interessen/Aktivitäten häufiger auszuüben?

Interessen / Aktivitäten	Wie häufig haben Sie diese Interessen / Aktivitäten **im letzten Jahr ausgeübt**? (bitte auf der Ziffer ankreuzen)					„**Änderungswunsch**": Haben Sie den **Wunsch**, diese Interessen / Aktivitäten **häufiger auszuüben?** (bitte auf der Ziffer ankreuzen)				
03 Geistige Betätigung (22)	über-haupt nicht				in hohem Maße	über-haupt nicht				in hohem Maße
61. Positive Zukunftspläne schmieden	1	2	3	4	5	1	2	3	4	5
62. Probleme lösen	1	2	3	4	5	1	2	3	4	5
63. Sich ganz in eine Aufgabe vertiefen	1	2	3	4	5	1	2	3	4	5
64. Romane, Gedichte, Erzählungen lesen	1	2	3	4	5	1	2	3	4	5
65. Konzentriert bei der Sache sein	1	2	3	4	5	1	2	3	4	5
66. Religiös, spirituell sein	1	2	3	4	5	1	2	3	4	5
67. Eine Abendschule / Fortbildung besuchen	1	2	3	4	5	1	2	3	4	5
68. Zu einem Vortrag gehen	1	2	3	4	5	1	2	3	4	5
69. Eine Fremdsprache lernen	1	2	3	4	5	1	2	3	4	5
70. Sich für neue Produkte und Erfindungen interessieren	1	2	3	4	5	1	2	3	4	5
71. Tagebuch schreiben	1	2	3	4	5	1	2	3	4	5
72. Tipps und Ratschläge zur Selbsthilfe lesen	1	2	3	4	5	1	2	3	4	5
73. Über sich selbst nachdenken	1	2	3	4	5	1	2	3	4	5
74. Vorausschauen, was auf einen zukommt	1	2	3	4	5	1	2	3	4	5
75. Puzzeln, Kreuzworträtsel, Sudoku usw. lösen	1	2	3	4	5	1	2	3	4	5
76. Fachliteratur oder Sachbuch lesen	1	2	3	4	5	1	2	3	4	5
77. Sich politisch auseinandersetzen / betätigen	1	2	3	4	5	1	2	3	4	5
78. Sich auf eine Prüfung / berufliche Situation gut vorbereiten	1	2	3	4	5	1	2	3	4	5
79. Eine Rede / Vortrag halten	1	2	3	4	5	1	2	3	4	5
80. Politisches Interesse	1	2	3	4	5	1	2	3	4	5
81. Schach spielen	1	2	3	4	5	1	2	3	4	5
82. Programmieren	1	2	3	4	5	1	2	3	4	5
Zusätzliche Idee(n)										

Auswertung der Änderungswünsche:

einen Kreis darum machen   ⨯ **4**   ⨯ **5**

7.2.1 Auswertung der Änderungswünsche „Geistige Betätigung"

Es ist eine Strategie notwendig, die große Fülle der Daten sinnvoll zu reduzieren, damit die in die engere Wahl gezogenen Alternativen näher besprochen werden können.

Deshalb kommen zunächst nur die Interessen/Aktivitäten in die engere **Auswahl,** bei denen Sie die **höchsten Bewertungen** nämlich **4** und **5** vorgenommen haben. Gehen Sie also den Fragebogen nochmals durch und kreisen Sie die 4er und 5er Ankreuzungen gut sichtbar ein. Dennoch sollten Sie nochmals prüfen, ob Sie inhaltlich mit dieser Auswahl zufrieden sind. Wollen Sie eine weitere Aktivität hinzunehmen, kreisen Sie diese Ankreuzung ebenfalls ein. Außerdem haben Sie möglicherweise eine zusätzliche Idee(n), die Sie in der unteren Zeile eintragen können.

7.3 Der Interessen- und Aktivitätenkatalog „Geistige Betätigung"

Nehmen Sie als Vorlage Ihre 4er und 5er Bewertungen und gehen Sie zu den jeweiligen *Arbeitsblättern der einzelnen „Interessen/Aktivitäten".* Den **Nummerierungen folgend** sind sie leicht aufzufinden:

- **lesen** Sie die darin enthaltenen Informationen,
- **bearbeiten** Sie die gestellten Aufgaben,
- **diskutieren** Sie **Ihre neuen Vorhaben** mit möglichst vielen Personen,
- halten Sie Ihre Ziele zum Interessen- und Aktivitätenausbau in den Arbeitsblättern zur **Tages- und Strukturplanung** (Kap. 15, Tab. 15.1, 15.2, und 15.3) **fest** und bearbeiten Sie die dort vorhandenen Aufgaben, wenn Ihre Zusammenstellung abgeschlossen ist,
- haben Sie keine Scheu, Korrekturen und Ergänzungen vorzunehmen,
- ein zusätzliches völlig freies „Durchblättern" des Katalogs kann ebenfalls hilfreich sein.

61. **Positive Zukunftspläne schmieden** Belohnungswert 5,62 (Skala 1-7)	Der Änderungswunsch zum (*Wieder-)Aufbau eines* „*vielfältigen" Belohnungssystems*: 0-1-2-3-4-5

Wie wichtig die **vorausschauende Einordnung der Zukunft** für die Griechen der Antike war, wird am Orakel von Delphi offenkundig. Pythia, die weissagende Priesterin, saß in der Nähe des Ortes Delphi und gab – nachdem sie in tranceartige Zustände versetzt war – Auskunft über zukünftige Lebensläufe von Einzelnen, Gruppen oder ganzen Organisationen (Danzer 2020).

Zukunftsvisionäre müssen weniger zum Arzt (Frindte und Frindte 2020).
- Zukunftsorientierte Personen ziehen langfristige Belohnungen einer kurzfristigen Befriedigung ihrer Wünsche und Erwartungen vor. Sie sind eher bereit, sich für Angelegenheiten zu engagieren, die sich erst später auszahlen.
- Sie haben eher eine optimistische Lebenseinstellung,
- sind zufriedener mit dem Leben,
- tauschen sich eher mit anderen aus und
- zeigen weniger depressive Symptome.

Die Fähigkeit, **konkrete Zukunftspläne zu schmieden,** ist ein entscheidender Schritt
- auf dem Weg zur Lösung von Problemen (vgl. Bialon 2021).
- Dabei ist einmal mehr hervorzuheben, dass das „hin zu etwas", also eine oder mehrere hochgradig belohnungsfähige Alternativen zu haben, deutlich hilfreicher ist als nur das „weg von etwas" (z.B. ein sich selbstschädigendes Verhalten aufzugeben).
- Manchmal könnten ein paar schriftliche Aufzeichnungen wertvoll sein, die richtigen Schwerpunkte zu bestimmen und Tages- bzw. Wochenpläne aufzustellen, das gewünschte Verhalten planvoll umzusetzen (ebenda).

Sich **immer auf etwas freuen**
„Positive Zukunftspläne" schmieden hat in dieser Rubrik den höchsten Belohnungswert, sich günstig auf das psychische Wohlbefinden auszuwirken. In einem funktionierenden Interessen- und Aktivitätenspektrum sind es schon wesentliche Gesichtspunkte,
- kreativ in die Zukunft zu blicken,
- **gemeinsam** Pläne zu schmieden,
  - o erhöhen das Wohlbefinden oft dramatisch und steigern die Freude und Erwartung,
- sich dabei auch neuen Gegebenheiten anzupassen und
  - o damit größere Fehlplanungen zu vermeiden.

Dabei können die **Pläne vielfältig** sein,
- berufliche Perspektiven,
- der nächste Urlaub,
- sei es Wohnen, sich einrichten,
- sich mit Freuden auf ein besonderes Wochenende vorbereiten,
- zu einer Feier verabreden,
- das Bewegungsprogramm erweitern –
  - o in vielerlei Hinsicht Bilanz ziehen und neue Ideen entwerfen.
- Intensive Gespräche darüber lassen Vorfreude entstehen und
  - o führen zu einer **optimalen Nutzung der eigenen Chancen** und
  - o sorgen für eine angemessene Risikoabwägung.

AUFGABE:

- Gibt es im Moment schon etwas, auf das Sie sich freuen?

Wünsche und geplante Verhaltensänderungen/Aktivitäten:

62. **Probleme lösen** Belohnungswert 5 (Skala 1-7)	Der Änderungswunsch zum *(Wieder-)Aufbau eines* *„vielfältigen"* Belohnungssystems: 0-1-2-3-4-5

Probleme sind aus **unserem Alltag kaum wegzudenken** und tauchen oft zu den ungünstigsten Momenten auf. **Nicht selten erscheinen sie** auf den ersten Blick **größer als sie eigentlich sind**, besonders wenn die Probleme nicht nur einzeln, sondern geballt auftreten und sich gar auf mehrere (Lebens-)Bereiche verteilen. Mögliche Folgen sind **Überforderungsgedanken** und **-gefühle**, die lösungsorientiertes Denken und Handeln erschweren. Ein Problem besteht gewissermaßen, **wenn zweifelhaft ist, ob man ein Ziel erreichen kann**, weil ein Hindernis vorliegt (vgl. Betsch et al. 2011).

- Beim „Problemlösen" wird die Beseitigung dieses Hindernisses durch
  - **bewusste geistige Aktivitäten und**
  - **planvolle Handlungen** angestrebt.
- Zudem sind die **Motivation** und der **Anstrengungsgrad** zu berücksichtigen, *was will man für die Problemlösung investieren?*
  - Dies ist von der individuellen **Wichtigkeit des Ziels** und den **damit verbundenen Gefühlen mitbeeinflusst**.
- Daneben spielen noch weitere Faktoren eine Rolle wie
  - z.B. die **Vorerfahrungen** der Person **mit ähnlichen** Situationen,
  - die ihr zur Verfügung stehenden Ressourcen/Mittel für die Lösung (innere und äußere).
- Für einen kleinen **Motivationsschub** beim Problemlösen sorgt möglicherweise bereits eine **lebhafte Vorstellung, dass man das Problem erfolgreich bewältigt hat und welche positiven Gefühle sich danach einstellen** (z.B. Freude, Erleichterung, Stolz, Zuversicht).

Die folgenden Punkte **geben einige Anregungen zum Lösen von Problemen**:
- Herausfinden, um **welche Art von Problem** es sich handelt (z.B. einfach/komplex, beruflich/privat, alltäglich/speziell).
- **Problem genau beschreiben** und aufschreiben, um was es sich handelt und welche **Gedanken und Gefühle** damit verbunden sind.
- „Wie stark beschäftigt mich dieses Problem bzw. **wie wichtig ist es mir**, es zu lösen?"
- „**Betrifft** das Problem ausschließlich **mich oder sind noch andere** beteiligt?"
- Wo soll der Weg hingehen – gibt es bereits **ein Ziel**?
- **Verschiedene Lösungsansätze/Möglichkeiten auflisten** und gegenüberstellen. Für und Wider abwägen.
- **Alle Lösungsansätze** zunächst **festhalten** – ungewöhnliche, kreative Überlegungen miteinbeziehen (**Brainstorming**).
- „Habe ich früher schon einmal ein **ähnliches Problem gehabt** und wie bin ich damals damit umgegangen?" Lässt sich davon etwas auf die heutige Situation übertragen, was zur Lösung beiträgt?
- Manchmal liegt die **Lösung in direkter Nähe** – aufmerksam und offen für (neue) Ideen und Vorschläge sein.
- Erste **kleine Schritte** machen, die der Problemlösung dienen und dabei anstreben, *vom Denken* (nicht in quälendes Grübeln geraten) *ins Handeln zu kommen*.
- Sich überlegen, **was sich ändert, wenn das Problem gelöst ist**.
- **Problem anders bewerten, umdeuten** und aus anderem Blickwinkel betrachten (Reframing – kann z.B. ein Vorteil damit verbunden sein) ermöglicht eine alternative Herangehensweise.

- **Nicht gleich aufgeben**, wenn Hindernisse auftauchen.
- **Zwischendurch prüfen, ob die Richtung weiterhin stimmt** und die gewählte Strategie zielführend ist – Zwischenbilanz ziehen. Gegebenenfalls die Strategie ändern.

AUFGABE:

- Gibt es eine Problemlösung, an die Sie sich gerne erinnern?

Wünsche und geplante Verhaltensänderungen/Aktivitäten:

63. **Sich ganz in eine Aufgabe vertiefen – *Flow*** Belohnungswert 4,84 (Skala 1-7)	Der Änderungswunsch zum (*Wieder-)Aufbau eines* „*vielfältigen*" *Belohnungssystems*: 0-1-2-3-4-5

»Flow« bedeute die Erfahrung, **ganz in einer Sache aufzugehen** und dies als beglückend zu erfahren (Reddemann 2016). Der **Zustand des Flow (im Fluss sein)** ist aus (neuro-)psychotherapeutischer Sicht **das optimale innere Befinden mit dem besten Zugriff auf die Daten des Gehirns** (Csikszentmihalyi 1999; Grawe 2004; vgl. Bachmann 2017). Idealtypisch sind in diesem Zustand **Herzschlag und Atmung optimal synchronisiert und Verstand und Gefühl liegen nicht im Widerstreit.**

- **Fähigkeiten** und **Anforderungen** sind **gut** aufeinander **abgestimmt.**
- Es besteht eine **klare Zielsetzung** und **Rückmeldungen** erfolgen **unmittelbar.**
- Das Verhalten wird eher aus einer **inneren Befriedigung** heraus (intrinsisch) und weniger wegen einer äußeren Belohnung (extrinsisch) ausgeübt.
- Dieser positive Zustand wirkt direkt auf das »Gefühlszentrum« (limbisches System) und veranlasst die **Ausschüttung ausgleichender, beruhigender** und **Vertrauen herstellender** (belohnender) »**Körperchemie**« (z.B. Serotonin, Dopamin, Endorphine).

Gerald Hüther (2007, 2014) beschreibt, wie wichtig der positive **Flow-Regelkreis (sich in eine Sache vertiefen)** sei:
- sich ganz einer Sache hinzugeben und sie zur Zufriedenheit zu bewältigen,
  - das führt im Gehirn zur **Ausschüttung von Neurotransmittern** (z.B. Serotonin, Dopamin), **die** uns **motivieren.**
  - Sind wir motiviert, haben wir erneut **Freude** daran, **uns der Sache hinzugeben** und **vertiefen uns noch mehr** hinein.
  - „Wir erleben weiterhin diese **beglückende Erfahrung des Flow** und der ganze **Mensch mit Hirn und Herz fühlt sich wohl**".

Eine **besonders hohe und effektive Konzentration auf eine Tätigkeit** ist ein weiteres Kennzeichen des Flow (Csikszentmihalyi 1999; Rheinberg 2002; Rheinberg und Vollmeyer 2004). Von einer oft erheblichen **Anstrengung spürt man in diesem Zustand erst danach etwas.** In hochgradiger Form wird der Flow als „**selbstbelohnend**" angenehm und erstrebenswert empfunden. Nur etwa 10 % der Bevölkerung geben an, das Gefühl nicht zu kennen. Menschen äußern, dass alles ganz glatt, flüssig abgelaufen ist und reflexartig wie von selbst ging (Rheinberg et al. 2001; Rheinberg 2002).

„Es läuft wie von selbst", **häufig vergisst man dabei die Zeit** und sieht nichts mehr um sich herum. Bei einer schwierigen Aufgabe, „gestern ging alles so leicht von der Hand", sehnt man diesen Zustand wieder herbei.
- Von **handwerklichen, künstlerischen Arbeiten** (singen, musizieren) **bis hin zur Entwicklung einer mathematischen Formel** gibt es **kaum eine Tätigkeit, die sich nicht dazu eignet.**
- Ein **lautes Geräusch, eine Störung** (jemand schlägt die Tür laut zu, macht eine Bemerkung, lobt vielleicht sogar das Verhalten: „Oh, Du bist ja so vertieft in Deine Sache") **kann den Vorgang schon abrupt unangenehm** (z.B. mit einem Aufschrecken) **unterbrechen.**
- Jetzt denkt man vielleicht wieder zu bewusst nach und das eher reflexartige „Funktionieren" ist nicht mehr da.

AUFGABE:
- Haben Sie schon eine Tätigkeit gefunden, in die Sie sich ganz vertiefen können?

Wünsche und geplante Verhaltensänderungen/Aktivitäten:

64. **Romane, Gedichte, Erzählungen lesen** Belohnungswert, 4,38 (Skala 1-7)	Der Änderungswunsch zum *(Wieder-)Aufbau eines „vielfältigen" Belohnungssystems*: 0-1-2-3-4-5

In dieser Rubrik geht es um **phantasievolle Literatur**, das Lesen von Romanen, Gedichten, Erzählungen, Krimis, Belletristik und Lyrik jeglicher Art. Dieses „Genusslesen" (Schönbaß 2013) dient in erster Linie zur Entspannung oder dem Vergnügen. Dass diese Form des Lesens nicht bedroht ist, zeigen die nach wie vor hohen Auflagen von Bestsellern (ebenda). Hierbei ist es möglich:

- in **eine andere (Phantasie-)Welt abzutauchen**,
- **sich entspannen** – alles andere für eine Zeit zu vergessen,
- **Sorgen und Nöte in den Hintergrund** treten zu lassen.
- Was lange nicht mehr getan wurde, beginnt man meist besser mit kleinen Schritten.
  - o Ein bis zwei Seiten einer spannenden Geschichte reichen erst mal und
  - o mit fortschreitender Gewöhnung zieht einen die Neugierde – wie geht es weiter, endet das bloß – von selbst hinein.
- Und wer liest, **hat auch etwas zu erzählen**,
  - o obwohl Lesen heute wohl nicht mehr das am meisten zum Gespräch anregende Medium ist.

Im Schnitt wird täglich nur noch 15 Minuten gelesen, aber 7,5 Stunden mit Medienkonsum verbracht (Paufler 2019).

- Dabei ist zu raten, Bücher **zu unterschiedlichsten Themen** zu lesen,
- umso aus der täglichen Routine auszubrechen,
- sich für die unterschiedlichsten Lebensbereiche **neue Anregungen** zu holen,
- und dem Gehirn neue Eindrücke zu vermitteln.

So weist Paufler auf den Roman „Steppenwolf" von Hermann Hesse hin, indem er empfiehlt eine „**Schule des Humors**" zu besuchen, um Lachen zu lernen: „... aller höherer Humor fängt damit an, dass man die eigene Person nicht mehr (so) ernst nimmt."

Auf der Grundlage einer Untersuchung des Allensbach-Instituts gaben noch 1988 28 Prozent aller Erwachsenen an, **Bücher seien für ihre Entwicklung entscheidend gewesen**. Unter den Personen, die religiöse Literatur lasen, betrug der Prozentsatz sogar 44 Prozent der Befragten (Muth 1992). Mehr Frauen als Männer nutzen das Lesen belletristischer Lektüre zur Lebensbewältigung (Burbaum et al. 2004).

Zur Entspannung Bücher zu lesen, die vom Alltag „entheben" und dazu vielleicht die Lieblingsmusik auflegen. Falls jemand nicht ein- oder durchschlafen kann, ist zu empfehlen, sich in den Schlaf zu lesen und die Konzentration weg vom Grübeln **umzulenken** (Schmidt-Traub 1995).

Die Online-Redakteurin Maren Kahl (2014) nennt **viele gute Gründe, Bücher zu lesen**:

- Hält *geistig fit*
  - o wer sich häufig mit geistig anspruchsvollen Aufgaben beschäftigt, das **Gehirn** herausfordert und das **Gedächtnis trainiert**,
  - o bleibt auch im Alter länger mental fit (Alzheimer vorbeugen).
- Reduziert Stress
  - o nach einem stressigen Arbeitstag durch lesen **zur Ruhe kommen**,

- ○ den hektischen Alltag hinter sich lassen und sich in die Welt der Fantasie begeben und
  - ○ so **Abstand zum eigenen Leben** finden und sich entspannen.
- Erweitert den Wortschatz
  - ○ dieser automatisch stattfindende „*Bildungseffekt*" ist nicht zu unterschätzen,
  - ○ **unbekannte Wörter** lassen sich durch die Erzählung meist ohne **nachzuschlagen** erraten.
- Die **Rechtschreibung** und der **Schreibstil verbessern sich.**
- Ist eine Einschlafhilfe
  - ○ durch Leserituale **lästige Gedanken abschalten,**
  - ○ einige Minuten lesen reichen oft schon aus, **um in den Schlaf zu kommen.**
- Fördert die **sozialen Fähigkeiten**
  - ○ das **Schicksal der Roman-Figuren nachzuempfinden,** steigert die Fähigkeit des **Mitfühlens** und erweitert das **Verständnis für verschiedene Lebensabläufe,** Geschehnisse und vielfältige Konflikte.
- **Fördert die Kreativität**
  - ○ der Leser entwickelt eigene Vorstellungen und Bilder zu einer Geschichte.
- **Erweitert den Horizont**
  - ○ Auseinandersetzung mit anderen Einstellungen, Lebensweisen, Orten und Kulturen.
- **Verbessert die Konzentration**
  - ○ im Gegensatz zu anderen (digitalen) Medien entschleunigt lesen eher und man bleibt längere Zeit bei einer Sache.

AUFGABE:
- Was war Ihr interessantester Lesestoff?

Wünsche und geplante Verhaltensänderungen/Aktivitäten:

| |
| |
| |
| |

65. **Konzentriert bei der Sache sein** Belohnungswert 4,3 (Skala 1-7)	Der Änderungswunsch zum (*Wieder-)Aufbau eines* „*vielfältigen"* *Belohnungssystems*: 0-1-2-3-4-5

Wer sein **Gehirn regelmäßig trainiert, steigert die geistige Leistungsfähigkeit,** verbessert damit auch seine Konzentrationsfähigkeit und beugt der Vergesslichkeit vor (Binder 2017).

- Die Konzentration spielt bei **der Überführung von Informationen vom Kurzzeit- in das Langzeitgedächtnis** eine wesentliche Rolle.
  - o Erst durch die **bewusste Wahrnehmung, präzise Aufmerksamkeit** und gezielte Hinwendung zu einer Information (z.B. Verknüpfung mit anderen Informationen) kann diese präzise verarbeitet und eingeprägt werden (ebenda).

Wie oft stellt sich die Frage, **warum man sich gerade in dem Moment,** wo es besonders darauf ankommt, **nicht ausreichend konzentrieren kann.** Die Gründe können vielfältig sein:

- es geht um eine **Sache, die ängstigt** (z.B. bei Prüfungen)
- es fehlt an Motivation
- **andere Dinge machen nervös** (z.B. wichtige Aufgaben, die man nicht erledigt hat)
- **Störungen von außen** (schlechte Atmosphäre/Arbeitsbedingungen/Lärm).
- es sind erhebliche Nachwirkungen einer psychischen oder körperlichen Erkrankung vorhanden.

Für manche Menschen ist es ein Problem,

- **andere Reize aus der Umwelt auszublenden.**
  - o Wie ist es möglich, die Umgebung, so zu gestalten, dass wenig Ablenkung erfolgt?
    - ▪ z.B. das Mobiltelefon ausschalten,
    - ▪ das Fenster schließen oder ein "Bitte nicht stören"-Schild an die Tür hängen (Stangl 2021.)

Bei stärkeren, nicht so leicht zu identifizierenden oder zu lösenden Konzentrationsschwierigkeiten sollte der Rat von Experten in Anspruch genommen werden (Ärzte, Psychotherapeuten, Schulpsychologen, Familienberatungsstellen etc.).

Ein **Zusammenhang zwischen körperlicher und geistiger Aktivität** konnte schon in diversen Studien aufgezeigt werden (Hillman und Schott 2015).
Durch ein zurzeit sehr im Trend liegendes **Slackline-Training** (Balancieren auf einem Gurt), das vier Wochen (pro Woche mindestens 120 Minuten) dauerte, **waren eine Steigerung der Konzentration und messbare positive hirnphysiologische Veränderungen zu bewirken** (Rodenkirch 2012).
Ähnlich wie beim **Seiltanzen balancieren** die Sportler auf einem Kunstfaser- oder Gurtband, das knapp über dem Boden zwischen zwei Bäumen oder anderen Befestigungspunkten gespannt ist. Zusätzlich findet eine **Sturz- und Fallprävention** statt. **Gleichgewichtssinn, Konzentration und Koordinationsfähigkeit werden dabei gleichermaßen trainiert (ebenda).**

Insbesondere dann, wenn Konzentrationsstörungen zusätzlich mit körperlichen Beeinträchtigungen einhergehen, ist möglicherweise zunächst eher ein sportlich ausgerichtetes Geschicklichkeitstraining (z.B. Tischtennis dürfte ebenfalls gute Ergebnisse erzielen) angebracht, das sowohl die Konzentration als auch die gesundheitlichen Probleme verbessert.

Die **Konzentration lässt sich ganz allgemein steigern durch** (Sutoris 2018):

- ausreichend Schlaf
- regelmäßige kleinere und größere Pausen
- Entspannungsübungen
- ein klar definiertes Lernziel
- Zeitrahmen für jede Handlung
- Handlungsplan
- gesunde Ernährung
- ausreichend Bewegung
- Ausblenden von Störfaktoren
- regelmäßiges Wassertrinken
- einen Ausgleich suchen

Es sollte nicht unterschätzt werden, dass schon in kleinen Einheiten angewendete Leseübungen oder anspruchsvollere Hörspiele/Bücher, Ratespiele **in Gruppen** erste Schritte darstellen, die Konzentration zu trainieren (Runge 2019). Die Erfahrung von **Spaß und Freude bei einem Lernen in der Gemeinschaft** kann wesentlich dazu beitragen, die Übungen durchzuhalten.

Bei den nachfolgend **aufgeführten klassischen Konzentrationsübungen (ebenda) stellt sich vor allem die Frage nach einer ausreichenden Motivation,** sie dauerhaft durchzuführen **und ob sie tatsächlich individuell wirksam sind** (Sutoris 2018).

- rückwärts buchstabieren
- rückwärts oder spiegelverkehrt schreiben
- Kopfrechnen
- Gehirnjogging (z.B. Sudoku, Logikrätsel)
- etwas mit verbundenen Augen machen (z.B. essen, barfuß gehen, schreiben, Teig kneten)
- schreiben, zeichnen etc. mit der nichtdominanten Hand
- Vokabeln und Texte auswendig lernen
- einen beliebigen Satz aussprechen und die Wörter zählen
- Sekunden zählen von 1 bis 100, Nachkontrolle mit einer Uhr, genaues Timing anstreben
- Überkreuzbewegungen (z.B. mit einer Handfläche auf den Kopf tätscheln, mit der anderen Handfläche über den Bauchnabel kreisen, dann Bewegung und Hände tauschen)
- das ABC in Zweierschritten rückwärts aufsagen
- ein Buch verkehrt herumdrehen und lesen

AUFGABE:
1. Lässt sich Konzentration (wieder) lernen?

2. Welche Aktivität würden Sie dazu wählen?

Wünsche und geplante Verhaltensänderungen/Aktivitäten:

66. **Religiös, spirituell sein** Belohnungswert 4,23 (Skala 1-7)	Der Änderungswunsch zum *(Wieder-)Aufbau eines* *„vielfältigen" Belohnungssystems*: 0-1-2-3-4-5

Die Bedeutung von Religiosität und Spiritualität in Zusammenhang mit der psychischen und physischen Gesundheit sowie mit der Bewältigung von Krankheiten hat in den letzten zwei Jahrzehnten zunehmend an Beachtung erfahren (Utsch und Klein 2011; Sollgruber 2017). Es ließ sich **ein allgemeiner positiver Zusammenhang von Religiosität und Spiritualität mit der psychischen Gesundheit nachweisen** (Rippentrop et al. 2005; Unterrainer et al. 2010). Zudem ist eine positive Wirkung religiöser bzw. spiritueller Bewältigungsstrategien (Coping) in unterschiedlichen Stresssituationen/Krisenzeiten bereits mehrfach belegt worden (Pargament 1997; Pieper 2004).

Hier ein kurzer Überblick zur begrifflichen Unterscheidung von Religion, Religiosität und Spiritualität (Schnell 2009, 2010; vgl. Freund et al. 2018):

- *Religion*: Religionen beinhalten Überzeugungssysteme, die nahezu sämtliche **Grundthemen des Lebens** betreffen und in verschiedenen Formen weltweit vertreten sind (Park et al. 2013). Sie beschäftigen sich mit **existenziellen Fragen** und dem **Bedürfnis nach Sinnhaftigkeit** des Menschen (Hood et al. 2005).
- *Religiosität*: Hiermit ist die **Umsetzung von Religion in eine persönliche Lebenspraxis** bzw. das religiöse Denken, Erleben und Handeln gemeint (Utsch und Klein 2011).
- *Spiritualität*: Die Aufmerksamkeit für „Spiritualität" hat in letzter Zeit stark zugenommen (Streib und Hood 2016). Allerdings gibt es unterschiedliche Auffassungen darüber, was Spiritualität bedeutet. **Erfahrungen können dabei sowohl auf Gott als auch auf eine non-theistische (nicht gottbezogene) Verbundenheit z.B. mit der Natur ausgerichtet sein** (Streib und Keller 2016).

AUFGABE:
- Gibt es konkrete Ziele, Schritte dazu?

Wünsche und geplante Verhaltensänderungen/Aktivitäten:

67. **Eine Abendschule / Fortbildung besuchen** Belohnungswert 4,04 (Skala 1-7)	Der Änderungswunsch zum *(Wieder-)Aufbau eines "vielfältigen"* Belohnungssystems: 0-1-2-3-4-5

Ein etwa 30jähriger abhängigkeitskranker Patient, der wegen eines Rückfalls eine Festigungsbehandlung machte, begrüßte den ehemaligen Bezugstherapeuten: „Da muss ich Ihnen noch was zeigen Herr…!" Dieser blickte etwas erstaunt als sein Gegenüber dabei seine Geldbörse hervorholte und ein stark „geknuddeltes" Din A4-Blatt entfaltete. „Nur eine **Kopie**, äh, nicht dass Sie denken …" Der Therapeut staunte nicht schlecht, als er auf ein recht **neu ausgestelltes Abiturzeugnis schaute**. So lange war es nicht her, dass der Patient in Reha-Behandlung war und er dies jetzt doch in so kurzer Zeit geschafft hatte. Er habe die **Abendschule** besucht, wolle aber nicht damit angeben, **der Therapeut solle (dringend) anderen davon berichten**, denn **viele würden die Anforderungen überschätzen und so ihre Chancen verpassen**.

In der Therapie war viel Mühe darauf verwandt worden,

- **Zukunftspläne zu erörtern** und **bei entsprechendem Potenzial** zu betonen,
  - man solle „**nicht zu tief**" stapeln.
- So kam es schon öfter zu überraschend guten Ergebnissen,
- gerade die Verbesserung der Allgemeinbildung erhöhte die Berufschancen doch erheblich und
- bei längerfristigen Reha-Maßnahmen sollten hierauf abzielende Angebote und/oder zumindest eine intensive Beratung in das Programm einbezogen werden.

EINE GUTE BERATUNG ÜBER DIE ÖRTLICH VERFÜGBAREN ANGEBOTE EINHOLEN

Eine Abendschule ist der allgemeine Begriff für eine Bildungseinrichtung, bei der speziell berufstätige Erwachsene **Schulabschlüsse über den zweiten Bildungsweg** nachholen oder **höhere berufliche Qualifikationen** erwerben können (Fortbildung.net). An staatlichen Einrichtungen ist dies für gewöhnlich kostenfrei. Sehr bekannte Formen sind zum Beispiel das *Abendgymnasium*, an dem man das *Abitur macht* oder die *Abendschule,* wo der Haupt- und Realschulabschluss nachgeholt werden können.

Der **Klassiker unter den Abendschulen** ist die Volkshochschule. Eine solche gibt es in jeder größeren Stadt und das Weiterbildungsangebot ist nicht nur vielfältig, sondern auch günstig (ebenda).

- So wird Bildung für alle zugänglich.
- Die Kurse werden sowohl abends als auch tagsüber angeboten und richten sich an die verschiedensten Zielgruppen:
  - an Personen, die sich **beruflich weiterbilden**,
  - ihr **Hobby ausbauen** oder
  - eine neue **Fremdsprache erlernen** möchten,
  - auf der Suche nach **Selbstoptimierung** oder Lösungen zum **Stressabbau** sind.

Die **überörtlichen Berufsbildungswerke** in den Bundesländern (teilhaben.de):

Junge Menschen mit besonderem Unterstützungsbedarf machen hier eine **Ausbildung in anerkannten Berufen**.

Die Ausbildungswerke bestehen in der Regel aus:

- modernen Ausbildungsstätten,
- **Berufsschule und Wohngelegenheiten**,

- mit fachlicher Betreuung und **vielfältigem Freizeitangebot**,
- einem Team von **Lehrkräften und medizinisch, psychologisch und pädagogisch ausgebildeten Personal, das** die Auszubildenden auch in ihrer persönlichen Entwicklung unterstützt.

AUFGABE:

- Gibt es eigene oder Erfahrungen in der Bekanntschaft dazu?

Wünsche und geplante Verhaltensänderungen/Aktivitäten:

68. **Zu einem Vortrag gehen** Belohnungswert 4,02 (Skala 1-7)	Der Änderungswunsch zum (*Wieder-)Aufbau eines* *„vielfältigen"* Belohnungssystems: 0-1-2-3-4-5

Von den 60-85jährigen Ruheständlern **haben 14 Prozent in den letzten zwölf Monaten Kurse und Vorträge besucht** (Kohli und Künemund 2000) und **knapp sechs Prozent tun dies häufiger.** Der Beteiligungsgrad der Frauen liegt geringfügig höher als jener der Männer. Dabei zeigte sich, dass die **Volkshochschulen mit 41 Prozent** klar an der Spitze stehen, während **Angebote der Stadt oder Gemeinde von 21 Prozent** und **der Kirchen von 17 Prozent genannt** wurden (ebenda).

In einer Deutschen Altersbefragung wurden *soziale Aktivitäten* innerhalb der letzten zwölf Monate erfasst (Huxhold et al. 2020):
Neben *spazieren gehen/Sport treiben/künstlerisch tätig sein/kulturelle Veranstaltungen besuchen/ Sportveranstaltungen besuchen/Gesellschaftsspiele spielen,*
- gehörte **„Kurse und Vorträge besuchen" zu den wichtigsten Unternehmungen.**

Es soll jedoch nicht der Eindruck vermittelt werden, dass es sich hier um eine altersspezifische Aktivität handelt. Online Informationen bzw. Vorträge sind hier jedoch nicht einbezogen, da der soziale Aspekt dabei fehlt.
In den **zumeist an *„Nachhaltigkeit"* ausgerichteten Programmen treten folgende Themenfelder hervor (De Haan 2001; Burdukova 2019):
- Energie
- Verkehr
- Gesundheit und Ernährung
- Landwirtschaft
- Lebensmittel
- Wohnen
- Globalisierung
- Multikulturalität
- Eine Welt
- Urbanisierung (ebenda)

Leider sind in den Programmen mehr und mehr Angebote zu finden, die beträchtliche Gebühren erfordern.

Nicht zu unterschätzen sind die **Familienbildungsstätten,** die häufig kirchliche Träger haben. Sie bieten örtlich an Hand von **Kursen/Vorträgen ein sehr breit gestreutes Programm an.** Themen von der **Ernährungs-, bis hin zur Eltern- und Familienberatung** sind im Angebot. Zudem finden zahlreiche **Exkursionen in Gruppen statt,** z.B. die eigene Örtlichkeit, Sehenswertes, Land und Leute kennenzulernen und dabei **das Soziale und die Erholung** nicht zu kurz kommen zu lassen.

AUFGABE:
- Welche Themen interessieren Sie?

Wünsche und geplante Verhaltensänderungen/Aktivitäten:

69. **Eine Fremdsprache lernen** Belohnungswert 4 (Skala 1-7)	Der Änderungswunsch zum *(Wieder-)Aufbau eines* *„vielfältigen"* Belohnungssystems: 0-1-2-3-4-5

Eine Sprache zu lernen gehört zu den **Ratschlägen, geistig fit zu bleiben** und dies ist ganz unabhängig davon, welches Ergebnis letztlich zu verzeichnen ist.

Studien beschäftigen sich damit, ob der Erfolg vom Alter abhängig ist (Piske und Kitas 2009). Für das Lernen **der Grammatik spielt das Alter demnach keine Rolle**, wogegen die **Aussprache eher davon beeinflusst** scheint.

- Den **englischen Vokabelschatz** zu erweitern, ist in jedem Fall **ein Vorteil**, da vor allem bei jüngeren Personen solche **Begriffe stärker in die Alltagssprache einsickern**.
- Der Anspruch, ein **Sprachniveau** auf der Ebene der „Muttersprache" zu erreichen, ist doch recht hoch, aber **auch bei Älteren nicht unmöglich**.
- Leichter wird gelernt, wenn schon ein gewisses Fundament besteht, indem bereits
  - Kontakte zur Fremdsprache und zu entsprechenden Personen bestanden und
  - in verschiedenen Situationen Möglichkeiten zum Sprechen vorhanden waren (ebenda).

Sprachenthusiasten, die oft mehrere Fremdsprachen beherrschen und es eigentlich wissen müssten, **sehen jedoch bei niemandem entscheidende Hinderungsgründe**.

Jeder lernt auf seine Weise am besten. Je nachdem, ob man ein auditiver, visueller, kommunikativer oder motorischer Lerntyp ist, sollte man das Lehrangebot entsprechend erweitern (Stickeler 2021). Wer beispielsweise ein **auditiver Lerntyp ist**, sollte **neben dem Lehrbuch büffeln zusätzlich andere Methoden**, z.B. Höhr-Kassetten, **nutzen**. Ein **visueller Typ muss** eine Sprache geschrieben sehen, um sie zu verstehen, **sollte sich nicht auf Konversationsübungen beschränken** und z.B. **Filme mit Untertiteln** anschauen.

Deshalb sollte man sich möglichst viel mit der Sprache auseinandersetzen, die man lernen möchte (ebenda):

- Das können **Online-Zeitungsartikel** sein,
- **Filme** oder **ganze Serien**,
- **Radiobeiträge** internationaler Sender,
- das **Hören von Musik** und die Auseinandersetzung mit den Lieder-Texten.

Je interessanter das „Übungsmaterial" gestaltet ist, je mehr Mühe man sich bei der Auswahl gibt, desto

- leichter fällt das Lernen und
- umso eher hält man durch,
- bei „ganzheitlichem Lernen", z.B.
  - lesen einer fesselnden Geschichte/spannende Videos schauen,
  - vielleicht für Anfänger sogar anregende „Kinderbücher",
  - erschließen sich Vokabeln oft wie ~~von~~ selbst und
    - wenn sie sich häufig wiederholen, gelangen sie recht mühelos in das Langzeitgedächtnis.

In einem Kurs z.B. der Volkshochschule zu lernen, motiviert durch das Gemeinschaftsgefühl und hilft eine vielleicht **anfänglich vorhandene Sprechangst zu überwinden**. Falsche Schamgefühle sind unangebracht. So ist auch gewährleistet, möglichst schnell **mit Sprachübungen zu beginnen**. Wenn man zusätzlich einen **digitalen Sprachcomputer nutzt, fast**

jeder PC (oder iPhone) eignet sich inzwischen dazu, schadet es auch nicht, Sätze oder Wörter ohne Zuhörer nach zu sprechen.

Der Erwerb einer Fremdsprache hat in der globalisierten Welt einen hohen Stellenwert und es gibt viele Ratschläge, das Lernen zu erleichtern. Der Ire Benny Lewis zum Beispiel betreibt den Blog "Fluent in 3 months". Hier einige *Auszüge* aus dem von Sarah Schmidt (2016) spannend, informativ verfassten Artikel (sueddeutsche.de) zu ***Benny Lewis Tipps*** wie man erfolgreich eine Sprache lernt. https://www.sueddeutsche.de/karriere/fremdsprache-zehn-tipps-wie-sie-erfolgreich-eine-sprache-lernen-1.3050166

Lewis, der mit Anfang 20 nur seine Muttersprache beherrschte:
- „jeder kann eine neue Sprache lernen!"

Dabei lässt **er keine der nachfolgenden Ausreden gelten**:
- "ich bin zu alt",
- "ich bin einfach nicht sprachbegabt",
- "mir fehlt da ein Gen".

Motivation
- nur, **wer sich** wirklich für eine Sprache **begeistern könne, werde es schaffen**, im Alltag genug Raum für das Lernen bereitzustellen.

(Nur) wer fleißig ist, darf auch mal eine Pause machen
- Wer nach einem Vierteljahr flüssig sprechen will, **muss viel Zeit und Energie investieren**.
- Ein intensives Sprachlern-Projekt verlange eine absolute Konzentration:
  - Mindestens **zwei Stunden pro Tag** sollten es schon sein.
  - Wer so intensiv pauke, dürfe sich auch einen Abend in der Woche und ein Wochenende im Monat frei nehmen.

Sofort sprechen
- mit "sprechen" ist "laut sprechen mit einem echten Menschen" gemeint, der auch antworten und korrigieren kann,
- **im Sprachkurs jemanden kennenlernen oder eine „Kleingruppe" gründen,**
- gibt es keine andere Gelegenheit, sei auch ein Online-Gespräch hilfreich.

Clever und effizient lernen
- kleine **Mini-Texte auswendig lernen**
  - "Ich heiße..., ich komme aus... und darum lerne ich die Sprache",
  - so gelingt leicht der Einstieg in jedes Gespräch.

Wörter besser behalten?
- Neue Wörter mit „**Eselsbrücken**", kleinen Redewendungen mit möglichst anschaulichen Bildern oder sogar Geschichten verknüpfen.

Nicht verschwiegen werden darf, dass man sich **mittels digitaler Übersetzungsprogramme** (Smart-Phone-App für fast alle Sprachen) im In- und Ausland mit beinahe allen fremdsprachlichen Menschen – und nicht nur in Notfällen – verständigen kann.
Sogar schon wissenschaftliche Vorträge (Speech-Translation) sind simultan (gleichzeitig) durch einen Computer-Dolmetscher übersetzbar (Waibel 2015).

AUFGABE:
- Könnten Sie sich dadurch beruflich verbessern?

Wünsche und geplante Verhaltensänderungen/Aktivitäten:

70. **Sich für neue Produkte und** **Erfindungen interessieren** Belohnungswert 3,87 (Skala 1-7)	Der Änderungswunsch zum (*Wieder-)Aufbau eines* *„vielfältigen"* Belohnungssystems: 0-1-2-3-4-5

Viele Menschen besuchen **Messen**, um sich nicht nur über die **neueste Technik**, sondern zusätzlich über die breite **Palette verschiedenster Produkte** zu informieren (messen.de). Mit Spannung wird oft der Termin erwartet, bis die Allgemein-Bevölkerung Einlass erhält. Dennoch sind die **Möglichkeiten der Teilhabe begrenzt** und **es wird insgesamt eine mangelnde Öffentlichkeitsarbeit bei Erfindungen und Innovationen beklagt.**

- Die Innovationskraft auf vielen Gebieten sei zwar gut, aber wenn *nur wenig nach außen dringe*, habe man ein massives *Kommunikationsproblem* (Mast 2004, 2015).

In einem Land, das in bedeutender Weise von den eigenen Erfindungen lebt (ebenda), sind neue Produkte und Erfindungen von besonderem Interesse. Die fortschreitende Digitalisierung hat z.B. einen bedeutenden Einfluss auf die eigene Arbeits- und Lebensgestaltung.

Es mehren sich besorgte Stimmen, dass das Leben heute teilweise mit den Entdeckungen der Vergangenheit bestritten wird:
- die Konkurrenten auf den Weltmärkten seien stärker geworden (Fraunhofer Gesellschaft 2004, S. 4),
- Ausgaben für Forschung und Entwicklung seien in vergleichbaren Ländern um ein Vielfaches höher,
- weder in Fachmedien noch in den der **Allgemeinheit zugänglichen Breitenmedien werde ausreichend über Innovationen berichtet.**

Ein **ausführlicher und allgemeinverständlicher Informationsaustausch** nützt nicht nur potentiellen Anwendern,
- sondern führt auch dazu, dass eine **fachübergreifende gegenseitige Inspiration zu Innovationen** stattfindet,
- **ein Fachgebiet vom anderen lernt** (z.B. die Elektronik profitiert von neuen Erkenntnissen aus der Mathematik) und
- die **Allgemeinbevölkerung ebenfalls beteiligt ist.**

Jeder Experte sollte den Ehrgeiz haben, sein **Wissen so aufzubereiten, dass beinahe jeder interessierte die wesentlichen Eckpunkte seiner Erkenntnisse versteht.**
- So steigt die Wahrscheinlichkeit, dass sich **Innovationen auch über die öffentlichen Medien verbreiten.**

Allerdings **sei die Medienresonanz auf Innovationen häufig äußerst gering.** In den Redaktionen fehle es an Ansprechpartnern (Mast 2004, 2015).
- Dennoch hätten sich in den **letzten Jahren einige wissenschaftsorientierte Medien etablieren können,**
  - von Fernsehsendungen wie „W wie Wissen" bis zu populären Zeitschriftenmagazinen wie „Bild der Wissenschaft", „Geo" u.a. bis zu „Süddeutsche Zeitung Wissen", dem speziellen Wissensmagazin einer überregionalen Tageszeitung. Selbst in „regionalen Zeitungen", Wissenschafts- oder Wirtschaftssendungen und „Talkshows" seien Wissenschaftsinformationen häufiger ein Thema (ebenda).

Es ist bedauernswert, dass es mehr oder weniger zufällig ist, ob von den Neu-Entwicklungen einmal etwas an die breitere Öffentlichkeit „durchsickert".

AUFGABE:

- Gibt es ein besonderes Gebiet, wo Erfindungen für Sie interessant sind?

Wünsche und geplante Verhaltensänderungen/Aktivitäten:

71 **Tagebuch schreiben** Belohnungswert 3,82 (Skala 1-7)	Der Änderungswunsch zum *(Wieder-)Aufbau eines* *„vielfältigen" Belohnungssystems*: 0-1-2-3-4-5

Menschen schreiben **mit ganz unterschiedlichen Motiven** Tagebuch. Sie **reflektieren den Tag**, **halten wichtige Stationen ihres Lebens fest** und haben so eine **bleibende Erinnerung** an gute und schlechte Zeiten.

Tagebuchschreiben – warum es gegen Stress und Sorgen hilft
- Sich etwas **„von der Seele sprechen oder schreiben"** sind bekannte Redewendungen,
  - **nicht immer ist ein Gesprächspartner vorhanden.**
- Gerade in Stress belastenden Zeiten kann es gut sein,
  - **Gedanken und Gefühle aufzuschreiben und damit besser zu verarbeiten, zu ordnen** und **Abstand** zu den Sorgen und Nöten **zu gewinnen.**

Eine junge Dame, die noch in Therapie war, bekam das Angebot für ein sehr attraktives Praktikum in einer entfernten größeren Stadt. Die Abwägung, das Angebot anzunehmen, war nicht einfach – zumindest reduzierten sich die Therapiestunden stark – aber die berufliche Chance sollte nicht vergeben werden. Zunächst wurde ins Auge gefasst, das „Bewegungsprogramm" zu erweitern. Die **Aussprache über nach wie vor vorhandene Ängste und Sorgen – was war da möglich?** Sie selbst schlug vor, ein Tagebuch zu führen und es in den noch planbaren Therapiestunden mitzubringen. Es zeigte sich dann, dass im Praktikum erhebliche Konflikte auftraten. **Der Sport habe ihr sehr geholfen** und ganz regelmäßig habe sie **ihren Ärger über das Verhalten einer Vorgesetzten im Tagebuch dokumentiert** und **dies ebenfalls als erhebliche Erleichterung empfunden.** Sie habe schon in einer Konfliktsituation gedacht, „**so – das werde ich alles Aufschreiben**"! Der Therapieerfolg war nicht gefährdet.

Neben diesen freien Aufzeichnungen (Thiele et al. 2002) **gibt es in der Psychotherapie Tagebuchaufzeichnungen**, die sich **auf bestimmte klinische Diagnosen und deren Symptome beziehen,**
- wie z.B. zum Auftreten von Schmerzen, Schlafstörungen, Ängsten, Grübeln, Essstörungen und gesundheitsrelevante Aktivitäten.

Außerdem gehören die Selbstberichte über Befinden, Emotionen, Tätigkeiten und Ereignisse in den Alltagssituation sowie das individuelle Bewegungsverhalten dazu (Wilhelm und Fahrenberg 2018).
- Die Aufzeichnungen vermitteln ein **differenziertes Bild über das Krankheitsgeschehen und** den **Therapieverlauf.**
- Hinzu kommt der Einsatz von Software zur **elektronischen Tagebucherhebung** mittels Taschencomputer.
- Neben freien Aufzeichnungen werden **Einschätzungen durch Ankreuzungen** zu bestimmten Fragestellungen **vorgenommen.**

Darüber hinaus fördert das Tagebuch die **Selbstkontrolle, Selbstregulation** und **Selbstverantwortung** (Hoyer et al. 2018), **in dem z.B. die Häufigkeit des Rauchens** schriftlich festzuhalten ist, um es dann allmählich zu reduzieren und letztlich einzustellen.

Ein Konzept „**SOS-Modell**" von Semmer et al. (2007) beinhaltet **mehrtägige Tagebuchaufzeichnungen über mangelnde Wertschätzung in der Arbeit.** Die Ursachen der Selbstwertbedrohung können **im respektlosen Vorgesetztenverhalten**, an **unangemessenen**

Arbeitsaufgaben sowie mangelnder sozialer Unterstützung liegen. Derartige Kränkungen gehen häufig mit erhöhten psychosomatischen Beschwerden einher (Richter und Wegge 2011).

AUFGABE:

- Welchen Sinn hätte das für Sie?

Wünsche und geplante Verhaltensänderungen/Aktivitäten:

72. **Tipps und Ratschläge zur** **Selbsthilfe lesen** Belohnungswert 3,80 (Skala 1-7)	Der Änderungswunsch zum (*Wieder-)Aufbau eines* *„vielfältigen" Belohnungssystems*:0-1-2-3-4-5

Ratgeber können den Nachteil haben, dass sich eine notwendige Behandlung verzögert. Bei Symptomen mit **Krankheitswert ist das Gesundheitssystem zuständig** und **eine Fachberatung durch Ärzte und z.B. Psychotherapeuten angeraten.** Eine häufig bestätigte Erkenntnis ist, dass je früher **eine Störung adäquat behandelt wird**, **desto günstiger erweist sich die Prognose.**

Eine Behandlung durch **Fachpersonal bezieht** Selbsthilfebroschüren **mit ein.** Die eigene Arbeit bezeichnen die Therapeuten oft ebenfalls als **Hilfe zur Selbsthilfe.** So laufen die unterschiedlichen Maßnahmen nicht selten parallel. Die Therapeutin empfiehlt:

- den gleichzeitigen Besuch einer Selbsthilfegruppe,
- einen „Roman", in dem plastisch über einen Krankheits- und Therapieverlauf berichtet wird.
- Sie gibt „Hausaufgaben", Selbsthilferatgeber zu lesen und
- schriftliche Aufgaben zu bearbeiten.

So werden mit Selbsthilfematerialien z.B.

- **Wartezeiten** bis zum Therapiebeginn sinnvoll **überbrückt**,
- **Therapieverläufe** durch zusätzliches eigenständiges Arbeiten (schriftlich, auditiv oder computergestützt) **intensiviert**
- und nach Beendigung der Therapie **Rückfällen entgegengewirkt.**
- Nicht zu vergessen ist die **präventive Wirkung von Ratgebern und Gesundheitsinformationen,** um eine Krankheitsentwicklung zu verhindern.

Patientenratgeber bzw. Selbsthilfeprogramme liegen mittlerweile für eine Vielzahl psychischer Störungen vor, z.B. für Agoraphobie, Panikstörung, soziale Phobie, Zwangsstörungen, Prüfungsängste, Depressionen, Süchte und als eine Möglichkeit der persönlichen Weiterentwicklung (Angenendt 2000; Mühlig und Jacobi 2011).

Studien im Bereich sozialer Ängste zeigen beispielsweise, dass bereits niedrigschwellige Angebote wie Selbsthilferatgeber eine deutliche und anhaltende Verbesserung der Symptomatik bewirken können (Furmark et al. 2009; Fehm und Knappe 2011).

Häufig wird auf Ratgeberquellen im Internet zugegriffen. Hierbei ergibt sich das Problem, **seriöse Quellen von unseriösen zu unterscheiden. „Patienten-Empowerment" ist ein Begriff dafür, über Rechte der Patienten aufzuklären**, über gesundheitspolitische Themen zu informieren und ein umfassendes Grundwissen im medizinischen Bereich zu vermitteln (Matusiewicz 2016).

Im ungünstigen Fall ist ein Selbsthilferatgeber für einen Interessenten nicht passend, weil die **erwartete Wirkung ausbleibt** und zu einem **Misserfolgserlebnis** führt. Das **Gefühl des eigenen Versagens hält dann möglicherweise davon ab**, aktiv nach anderen z.B. personenbezogenen oder professionellen Formen der Hilfe zu suchen (Angenendt 2000).

AUFGABE:

- Für welche Themen würden Sie sich interessieren?

Wünsche und geplante Verhaltensänderungen/Aktivitäten:

73. **Über sich selbst nachdenken** Belohnungswert 3,80 (Skala 1-7)	Der Änderungswunsch zum *(Wieder-)Aufbau eines* *„vielfältigen"* Belohnungssystems: 0-1-2-3-4-5

„Über sich selbst nachdenken" – ein vielschichtiger und facettenreicher Prozess.

Heute heißt es oft: „lebe bewusster", „übe dich in Achtsamkeit" oder, „wenn man nur intensiv nachdenkt, wird alles besser". Hierbei besteht jedoch die Gefahr, durch eine zu **exzessive Aufmerksamkeit auf sich selbst, in einem permanenten Drehen um den eigenen Mikrokosmos,** *den Blick auf das Wesentliche zu verlieren* und die *Chancen für neue, interessante Erfahrungen zu übersehen.* **Vielfältige negative Konsequenzen sind wahrscheinlich, wenn** das **dauernde Denken über sich selbst auf grüblerische Art und Weise geschieht** und Probleme wiederholt hin und her gewälzt werden, ohne Lösungen zu entdecken. Dabei kommt es nicht selten sogar zur Selbstabwertung und anderen beeinträchtigenden (destruktiven) Vorgängen. Die ständige Selbstaufmerksamkeit kann sogar Misserfolge, Ängste und Unruhe begünstigen, so dass es wichtig ist, mal „locker zu lassen und weniger zu denken" (Ayan 2016), in einer solchen Situation mehr in einen sozialen Austausch zu gehen und durch Handeln und Ausprobieren, neue Erfahrungen und Fortschritte zu machen.

Allerdings kann das gezielte über sich selbst nachdenken – **in Form einer „Selbstreflexion" – auch förderlich sein z.B. für verschiedene Bereiche des Lebens wie Alltag, Beruf, Soziales und die Persönlichkeitsentwicklung** (Dauber 2006). Die Selbstreflexion beinhaltet eine Art geistige, mentale Selbstbetrachtung der eigenen Gedanken, inneren Gefühle, Phantasien, Erfahrungen aus der Vergangenheit und Erwartungen an die Zukunft.
Das Nachdenken über die eigenen **Interessen, Stärken, Verhaltensweisen, Einstellungen und Wertüberzeugungen** gehört ebenfalls dazu (Ispaylar 2016). Mögliche Ziele der Selbstreflexion sind die Erweiterung der eigenen Perspektive(n) durch **neue Erkenntnisse und insbesondere eine damit verbundene Verhaltensänderung.** Wichtig dabei ist, dass nach der Analyse vergangener Erfahrungen, eine Übertragung der Erkenntnisse auf aktuelle Ereignisse erfolgt. **Eine Ergänzung** der (kritischen) Selbstbetrachtung sollte der Austausch darüber und die **Einbeziehung anderer Sichtweisen** z.B. des betroffenen Umfelds bzw. nahestehender Personen sein.

Einige beispielhafte Fragen zum „Nachdenken über sich selbst" im Sinne der Selbstreflexion sind (vgl. Ispaylar 2016):
- „Welche meiner Verhaltensweisen haben zu bestimmten Situationen geführt?"
- „Was ist dabei gut gelaufen und was weniger?"
- „Wie hätte ich mich anders verhalten können?"
- „Mit sich selbst ehrlich sein mit dem Blick nach vorne: „Was kann ich aus Fehlern für die Zukunft lernen?"
- „Wo liegen meine Interessen und Stärken?"
- „Wie hat mein Umfeld mein Verhalten z.B. in einer bestimmten Situation wahrgenommen?"
  - Feedback von beteiligten Personen einholen (Selbst- und Fremdbild miteinander abgleichen).
  - „Nehmen mich andere Personen anders wahr als ich mich selbst?"
- „Wie und wo kann ich mich weiterentwickeln und meine Potentiale ausbauen?"

AUFGABE:

- Das Nachdenken über sich selbst als eine Art der „Selbstreflexion" regelmäßig im eigenen Alltag üben (z.B. abends einen kurzen Rückblick auf den Tag) – wieso kann das nützlich sein?

Wünsche und geplante Verhaltensänderungen/Aktivitäten:

74. **Vorausschauen, planen was** **auf einen zukommt** Belohnungswert 3,62 (Skala 1-7)	Der Änderungswunsch zum *(Wieder-)Aufbau eines* *„vielfältigen"* Belohnungssystems: 0-1-2-3-4-5

Bei psychischen Belastungen wird die Lebensgestaltung häufig durch eine **andauernde gedankliche Beschäftigung mit dem Problemverhalten und dessen Folgen beeinträchtigt.**
Die **Planungsmöglichkeiten** und Umsetzbarkeit von **„Änderungswünschen" sind oft
stark eingeschränkt.** In den Gesundungsprozess unterstützende andere Personen einbeziehen, die einen Alternativen-Aufbau begleiten: sowohl was die **Vorausschau** (was kommt auf
einen zu), die **Planung** (wie reagiert man in der Situation) **als auch die Umsetzung** (kann
man das gewünschte Verhalten in die Tat umsetzen) **angeht.**

Eine gute Vorausschau klärt ab, **was auf einen zukommt.** Sind mit zukünftigen **Situationen oder Ereignissen** *negative Erwartungen, Rückfallrisiken oder Überlastungen* **verbunden** und wie ist ihnen entgegenzuwirken?
Vorausschauen – als **gedanklicher „Probelauf":**
- welche Belastungen sind zu erwarten und wie sind sie zu bewältigen?
  - **Pflichten/Belastungen** und andererseits **Erholung/Entlastung in ein ausgewoge-
    nes Verhältnis bringen.**

Ein gutes Beispiel ist, wie sich der Rennfahrer auf eine Rennstrecke vorbereitet, die schwierigsten Kurven und leichteren („hier richtig durchatmen") Streckenabschnitte in seiner Vorstellung durchfährt, um sie sich einzuprägen und nicht von der Fahrbahn abzukommen.
„In gleicher Weise kann ich mich
- auf den nächsten Tag,
- die Woche,
- das Wochenende und
- **nicht alltägliche Situationen** einstellen und vorbereiten".

Die **Planung** besteht darin (vgl. Gauggel 2011):
- vorausschauend Denken
  - sich die **Stress-Situation** vorstellen,
  - welche Gefühle werden dabei ausgelöst?
- das Abwägen der Vor- und Nachteile von verschiedenen **Entlastungsalternativen**
  - **welche Konsequenzen haben sie in der Vorstellung?**
  - „wie verwirkliche ich die Entlastungsaktivitäten z.B. innerhalb eines Tages- oder
    Wochenplans?"
  - was hilft bei der Durchführung und fördert das „Dranbleiben"?

Beim Planen, Strukturieren und Vorausschauen fehlt häufig die Übung. Gerade dann, wenn
die **Lebensumstände schwierig** sind, **problematische Familienverhältnisse** bedrücken
und/oder eine **starke Arbeitsbelastung hinzukommt,** ist die Planung von Erholungsmöglichkeiten und eines guten Ausgleichs besonders wichtig.

Wie kann eine gute Planung aussehen, ohne dass Spontanität fehlt?
- sich auf unerwartete Umstände einstellen, z.B. Wetterwechsel, kurzfristige Absagen
  - **Plan B**: Ersatz-Alternativen einplanen
- gibt es Tage, an denen das Bedürfnis stärker ist, etwas Außergewöhnliches (ein »Highlight«) zu erleben?

- o   z.B. nach einem Erfolgserlebnis, Freitag (die Wochenarbeit ist geschafft), Sonntag (Gedanken an die neue Arbeitswoche belasten), Geburtstag(e), Feiertage
- **Bei einer unerwarteten Belastung?**
  - o   den Rest des Tages gut planen
  - o   ein ergänzendes Bewegungsprogramm zum Stressabbau einfügen
  - o   ein erleichterndes Gespräch darüber führen
  - o   zusätzliche Erholungsmöglichkeiten, damit die »Batterie« wieder auflädt
  - o   planen, wann die aufgetretenen Probleme erledigt werden

Sie können Tages- oder Wochenpläne für verschiedene Situationen (Therapiezeit oder für danach) erstellen. Darauf achten, dass **weder Unter- noch Überforderungen eintreten** und genügend Ausgewogenheit und Abwechslung entstehen.

AUFGABE:
- Gibt es damit Erfahrung?

Wünsche und geplante Verhaltensänderungen/Aktivitäten:

| |
| |
| |

75. **Puzzeln, Kreuzworträtsel, Sudoku usw. lösen** Belohnungswert 3,53 (Skala 1-7)	Der Änderungswunsch zum (*Wieder-)Aufbau eines „vielfältigen"* Belohnungssystems: 0-1-2-3-4-5

PUZZLE

Die Idee bei der Entwicklung des Puzzles war, Kindern mit zerschnittenen Landkarten geographische Kenntnisse zu vermitteln (Bekkering 2005). Das Wort „**Puzzle**" wird im englischsprachigen Raum **für Denksportaufgaben** und **mathematische Tüfteleien** benutzt, übersetzt bedeutet es eigentlich „Rätsel, schwierige Aufgabe, Geduldsspiel". Im **Deutschen** werden „**Puzzles**" als **zerschnittene** und **wiederzusammenlegbare Bilder** bezeichnet.

Aus vielen bunten Pappteilchen jenes zu finden, das zu den anderen passt – das Suchen, Finden und zu sehen, wie das Bild allmählich entsteht und die daran geknüpfte Überraschung, macht für viele Menschen die Beliebtheit des Puzzelns aus. Puzzle-Fans lassen sich sowohl unter Kindern, Jugendlichen als auch unter Erwachsenen finden. Hauptsächlich puzzeln Kinder im Alter von zwei bis sieben Jahren und Jugendliche. Eine weitere Fangemeinde der Erwachsenen ist zwischen 20 und 50 Jahre alt, meist weiblich, die sich gerne **beim Puzzeln z.B. von der Arbeit oder anderen alltäglichen Anforderungen entspannen** und etwas Neues ausprobieren möchten (Mahron 2021: Ravensburger.de).

Einige Bereiche, die durch das Puzzeln angeregt und regelrecht „spielend" trainiert werden, sind (vgl. Tobias, Interview mit Lehrl 2018; Schiendorfer 2016/2019):

- Konzentrations- und Wahrnehmungsfähigkeit
- Gedulds- und Kombinationsfähigkeit
- Feinmotorik
- Kurz- und Langzeitgedächtnis
- Moment der Ruhe, zum Abschalten und Entspannen
- Durchhaltevermögen
- Frustrationstoleranz
- Erreichen von Teilzielen/Erfolgserlebnissen besonders beim Gesamtergebnis sowie Gefühle von Stolz, Anerkennung
- Herausforderungen angehen
- Spannung und Neugierde beim Suchen, Finden und Zusammensetzen der meist bunten Teilchen

Beim Puzzeln werden Fähigkeiten benötigt, die zur Intelligenz gehören wie z.B. das **anschaulich-figurale und schlussfolgernde Denken** (Erkennen bzw. geistiges Zusammenfügen eines konkreten Ganzen und dessen Gestaltung). Zur geistigen Aktivierung sind **vor allem Bilder geeignet, die einen persönlichen Bezug zum eigenen Leben aufweisen** (vgl. Tobias 2018).

Puzzles gibt es heute in den verschiedensten Ausführungen und Designs ausgerichtet auf diverse Zielgruppen. Sie sind in der klassischen Form oder als Online-Variante verfügbar. Vielleicht macht es zusätzlich Spaß, mal **gemeinsam mit anderen zu puzzeln oder kreativ ein eigenes Puzzle zu entwerfen**?

KREUZWORTRÄTSEL

Das Kreuzworträtsel sei im Dezember 1913 von dem Journalisten der "New York World" Arthur Wynne als Knobelspaß für die Leser zu Weihnachten erfunden worden (Backovic, 2013; www.spiegel.de).

Der Rätselspaß kann einem schon so manches **Kopfzerbrechen bereiten**. Leidenschaftliche Rätsellöser bleiben dran und hören nicht auf, bevor sie die Lösung gefunden haben. Von der einfachen Form bis hin zu komplizierten Versionen gibt es die Wortspiele **für nahezu jeden zum Zeitvertreib** am Strand, im Wartezimmer oder eher aus echter Leidenschaft mit Ehrgeiz gepaart (ebenda).

Aber worin liegt das Geheimnis des Kreuzworträtsels? Aus psychologischer Sicht seien beim Kreuzworträtsellösen zwei Arten von Vergleichen bedeutend (Fellmann, Interview mit Hossiep 2014).

1. Wie hoch sind der **eigene Wissensstand** und die damit verbundene Zufriedenheit?

2. Wie gut ist das **eigene Ergebnis im Vergleich mit anderen**?

Hinzu kommt, dass **unerledigte Aufgaben einen nur schwer loslassen** im Sinne des sogenannten „Zeigarnik-Effekts" (Zeigarnik 1927) und ein Bedürfnis entstehen kann, die **kniffelige Aufgabe unbedingt lösen** zu wollen.

SUDOKU

Die Ursprünge des japanischen Spiels „Sudoku" sind im 18. Jahrhundert angesiedelt und zwar führen sie in die Schweiz zu dem Basler Mathematiker Leonhard Euler (1707–1783), der das zugrunde liegende Prinzip des lateinischen Quadrats mit den schier **unzähligen Zahlenkombinationen** erfunden hat (Sudoku erobert den Planeten; Raaflaub 2005).

1979 ging die Geschichte des Spiels weiter: Der amerikanische Rätselerfinder und pensionierte Architekt Howard Garns ließ sich von Eulers Studien inspirieren und veröffentlichte in der Zeitschrift „Dell Pencil Puzzles and Word Games" eine Knobelaufgabe namens "Number Place".

Weitere Zeitungen in Großbritannien und Europa schlossen sich an, Bücher mit Lösungen wurden herausgebracht sowie Fernsehsendungen und Online-Angebote entwickelt. Der Vorteil des Zahlen-Spiels ist seine **Sprachunabhängigkeit**, so lassen sich weltweit Spielpartner zusammenbringen (SZ Wissen, 2006).

Hier eine kurze Anleitung zum Sudoku:

- In jeder Reihe, jeder Spalte und jedem Neuner-Quadrat darf jede Zahl nur einmal vorkommen. Einige Zahlen sind bereits vorgegeben.
- Praktisch sind unendliche Rätselvarianten vom Sudoku denkbar.

AUFGABE:

- Können Sie die von vielen geteilte Begeisterung für diese geistigen Betätigungen nachvollziehen?

Wünsche und geplante Verhaltensänderungen/Aktivitäten:

76. **Fachliteratur oder Sachbuch lesen** Belohnungswert 3,26 (Skala 1-7)	Der Änderungswunsch zum (*Wieder-)Aufbau eines* *„vielfältigen" Belohnungssystems*: 0-1-2-3-4-5

Bei den Begriffen „Fach- und Sachbücher" muss **nicht gleich an schwer verständliche Lektüre gedacht werden**. Hier zum Beispiel die „ersten Fünf" der Sachbücher-Bestseller-Liste (Taschenbuch) des „Spiegel" (heruntergeladen 15.09.2022): Strelecky, John – *Das Café am Rande der Welt*; Kuschik, Karin – *50 Sätze, die das Leben leichter machen*; Kehl, Thomas; Linke, Mona – *Das einzige Buch, das Du über Finanzen lesen solltest*; Perry, Philippa – *Das Buch, von dem du dir wünschst, deine Eltern hätten es gelesen*; Inchauspé, Jessie – *Der Glukose-Trick*. https://www.spiegel.de/kultur/literatur/bestseller-taschenbuch-sachbuch-a-4ce7bbd7-b8a5-41f6-ba72-f1e95cd06fe3

Jugendliche lesen Sachbücher nicht nur, um sich zu informieren, sondern auch, um sich in **Interessensgebiete zu vertiefen und sich damit zu identifizieren**. Sachbuchlesen kann daher ein wesentlicher **Beitrag zur Persönlichkeitsentwicklung** sein. „Jugend forscht" ist in diesem Zusammenhang wohl ein herausragendes Modell (vgl. Bechte und Bechte 2009; Fenkart et al. 2012).

Unter dem Begriff „Lebenslanges Lernen" wird der Tatsache Rechnung getragen, dass es die Veränderungen der Lebensverhältnisse notwendig machen, **zeitlebens zu lernen**, sich **neue Kompetenzen anzueignen** und auch Überzeugungen zu prüfen und zu revidieren (Sembill 2000). Dies **gilt für den sozialen, ökologischen wie beruflichen Bereich gleichermaßen**. Es ist kein Zufall, dass Fachbücher über den (ökologischen) **Gartenanbau, Reisetagebücher, Elternschaft, Gender** (Geschlechtsidentität) und **technische Neuheiten** genauso dazu gehören wie die berufliche Weiterbildung. „Nicht den Anschluss zu verpassen" hat in diesem Zusammenhang eine vielfältige Bedeutung.

Selbstgesteuertes (informelles) Lernen kann durch die Nutzung von Büchern, Videos und insbesondere von **Materialien aus dem Internet** stattfinden. Qualitativ hochwertige Sachbücher sind häufig in einem hohen „Preissegment" angesiedelt. Die Möglichkeit der **Ausleihe in Bibliotheken** (z.B. **auch von Universitäten**) sollte in die Überlegung einbezogen werden. Informationen über die Nutzungsmöglichkeiten lassen sich aus dem Internet oder auch telefonisch bei den Anbietern einholen. Dies gilt ebenfalls für den **Internet-Gebraucht-Büchermarkt**.

Als Konsequenz aus dieser Entwicklung nehmen viele Studien das Thema Weiterbildung in ihre Fragestellung auf. Eine Untersuchung, die sich diesem Thema in umfassender Weise widmet, ist die Erwachsenenbefragung des Nationalen Bildungspanels (Etappe 8 des NEPS). Bei den Erwerbstätigen erreicht das Lesen von Sach- und Fachbüchern Werte von ca. 50 % (Kruppe und Trepesch 2017).

AUFGABE:
* An welchem Sachgebiet könnten Sie Freude haben?

Wünsche und geplante Verhaltensänderungen/Aktivitäten:

77. **Sich politisch auseinandersetzen/betätigen** Belohnungswert 3,11 (Skala 1-7)	Der Änderungswunsch zum (*Wieder-)Aufbau eines* *„vielfältigen" Belohnungssystems*: 0-1-2-3-4-5

Die **Gemeindepolitik** (Gabriel 2013) gilt vielen als **Keimzelle und Trainingsfeld der Demokratie**.

- Hier geht es um **alltägliche, nachvollziehbare Belange**,
  - von der Renovierung und dem Erhalt der Schwimmbäder bis zur
  - Neugestaltung des Ortskerns und
  - der Verbesserung und Sicherung der Radfahrwege.
- Sie ermöglicht es den Bürgern, **an Debatten und Versammlungen teilzunehmen**,
  - die von den **Parteien** und anderen Organisationen,
  - dem **Gemeinde- und Stadtrat** veranstaltet werden.
- Es ist also leicht nachvollziehbar, wenn die Beteiligung an der Gemeindepolitik **als Modell aktiv-beteiligenden Lernens** (ebenda) angesehen wird.

Politische Beteiligung (Partizipation) umfasst alle Aktivitäten von Bürgern mit dem **Ziel, politische Entscheidungen zu beeinflussen** (van Deth 2009).

- Dazu zählen nicht nur die **Beteiligung an Wahlen**,
- sondern auch Aktivitäten wie **Unterschriften** zu **sammeln**,
- sich **an Debatten** auf Parteiebene, in zivilen Organisationen und an **Demonstrationen zu beteiligen**.
  - Sich für Politik zu interessieren oder politische Fernsehsendungen anzuschauen gehört jedoch nicht zum politischen Aktivsein.
- **Aktive Beteiligung** ist nicht nur erforderlich für die demokratische Entscheidungsfindung,
  - sondern **bietet** dem Bürger auch **Entwicklungs- und Selbstverwirklichungsmöglichkeiten**.
- Ohne politische Mitwirkung wäre eine Demokratie unvorstellbar, da sie sich auf das **Regieren durch die Bürger** bezieht.
  - Ein Mangel an politischer Partizipation ist für jede Demokratie destruktiv.

Breite Sympathie wird den meist **organisatorisch offenen, themenspezifischen und basisorientierten Gruppen** entgegengebracht (Gaiser und de Rijke 2000) wie z.B.:

- Umweltschutz-,
- Friedens- und Eine-Welt-Initiativen,
- Kernkraftgegner sowie
- Menschenrechts- und Selbsthilfegruppen.

Die **Parteien** werden als **„Wiege der Demokratie"** bezeichnet. Sie sind die **zentralen Organisationen der politischen Willensbildung vor Ort** (Träger und Pollex 2017).

- Allerdings ist festzustellen, dass ein Großteil der Parteien unter erheblichem **Mitgliederschwund** leidet.
- Was zu Problemen führt, politisch erfahrene und vor Ort verankerte **Kandidaten für die zu besetzenden Ämter sowie Mandate** inner- und außerhalb der Partei zu finden (ebenda).
  - Die **Chancen** zur aktiven Mitarbeit sind somit **recht gut** und möglicherweise
    - einen **Sitz im Gemeinde- oder Stadtrat zu erobern.**

Von Interesse ist, dass es einen recht hohen Anteil von Bürgerinnen und Bürgern gibt, die sich vorstellen können, in einer Partei aktiv zu sein, dies aber (noch) nicht umgesetzt haben. Der Anteil dieser „Interessierten" beträgt etwa zwölf Prozent, was doch ein großes Reservoir darstellt (Borucki et al. 2021).

- Hinweise legen nahe, dass sich diese Personen in der so genannten „Aufbruchsphase" („Hauptverkehrszeit") des Lebens befinden und **zwar beitrittsbereit, aber** mit Berufstätigkeit und Familie voll **ausgelastet** sind.
- Vor allem **das politische Interesse sowie Vertrauen bewegen** Menschen dazu, in Parteien mitzuarbeiten (ebenda).

AUFGABE:
- Wäre dies ein Weg, sozialen Anschluss zu finden und Verantwortung zu übernehmen?

Wünsche und geplante Verhaltensänderungen/Aktivitäten:

78. **Sich auf eine Prüfung/berufliche Situation gut vorbereiten** Belohnungswert 3,07 (Skala 1-7)	Der Änderungswunsch zum (*Wieder-)Aufbau eines* *„vielfältigen" Belohnungssystems*: 0-1-2-3-4-5

Personen, die vor wichtigen Abschlüssen stehen, **leiden** häufig **unter Prüfungsängsten**. Bei der Stellensuche, in Bewerbungssituationen und Vorstellungsgesprächen treten ähnliche Ängste auf.

Diese **Ängste können daran hindern**, **das eigene Potenzial voll auszuschöpfen** und sich schulisch, beruflich (weiter) sowie im Studium den eigenen Fähigkeiten entsprechend zu qualifizieren.

- Die **Bewältigung** von Prüfungsängsten kann **gelernt** werden –
  - manchmal helfen schon kleine Veränderungen in der **Prüfungsvorbereitung**
  - oder während der Prüfung (Knigge-Illner 2009; Lutz-Kopp und Gropalis 2020).

Vor Prüfungen **aufgeregt zu sein**, leichtes Herzklopfen zu haben oder die **Sorge zu versagen** – das kennen viele Menschen (Lutz-Kopp und Gropalis 2020).

- **Leichte Aufregung** beziehungsweise Angst **gehört zu Prüfungen** dazu.
  - Sie zeigt, dass einem die Prüfung wichtig und
  - in der Regel der **besonderen Leistungssituation** angemessen ist.
  - Denn Prüfungen stellen **häufig** den **Beginn eines neuen Lebensabschnitts** dar.
- Zudem **aktiviert eine nicht zu starke Aufregung den Körper und das Gehirn** und stellt Energie für die Vorbereitung auf die Prüfung sowie Motivation zum Lernen bereit.
  - Auch in der Prüfung selbst führt eine leichte Aktivierung dazu, dass der Prüfling **wach und konzentriert** ist.
  - Ein **mittleres Maß an Nervosität** ist daher **sinnvoll**.
  - **Akzeptieren**, dass ein Blackout in einer Prüfung auftreten kann. Der Betroffene sollte sich auf seinen Atem konzentrieren und 1-mal tief ein- und ausatmen, um seine Ruhe zurückzugewinnen.

Tritt die **Missempfindung allerdings zu stark ausgeprägt und langanhaltend** auf (ebenda),

- so dass das Lernen stark behindert ist,
- die Prüfung verschoben werden muss
- oder auch die allgemeine Lebensqualität stärker eingeschränkt ist,
- handelt es sich um eine **klinisch relevante Phobie** und **behandlungsbedürftige Prüfungsangst**, die Symptome wie Herzrasen, Schwitzen, Zittern, Schlafprobleme und Konzentrationsstörungen auslösen kann.
- **Je nach Ausprägung** der Prüfungsangst kann es **hilfreich oder notwendig** sein, sich bei der Bewältigung **Unterstützung durch eine Psychologische Psychotherapeutin** zu suchen (ebenda).

Nach Lutz-Koop und Gropalis (2020) ist **auf die körperlichen Grundbedürfnisse** zu achten:

  - genügend Schlaf zu haben, sich ausgewogen zu ernähren, genügend zu trinken, sich zu bewegen, eine ausreichende Sauerstoffzufuhr zu gewährleisten und
  - auf den **Konsum von Genuss- und Rauschmitteln** möglichst zu **verzichten**.

In die Vorbereitung selbst kleine prüfungsähnliche Situationen einbauen (*zufällig Aufgaben aus einer Sammlung ziehen und in einer bestimmten Zeit beantworten* oder *ein anderer*

„spielt" den Prüfer und stellt die Fragen). Wiederholt sich dieses öfter, **wird ein gewisser Ablauf schon zur Routine** und ängstigt weniger.

Nach Knigge-Illner (2009) ist die Angst vor „dem Riesenberg" an Prüfungsstoff weit verbreitet, der kaum bewältigbar erscheint. Deshalb seien den Betroffenen auch **Strategien zur Verbesserung ihrer Lernmethoden** (z.B. Zeitmanagement, aktives Lesen, strukturiertes Lernen) an die Hand zu geben. Die Autorin berichtet von einem in Gruppen stattfindenden **Workshop,** worin es in erster Linie darum geht, die Teilnehmer mit der **Realität der anstehenden Stresssituation** „Prüfung" **zu konfrontieren.**

Im Mittelpunkt steht ein Verhaltenstraining

- Übungen im prüfungsrelevanten Verhalten durch **Rollenspiel und Prüfungssimulation** (ebenda). Die gespielte Situation soll möglichst einer realen Prüfungssituation ähneln.
  - o Erst wird eine Aufgabe gestellt.
  - o Die Prüfungsfragen erfolgen an einem separaten Prüfungstisch.
    „Prüfer" und „Prüfling" sitzen sich vor einem „Publikum" (Gruppe) gegenüber und die gespielte Prüfungssituation wird auf Video aufgenommen.
  - o Durch das Rollenspiel entstehen annähernd echte Prüfungsempfindungen, die nun überwunden, besprochen und bearbeitet werden können.

- Hinzu kommt eine Reduktion von Prüfungsangst durch das **Hinterfragen angsterzeugender Gedanken** (z.B. den Prüfungsstoff nicht zu bewältigen, einen völligen Blackout zu bekommen, völlig zu versagen, existenziell zu scheitern etc.).
- Es geht um ein **kritisches Hinterfragen belastender Gedanken** z.B. „Trifft das, was ich denke, wirklich zu?" (Knigge-Illner 2009; Krispenz 2019).
- Dabei wird davon ausgegangen, dass die **angstauslösenden Überzeugungen oft „nicht der Realität entsprechen und übertrieben sind".** Es sollen **Gegenargumente** gefunden und das Denken dementsprechend verändert werden z.B.:
  - o „Ich habe mir einen Plan gemacht."
  - o „Ich bin dabei, es zu schaffen, ich lerne gerade."
  - o „Ich habe schon so viel erreicht bis jetzt."
  - o „Diese Tatsache allein zeigt, dass ich die Prüfung bewältigen kann"
  - o „Ich werde mich weiter zuversichtlich vorbereiten"

AUFGABE:
- Wie reagieren Sie auf Prüfungen?

Wünsche und geplante Verhaltensänderungen/Aktivitäten:

| |
| |
| |
| |

79.	
Eine Rede/Vortrag halten	Der Änderungswunsch zum *(Wieder-)Aufbau eines*
Belohnungswert 3,0 (Skala 1-7)	*„vielfältigen" Belohnungssystems*: 0-1-2-3-4-5

Vorträge halten hat **meist mit beruflichen Verpflichtungen** zu tun, es ist günstig für eine Institution und die eigene berufliche Entwicklung – hat da jemand vielleicht auf seinem Fachgebiet **etwas Bedeutendes zu sagen? Eine (kleine) Rede halten kann schon im Familienkreis wichtig sein**, z.B. die **Gäste** zu einer Feier zu **begrüßen** und jemanden zum Geburtstag, in der Firma zu einem Jubiläum oder einem besonderen Ereignis zu **beglückwünschen**.

Der eine muss sich vielleicht noch auf den neuesten Wissensstand bringen, da könnte dies oder das gefragt werden, die andere sucht im Internet nach Vorlagen – was sagt man denn zu einem Jubiläum, hohen runden Geburtstag etc.? So **kann durchaus etwas Nervosität auftreten, wie es in der vorherigen Rubrik zur Prüfungsangst beschrieben** wurde.

- Je nach Anlass kann ein kleiner **Spickzettel** helfen,
- muss die **PowerPoint-Präsentation** rechtzeitig vorbereitet oder überarbeitet und einstudiert werden.
- Es ist **nicht abwegig**, nicht alltägliche Aufgaben **zu üben** und wenn es um Fachvorträge geht, ein Seminar oder eine **Fortbildung** zum „Reden und Vortrag halten" zu besuchen.

In einem Vortrag soll man den Zuhörern mit **einfachen Worten** und **Sätzen sagen**, worum es geht (Malicky 2019).

- **Nicht** *mit komplizierten, langen Sätzen* beginnen.
- So kommt es erst gar nicht zu groben Grammatikfehlern – **kleine „Patzer"** sind bei freier Rede **kaum zu vermeiden**.
- Die **Wortwahl auf das Publikum abstimmen**. Unverständliche „Fremdwörter" lassen leicht Unmut aufkommen.
- Will man den Vortrag ohne abzulesen halten, ist die Verwendung von Dia- oder einer PowerPoint-Präsentation günstig. Die **Abbildungen geben quasi die Reihenfolge vor** und **veranschaulichende Darstellungen lockern auf.**

Bei einer Tagung bekannte eine **Referentin offenherzig, sie sei doch ziemlich nervös** vor so viel Publikum. So arbeitete sie sich eher **stichwortartig** an einigen Abbildungen orientiert durch die ersten Minuten. Die **Zuhörer zeigten viel Verständnis**, was auch nicht aufhörte als die Vortragende die Reihenfolge ihres Manuskripts durcheinanderbrachte. **Sympathisch lächelnd ließ sie alle an ihrem Tun und ihren Empfindungen teilhaben**, „oh jetzt fehlt da wohl eine Seite, oh, da ist sie ja …". Zum Schluss bekam sie dann **den bei weitem größten Beifall**, während die anderen ihre Vorträge, zu mindestens nach außen, cool abgefertigt hatten.

Wenn man **etwas zu sagen hat, mit Überzeugung dahintersteht** und es **klar und deutlich formuliert**, merkt das **Publikum** den soliden Hintergrund und **sieht über Schwächen hinweg** (ebenda).

Den meisten Spaß macht es, (wenn die Zuhörerschaft nicht zu groß ist), frei zu sprechen, dabei durch den Seminarsaal zu spazieren, auf die Zuhörer zuzugehen und das Publikum möglichst schnell mit einzubeziehen. Frage und Antwort beleben und Dias oder Folien sorgen dafür, dass der Faden nicht verloren geht.

Das „**Familienoberhaupt**" hat **einen kleinen Zettel in der Hand** und nun kommt schon vermehrt die Aufforderung, „halt doch mal eine Rede" – jetzt gibt sie sich einen Ruck und **klopft mit einem kleinen Löffel an ein Glas**. Das helle Klingeln macht sofort alle aufmerksam. Es ist nicht leicht, jetzt vor so vielen Personen zu stehen und erwartungsvoll angesehen zu werden. Bewusst spricht sie anfangs etwas lauter, sagt die ersten Worte und merkt, dass die Nervosität nachlässt, als alle so freundlich zu ihr hinblicken. **Erleichterung, sich den Mut gefasst zu haben**, die letzten Worte fallen ganz leicht und gehen schon im lauten Klatschen unter.

AUFGABE:

- Wie lässt sich die Nervosität abbauen?

Wünsche und geplante Verhaltensänderungen/Aktivitäten:

80. **Politisches Interesse** Belohnungswert 2,98 (Skala 1-7)	Der Änderungswunsch zum (*Wieder-)Aufbau eines* *„vielfältigen"* Belohnungssystems: 0-1-2-3-4-5

Eine Studie der Allensbacher Markt- und Werbeträger-Analyse (AWA) ermittelte für das Jahr 2020 in der **deutschsprachigen Bevölkerung ab 14 Jahre rund 17,27 Millionen Personen, die ein besonderes Interesse an Politik** aufwiesen (Pawlik 2020).

Eine wichtige Frage ist, warum sich Personen mit Politik beschäftigen und Kenntnisse hierüber aufbauen bzw. vertiefen? Hierbei hat die Motivation einer Person eine wesentliche Bedeutung, die durch folgende Merkmale gekennzeichnet sein kann (Tausendpfund 2020):

- Das **Politische Interesse**
  o bezieht sich auf Sachverhalte, Personen, Prozesse und Vorgänge, die mit Politik zu tun haben und bestimmt, welche Inhalte bzw. Themen ausgewählt werden (Hadjar und Becker 2006).
- **Parteien-Identifikation**
  o tief verankerte, gefühlsmäßige Bindung einer Person an eine bestimmte Partei (Green und Baltes 2017).
- **Werte-Orientierung**
  o z.B. die Überzeugung, dass die eigene Teilnahme an einer Wahl wichtig ist und man sich im Vorfeld ausreichend informiert, um sich diesbezüglich eine Meinung zu bilden.

Das Interesse für Politik kann sich in der **Beschäftigung mit unterschiedlichen Medien** bzw. **Quellen** und im **Austausch mit anderen** äußern:

- **Gespräche über politische Ereignisse und Sachfragen** z.B. mit Familienangehörigen, Freunden und Kollegen oder online in Chats, Blogs, Videotelefonie und andere Formen digitalen Austauschs
- **Einbindung in formelle und informelle Netzwerke**
- Nutzung bestimmter **Medien zur Informationsbeschaffung**
  o Schauen bestimmter Fernsehsender und -sendungen
  o Lesen von Zeitungen, Fachzeitschriften, Sachbüchern
  o Internetbezogene Aktivitäten z.B. surfen, Beiträge anschauen, Podcasts hören

Zudem kann sich das Interesse **auf verschiedene politische Bereiche beziehen** wie z.B.:

- Innen-/Außenpolitik
- Soziales
- Bildung und Kultur
- Innere Sicherheit
- Energie und Umwelt
- Finanzen
- Wirtschaft
- Landwirtschaft
- Bauwirtschaft
- Justiz
- Familie
- Sonstige

Des Weiteren stellt das **politische Interesse** einer Person **gewissermaßen eine zentrale Vorbedingung für den Erwerb und Erhalt politischen Wissens dar** (Westle 2012). Seit der Zeit der Aufklärung gilt politisches Wissen als wichtige Voraussetzung für die **Mündigkeit der Bürgerschaft** (Schübel 2019; vgl. Tausendpfund 2020).

AUFGABE:

- Haben Sie politisches Interesse und welche Bereiche bevorzugen Sie?

Wünsche und geplante Verhaltensänderungen/Aktivitäten:

81. **Schach spielen** Belohnungswert 2,86 (Skala 1-7)	Der Änderungswunsch zum *(Wieder-)Aufbau eines* *„vielfältigen"* Belohnungssystems: 0-1-2-3-4-5

Um das Schachspielen **ranken sich viele Mythen**, dies besonders durch die Fähigkeiten der **Großmeister** und ihre außerordentlichen Leistungen **z.B. beim Blind-Spielen** mit vielen Gegnern. In der Wissenschaft wird diskutiert, ob es sich hauptsächlich um Intelligenz oder auch Training handelt. Grabner (2011) betont in diesem Zusammenhang, dass zahlreiche Studien dafürsprechen, das langjähriges **Training** eine weitaus **größere Bedeutung** für das „Erreichen des Expertenstatus" hat **als Begabung oder Intelligenz**.

Es scheint sich die Annahme **zu bestätigen, das kreatives Denken und Vorstellungsvermögen generell trainierbar sind**.

- Es wurden Lernprogramme entwickelt, die strategische Denk- und Handlungsfähigkeiten **mit Hilfe von Erkenntnissen aus dem Schach systematisch** fördern (Gupta 2016).

Stracke (2015) betont, dass Schachspielen eine gigantische **Varietät** hat: Die **Anzahl der möglichen Züge betrage zehn hoch hundertfünfundfünfzig**. Zum Vergleich: Die *Sterne unserer Milchstraße schätzte man auf zehn hoch elf!* (Malik 2003). Sei es nicht genau das, was den unerschöpflichen Reiz dieses Spiels ausmache? Ein intensives Schachtraining geht z.B. mit **guten Noten in Mathematik** einher (Kauke 2003).

Die Forscherin Vollstädt-Klein am Zentralinstitut für Seelische Gesundheit, Mannheim (Lauer 2019) untersucht, ob sich **Schach**

- **als ergänzendes Therapieangebot bei Suchtkranken** eignet und
- es zu messbaren Veränderungen im Gehirn führt.
- Es sollen **Gehirnregionen gestärkt werden**, die für **Entscheidungsfindung und Kontrolle wichtig** sind.
- Die Stärkung dieser Fähigkeiten, **eine Entscheidung für etwas anderes als das Suchtmittel zu treffen und diese Alternativen auch umzusetzen**, soll Rückfälligkeit verhindern.

Das **Schachspielen** werde möglicherweise als **weniger langweilig empfunden als andere kognitive Trainings** und die Teilnehmer erhielten so eine **Anregung**, Schachspielen in ihrer *Freizeit* weiter zu betreiben, was wiederum soziale Kontakte fördere.

Es gibt außerdem gut fundierte Erkenntnisse, dass Schachspielen dazu beiträgt, **im Alter geistig fit zu bleiben** (Wagner-Döbler 1996).
In Zusammenhang mit Schachspielen nehmen die **intellektuelle Produktivität** und **Problemlösefähigkeit** eine wesentliche Rolle ein.

- Das **Gedächtnis sei involviert**,
- die **Geschwindigkeit und Qualität von symbolischen Operationen**,
- die **Kreativität** im **Auffinden** von **Handlungsmöglichkeiten** und
- die Objektivität bei der **Auswahl von Einfällen** sowie
- bei der **Beurteilung der Pläne des Gegners** (ebenda).

Es gibt jedoch auch Anzeichen dafür, dass sich „Blitzschachspielen", wenn es sich wegen der **eingeschränkten Zeit zum Nachdenken** mehr **einer Zufälligkeit annähert** und **mit einem Geldeinsatz** verbunden ist, **zu einem Suchtverhalten entwickeln kann** (Schaertl 2013).

AUFGABE:

- Hätten Sie die Ruhe und Konzentration zum Schach spielen?

Wünsche und geplante Verhaltensänderungen/Aktivitäten:

82. **Programmieren** Belohnungswert 2,16 (Skala 1-7)	Der Änderungswunsch zum *(Wieder-)Aufbau eines* *„vielfältigen" Belohnungssystems*: 0-1-2-3-4-5

Hier passt vielleicht wirklich der Ausspruch „last but not least".

In dieser Rubrik geht es weniger um eine berufliche Weiterbildung, sondern ob sich **Programmieren als Freizeitgestaltung** eignet. **Was kann man mit Programmieren eigentlich machen?** Es geht in erster Linie darum, **Software für die unterschiedlichsten Bereiche zu entwickeln.** Weder ein Mähdrescher noch ein I-/Smartphone sagen heute einen „Mucks", ohne dass die Software funktioniert.

„Programmieren als Hobby" stellt sogar Suchmaschinen vor eine Herausforderung. Das Ergebnis ist zwiespältig. So ist das erste Ergebnis zunächst: „Was zur Hölle... Programmieren als Hobby??? – „Der Digisaurier".

Videoergebnisse für "Programmieren als Hobby" sind im Gegenteil stark positiv und los geht es (YouTube):

„Warum Programmieren das beste Hobby ist" – Programmieren starten!

Unter den **Patienten** gibt **es häufiger Personen, die eine Vorliebe für Mathematik oder Physik** äußern, **aber wegen ungünstiger Umstände daraus nichts machen konnten.** Solche Talente sollte man nie schlummern lassen, denn so weit verbreitet ist diese Neigung wohl nicht. Neben einer gründlicheren Beratung und Hilfestellung, Bildungs- und Berufsperspektiven auszuloten, **wäre hier ein Einstieg in dieses neue Interessengebiet** vielleicht **eine Möglichkeit.** Was spielerisch anfängt, kann ja durchaus neue Perspektiven eröffnen.

AUFGABE:
- Gäbe es eine Anwendungsmöglichkeit dazu?

Wünsche und geplante Verhaltensänderungen/Aktivitäten:

8

Inhaltsverzeichnis

8.1 Info-Papier: Gefühle zeigen

Das Vorhandensein emotionaler Kompetenzen bzw. die Fähigkeit konstruktiv mit (belastenden) Emotionen umzugehen, haben eine zentrale Bedeutung für das Wohlbefinden und die psychische Gesundheit (Berking 2017). So ist eine ungünstige oder ungeeignete Gefühlsregulation häufig an der Entstehung und Aufrechterhaltung von Suchterkrankungen und vielen anderen psychischen Störungen mitbeteiligt (Berking und Schwarz 2013). Die **Gefühlsregulation** bezeichnet einen Vorgang, durch den ein Individuum Einfluss darauf nimmt, **wann** und **wie** es **Gefühle erlebt, ausdrückt und verarbeitet**. Sie gehört zu den Hauptkomponenten emotionaler Kompetenzen, worunter ferner die *Aufmerksamkeit* für die *eigene emotionale Befindlichkeit*, das *Mitgefühl* für andere (Empathie) und das *Eingehen befriedigender zwischenmenschlicher Beziehungen* gefasst werden (Salisch 2002). Insbesondere der **Ausbau positiver Emotionen** (Freude, Vitalität, Hoffnung, Zuneigung etc.) und **stimmungsausgleichender** (euthymer) **Verhaltensweisen** sind Bestandteile der Gesundheitsförderung (vgl. Lutz 1993).

Auch im Bereich Stressmanagement spielen folgende emotionsregulatorische Strategien eine besondere Rolle (Kaluza 2018):

- *Unlustbetonte Emotionen* (z. B. Angst, Ärger, Schuldgefühle, Enttäuschung, Kränkungserleben) und damit einhergehende Spannungszustände nicht passiv ausharren, sondern sie **angemessen ausdrücken und positiv beeinflussen:** z. B. Intensitätsminderung durch **Bewegung**, ablenkende **geistige Betätigung**, autogenes Training.
- Die emotionsregulierende Bewältigung ist nicht auf die Reduktion negativer Gefühle zu begrenzen, sondern *positive Gefühlsqualitäten* sind als Ausgleich *anzustreben*: z. B. Stolz, Freude, Begeisterung, **lustvoll erlebte Spannung.**

Weitere Kompetenzen sind relevant (vgl. Flückiger et al. 2010):

- offen zu seinen Gefühlen stehen,
- bestimmte Gefühle zulassen, anstatt sie generell zu vermeiden,
- akzeptieren können, dass es einem auch mal weniger gut geht,
- die Überzeugung, den eigenen Gefühlen nicht hilflos ausgeliefert zu sein („positive Kontrollannahme").

Als am höchsten belohnungsfähig hat sich die Kategorie *„Gefühle zeigen"* in der IAS-Studie erwiesen, die u. a. Items zum **Ausdruck und Erleben positiver Emotionen** einschließt.

- Dies unterstreicht, dass *positive Emotionen* für die **Umstrukturierung des Belohnungssystems** und die Ausschüttung der „**Wohlfühlhormone**" einen hohen Stellenwert besitzen.

Ergänzende Information Die elektronische Version dieses Kapitels enthält Zusatzmaterial, auf das über folgenden Link zugegriffen werden kann [https://doi.org/10.1007/978-3-662-65666-2_8].

- Es war überraschend, dass dem „*Lachen*" in dieser Studie eine so *große Bedeutung* zukam. Sowohl in der Experten- als auch in der Patientenbefragung wurde das Item „Lachen" als wichtiges „Highlight" genannt. Zudem stuften die Experten es als *am höchsten belohnungsfähig* ein (M = 6,63; Skalierung 1–7).

In therapeutischen Einrichtungen wird **Lachen nicht** selten als **mangelnde Ernsthaftigkeit** aufgefasst.

- *Ernsthaftigkeit und Humor sollten sich jedoch nicht gegenseitig ausschließen.*
- Lachen wird in dieser Studie eher als eine **Folge**, ein Produkt von **angenehmen Tätigkeiten** oder **schönen Erlebnissen** verstanden.
- Es geht darum, „etwas zu lachen zu haben" und **Alternativen** anzustreben, **die** in besonderem Maße mit **Freude, Spaß und Humor verbunden sind**.
- Maßnahmen dazu können eine entspannte Gesprächs- oder Klinikatmosphäre, ein Ball- oder Brettspiel sein und vom Tischtennis-Turnier, „Mensch ärgere Dich nicht" bis … reichen, was zukünftig noch weiter zu untersuchen ist.

Übersicht

Insbesondere ist der **Aufbau von Emotionen** wie z. B. **Freude, Vitalität und Hoffnung** eine relevante *Bewältigungsstrategie bei psychischen Belastungen* (Gloria und Steinhardt 2016). Des Weiteren wurde nachgewiesen, dass ein konstant höheres Maß an positiven Emotionen mit einer höheren psychischen **Belastbarkeit** und **Lebenszufriedenheit** verbunden ist (Cohn et al. 2009). In diesem Zusammenhang bleibt zu diskutieren, durch welche Interessen und Aktivitäten positive Gefühle gefördert bzw. angeregt werden. Dies wiederum stellt den starken **Bezug der Skala „Gefühle zeigen" zu den anderen Kategorien** her, wo entsprechende Potenziale auszuloten sind. Ein weiterer Aspekt dieser Kategorie beinhaltet den **Ausdruck positiver und negativer Gefühle** und deren *konstruktive Bewältigung, was z. B. auch bei Erfolg wichtig sein kann*. Nach Marchica et al. (2020) sagen be-

stimmte Defizite in der Emotionsregulation wie Impulskontrollstörungen, ungenügende emotionale Wahrnehmung und Klarheit z. B. eine glücksspielbezogene Störung vorher.

In experimentellen Studien erhöhte induziertes fröhliches, soziales Lachen positive Empfindungen, und es kam zu einer verstärkten **Ausschüttung von endogenen (körpereigenen) Opioiden** (Berk und Tan 2009; Manninen et al. 2017). Aus lerntheoretischen Gesichtspunkten dürfte sich die Auftretenswahrscheinlichkeit gewünschter Verhaltensänderungen erhöhen, wenn die Aneignung mit der Verstärkerwirkung von Freude und Lachen verknüpft (assoziiert) ist.

In der Gefühlskategorie sind noch weitere emotionale Kompetenzen thematisiert wie die Aufmerksamkeit für die eigene emotionale Befindlichkeit, Empathie für andere, das Eingehen befriedigender zwischenmenschlicher Beziehungen und eine angemessene Nähe-Distanzregulation (vgl. Kroll et al. 2018). Darüber hinaus ist hervorzuheben, dass der *ausgeprägteste Änderungswunsch* über alle Untersuchungsgruppen hinweg *bei der Kategorie „Gefühle zeigen"* bestand. Gezielte Übungen sind z. B. im Rahmen von Projektarbeiten zu dem Themenbereich „Gefühlskiste" in einem Therapie-Manual zu finden (Bachmann und El-Akhras 2014a, b).

8.2   IAS-Fragebogen zu „Gefühle zeigen"

Liebe Teilnehmerin, lieber Teilnehmer
in unserem Fragebogen sind die verschiedensten Interessen und Aktivitäten aufgeführt.

Ihre Aufgabe ist, sie danach einzuschätzen:

a. Wie häufig Sie diese Interessen/Aktivitäten im letzten Jahr ausgeübt haben?
b. Ob Sie den Wunsch haben, diese Interessen/Aktivitäten häufiger auszuüben?

Interessen / Aktivitäten	Wie häufig haben Sie diese Interessen / Aktivitäten **im letzten Jahr ausgeübt**? (bitte auf der Ziffer ankreuzen)					„**Änderungswunsch**": Haben Sie den **Wunsch**, diese Interessen / Aktivitäten **häufiger auszuüben?** (bitte auf der Ziffer ankreuzen)				
04 Gefühle zeigen (8)	über-haupt nicht				in hohem Maße	über-haupt nicht				in hohem Maße
83. Lachen	1	2	3	4	5	1	2	3	4	5
84. Sexualität / Zärtlichkeit	1	2	3	4	5	1	2	3	4	5
85. Sich über Gefühle austauschen	1	2	3	4	5	1	2	3	4	5
86. Sich selbst loben / jemanden loben	1	2	3	4	5	1	2	3	4	5
87. Sich immer auf etwas freuen	1	2	3	4	5	1	2	3	4	5
88. Positive und negative Gefühle ausdrücken	1	2	3	4	5	1	2	3	4	5
89. Mitgefühl zeigen	1	2	3	4	5	1	2	3	4	5
90. In Mimik und Gestik ausdrücken	1	2	3	4	5	1	2	3	4	5
Zusätzliche Idee(n)										

Auswertung der Änderungswünsche:

einen Kreis darum machen

✕ ✕
4 **5**

8.2.1 Auswertung der Änderungswünsche „Gefühle zeigen"

Es ist eine Strategie notwendig, die große Fülle der Daten sinnvoll zu reduzieren, damit die in die engere Wahl gezogenen Alternativen näher besprochen werden können.

Deshalb kommen zunächst nur die Interessen/Aktivitäten in die engere **Auswahl,** bei denen Sie die **höchsten Bewertungen** nämlich **4** und **5** vorgenommen haben. Gehen Sie also den Fragebogen nochmals durch und kreisen Sie die 4er und 5er Ankreuzungen gut sichtbar ein. Dennoch sollten Sie nochmals prüfen, ob Sie inhaltlich mit dieser Auswahl zufrieden sind. Wollen Sie eine weitere Aktivität hinzunehmen, kreisen Sie diese Ankreuzung ebenfalls ein. Außerdem haben Sie möglicherweise eine zusätzliche Idee(n), die Sie in der unteren Zeile eintragen können.

8.3 Der Interessen- und Aktivitätenkatalog „Gefühle zeigen"

Nehmen Sie als Vorlage Ihre 4er und 5er Bewertungen und gehen Sie zu den jeweiligen *Arbeitsblättern der einzelnen „Interessen/Aktivitäten".* Den **Nummerierungen folgend** sind sie leicht aufzufinden:

- **lesen** Sie die darin enthaltenen Informationen,
- **bearbeiten** Sie die gestellten Aufgaben,
- **diskutieren** Sie **Ihre neuen Vorhaben** mit möglichst vielen Personen,
- halten Sie Ihre Ziele zum Interessen- und Aktivitätenausbau in den Arbeitsblättern zur **Tages- und Strukturplanung** (Kap. 15, Tab. 15.1, 15.2, und 15.3) **fest** und bearbeiten Sie die dort vorhandenen Aufgaben, wenn Ihre Zusammenstellung abgeschlossen ist,
- haben Sie keine Scheu, Korrekturen und Ergänzungen vorzunehmen,
- ein zusätzliches völlig freies „Durchblättern" des Katalogs kann ebenfalls hilfreich sein.

83. **Lachen** Belohnungswert 6,63 (Skala 1-7)	Der Änderungswunsch zum *(Wieder-)Aufbau eines* *„vielfältigen" Belohnungssystems*: 0-1-2-3-4-5

Die Experten der Untersuchung haben dem Lachen den höchsten Belohnungswert zugeschrieben. Es ist möglicherweise **einer der direktesten Wege, körpereigene Wohlfühlchemie** (z.B. Dopamin) zu erzeugen. Dabei bedarf es oft nicht viel, um Humor zu zeigen und dies in einem Lächeln oder Lachen zum Ausdruck zu bringen.

Es ist plausibel, dass Verhaltensalternativen wie z.B. Sport, soziale Aktivitäten,

- die ein Risikoverhalten ersetzen sollen,
- sich leichter etablieren und aufrechterhalten lassen,
- wenn sie mit viel Humor und Lachen ausgeübt werden,
  - o statt etwa mit Rivalität oder Konkurrenzdenken.

Bei einem Lachen werden ähnliche Hirnareale, in denen das Belohnungssystem vermutet wird, aktiviert wie durch die Einnahme psychisch wirksamer Substanzen (Wild et al. 2003; Kraft 2005). Wenn das Lachen mit gewünschten Aktivitäten, z.B. „mehr Sport auszuüben" stark gekoppelt ist, erhöht es die Wahrscheinlichkeit, diese Tätigkeit dauerhaft auszuüben.

Humor spielt in vielen Facetten des menschlichen Lebens **eine wesentliche Rolle**, einschließlich bei **psychologischen, sozialen** und **körperlichen** Funktionen. Untersuchungen zeigen, dass Humor hilft,

- die Stimmung zu verbessern, Stress entgegen zu wirken und das Herz-Kreislauf- und Immunsystem positiv zu beeinflussen (Mobbs et al. 2003; Dalezman 2012; Sommer 2012; Rodden 2018).

Neben Fragen und Erklärungen ist auch das Lachen ein bedeutsames Mittel der Kommunikation (Röhner und Schütz 2012):

- Wir lachen bei vielen Gelegenheiten, beispielsweise wenn **wir miteinander reden** oder **Sport treiben,**
- beim **Hören** von **Witzen,** beim **Sehen lustiger Videos.**
- Menschliches **Lachen in Gesprächen** (Vettin und Todt 2004):
  - o Die Befunde zeigen, dass Personen während einer zehnminütigen Unterhaltung im Durchschnitt 5,8-mal lachen. Alle 1,7 Min. wird also während eines Gesprächs gelacht.

Lachen wir mit uns **vertrauten Personen** öfter als mit **fremden**?

- Die Häufigkeit des Lachens unterschied sich überraschenderweise nicht zwischen Personen, die sich kannten und solchen, welche sich nicht kannten.
- Lachen könnte aber gerade dazu dienen, mit fremden Personen eine Beziehung aufzubauen (Grammer 1990).

Je nachdem kann das Lachen durch Peinlichkeit oder Vergnügen verursacht sein (Ruch und Heintz 2013). Es kann z.B. schadenfroh sein oder „über jemanden Lachen" bedeuten, so dass nicht durchgehend eine positive Kommunikation damit verbunden ist.

AUFGABE:
- Wobei lachen Sie am ehesten?

Wünsche und geplante Verhaltensänderungen/Aktivitäten:

84.
Sexualität / Zärtlichkeit
Belohnungswert 6,13 (Skala 1-7)

Der Änderungswunsch zum (*Wieder-)Aufbau eines*
„vielfältigen" Belohnungssystems: 0-1-2-3-4-5

Die meisten Paare leiden zumindest zeitweise unter sexuellen Problemen, mangelnder Nähe bis hin zur Einsamkeit und Entfremdung, ohne darüber sprechen zu können. Hinzu kommt, dass im psychotherapeutischen Alltag das Thema sexuelle Probleme von Klienten vergleichsweise selten direkt angesprochen wird. So lange die Patienten hierzu keine direkten Hinweise geben, wird das **Thema eher vernachlässigt und nicht weiter nachgefragt**. Dementsprechend kommt es nicht zu einer Diagnose und Behandlung. Eine behutsame, **sachliche Frage nach der sexuellen Zufriedenheit** eröffnet den Weg, das Thema in die Therapie einzubeziehen und damit zu mehr seelischer und körperlicher Gesundheit sowie einer erfüllten Partnerschaft beizutragen (Reinecke et al. 2006; Hammelstein und Hoyer 2011; Lummer 2020).

Zu berücksichtigen ist außerdem, dass nach Zahlen des statistischen Bundesamtes etwa 20 % der Erwachsenen alleinstehend leben, wovon etwa ein Fünftel geschieden sind. Dating-Portale ermöglichen heute auf vielfältige Art und Weise an partnerschaftlicher Intimität teil zu haben und kurz- oder längerfristige Beziehungen einzugehen.

Welchen Effekt haben positiv gestaltete Paarbeziehungen auf die Gesundheit?
In einer Sichtung der wissenschaftlichen Studien zu diesem Thema konnten **stabile**, wenn auch (statistisch) kleine **Zusammenhänge** zwischen *qualitativ hochwertigen Paarbeziehungen* und

- der *körperlichen Gesundheit*,
- der schnelleren *Genesung* von Krankheiten und
- dem *Wohlbefinden* nachgewiesen werden
  (Ditzen et al. 2008; Robles et al. 2014; Frisch et al. 2017).

Hierbei wird die *Partnerschaftsqualität als ein zentraler Gesichtspunkt* in die Beurteilung einbezogen. Gemeint sind damit die positiven Seiten einer Partnerschaft,

- wie *soziale Unterstützung*,
- *gemeinsame Aktivitäten*,
- *Verbundenheit oder Zärtlichkeit*.

Ein unterstützendes soziales Miteinander, unter Ausschüttung der körpereigenen „Wohlfühlchemie" (Oxytocin, Dopamin, Serotonin, Endorphine), hatte zur Folge, dass

- Zärtlichkeit und eine gute Stimmung über den Tag hinweg bedeutsam mit *reduzierten Stresshormonen* (Cortisolwerten) einhergingen,
- *Stressbelastungen* z.B. bei der Arbeit, Kinderbetreuung besser verarbeitet bzw. *abgepuffert* wurden,
- zahlreiche *gesundheitsfördernde Effekte* zu beobachten waren und
- allein der *Anblick einer geliebten Person aktivierte das Belohnungssystem* des Gehirns und setzte die „Wohlfühlhormone" frei (Bartels und Zeki 2000; Inagaki und Eisenberger 2012; Sauer et al. 2013; Ditzen et al. 2019).

In negativ geprägten Beziehungen ist dieser Effekt häufig nicht vorhanden,
- **Unglückliche Beziehungen** gelten als **chronische Stressverursacher** mit steigenden Langzeiteffekten, wodurch sich negative Gesundheitseffekte ergeben.

Unter den Begriffen „Sexuelle Gesundheit im Alter – Beratung und Therapie" (Seikowski 2017) ist »Zärtlichkeit«

- der Wunsch nach einem *liebevollen Umgang*,
- Körperberührung sowie dichtem *Körperkontakt*.
- Häufig führe ein »Prickeln« zu erotischen Wünschen.

»Erotik« versteht sich in diesem Sinne als **Ausdruck des Auslebens** von **Zärtlichkeit** und **Sinnlichkeit** mit starkem Bezug zu Körperlichkeit und emotionaler Verbundenheit.

„Zärtlichkeit und Sexualität haben kein Verfallsdatum" (Walter 2004).
Nach wie vor scheint es jedoch schwierig zu sein, über Zärtlichkeit und Sexualität im Alter zu sprechen und sie zu leben. Gerade im höheren Alter spielen die **Lebensumstände** dabei eine wichtige Rolle. Es kann deshalb nicht unerheblich sein, die Lebensbedingungen entsprechend den Bedürfnissen zu erweitern und auf die psychisch wohltuenden und gesundheitsfördernden Effekte von Zärtlichkeit und Sexualität nicht zu verzichten.

AUFGABE:

- Empfinden Sie dabei Leistungsdruck?

Wünsche und geplante Verhaltensänderungen/Aktivitäten:

85. **Sich über Gefühle austau-** **schen** Belohnungswert 5,44 (Skala 1-7)	Der Änderungswunsch zum (*Wieder-)Aufbau eines* *„vielfältigen" Belohnungssystems*: 0-1-2-3-4-5

Eine Grundannahme dieses Manuals ist, dass sich in Folge einer *ungünstigen Regulation be-lastender Gefühle* ein Risikoverhalten entwickeln, verselbständigen und selbstschädigend ausprägen kann.

Die Studie zeigte, dass die *ausgeprägtesten „Änderungswünsche"* aller Untersuchungsgrup-pen bei der Kategorie „Gefühle zeigen" bestanden. Das Ziel ist, möglichst vielfältige Alter-nativen zum Risikoverhalten aufzubauen, die eine positive Gefühlslage herbeiführen und sich darüber hinaus eignen, Stress bzw. *belastende Gefühle angemessen* zu *verarbeiten* und zu *regulieren.*

Die meisten Patienten reagieren zunächst erstaunt darüber, wie viele verschiedene Gefühle es gibt. In einer Liste sind insgesamt 60 Gefühle in Kategorien aufgeteilt (Bachmann und El-Akhras 2014a, b):
Es gehört zur **psychischen Gesundheit, Gefühle richtig zu *benennen* und *zum Ausdruck zu bringen*** (Steiner und Perry 1999). Dabei wird von Psychohygiene (psychisches »Sauber-machen«) gesprochen, wenn man sich über alltägliche Empfindungen und Belastungen aus-tauscht, sich so erleichtert und plötzlich doch eher das Positive sieht.

Die Fähigkeit, **konstruktiv** mit belastenden Emotionen umzugehen, ist für die *Gesundheit* von großer Bedeutung (Legenbauer und Vocks 2006; Berking und Schwarz 2013):
- Eine offene Auseinandersetzung mit Gefühlen
  - führt zu einem besseren Befinden als die Unterdrückung.
  - Menschen, die eher zur Unterdrückung ihres emotionalen Befindens neigen, erleben weniger positive und mehr negative Gefühle.
- Personen, die in Beziehungen leben, entwickeln oft ähnliche emotionale Regulations-muster.

Es zeigen sich bedeutende **Geschlechtseffekte**, wobei *Frauen* häufiger *Situationen neu be-werten* (z.B. Konflikte gibt es in jeder Familie), um ihre Emotionen zu regulieren und *Männer* eher dazu neigen, *Emotionen nicht zu zeigen* (Barnow 2012).
Für emotional belastete Patienten in einer psychosomatischen Behandlung zeigten sich Maß-nahmen als besonders erfolgreich (Behandlungsmotivation und -ergebnis), die die Wahrneh-mung und den Ausdruck von negativen Gefühlen förderten (Fritzsche et al. 2008).

Ein Gesprächsansatz in der Psychotherapie stellt die **bewusste Wahrnehmung** und **Aus-sprache eigener Gefühle** und Befindlichkeiten im „**Hier und Jetzt**" in den Mittelpunkt der Beratung.
Der Fokus liegt auf dem Verstehen der eigenen Emotionen. Nach „Rogers" (1994; Rohr 2017) ist ein *Bewusstwerden* des aktuellen Erlebens *der eigenen Emotionen* in der Berater-Klienten-Beziehung eine Bedingung für das Gelingen:
- der sprachliche Ausdruck (Verbalisieren) des aktuellen Erlebens,
- das Verstehen der eigenen Emotionen und
- dann das wertschätzende Annehmen dieser Emotionen.

In der Gesprächsgruppe Gefühle und Gedanken teilen:

Gappmayer (2020) beschreibt aus ergotherapeutischer Sicht eine Gruppenform („Mindsharing"), in der es (online oder offline) zu einem Austausch von Gedanken und Gefühlen kommt (ebenda):

- In einem regelmäßigen Gedankenaustausch darüber zu sprechen, was eine Person aktuell bewegt und beschäftigt.
- Ein **soziales Teilen von Emotionen**, ob positive oder negative, ruft ein *Wiedererleben* der jeweiligen Emotion hervor und hilft, diese zu *verarbeiten*,
  - *positive Emotionen* können dabei noch *verstärkt*,
  - *negative abgeschwächt* werden.
- Soziale Beziehungen können durch den Austausch von Emotionen gefestigt werden, da das Gefühl der *Verbundenheit steigt* (Rimé et al. 2020).
- Es erhöht sich die Akzeptanz, dass nicht andauernd alles gut sein kann und emotionale Zustände wechseln.
- Teilen andere Personen die eigenen Gefühle und zeigen, dass man damit nicht allein ist, kann dies schon **innere Anspannungen lösen**.
- Als sehr befreiend werde empfunden, über die Dinge zu sprechen, die einen im Moment beschäftigten, **ohne dafür gleich Tipps oder Ratschläge zu bekommen oder geben zu müssen** (ebenda).

Franklin (1981) setzte sich mit dem Familienleben von Glücksspielern auseinander. Es sei in den Familien *eher* gelungen, Gefühle von Schmerz und Leid zu zeigen, *als* für den anderen unangenehme Gefühle der Unzufriedenheit und des Ärgers zum Ausdruck zu bringen.

Ausschnitt aus einem **Gesprächsprotokoll** (Bachmann 2017) zwischen einem Therapeuten in einer Suchtklinik (Th.) und einem spielsüchtigen Patienten (P.):

Th.: »Hat das Spielen Sie auch immer beruhigt?«

P.: »Ja, sobald ich davorsaß, da war Ruhe. Keine Aufregung mehr und nichts.«

Th.: »Kann es sein, dass es so eine Art *Beruhigungsmittel* für Sie war?«

P.: »Hinterher. Die letzte Zeit bin ich da angekommen und war merkwürdigerweise ganz ruhig, und es regte mich nichts mehr auf. Erst einmal ein paar gespielt, dann war Ruhe. Man denkt an nichts anderes mehr. Es ist so, als wenn jemand einen Balken davorschiebt und alle Probleme sind weg.«

Th.: »Ist es Ihnen schon generell schwergefallen, *über Ärger zu sprechen*?«

P.: »*Das habe ich noch nie gemacht.* Wenn ich im Dienst Ärger hatte, habe ich meiner Frau auch nichts gesagt. Ich habe praktisch mit keinem über meine Probleme gesprochen.«

AUFGABE:

- Gibt es Personen, denen Sie sich anvertrauen können?

Wünsche und geplante Verhaltensänderungen/Aktivitäten:

86. **Sich selbst loben / jemanden loben** Belohnungswert 5,22 (Skala 1-7)	Der Änderungswunsch zum *(Wieder-)Aufbau eines „vielfältigen" Belohnungssystems*: 0-1-2-3-4-5

Die Sache mit dem **Lob** ist eine **komplexe Angelegenheit**. „Anerkennung, Wertschätzung und Loben" scheinen auf den ersten Blick sehr ähnliche Begriffe zu sein, allerdings haben sie unterschiedliche Bedeutungen und können beim Gegenüber unterschiedliche Reaktionen auslösen. Anerkennung ist der Überbegriff für Wertschätzung und Loben (vgl. Schäfer 2021). Bei der **Wertschätzung** liegt der Fokus darauf, **wie jemand ist** („Du bist ein toller Typ") und beim **Loben** steht eher im Vordergrund, *was* **jemand getan hat** („Finde gut, wie Du das hingekriegt hast").

Im Rahmen einer therapeutischen Gruppenstunde zum Thema „Loben" äußerten die Teilnehmenden nahezu einhellig, dass es wesentlich einfacher sei, eine andere Person zu loben als *ein Lob anzunehmen*. Zudem fragten einige skeptisch, wann jemand denn zuletzt ein Lob erhalten habe und ob Lob oft mit gemischten Gefühlen verbunden sei *(was bezwecke jemand damit?)*. Möglicherweise ist es hilfreich, zunächst herauszufinden, welche Hindernisse bestehen, ein Lob zu akzeptieren. Als Fazit kamen sie zu dem Schluss, zukünftig mehr loben zu wollen.

Häufig setze man sich damit auseinander:

- Ist das Lob überhaupt ehrlich gemeint?
  - „Was steckt womöglich dahinter bzw. was möchte das Gegenüber damit bei mir erreichen?"
- Je nachdem, um welche Art von Beziehung es sich handelt, kann das Lob Ausdruck von eher gleichen oder ungleichen Ebenen sein z.B.
  - bei der Arbeit durch den/die Vorgesetzte(n),
  - in der Schule durch den/die Lehrer/in,
  - zu Hause von den Eltern an das Kind,
  - gegenseitig in einer Partnerschaft oder Freundschaft.

- Lob – ein positiver **Verstärker** (Radkovsky und Berking 2012):
  - **Folgt auf ein Verhalten ein** (positiv bewertetes) **Lob, steigt die Wahrscheinlichkeit, es öfter auszuüben** und mehr Selbstvertrauen kann dabei entstehen.
  - Hierbei kann sowohl das fremde als auch das eigene Lob verstärkend wirken.
- Sich selbst loben – nicht selten kommen in diesem Zusammenhang skeptische Fragen auf: „Sind Menschen, die sich selbst loben, nicht unanständig, arrogant und in sich selbst verliebt?"

Eine entscheidende Rolle dabei spielt, dass der Inhalt des Lobs nicht übertrieben ist und vor allem als **glaubhaft** und **realistisch** erscheint.

AUFGABE:
- Welche Gedanken und Gefühle haben Sie zu diesem Thema?

Wünsche und geplante Verhaltensänderungen/Aktivitäten:

87. **Sich immer auf etwas freuen** Belohnungswert 5,13 (Skala 1-7)	Der Änderungswunsch zum (*Wieder-)Aufbau eines* *„vielfältigen" Belohnungssystems*: 0-1-2-3-4-5

„Sich immer auf etwas freuen" ist eine Forderung, die nicht in jeder Situation als selbstverständlich erscheint. Durchlebt jemand eine eher „stressige" Zeit, drängt sich ein guter Einfall dazu nicht gleich auf. Dabei ist eine „Vorfreude" auf ein angenehmes Erlebnis *eine erfolgreiche Strategie*, die zur Erholung und Entspannung beiträgt.

- Die eigene Vergangenheit „durchforsten",
  - was schon einmal gute Dienste geleistet hat, sich im Vorhinein darauf zu freuen.
- Darüber nachdenken, welche weiteren Unternehmungen sich als (be-)lohnenswert anbieten.
  - Hierzu kann man Informationen aus diesem Manual nutzen,
  - einen örtlichen Veranstaltungskalender sichten,
  - vielleicht auch gute Bekannte zu Rate ziehen.

Einige Vorschläge für Aktivitäten, die sich gut dazu eignen, eine Vorfreude aufzubauen und **einmal aus dem Alltäglichen auszusteigen**, ins Auge zu fassen und sich gedanklich (imaginativ) damit zu beschäftigen (Herrmann und Wetzel 2018):

- ein nicht alltägliches Sportereignis oder
- nach längerer Zeit einmal wieder eine Diskothek/Tanzveranstaltung besuchen,
- mit Begleitung ins Kino gehen,
- ein neues, ungewöhnliches Restaurant aufsuchen,
- sich Kurzreisen, die Urlaubsplanung o.ä. vornehmen.

Der Test, ob sich eine Zielsetzung eignet, ist im Grunde recht einfach: *die eigene Vorstellungskraft (Imagination) in Gang gesetzt, meldet die „körpereigene Wohlfühlchemie"* (Dopamin), dass tatsächlich ein angenehmes entspannendes Gefühl damit verbunden ist und Vorfreude entsteht.

Die Vorfreude auf positive Aktivitäten und Erlebnisse kann

- einem Rückfall in Risikoverhalten etwas entgegensetzen und
- hilft, wohltuende entspannende Alternativen im Verhaltensrepertoire und Belohnungssystem zu etablieren.
  - Ein Bedürfnis nach Entspannung oder Erleichterung wird so *nicht mehr* „automatisch" mit dem Risikoverhalten und dessen Wirkung verknüpft,
  - sondern eine **wünschenswerte Vorfreude und konstruktive Bewältigungsstrategien treten an dessen Stelle.**

Die *Ausübung eines Risikoverhaltens* kann **ebenfalls durch eine positive Erwartung geprägt sein**. Die **Vorfreude** auf z.B. Alkoholtrinken oder Genuss von Süßigkeiten und die damit verbundene Hoffnung, negative Stimmungszustände abzuwehren, sind dabei **deutlich wichtiger als die Wirkung** des Konsums selbst, die entgegen den Erwartungen durchaus ausbleiben oder gar negativ sein kann (Charlet und Heinz 2012). Durch die Therapie ist nicht nur eine *Verhaltensänderung*, sondern auch ein *Austausch der Wünsche und Erwartungen* zu bewirken.

Im Verlauf dieser Manualarbeit gehört die **Auflistung von Highlights** zu den Aufgabenstellungen. Sie sollte ausreichend Anregungen für die im **Voraus zu planenden positiven Aktivitäten beinhalten**. Bilden sich aus Höhepunkten **Rituale**, die sich z.B. je nach Jahreszeit,

Feiertagen, Freizeiten oder anderen Begebenheiten wiederholen, ist auch die Vorfreude gewährleistet, wenn Anspannung und Stresserfahrungen wenig Raum für neue phantasievolle
Ideen lassen.

AUFGABE:

- Wie könnte Ihnen das gelingen?

Wünsche und geplante Verhaltensänderungen/Aktivitäten:

88. **Positive und negative Gefühle ausdrücken** Belohnungswert 5,11 (Skala 1-7)	Der Änderungswunsch zum *(Wieder-)Aufbau eines „vielfältigen" Belohnungssystems*: 0-1-2-3-4-5

Generell dienen Emotionen der Anpassung an die Umwelt (Scheithauer und Peter 2019): Ein ausgeprägtes **Wissen über Gefühle** und die Fähigkeit, mit ihnen umzugehen, haben einen Einfluss auf das Erleben positiver sozialer Interaktionen und den Aufbau stabiler Beziehungen zu anderen.

Gefühle einseitig, vielfach zu unterdrücken, abzuspalten oder zu vermeiden, ohne sie zu kanalisieren bzw. regulieren, kann langfristig negative Auswirkungen haben. Ähnliches gilt für ein einseitiges zu extremes, impulsives ausdrücken von Gefühlen, was ebenfalls negative Konsequenzen nach sich ziehen kann (vgl. Barnow 2015). In stärkerem Maße sowohl *negative als auch positive Emotionen zu unterdrücken*, haben sich als ungünstige Strategien erwiesen *und stehen in Zusammenhang mit psychischen Erkrankungen* (Beblo et al. 2012).

Das **Ausdrücken der unterschiedlichen Gefühlsqualitäten** scheint für die **psychische Gesundheit** und eine **gute emotionale Kompetenz** bedeutsam zu sein: so lässt es sich vermutlich leichter annehmen, dass es weder nur das „positive, angenehme Gefühl" noch nur das „negative, unangenehme Gefühl" gibt – sprichwörtlich umschreibend mit dem Phänomen **„erst weinen und danach wieder lachen können"**.

Unter emotionaler Kompetenz wird sowohl der angemessene **Umgang** mit den **eigenen** als auch mit den **Gefühlen anderer** verstanden (vgl. Scheithauer und Peter 2019). Verschiedene Fertigkeiten sind für die emotionale Kompetenz relevant wie z.B.:

- eigener mimischer Emotionsausdruck
- Erkennen des mimischen Emotionsausdrucks anderer Personen
- sprachlicher Emotionsausdruck
- Emotionswissen und -verständnis
- Emotionsregulation

Neben der **Mimik** und **Gestik** sind weitere **non-verbale Ausdrucksformen von Gefühlen** beispielsweise durch **kreative-künstlerische Tätigkeiten** z.B. tanzen, musizieren und malen zu erwähnen. Eine *besondere Bedeutung* im Hinblick auf die **Gefühlsregulation** kommt dem **sprachlichen Ausdruck** von Empfindungen zu. Manchmal ist es vielleicht gar nicht so einfach, die **passenden Worte** dafür zu finden oder überhaupt zu wissen, was in einem vor sich geht. Die deutsche Sprache verfügt über eine Vielzahl an Worten, Begriffen, Redewendungen und Metaphern, mit denen sich Gefühle detailliert ausdrücken und beschreiben lassen wie z.B. Schmetterlinge im Bauch, Kloß im Hals, Knoten im Kopf, blass vor Schreck, rot vor Wut und hochroter Kopf.

Durch das **regelmäßige Üben** im angemessenen **Benennen eigener Gefühle** bereits in **alltäglichen Situationen** mit **vertrauten** und **verständnisvollen Menschen**, lässt sich möglicherweise mehr *Klarheit und Sicherheit* im Umgang damit herstellen. Warum sich nicht selbst einmal dazu einladen, die eigene Gefühlswelt zu erkunden, auf eine kleine Entdeckungsreise zu gehen und in sich hinein zu spüren? Vielleicht sind einige Gefühle nicht ohne weiteres als positiv oder negativ beurteilbar und sie liegen irgendwo dazwischen oder sind eher neutral? Der erste Schritt ist, das **Gefühl bewusst wahrzunehmen, danach es auszudrücken** und schließlich so genau wie möglich zu beschreiben. Beim gleichzeitigen Auftreten mehrerer Gefühle wird es komplexer…

Manchmal *verhindern* ungünstige Überzeugungen „ich möchte niemand damit belasten", „wenn ich darüber spreche, tut es noch mehr weh", eine **nähere Auseinandersetzung** mit einem **unangenehmen Gefühl**. Die **Erfahrung** bleibt dann aus, **dass das „darüber sprechen"** sogar eine **positive erleichternde und entlastende Wirkung** haben kann. Zudem kann durch das Anvertrauen mehr Nähe zu einer nahestehenden Person entstehen und sich eine Beziehung vertiefen, wenn diese unterstützend reagiert. Auch beim **Benennen eines positiven Gefühls** sind *mehrere nützliche Konsequenzen denkbar*: das *Gefühl lässt sich* sowohl hinsichtlich seiner einzelnen Facetten als auch in seiner Ganzheit *mehr „genießen"*, intensivieren, *mit anderen teilen* und später als eine angenehme Erinnerung leichter reaktivieren. Es lohnt sich also, einfach mal auszuprobieren, auch wenn es zunächst einmal nur für sich selbst in geschriebener Form geschieht und der Anfang in etwa lautet: „da fehlen mir einfach die Worte ...".

Einige Beispiele für Gefühle:
...abgelehnt, ängstlich, ärgerlich, aktiv, angenommen, angespannt, argwöhnisch, aufgehoben, aufgeregt, aufgeschlossen, aufgewühlt, bedrückt, begeistert, beklommen, benommen, beruhigt, beschwingt, besonnen, betäubt, betrübt, dankbar, demütig, durcheinander, dynamisch, eifersüchtig, eifrig, einsam, Ekel, energiegeladen, entgeistert, entsetzt, entspannt, enttäuscht, erregt, erschöpft, erstarrt, erwartungsvoll/-los, euphorisch, freudig, friedlich, froh, furchtsam, geborgen, gekränkt, gelähmt, gelangweilt, gelassen, genervt, gerührt, geschockt, gestresst, getrieben, glücklich, gutmütig, hasserfüllt, heimisch, heiter, hoffnungsvoll/-los, innerlich leer, interessiert, irritiert, kraftvoll/-los, launisch, lebendig, liebevoll/lieblos, lustvoll/-los, melancholisch, misstrauisch, mitfühlend, mürrisch, mutig, mutlos, Nähe-/Wir-Gefühl, neidisch, neugierig, optimistisch, ruhig, schadenfroh, schwach, schwungvoll/-los, sich schämen, sorgenvoll, sorglos, stark, stolz, stumpf, traurig, überrascht, (un-)sicher, (un-)zufrieden, (un-)wohl, verbunden, versöhnlich, versteinert, verstört, versunken, verträumt, vertraut, vertrauenswürdig, verwirrt, verzweifelt, vital, wütend, zappelig, zerknirscht, zornig, zugewandt...

AUFGABE:
- Lässt sich Ärger sachlich mitteilen?

Wünsche und geplante Verhaltensänderungen/Aktivitäten:

| |
| |
| |
| |

89. **Mitgefühl zeigen** Belohnungswert 4,82 (Skala 1-7)	Der Änderungswunsch zum *(Wieder-)Aufbau eines* *„vielfältigen" Belohnungssystems*: 0-1-2-3-4-5

Einfühlungsvermögen (Empathie) bedeutet (Brandtstädter 2015):

- einerseits mitfühlen und nachempfinden,
- zugleich aber auch die **Bereitschaft** oder **Fähigkeit zu positiven Reaktionen** (z.B. trösten, Anteil nehmen).
  - Empathie geht in vielen Lebensbereichen mit Erfolg, Lebenszufriedenheit und Wohlbefinden einher.
  - Personen mit hohem Einfühlungsvermögen haben es leichter, **Sinn und Befriedigung in ihrem Leben** zu finden.
  - Es fördert den **Aufbau** und **Erhalt** von **Freundschaftsbeziehungen** und **sozialen Stützsystemen.**
  - Entsprechendes gilt auch im Hinblick auf die Qualität und Stabilität partnerschaftlicher Beziehungen (ebenda):
    - Das Gefühl, vom Partner verstanden und **in eigenen Zielen unterstützt** zu werden, gehört zu den wichtigsten Voraussetzungen der Paarzufriedenheit.
- Mit **abnehmender Vertrautheit und Nähe** schwächt sich die empathische Identifikationsbereitschaft ab – damit zugleich oft auch das Motiv, Hilfe zu leisten.

Als Meilenstein in der Entwicklung von Mitgefühl gilt allgemein das Auftreten **sozialer Mitmenschlichkeit** (prosozialen Verhaltens) und Hilfsbereitschaft. In entsprechend arrangierten Experimenten (Bischof-Köhler 1989) zeigen schon Zweijährige **Betroffenheit und versuchen zu helfen,** wenn dem Spielpartner (z B. der Mutter oder dem Versuchsleiter) ein Missgeschick passiert (z.B., wenn ein Spielzeug zerbricht oder der Partner sich scheinbar schmerzhaft verletzt).

Weiterhin zeigt sich Einfühlungsvermögen durch (ebenda):

- Die Bereitschaft, in Gesprächssituationen den Anliegen und Argumenten anderer aufmerksam zuzuhören,
  - die sprachlichen Botschaften, Stimme, Blick, Gestik, Mimik und Tonlage zu reflektieren.
- Die Ausführungen der Gesprächspartnerin und ihrer **zentralen Botschaft mit eigenen Worten wiederzugeben.**
- Die darin zum Ausdruck gebrachten Gefühle in Worte zu fassen (verbalisieren).
  - Solche empathischen Verhaltensweisen vermitteln dem Gesprächspartner das **Gefühl, verstanden zu werden** und fördern den Aufbau von Vertrauen.
  - Ohne ein gewisses Maß an Einfühlungsvermögen (oder: „Einfühlsamkeit") ist ein **funktionierendes Miteinander** nahezu unmöglich (Blickle 2014).
  - **Einfühlendes Verstehen** ist oft **besser als bemitleiden**, insbesondere in der Therapeut-Klient-Beziehung (Goßmann 2012).
  - Die oben genannten Punkte gehören zu den grundlegenden Strategien klientenzentrierter Beratungs- und Therapiekonzepte (Rogers 1994).

Einfühlungsvermögen (Empathie) geht über ein rein sachbezogenes »Verständnis« einer Mitteilung hinaus und bezieht sich auf das „was gemeint" ist (Hoyer und Wittchen 2011).

- Die Autoren führen aus, dass es in der **Alltagskommunikation** oft dazu kommt, Gefühle und Botschaften nur sehr indirekt oder versteckt auszudrücken. **Gestik, Mimik und Tonlage der Stimme verraten meist andere Botschaften** (ebenda).

- Wenn eine Person gefragt wird, wie es ihr geht, sagt sie meist »Ganz gut!«,
  - dann ist nur aus den sonstigen Informationen, die zur Verfügung stehen (nicht sprachliches Verhalten), zu erschließen,
  - ob es stimmt, dass es ihr gut geht oder
  - ob sie eigentlich nicht darüber reden will und die Aussage noch eine andere Bedeutung hat.
  - Je genauer man **das Gemeinte** erfasst, desto stärker ist das Einfühlungsvermögen (ebenda).

Beziehungsqualität und Atmosphäre verbessern (Rogers 1994; Mahr 2018): Vertrauen und ein echtes, wertschätzendes, warmherziges und **mitfühlendes Zuhören**,
- fördert ein offenes Gespräch über das,
  - was einen Menschen wirklich bewegt und ermöglicht es ihm zugleich,
  - mehr Gefühle zuzulassen,
- etwas, das auch den Zugang und das Verständnis zu sich selbst verbessert.
- Solchen Beziehungen wohnt ein **enormes Entwicklungspotenzial** inne.

AUFGABE:
- Haben Sie jemanden getröstet?

Wünsche und geplante Verhaltensänderungen/Aktivitäten:

90. **In Mimik und Gestik ausdrü-** **cken** Belohnungswert 4,57 (Skala 1- 7)	Der Änderungswunsch zum *(Wieder-)Aufbau eines* *„vielfältigen" Belohnungssystems*: 0-1-2-3-4-5

Gefühle in Mimik und Gestik *auszudrücken* und zu *deuten* ist ein alltäglicher Vorgang.
„Oh, Du schaust aber skeptisch" – beunruhigt eine Mimik oder „der scheint sich aber zu freuen", der Gesichtsausdruck gibt wichtige Signale über das Empfinden einer Person. Studierende machen in einem großen Hörsaal leichter auf sich aufmerksam, indem sie in den vorderen Reihen sitzen und dem Referenten durch **freundliches Lächeln** und **leichtes Nicken ihre Zustimmung signalisieren**. Es geht soweit, dass sich die *eigene* Stimmung schon dadurch verbessert, *wenn man sich um einen freundlichen Gesichtsausdruck* bemüht.
Willkürliche Bewegungen bestimmter Gesichtsmuskeln bzw. bestimmte Körperhaltungen beeinflussen die eigenen Empfindungen, ohne dass Gründe dafür vorliegen (Strack et al. 1988; Kraft und Pressman 2012; Volland 2015).

- **Gute Miene** zu einem *schlechten „Spielstand"* (oder einem „*bösen Spiel"*) hat durchaus einen Sinn.
  - Sie sorgt dafür, dass die eigene Stimmung oben bleibt – „man nicht einknickt" und sich dadurch die Leistung leichter verbessern kann.
  - Dem Konkurrenten wird so signalisiert, mit einer Niederlage oder einer Aufgabe ist so schnell nicht zu rechnen.

Durch Mimik und Gestik ist eine **schnelle Informationsvermittlung möglich** – lächelnd geht der Vorgesetzte auf den Mitarbeiter zu: „Na, der Tag fängt ja gut an!"
Ein **Blick** oder ein **Gesichtsausdruck erwecken** die **Aufmerksamkeit**, ohne dass man gleich weiß, was sie bedeuten. War jemand neugierig, wollte Sympathie zeigen, war an einem Kontakt interessiert oder war es Zufall? Häufig sind es nur bewegende Augenblicke und das Rätsel bleibt ungelöst.
Menschen sind mit einiger Sicherheit dazu in der Lage, **mindestens sechs verschiedene Gefühlszustände durch ihre Mimik mitzuteilen** bzw. an anderen wahrzunehmen (Schmidbauer 2004) z.B.:

- Glück
- Traurigkeit
- Überraschung
- Angst
- Ekel
- Ärger

Soziale Situationen können erfordern, dass die in **Gestik und Mimik** ausgedrückten Emotionen **nicht unbedingt dem tatsächlichen Erleben entsprechen** (Brandstätter et al. 2013; Barnow 2015):

- eine Person lächelt ermutigend, obwohl ihr Gefühl ein anderes ist,
- jemand zeigt keine Furcht, um andere nicht zu beunruhigen,
- Emotionsausdrücke, sei es in der Mimik, Gestik oder im Tonfall, lassen sich willentlich *übertreiben, minimieren* oder *verbergen*,
  - d.h. man kann andere über das eigene Empfinden *im Unklaren lassen*,
  - diese Fähigkeit kann eingesetzt werden, um Emotionen anderer zu beeinflussen und damit eigene Ziele zu erreichen.

Bei einer Rede *an bestimmten Stellen in besonderer Weise zu lächeln* und dies mit einer bestimmten Gestik zu unterstreichen, kann bedeuten,

- die Sympathie der Zuhörer *für sich gewinnen* zu wollen und
- für die eigenen *Anliegen und Vorhaben zu werben.*

In verschiedenen Gesprächssituationen hat man getestet, ob der **Gesichtsausdruck notwendig** ist, um die Emotionen anderer Menschen zu erkennen (Kraus 2017; Bichsel und Johnson 2021; vgl. Stangl 2021):

- Wenn die **Untersuchungsteilnehmenden den Gesprächspartner nicht sahen,** sondern **nur hörten,** konnten sie dessen Emotionen am genauesten einschätzen.
- **Genaues Zuhören ist möglicherweise die günstigste Methode,** um die Gefühle des anderen zu erkennen.
- Das liegt auch daran, **dass Gefühle in der Stimme besonders schwer zu verschleiern sind.**

AUFGABE:

- Sich ohne Worte mitteilen, gelingt das und kann es hilfreich sein?

Wünsche und geplante Verhaltensänderungen/Aktivitäten:

Inhaltsverzeichnis

9.1   Info-Papier: Erholung

Der Begriff Erholung bedeutet (ursprünglich aus der Medizin stammend) „**wieder gesund werden**". Ein Prozess ist gemeint, mit dem ein *biologischer Organismus* nach einer anstrengenden Tätigkeit, körperlichen Ermüdung oder geistigen Erschöpfung durch eine Ruhephase wieder *regeneriert* und *Kräfte sammelt*. Dies gilt insbesondere auch *nach Verletzungen* oder *Krankheiten* (vgl. Brockhaus 1988).

- Seit Mitte des 20. Jahrhunderts entwickelt sich die Erholung zu einem eigenständigen Faktor des Freizeitwesens.
  – Sie umfasst Wege zur **Entspannung**, in die **Aktivitäten inbegriffen** sind.

Untersuchungen zum Gesundheitsverhalten ermittelten **nicht gelungene Erholungsprozesse** als *Einflussfaktoren* für die Entwicklung **stressbedingter Erkrankungen** (vgl. Gnau 2009; Hoederath 2009; Rabenhorst 2014):

- Hierbei sagte ein *mangelndes Erholungserleben* eine Verschlechterung der Stimmung und Schlafqualität voraus.

Für das psychische **Wohlbefinden**, die **Gesundheit** sowie die **Balance zwischen Arbeit und Privatleben** sind regelmäßige Erholungsphasen wichtig (Sonnentag 2003; Jones et al. 2005; de Bloom et al. 2009).

Ergänzende Information Die elektronische Version dieses Kapitels enthält Zusatzmaterial, auf das über folgenden Link zugegriffen werden kann [https://doi.org/10.1007/978-3-662-65666-2_9].

Je nach theoretischem Modell wird Erholung eher verstanden als:

a) **passiver Vorgang**, in welchem der Erholungsprozess von selbst abläuft, wenn **keine Anforderungen** mehr an das Individuum **gestellt** werden (Erholungsmodell: Meijman und Mulder 1998) oder

b) **aktiver Prozess** durch die *Ausführung verschiedener Tätigkeiten zur Wiederherstellung verbrauchter Ressourcen* (Conservation-of-Resources-Modell: Hobfoll 2001). In der Erholungsforschung wird untersucht, **welche Aktivitäten** als allgemein erholsam empfunden werden und was deren Auswirkungen sind (Sonnentag 2001; Sonnentag und Bayer 2005; Rook und Zijlstra 2006).

Bestimmte Aktivitäten stehen in positivem Zusammenhang mit physischer sowie psychischer Gesundheit und sie können die **negativen Effekte von Stress abschwächen** (abpuffern).

Der **IAS-Kategorie** mit dem **zweithöchsten Belohnungswert** „*Erholung*" ist in diesem Zusammenhang eine erhebliche Bedeutung zuzuschreiben.

In die Kategorie „Erholung" sind speziell Aktivitäten mit den **Schwerpunkten** auf **Ruhe**, **Entspannung**, **neue Energie** und **Kräfte tanken** eingeflossen.

- Das Item „**Einen Ausflug ins Grüne, an die See machen**" verzeichnete den *höchsten Belohnungswert*, was auf positive Effekte von *Aktivitäten mit Naturbezug* hindeutet (Liedtke 2003).

- Das Item „In den Tag hineinleben" erhielt den niedrigsten Belohnungswert, was möglicherweise bei *zu starker* Ausprägung mit einem erhöhten Rückfallrisiko zusammenhängt.
- Zu einer erfolgreichen Regeneration sind sowohl aktive als auch passivere Erholungsformen wie das „Lernen, mal nichts zu tun", „Am Strand sein" und ein **„gut geplanter" Müßiggang** einbezogen.

Übersicht
Darüber hinaus ergaben sich bei den unterschiedlichen Suchtgruppen einige Besonderheiten in den Ergebnissen:

- Speziell die **Pathologischen Glücksspieler** scheinen den „Erholungsbereich" (z. B. ruhigere, regenerative Aktivitäten, Entspannungsübungen etc.) **nicht nur zu vernachlässigen**, sondern **auch dessen Bedeutung zu unterschätzen**.
  - Dieses Ergebnis ist **vor dem Hintergrund** einer erhöhten *Disposition zur autonomen Erregung* und Persönlichkeitseigenschaften wie Impulsivität und *„Sensation Seeking"* bei Pathologischen Glücksspielern (vgl. Meyer 2017) zu sehen.
  - In diesem Zusammenhang ist einerseits auf einen stärkeren Ausbau der **Entspannungs-**

fähigkeit *sowie* andererseits auf ein optimales Maß an gesundheitsdienlichen Aktivitäten mit *Erlebnis- und Abenteuercharakter* (Spannung, Wagnis, Risiko) zu achten.
  　Ähnliche Abwägungen können auch bei anderen Störungsbildern sinnvoll sein.
- Die Alkoholabhängigen sind, ähnlich wie die Pathologischen Glücksspieler, in dem Bereich „Erholung" besonders zu fördern.
  - Bei ihnen war allerdings ein **größerer Änderungswunsch** vorhanden.

9.2　IAS-Fragebogen zu „Erholung"

Liebe Teilnehmerin, lieber Teilnehmer
in unserem Fragebogen sind die verschiedensten Interessen und Aktivitäten aufgeführt.
　Ihre Aufgabe ist, sie danach einzuschätzen:

a. Wie häufig Sie diese Interessen/Aktivitäten im letzten Jahr ausgeübt haben?
b. Ob Sie den Wunsch haben, diese Interessen/Aktivitäten häufiger auszuüben?

Interessen / Aktivitäten *05 Erholung* (22)	Wie häufig haben Sie diese Interessen / Aktivitäten **im letzten Jahr ausgeübt**? (bitte auf der Ziffer ankreuzen)					„**Änderungswunsch**": Haben Sie den **Wunsch**, diese Interessen / Aktivitäten **häufiger auszuüben?** (bitte auf der Ziffer ankreuzen)				
	über- haupt nicht				in hohem Maße	über- haupt nicht				in hohem Maße
91. Ausflüge machen z.B.ins Grüne, an die See	1	2	3	4	5	1	2	3	4	5
92. Am Strand sein	1	2	3	4	5	1	2	3	4	5
93. Naturerlebnisse	1	2	3	4	5	1	2	3	4	5
94. Massage	1	2	3	4	5	1	2	3	4	5
95. Im Freien aufhalten (z.B.Park, Picknick)	1	2	3	4	5	1	2	3	4	5
96. Sich entspannen	1	2	3	4	5	1	2	3	4	5
97. Eine Therme / Sauna besuchen	1	2	3	4	5	1	2	3	4	5
98. Meditation, Yoga	1	2	3	4	5	1	2	3	4	5
99. Entspannungsbad / -dusche	1	2	3	4	5	1	2	3	4	5
100. Sich mit Tieren beschäftigen	1	2	3	4	5	1	2	3	4	5
101. Entspannungsübungen	1	2	3	4	5	1	2	3	4	5
102. Früh schlafen gehen	1	2	3	4	5	1	2	3	4	5
103. Gartenarbeit / sich um Pflanzen kümmern	1	2	3	4	5	1	2	3	4	5
104. Sich sonnen	1	2	3	4	5	1	2	3	4	5
105. Mit dem Hund spazieren gehen	1	2	3	4	5	1	2	3	4	5
106. Radio / Musik hören	1	2	3	4	5	1	2	3	4	5
107. Passiv genießen	1	2	3	4	5	1	2	3	4	5
108. Stadtbummel ohne Einkauf	1	2	3	4	5	1	2	3	4	5
109. Mittagsschlaf	1	2	3	4	5	1	2	3	4	5
110. Tagträumen	1	2	3	4	5	1	2	3	4	5
111. Mal richtig ausschlafen	1	2	3	4	5	1	2	3	4	5
112. In den Tag hinein leben	1	2	3	4	5	1	2	3	4	5
Zusätzliche Idee(n)										

Auswertung der Änderungswünsche:

einen Kreis darum machen **4** **5**

9.2.1 Auswertung der Änderungswünsche „Erholung"

Es ist eine Strategie notwendig, die große Fülle der Daten sinnvoll zu reduzieren, damit die in die engere Wahl gezogenen Alternativen näher besprochen werden können.

Deshalb kommen zunächst nur die Interessen/Aktivitäten in die engere **Auswahl,** bei denen Sie die **höchsten Bewertungen** nämlich **4** und **5** vorgenommen haben. Gehen Sie also den Fragebogen nochmals durch und kreisen Sie die 4er und 5er Ankreuzungen gut sichtbar ein. Dennoch sollten Sie nochmals prüfen, ob Sie inhaltlich mit dieser Auswahl zufrieden sind. Wollen Sie eine weitere Aktivität hinzunehmen, kreisen Sie diese Ankreuzung ebenfalls ein. Außerdem haben Sie möglicherweise eine zusätzliche Idee(n), die Sie in der unteren Zeile eintragen können.

9.3 Der Interessen- und Aktivitätenkatalog „Erholung"

Nehmen Sie als Vorlage Ihre 4er und 5er Bewertungen und gehen Sie zu den jeweiligen *Arbeitsblättern der einzelnen „Interessen/Aktivitäten"*. Den **Nummerierungen folgend** sind sie leicht aufzufinden:

- **lesen** Sie die darin enthaltenen Informationen,
- **bearbeiten** Sie die gestellten Aufgaben,
- **diskutieren** Sie **Ihre neuen Vorhaben** mit möglichst vielen Personen,
- halten Sie Ihre Ziele zum Interessen- und Aktivitätenausbau in den Arbeitsblättern zur **Tages- und Strukturplanung** (Kap. 15, Tab. 15.1, 15.2, und 15.3) **fest** und bearbeiten Sie die dort vorhandenen Aufgaben, wenn Ihre Zusammenstellung abgeschlossen ist,
- haben Sie keine Scheu, Korrekturen und Ergänzungen vorzunehmen,
- ein zusätzliches völlig freies „Durchblättern" des Katalogs kann ebenfalls hilfreich sein.

91. **Ausflüge machen z.B. ins Grüne, an die See** Belohnungswert 6,26 (Skala 1-7)	Der Änderungswunsch zum *(Wieder-)Aufbau eines „vielfältigen"* Belohnungssystems: 0-1-2-3-4-5

In der Kategorie „Erholung" hat „Ausflüge machen z.B. ins Grüne, an die See" den höchsten Belohnungswert, was mit anderen wissenschaftlichen Untersuchungen übereinstimmt (Erholung und Naturerleben; Bauer, o. D.). Dabei erhält eine gute **Kombination** aus **beidem**, also **viel Wasser** mit **viel Grün,** die höchsten Einschätzungen. Nicht zu vernachlässigen ist dabei der Wald – also gilt es, Ausschau zu halten nach Erholungslandschaften mit einem

- lichtdurchlässigen vielfältigen **Wald,**
- **grünen Wiesen** und einem
- **Seengebiet** oder **Meer.**

Dichter bebaute Gebiete werden im Gegensatz dazu als **wenig erholsam** eingeschätzt. Städtische Strukturen werden eher mit **Lärm, schlechter Luftqualität, mangelnden Möglichkeiten der persönlichen Erholung** und **übermäßigem Stress**, das heißt negativen gesundheitlichen Einflüssen und verminderter Lebensqualität, verbunden (Eikmann 2016).

Kaum zu glauben ist, dass sich Patienten/innen nach einem operativen Eingriff besser erholten und weniger Schmerzmittel benötigten, wenn sie durch die Fenster auf Bäume schauten (Ulrich 1984).

Gesundheit und Krankheit hängen stark davon ab, dass **Belastung und Erholung in einem guten Einklang** zueinanderstehen. **Viele Menschen erleben aktuell, dass hierbei ein Ungleichgewicht** entstanden ist. Arbeitsbelastungen seien z.B. nicht tolerierbar, die zusätzlich die Freizeit sowie die Nachtruhe und damit die Erholungsmöglichkeiten beeinträchtigen (Rau 2012).

Befragungsergebnisse von Seiler et al. (2013) zeigen,

- dass psychische Belastungen, z.B. hoher Zeitdruck,
- mangelnde Handlungsspielräume,
  - o insbesondere im Tätigkeitsfeld personenbezogener Dienstleistungen und Handel auftreten.
- Neben den vorhandenen Belastungen am Arbeitsplatz sehen Beschäftigte sich auch mit immer neuen Aufgaben konfrontiert:
  - o 22 Prozent der Erwerbstätigen gaben an, regelmäßig nicht bezahlte Mehrarbeit zu leisten und
  - o jeder Fünfte betreute in seiner Freizeit pflegebedürftige Personen.

Unter Erholung versteht man einen Prozess (Eikmann 2016)

- des **Wiedererlangens** von **psychischer** und **physischer Aktiviertheit** und einem entsprechenden Verhaltensrepertoire.
- Im Unterschied zu früher wird **Erholung heute nicht mehr nur als ein passives Konzept** (›nicht arbeiten müssen‹) aufgefasst,
- sondern vielmehr als ein aktiv gestalteter Prozess, der auf eine Beanspruchung folgt und Handlungsvoraussetzung für die nächste Beanspruchungsphase ist (Gatt et al. 2002).

Erholung ist somit zudem **Ausgleich von** einer Belastung (z.B. anstrengende Tätigkeit, nach Verletzungen, Krankheiten, soziale Krisen) und **Prävention, Überlastungen vorzubeugen.**

Die Erholung ist mit dem Begriff der Muße verwandt (Duden: freie Zeit und [innere] Ruhe, um etwas zu tun, was den eigenen Interessen entspricht).

Zu den bedeutenden **Erholungselementen** gehört der **Wald**. Er gilt als Inbegriff für

- Ruhe, Entspannung, Freiheit, Schönheit und Leben,
- trägt eine hohe Bedeutung für die psychische Gesundheit in sich und kann damit in erheblichem Umfang den Abbau von (übermäßigem) Stress unterstützen.
  - o Ungefähr 80 Prozent der Bevölkerung in Europa leben mit zunehmender Tendenz in städtischen Regionen.
- **Wald dämpft** aber auch den **Alltagslärm** und bietet die Gelegenheit zu vielfältigen Freizeitaktivitäten mit der Gelegenheit zu **körperlicher Betätigung** oder **sozialen Kontakten.**
  - o Der Aufenthalt im Wald ist unentgeltlich und kann von vielen Menschen gleichzeitig wahrgenommen werden, ohne dass ein Gefühl des „Überlaufenseins" entsteht.
- Psychologen/innen und Pädagogen/innen konzipieren **Wälder als »Heilräume«** (Grote 2012).
- Das Erholungspotenzial von natürlichen Landschaftsräumen
  - o ist im Unterschied zu den Erholungsmöglichkeiten von urbanen Sport- und Unterhaltungsräumen (z.B. Golfplätze, öffentliche Schwimmbäder, Sportarenen, Kinos, Nachtclubs usw.) offensichtlich deutlich größer.
  - o Die Einsamkeit in ländlichen Landschaftsräumen fördert die Erholung von geistiger Ermüdung.
- Findet das gemeinsame Erleben der Natur in einer festen Gruppe statt, so spielt neben der gemeinsamen visuellen Wahrnehmung die soziale Dynamik innerhalb der Gruppe noch eine wichtige Rolle (Maier 2010).

Erholung beinhaltet mehr als Nichtstun. Sie sollte in den Arbeitsalltag integriert sein. Die Urlaubszeit stellt jedoch für die meisten Arbeitnehmerinnen, Schülerinnen und Studierende eine besondere Zeit dar, in der sie Erholung suchen und oftmals auch finden (Kellmann 2018).

- Ob diese **Zeit eher konfliktreich** oder **idealerweise erholsam** verläuft, hängt von persönlichen Umständen und Bewertungen ab.
  - o Es bietet sich an, diese Frage in kleinen „Zwischenbilanzen" – kann man gut abschalten, was hilft, was schadet – zu reflektieren und evtl. Korrekturen im Urlaubsablauf vorzunehmen (z.B. zusätzliche Sehenswürdigkeiten einplanen; Genussmittel reduzieren).
- Wenn die Tage erholsam waren, dann ist es die Frage, **wie lange** dieser **Erholungseffekt anhält**. Leider meist nicht sehr lange, was Studien aus dem Berufsleben von Lehrer/innen oder Trainer/innen belegen (Fritz und Sonnentag 2006).
  - o Selbst der Erholungseffekt von sieben Tagen Skifahren wird durch längere An- und Abreisen teilweise wieder aufgebraucht.
- Daher ist es **wichtig**, auch **nach den Ferien im normalen Alltag** auf die **Erholung** zu **achten** (ebenda).

Arbeit, Leben und Erholung – **Ergebnisse aus einer Befragung des Landes Nordrhein-Westfalen** (Seiler et al. 2013):

- Am häufigsten verbinden die Menschen **Freizeit, Entspannen/Nichtstun** und **Urlaub** mit Erholung.
- So fällt es auf, dass **Frauen** im Gegensatz zu Männern öfter **Entspannungsübungen** sowie das **Alleinsein bevorzugen,**

- Während **Männer eher „ein Gläschen trinken (Alkohol)"** und **„TV/Internet" als** gelungene **Erholung ansehen**.
- **Jüngere** wählen **eher soziale Unternehmungen** als **Ältere**.
- Diese bevorzugen dagegen **häufiger ehrenamtliche Tätigkeiten, Haus- und Gartenarbeiten** und Lesen.

Was Menschen von der Erholung abhält (ebenda):
- am häufigsten **Gedanken an** die **Arbeit**
- **Verpflichtungen** gegenüber der Familie und der Partnerin/dem Partner
- **zusätzliche Nebentätigkeiten** zum Gelderwerb
  - Angst vor wirtschaftlichem Abstieg
- aus **zeitlichen Gründen** und wegen **fehlender Rückzugsmöglichkeiten** wird der Wunsch zu einem **mittäglichen Erholungskurzschlaf** nur **wenig genutzt**

AUFGABE:
- Haben Sie schon eine konkrete Idee für einen Ausflug?

Wünsche und geplante Verhaltensänderungen/Aktivitäten:

| |
| |
| |
| |

92. **Am Strand sein** Belohnungswert 6,22 (Skala 1-7)	Der Änderungswunsch zum *(Wieder-)Aufbau eines* *„vielfältigen"* *Belohnungssystems*: 0-1-2-3-4-5

Etwas Schöneres als am Strand zu sein, können sich viele für die Ferien kaum vorstellen. Es wundert nicht, dass diese Unternehmung den *zweit höchsten Belohnungswert* in der **Kategorie „Erholung"** erhalten hat.
Aber Strand ist nicht gleich Strand:

- Sucht man eher die Ruhe und vielleicht sogar Einsamkeit?
- Andere ziehen eher die Unterhaltung vor, samt exklusiver Bar mit entsprechenden Drinks und Musik?

Im Internet gibt es zahlreiche gute Vorschläge – die 10 besten … oder gar 31 **schönsten Strände der Welt, einsame Inseln mit Palmen**, sind dem Angebot keine Grenzen gesetzt. Vom Schnorcheln, Tiefseetauchen, Surfen etc. reicht die Bandbreite, sich aktiv sportlich zu betätigen. Oder wo ist denn der **Sportstrand** – Beachvolleyball ist das mindeste. Da gibt es Strände nur mit Steinen, die wahrscheinlich **weniger überlaufen** und seltener mit einer Liege ausgestattet sind …

Geruhsamer ist es im **Strandkorb**, die Kinder packen die Förmchen aus, große und kleine Schüppe dazu, jetzt wird erstmal Kuchen gebacken. Es ist, als ob sie nie etwas anderes gemacht hätten und ohne Anleitung fangen sie an zu buddeln. Die Eltern haben da schon mehr Anpassungsprobleme, hatte man da nicht ein Buch eingesteckt, sollte sich vielleicht den Kindern anschließen, gemeinsam eine Burg zu bauen? Das Federballspiel? Da ist noch ein ähnliches Spiel mit Holzschlägern und einer Gummikugel, die nicht so leicht vom Wind aus der Bahn geworfen wird.

Eine der beliebtesten Tätigkeiten von Menschen, die sich an der See aufhalten, ist **stundenlanges Wandern am Strand**. Eine Studie testete die körperliche Beanspruchung von spazieren gehen am Strand und stellte fest,

- dass Spazierengehen am Strand **solchen Personen als alternative körperliche Betätigung zu empfehlen ist, die nicht regelrecht Sport treiben** mögen (Mende und Stick 1998).
- Bei der Aufzählung schöner Erlebnisse, die einen starken Effekt auf das Wolfbefinden haben, fehlt kaum einmal „am Strand spazieren gehen" (Kirn et al. 2015).
- Für die **Klimatherapie** an der **Nordsee** werden vor allem Kältereize sowie der Salzgehalt des Aerosols genutzt. Die zumeist erfahrungsbasierten Wirkungen zeigen sich besonders in der Linderung von **chronisch wiederkehrenden Atemwegs-** und **Hauterkrankungen** (Scheewe 2015).

Manchmal ist es möglich, abends ein **kleines Lagerfeuer** (Brandschutz beachten) zu machen – bei **Stockbrot** entstehen Gespräche und alle **warten** dann **auf den Sonnenaufgang**, zwischendurch etwas schlafen, sich **in eine Decke rollen** und die **Romantik** kommt nicht zu kurz. Jetzt ist es so weit, überall werden die Fotoapparate/Handys gezückt, die **Erinnerung hilft** später über den schwierigen Alltag hinweg. Häufiger werden die noch **verbleibenden Tage gezählt**. Lieber nicht daran denken.

AUFGABE:
- Wer kommt mit?

Wünsche und geplante Verhaltensänderungen/Aktivitäten:

93. **Naturerlebnisse** Belohnungswert 6,18 (Skala 1-7)	Der Änderungswunsch zum (*Wieder- Aufbau eines „vielfältigen" Belohnungssystems*: 0-1-2-3-4-5

Die Menschen sind bereit, weite Reisen zu unternehmen, um außergewöhnliche Naturereignisse hautnah zu erleben. So besuchen ca. 12 Mio. jährlich die **Niagarafälle in Kanada**. Die großen herabstürzenden Wassermassen faszinieren so, dass kaum eine(r) sie nicht kennt und zumindest per Foto oder Video betrachtet hat. Mit Suchgeräten versucht man, in verschiedenen Gewässern Wale („**wale watching**") aufzuspüren, um sie den Touristen leibhaftig zu zeigen. Geht es um die **in den Alltag integrierbare Erholung**, sind besonders **Naherholungsgebiete** von Interesse. Ein Student, der in Berlin nebenher Taxi fuhr, äußerte es gebe in der Stadt sehr viele Gewässer, was den meisten Bewohnern jedoch nicht bewusst sei.

- Oft bemüht sich die Bevölkerung städtischer Gebiete darum, dass Flüsse oder Bäche stärker erschlossen und
- von der Gemeinde zugänglich gemacht werden.
- Da fehlen häufig Fuß- und Radwege, um die wassertypische Pflanzen- und Tierwelt zu erkunden und
- in Spaziergänge und Fitnessaktivitäten einzubeziehen.
    - Nahegelegene Stauseen (die sich häufig von natürlichen Gewässern kaum unterscheiden) und Waldgebiete entwickeln häufig ein großes Potenzial, Natur zu erleben. Es gibt ausgeschilderte Wanderwege, Hinweistafeln über die vorhandene Tier- und Pflanzenwelt, Beherbergungen und Camping-Möglichkeiten.

Menschheitsgeschichtlich sind die Landschaftselemente grüne Wiesen, Wälder und blaue Gewässer wahrscheinlich deshalb von so hohem Wert, weil grüne Landschaften ein Ausdruck für fruchtbare Gebiete sind und Wasser ein ohnehin lebenswichtiges Element darstellt.

Naturbeziehung und Naturerfahrung (Gebhard et al. 2017)
- Studien belegen einen Zusammenhang von **positiven Naturerlebnissen** (in der **Kindheit**) und **umweltbewahrenden Einstellungen** (Bögeholz 1999).
    - Somit trägt der Erholungswert der Natur auch zum Erhalt weiterer Ökosysteme bei (Carius 2013).
- Bisweilen wird sogar von „**therapeutischen Landschaften**" gesprochen, die **durch besinnliches** und aktives **Naturerleben Wohlbefinden** erzeugen (Gebhard und Kistemann 2016).
    - Nicht umsonst sind beispielsweise **Kureinrichtungen in Wald- bzw. See-/Wassergebieten** angesiedelt.
- Für den Philosophen Martin Seel wird die Erfahrung des **Naturschönen** zu einer mehr oder weniger wesentlichen Bedingung des **Gelingens** eines „**guten Lebens**" (Seel 1991).
- **Landschaft**, **Natur** und Orte, in denen wir uns aufhalten, sind wesentliche Rahmenbedingungen für die **körperliche** (Claßen 2016) und **psychische Gesundheit** (Völker 2016):
    - nachgewiesen sind positive Effekte in den Bereichen Stress, geistige Müdigkeit, Konzentration, Stimmungsaufhellung, subjektives Gefühl von Sicherheit und Vertrautheit,
    - auch sozial-integrative Effekte gehören dazu.

Wahrnehmung und Nutzung von **Flusslandschaften** (Rathfelder und Megerle 2017)
- Die Wahrnehmung von Fließgewässern als Landschaftselement ist sehr positiv.

- Zudem sind Flüsse wichtige Anlaufpunkte für Menschen, die in ihrer Nähe leben.
  - Hauptmotive sind Erholung und Naturerlebnis.
  - Menschen, die an Flüssen leben, empfinden zu diesen oft eine starke Verbundenheit
    - und zeigen ein großes Interesse an den mit dem Fluss verbundenen Planungen und Entwicklungen.
    - Dabei wird vor allem der **Wunsch nach** einer gesteigerten **Erlebbarkeit** und **Zugänglichkeit** von **Flüssen** deutlich (ebenda).
    - Durch menschliche Fehler bei der Wasserregulation und Klimaveränderungen verursacht, können von Flüssen, was sich erst jüngst gezeigt hat, auch große Gefahren durch Überschwemmungen ausgehen.

Einige der schönsten REGIONEN Deutschlands sind:
- Ostsee (Usedom, Rügen)
- Nordsee (viele schöne Inseln)
- Schwarzwald
- Allgäu
- Chiemgau
- Bayerischer Wald
- Bodensee
- Harz

Beinahe vergleichbar mit den Niagarafällen ist das Interesse an der **Vorpommerschen Boddenlandschaft** mit den **Nationalparks**, wo das **einmalige Naturerlebnis** zusätzlich mit einem hohen Erholungswert einhergeht. Dass jährlich ca. 4,8 Mio. Besucher zu verzeichnen sind (Beil 2019), tut dem keinen Abbruch.

- Ein besonderes Ereignis ist der **Flug der Kraniche**. Bevor sie in ihre Winterquartiere nach Frankreich, Spanien und Nordafrika aufbrechen, rasten die Kraniche im Frühherbst in großen Trupps im Nationalpark Vorpommersche Boddenlandschaft.
- Aus **Skandinavien** und **Osteuropa** kommend finden sie sich an den Sammelplätzen ein, um sich auf den abgeernteten Mais- und Getreidefeldern ein Fettdepot für den **weiten Flug nach Süden** anzulegen.
- Die **ungestörten Rastgebiete** im Nationalpark mit den angrenzenden Nahrungsgebieten sind zum „Auftanken" immens wichtig.
  - In der Region gibt es mehrere **offizielle Beobachtungspunkte**, von denen Besucherinnen und Besucher das Naturschauspiel hautnah, ohne die Tiere zu stören (!), erleben können.
  - Am Pramort, in Bisdorf/Groß Mohrdorf und in Tanko/Ummanz vermitteln Nationalpark-Rangerinnen und -Ranger abends interessierten Gästen Wissenswertes rund um den Kranich (ebenda).

AUFGABE:
- Die Naturereignisse in Ihrer Nähe?

Wünsche und geplante Verhaltensänderungen/Aktivitäten:

94. **Massage** Belohnungswert 6,13 (Skala 1-7)	Der Änderungswunsch zum (*Wieder-*)*Aufbau eines* *„vielfältigen"* *Belohnungssystems*: 0-1-2-3-4-5

Die **Massage** erhielt den **dritthöchsten Belohnungswert** im Bereich der Erholung. Bei diesen Einschätzungen ging es generell darum, in wieweit eine Massage „das psychische Befinden positiv beeinflussen" kann. Es geht dabei in erster Linie um entspannende und das Wohlbefinden steigernde Effekte einer Maßnahme, wobei *körperliches* (*Verspannungen lösen*) und *psychisches Wohlbefinden eng miteinander verbunden* sind. *Nicht außer Acht zu lassen ist*, dass es eine größere *Gruppe von Personen* gibt, die erhebliche Probleme und/oder *negative Erfahrungen in Zusammenhang mit Körperkontakt aufweist*, für die Massagen weniger geeignet sind bzw. sogar schädlich wirken können.

Für die meisten Menschen scheint das Bedürfnis nach Berührung und körperlicher Nähe (z.B. eine liebevolle Umarmung, ein zärtliches Streicheln oder eine entspannende Massage) *grundlegend positiv zu sein*. Auf physiologischer Ebene können Berührungen zur Ausschüttung des Neuropetids, auch als sogenanntes „Kuschelhormon" bezeichnete Oxytocin, führen (Moberg 2016; vgl. Himmer 2019). Der **Oxytocin-Spiegel** lässt sich durch **natürliche Auslöser erhöhen**, wenn Kontakte von hoher beziehungsmäßiger Qualität sind. In dem heute oft hektischen Alltag und der wachsenden sozialen Vereinsamung stellt sich für viele die Frage, wie sie einen **Mangel an Körperkontakt ausgleichen** bzw. **kompensieren** können. Verschiedene Formen von Massage- und anderen Körpertherapien, die in gewissem Maße durch Berührung und Wärme stimulierte Oxytocin-Effekte erzeugen, werden mittlerweile zunehmend wahrgenommen.

Massagen gehören zu den **ältesten medizinischen Heilmethoden** überhaupt (Hentschel 2003a, b). Es ist davon auszugehen, dass Menschen bereits vor über 2.000 Jahren ähnlich wie heute an **Alltagsverspannungen** litten oder ein **Bedürfnis nach Tiefenentspannung** empfanden und sich deshalb weltweit Massagetechniken entwickelten (vgl. Sport- und Wellness-Akademie ViaVita 2021). Die meisten Massagen haben zum Ziel, Verspannungen zu lockern, Entspannung zu fördern und *Körper und Geist wieder in Einklang zu bringen*. Trotz unterschiedlicher geschichtlicher und geografischer Herkunft werden ähnliche grundlegende Massagegriffe angewendet.

Zahlreiche Studien belegen, dass anerkannte Massagetherapien viele positive und wohltuende Auswirkungen bei körperlichen und psychischen Beschwerden haben können (Müller-Oerlinghausen et al. 2004; Field 2014; flora-pharm.de 2021) wie z.B.:

- Verringerung von Stress, Linderung von Angst, Depression, Schmerzen und die Aktivierung körpereigener Heilmechanismen.
- Verbesserung der Entspannung (Blutdruck und Puls sinken während einer Massage), des Wohlbefindens, der Konzentration, Förderung des Lernvermögens und des Beziehungsverhaltens.
- Positive Wirkungen auf die Verdauungsorgane sowie das Haut- und Bindegewebe.

Es gibt **unterschiedliche Massage-Formen** wie z.B.: Klassische Massage, Ganz-/Teilkörper-, Sport-, Bindegewebs-, Aroma-, Reflexzonen-, Unterwasserdruckstrahl-, Hot-Stone-, Shiatsu-Massage.

Bei der klassischen Massage werden vorwiegend die Muskeln bearbeitet (www.flora-pharm.de 2021):

- **Mechanische Reize** wie das großflächige Ausstreichen, kräftiges Kneten oder punktueller Druck – Muskeln, Unterhautgewebe, Sehnen und Faszien, aber auch Nerven, Blut- und Lymphgefäße **reagieren auf die systematische Berührung**.
- Es werden **Verschiebungen** und **Bewegungen** in den einzelnen **Hautschichten** und im **darunterliegenden Gewebe** hervorgerufen.
  - o   Hierdurch ist es möglich, auch **kleinste Verklebungen** zwischen diesen Strukturen zu **lösen**, **Anspannungen** zu **reduzieren** und verschiedene **Beschwerden** zu **lindern**.
- Gleichzeitig wird der Stoffwechsel, der Fluss des Blutes und der Lymphe angeregt.
  - o   Die angrenzenden Zellen erhalten vermehrt Nährstoffe und entstandene Abbauprodukte werden leichter aus dem Körper abtransportiert.

Vorteilhaft ist der **Einsatz hochwertiger Öle** beim Massieren, um die Hände leichter über die Haut gleiten zu lassen und ein **wohlig-warmes Gefühl** hervorzurufen.

- Besonders eignen sich naturbelassene Öle, die in **Bioqualität** sind, schnell einziehen, der Haut helfen, **Feuchtigkeit** zu speichern und sie mit **Vitaminen** und **sekundären Pflanzenstoffen** versorgen.
- Als **Basis-Öle** kommen z.B. Jojoba-, Mandel-, Sesam-, Argan- und Moringa-Öl in Frage. Diese lassen sich mit unterschiedlichen Düften ätherischer Öle anreichern z.B.:
  - o   Orange, Rosmarin und Zimt: zur anregenden Wirkung
  - o   Lavendel, Melisse, Sandelholz: zur nervlichen Beruhigung
  - o   Arnika und Fichtennadeln: zum Lindern von Verspannungen

Zu beachten ist allerdings, dass **Massagen bei bestimmten körperlichen Erkrankungen ungeeignet** (kontraindiziert) sind, bei z.B.:

- akuten Entzündungen
- chronischen Durchblutungsstörungen
- frischen Verletzungen und akuten Hauterkrankungen im Massagebereich
- Fieber und schlechtem Allgemeinzustand

AUFGABE:
- Haben Sie schon Erfahrung – was würde Ihnen gefallen?

Wünsche und geplante Verhaltensänderungen/Aktivitäten:

95. **Im Freien aufhalten (z.B. Park, Picknick)** Belohnungswert 5,87 (Skala 1-7)	Der Änderungswunsch zum (*Wieder-)Aufbau eines* *„vielfältigen"* Belohnungssystems: 0-1-2-3-4-5

Es klingt vielleicht etwas pathetisch, aber „**ohne Licht, kein Leben**" (Friederici und Wand 2012). Viele Gründe halten den Menschen davon ab, die **notwendige Dosis Tageslicht** zu bekommen. Das Auto besteigt man mit dem Fahrstuhl hinunter direkt in der Tiefgarage. Nicht so selten geht es auf ähnlichem Weg direkt zur Arbeitsstätte und wieder zurück – die man ohnehin erst verlässt, wenn es dämmert oder schon dunkel geworden ist. Der Einkaufbummel im Kaufhauscenter – bequem finden sich viele Geschäfte unter einem Dach, so dass der umständliche Stadtbummel entfällt. Oder gleich alles Online durch „Homeoffice" und „Onlineshopping". Sollte man nicht froh sein, dass es so bequem und überschaubar ist? Wirksame Gegenmaßnahmen bleiben aus, wenn ein gesundheitliches Unwohlsein nicht auf die wahre Ursache „Tageslichtmangel" zurückgeführt wird (ebenda).

- Ohne Licht könnten wir nicht atmen,
- nicht sehen und
- keine Farben erkennen.
- Als **Energielieferant** für die **Photosynthese** ist Licht die **Haupt-Lebensquelle** für den Menschen und
- steuert über den **visuellen Wahrnehmungsapparat** wichtige informationsverarbeitende Prozesse.
- Es reguliert motorische und hormonale Prozesse, die z.B. dazu beitragen, ein **Raumgefühl** zu entwickeln (Friederici und Wand 2012).

Die **Abhängigkeit des Menschen vom Tageslicht** und die positive Wirkung des natürlichen Lichts auf die Gesundheit werden uns meist erst in bestimmten Situationen bewusst (ebenda):
- Schlechte Lichtverhältnisse führen zu Ermüdungserscheinungen von Augen und Gehirn.
- Die Beschaffenheit von Licht kann auch die psychische Konstitution des Menschen beeinflussen.
- Ein bekanntes Beispiel hierfür ist der Einfluss von Tageslicht im jahreszeitlichen Verlauf. Kurze, trübe Tage im Winter haben häufig einen negativen Einfluss auf unsere Stimmung.
    - Etwa 70 % der Bevölkerung spüren diese leichten depressiven Verstimmungen.
    - In ihrer chronischen Form wird die **Winterdepression** von der Wissenschaft als saisonale affektive Störung bezeichnet und tritt bei **ca. 3 %** der **Bevölkerung** auf (Friederici und Wand 2012).

Der Wechsel von Tag und Nacht löst im menschlichen Körper die Produktion von Hormonen aus.
- So ist beispielsweise die **Ausschüttung** des **Schlafhormons** (Melatonin) abhängig von der Lichtstärke, Zeitdauer und spektralen Zusammensetzung des auf die Netzhaut einfallenden Lichtes.

Eine der typischen Krankheiten der neueren Zeit, die unter anderem auf den Mangel an Tageslicht zurückzuführen ist, betrifft die mangelnde Knochenbildung.
- Durch den **Mangel an ultraviolettem Sonnenlicht** kann der Körper über die Haut nicht ausreichend **Vitamin D** produzieren, das die Kalziumaufnahme aus der Nahrung und dessen Einbau in die Knochen reguliert.

○   Die Folge ist eine Erweichung der Knochen, die zum Wachstumsstillstand oder so-
        gar zur Knochenrückbildung führen kann (ebenda).

Die ausreichende Vitamin-D-Versorgung ist von der Schwangerschaft bis ins Alter für die
Entwicklung und Gesunderhaltung des Gehirns wichtig (Holick 2014).
- Ein Mangel führt über verschiedene Mechanismen zum Abbau geistiger Fähigkeiten und
- erhöht das Risiko für neurologische Störungen wie Demenz und Alzheimer-Krankheit.

Gemessen an ihren Serumblutwerten sind 30,2 % der Erwachsenen (29,7 % der Frauen, 30,8
% der Männer) mangelhaft mit Vitamin D versorgt (Rabenberg und Mensink 2016).
Der Vitamin-D-Status unterliegt starken saisonalen Schwankungen. Für eine ausreichende
Vitamin-D-Versorgung wird empfohlen, zwischen **März und Oktober** öfter (je nach Haut-
typ, Zeiten medizinisch abklären) **Gesicht, Hände** und **Arme unbedeckt** und **ohne Sonnen-
schutz** der **Sonne auszusetzen.** Hierbei sollten Sonnenbrände unbedingt vermieden werden
(ebenda; Ringe und Kipshoven 2011).
- Vitamin D wird allerdings auch über **Nahrungsmittel** aufgenommen, was leicht über
    Internet-Informationen zu recherchieren ist.

Frische Luft und Tageslicht
Als ein Mindestmaß beim „**Frische Luft schnappen**", mit einer genügenden Dosis „**Tageslicht**" **kombiniert** und evtl. noch den „**Bewegungsfaktor**" einbezogen, ist von ca. 30-60
Min. auszugehen. Schlechtes Wetter sollte dabei nur selten ein Hinderungsgrund sein.
Eine Befragung ergab, dass 70 % der Menschen, die sich tagsüber vorwiegend in Gebäuden
aufhalten, Grünräume mit der Begründung aufsuchen,
- die Natur zu erfahren und
- vor allem die frische Luft zu genießen (Ptock 2016).

Die **Besuchsmotive für den Wald** liegen zudem im erbaulich-besinnlichen Bereich: die Befragten gehen in den Wald, weil sie dort „frische Luft bekommen", „die Ruhe und die Stille
mögen", „die Natur spüren können" und „das Grün schön finden" (Bachinger et al. 2017).

AUFGABE:
- Sind Sie eher ein „Stubenhocker" – gibt es bestimmte Orte/Wege, die Sie regelmäßig
    nutzen und aufsuchen könnten?

Wünsche und geplante Verhaltensänderungen/Aktivitäten:

96.
Sich entspannen
Belohnungswert 5,76 (Skala 1-7)

Der Änderungswunsch zum (*Wieder-*)*Aufbau eines*
„vielfältigen" *Belohnungssystems*: 0-1-2-3-4-5

Bei „sich entspannen" denkt man möglicherweise doch mal daran, sich auf das Sofa zu legen. Es gibt *aktive* **und eher** *passive* **Alternativen, um zur Ruhe zu kommen.** Die Menschen sind aber sehr unterschiedlich. Die passive Entspannung dominiert, wenn jemand überwiegend am Strand in der Sonne liegt. Andere sind ständig in Bewegung, eine Aktivität reiht sich an der anderen und sie scheinen permanent unter „Strom zu stehen" (Wettig 2009). Letzteres kann auch bedeuten, es in der Freizeit zu übertreiben, dabei zu stark auf Leistung und Wettbewerb ausgerichtet zu sein, wodurch die Grundanspannung zu hoch sein kann. Dieses Manual soll dazu anregen, eine gute Zusammenstellung verschiedener Entspannungsmöglichkeiten zu erreichen. Neben anderen Verfahren, die in dieser Kategorie „Erholung" teilweise ebenfalls erläutert werden, kann es z.B. folgendes sein:

- nach getaner Arbeit,
- ausreichend **Bewegung/Licht** (z.B. schnelles Gehen),
- **Reflektion/Aussprache** über die **Tageserlebnisse**,
- eine gute Ergänzung, **mit einer Decke auf dem Sofa zu relaxen**,
- einen **Film** anzuschauen – sich **darüber** zu **unterhalten**,
- den **nächsten Tag zu planen** und so den **Abend abzuschließen**.

Aktive Entspannung entsteht durch Bewegung oder Unternehmungen mit Freunden oder Familie. **Passive Entspannung** kann durch **konkrete Entspannungstechniken** (Yoga, Meditation, progressive Muskelentspannung) oder **andere Methoden** wie Ruhephasen, Sauna, ausreichenden Schlaf sowie Abschalten im Urlaub erreicht werden (Lange 2019).

AUFGABE:
Zusätzliche Beispiele für passive und aktive Entspannungsformen:

Wünsche und geplante Verhaltensänderungen/Aktivitäten:

97. **Eine Therme / Sauna besuchen** Belohnungswert 5,76 (Skala 1-7)	Der Änderungswunsch zum (*Wieder-)Aufbau eines* „*vielfältigen" Belohnungssystems*: 0-1-2-3-4-5

THERME

Zur Entspannung und Erholung ist ein Besuch in einer Therme (Kurzform für Thermalbad) für viele genau das Richtige. Bereits die Römer waren sich der Bedeutung vom Gleichgewicht zwischen Körper und Geist bewusst und erkannten die *gesundheitsfördernde Wirkung* von Thermalbädern. Die öffentlichen Badehäuser, die Thermen, boten einen **Ort zur Entspannung, Regeneration** und **Heilung** (Delvaux de Fenffe 2018). Nach wie vor ist der „Wellness-Gedanke" in Zusammenhang mit Thermalbädern und Bäderkuren populär. Das **Bäder-** und **Kurwesen** ist insbesondere an Orten entstanden, aus denen **heißes Wasser aus der Erde sprudelt**.

Um als Thermalquelle bezeichnet zu werden, muss das Wasser mindestens 20 Grad Celsius betragen. Die Temperatur von Grundwasser liegt meist bei nur 11 Grad (Naumann im Interview mit Schwarze-Reiter 2018). Thermalbäder weisen **natürliche** und **mineralisierte Wasserbecken** auf (maritim.de 2019) und haben angenehm warme Temperaturen. Durch die Wärme entspannen sich die Muskeln und Gelenke, der Blutdruck sinkt und der Stoffwechsel wird angeregt. Viele Thermalwässer sind staatlich anerkannte Heilwässer: Sie enthalten Bestandteile wie Natriumchlorid (Kochsalz), Kohlensäure, Schwefel, Jod, Kalzium, Eisen, Magnesium, Kalium und Fluor und dienen therapeutischen Zwecken (vgl. Naumann 2015; Sendera und Sendera 2015):

1. Zur Linderung verschiedener körperlicher Beschwerden z.B. Schmerzen, Verspannungen, Gelenkprobleme, Rheuma, Allergien, Hauterkrankungen wie Neurodermitis, Schuppenflechte, Akne.

2. Zur Reduktion von Erschöpfungszuständen, Stimmungstiefs und psychosomatischen Symptomen.

Aber auch Gesunde erfreuen sich der wohltuenden und entspannenden Wirkung eines Thermenbesuchs. So kann man dort vom *Alltagsstress abschalten* und durch die **im Thermalwasser empfundene Leichtigkeit des eigenen Körpers** wird das Baden in der Therme zu einem ganz besonderen Erlebnis. Meist erscheint ein Aufenthalt von mehreren Stunden bis hin zu einem ganzen Tag als kurzweilig und speziell an „Schlecht-Wetter-Tagen", nicht nur in Gesellschaft, lässt sich so die Zeit auf angenehme Art und Weise schnell vergessen.

Hinzu komme, dass das Baden im Thermalwasser physiologisch das Stresshormon Cortisol senke und sich ein Gefühl von Entspannung einstelle, was vergleichbar mit der Wirkung von Entspannungsverfahren sei (Matzer et al. 2011; Matzer et al. 2014).

Weiterhin könne das **Immunsystem gestärkt** werden und gerade in den Herbst- und Wintermonaten sei ein regelmäßiger Besuch in einer Therme förderlich (www.maritim.de 2019). Eine vorherige ärztliche Rücksprache ist jedoch anzuraten, insbesondere bei chronischen Erkrankungen (dies gilt ebenfalls für das Saunieren). Damit sich die Wirkung des Thermalwassers optimal auswirken könne, sei es ideal, jeweils ca. 20 Minuten im Thermalwasser zu bleiben und anschließend mindestens eine halbe Stunde z.B. auf einer **Relax-Liege** zu regenerieren (steirische-spezialitaeten.at).

In Deutschland gibt es ca. 200 Thermalbäder, die oft verschiedene Anlagen mit Thermalwasser, Indoor- und Outdoorpools, Strömungskanäle und Rutschen aufweisen. Zusätzliche Angebote zum Relaxen sind ebenfalls häufig enthalten wie etwa Saunalandschaften, Wellnessbereiche und Verwöhn-Massagen. Weitere Länder, die über Thermalquellen verfügen sind z.B. Ungarn, Österreich, Schweiz, Island, Türkei und Japan.

SAUNA

Der Besuch einer Sauna ist ebenfalls für viele Menschen ein entspannender Moment und kann sich ebenfalls positiv auf die Gesundheit auswirken (aok.de 2021). Es gibt verschiedene Sauna-Arten, wobei für die klassische finnische Sauna (Temperaturen: 80-100 Grad; Luftfeuchtigkeit: 10-30 %) meist Aufgüsse verwendet werden, die vor allem bei regelmäßigen Saunabesuchern beliebt sind. Bei der Bio-Sauna liegt die Temperatur deutlich niedriger zwischen 40-50 Grad mit einer Luftfeuchtigkeit bei 80-100 % (deutsche-heilpraktikerschule.de 2021). Der Dampf kann mit ätherischen Ölen (z.B. Eukalyptus) kombiniert werden.

Beim **Besuch** einer **Sauna** sind **einige Regeln** zu **beachten** (aok.de 2021):

- Bei einigen Vorerkrankungen sowie bei Infekten ist der Saunabesuch kontraindiziert.
- Wichtig ist Ruhe, sich Zeit zum Entspannen nehmen.
- Vorher unbedingt etwas leichtes essen, aber nicht zu viel.
- Viel trinken zwischen den Saunagängen, um den Flüssigkeitsverlust auszugleichen.
- Duschen vor dem Saunieren.
- Die Anzahl der Saunagänge auf max. 3-mal pro Besuch begrenzen, wer mehrmals die Woche geht, kann die Anzahl auf insgesamt 2 Gänge reduzieren.
- Ein Saunagang dauert idealerweise 8-15 Minuten. Am besten die letzte Zeit im Sitzen verbringen, um den Kreislauf an die aufrechte Haltung zu gewöhnen.

Allgemein bekannt sind die euphorisierenden und Wohlbehagen auslösenden Effekte der Sauna und die eines intensiven Kältereizes wie z.B. beim Winterbaden. Durch Wärme stelle sich ein **Gefühl** von **Geborgenheit** ein, so dass bei **intensiveren Ganzkörperreizen** eine **Stimulation** von „**Glückshormonen**" (Endorphinen) ausgelöst werde (Brenke 2006). Vielfältige Einsatz-Möglichkeiten des Saunierens seien im Hinblick auf vorbeugende und therapeutische Maßnahmen bei einer Reihe von Zivilisationserkrankungen gegeben: Ein regelmäßiger, mehrmals wöchentlicher Saunabesuch erhöhe die **allgemeine Widerstandsfähigkeit** z.B. gegenüber grippalen Infekten, Herz-Kreislauf-Erkrankungen, schütze vor Demenz und eigne sich zur **Stressprophylaxe** (Driesen 1999; Ärzteblatt.de/rme 2015; Brenke 2015).

AUFGABE:

- Falls Sie gerne in die Therme/Sauna gehen: Welche weiteren positiven Erlebnisse verbinden Sie damit?

Wünsche und geplante Verhaltensänderungen/Aktivitäten:

98. **Meditation, Yoga** Belohnungswert 5,65 (Skala 1-7)	Der Änderungswunsch zum (*Wieder-)Aufbau eines* *„vielfältigen" Belohnungssystems*: 0-1-2-3-4-5

Eine frühe Definition von Yoga lautet: *„Zur-Ruhe-Kommen der Aktivitäten des Gemüts"* (vgl. Fuchs 2000). Die meisten im Westen angebotenen Yoga-Kurse sind erheblich von dem ursprünglichen religiösen Bezug des indischen Yogas abgelöst und überwiegend **auf Erholung** sowie andere **körperliche und gesundheitliche Aspekte ausgerichtet.**

Die überwiegenden **westlichen Yogaschulen** beziehen sich auf den indischen Weisen Patañjali, der im 2. Jahrhundert nach Christus den **8-gliedrigen Yoga-Weg zur Beruhigung** des **Geistes** und der **Vereinigung** von **Körper, Geist** und **Seele** beschrieb (Bridges und Sharma 2017). Dort wird weitestgehend das *körperorientierte Hatha-Yoga* in Kombination aus *Körperhaltungen* (Sanskrit: asana), *Atemübungen* (Sanskrit: pranayama) und *Meditation* gelehrt und praktiziert. Beim Yoga ist die **Aufmerksamkeit nach innen** gerichtet und eine **achtsame, bewusste, nichtbewertende Haltung** wird geübt, was ein wesentlicher Unterschied zu Sport ist.

Eine Schätzung basierend auf einer repräsentativen Befragung in Deutschland geht davon aus, dass ca. 15,7 Millionen Menschen Yoga praktizieren oder daran interessiert sind, mit Yoga zu beginnen (Cramer 2015). Demnach werde Yoga am häufigsten von Frauen, Großstädterinnen, Personen mit höherem Bildungsabschluss und Berufstätigen ausgeübt.
Für die Yogapraxis werden vorwiegend gesundheitliche Gründe/Motive (vgl. Cramer 2015; Fuchs 2000) wie z.B.:

- Entspannung,
- körperliche Ertüchtigung und
- in geringerem Maße geistig-spirituelle genannt.

Fast 90 % der Praktizierenden berichten positive psychische (z B. größere Ausgeglichenheit) und/oder körperliche Veränderungen. Yoga könne **bei leichter Depressivität** eine Linderung der Symptome und positive Auswirkungen auf das Wohlbefinden und die Lebensqualität bewirken, aber weniger bei höheren Schweregraden (Meister und Becker 2018). Verglichen mit Sport und Aufmerksamkeitskontrolle zeigten sich bei Yoga eher kleine, erkennbare (signifikante) Effekte (Klatte et al. 2016). Yoga ist allerdings **nicht ohne Risiken, es gibt sehr verschiedene Methoden und Ansätze** und *speziell extreme „Yogastile"* sollten bei **psychischen Erkrankungen vermieden** werden (Meister und Becker 2018). Es besteht weiterer Forschungsbedarf, inwiefern sich Yoga (körperorientiertes Yoga mit den zentralen Bestandteilen Asanas, Pranayama und meditationsbasiert) als ergänzende Behandlungsmaßnahme bei psychischen Störungen eignet.

Nach Malinowski (2018) dienen **Meditationsübungen** dazu, **geistige Gewohnheiten zu verändern.** Entgegen der zuvor genannten Motive liegt hier der Schwerpunkt also nicht auf Entspannung oder Wohlgefühl, sondern es geht darum, **Einsichten in unser Sein** und **bisher Unbekanntes** zu **entdecken.** Damit dies gelänge, sei es wichtig, *einen eigenen Meditationsweg mit einer eindeutigen Ausrichtung* zu finden, bei diesem zu bleiben und nicht „ständig hin und her zu wechseln".
In Anbetracht der vielfältigen Ausrichtungen der Meditationsangebote dürfte es allerdings oft **nicht leicht** sein, **das Passende für sich zu finden.**
In **medizinischen** und **psychotherapeutischen Bereichen** ist die Anwendung der sogenannten **Achtsamkeitsmeditation** mittlerweile **stark verbreitet.**

- Ein Schwerpunkt liegt darauf,
  - achtsames Erleben und Handeln in den Alltag zu übertragen.
- Eine Annahme ist, dass sich
  - ungünstige Gedanken- und Verhaltensmuster bereits durch das achtsame und bewusste Wahrnehmen reduzieren lassen (Malinowski 2018).
- **Häufig** werde allerdings die **Wirksamkeit** von achtsamkeitsbasierten Meditationen **überschätzt** (Goyal et al. 2014).

AUFGABE:
- Ihre bisherigen Erfahrungen mit „zur Ruhe zu kommen"?

Wünsche und geplante Verhaltensänderungen/Aktivitäten:

99. **Entspannungsbad/-dusche** Belohnungswert 5,52 (Skala 1-7)	Der Änderungswunsch zum (*Wieder-*)*Aufbau eines* „*vielfältigen"* *Belohnungssystems*: 0-1-2-3-4-5

Baden und Duschen sind schließlich nicht nur zur Körperhygiene da. Bei diesen Alternativen sollte zunächst eine Abwägung des Energieverbrauchs stattfinden!

Falls die Energiekosten (wieder) erträglich sind, kann vielleicht bereits beim **Plätschern des Wassers** in die Badewanne der erste entspannende Gedanke aufkommen. Ob nach einem anstrengenden Tag, zur Abschwächung einer Erkältung im **Herbst/Winter** oder einfach mal so zum Relaxen – sobald die Tür des Badezimmers zu geht und man endlich in die angenehme Wärme des Wassers eintaucht – beim Baden stellt sich meist auf einfache Art und Weise schnell ein Gefühl von Ruhe und Entspannung ein. **Manche lieben es**, nahezu heiß und innig, **regelmäßig** in die **Badewanne** zu **steigen,** um dort zu **entspannen.** Gedanken kommen auf wie z.B. „Da kann ich einen Augenblick verweilen und **niemand stört mich.** Das ist einfach mein **Ruheort.** Alle wissen zu Hause Bescheid und lassen mir dann meine **kleine Auszeit.** Herrlich!" Einige mögliche erholsame Reaktionen sind: Rückgang stressbedingter Empfindungen, Anspannungen in den Muskeln lösen sich, Schmerzen werden gelindert und die Durchblutung wird angeregt. Die **Temperatur** sollte bei **36–38 Grad** liegen – zu viel Hitze zur Schonung des Organismus ist zu vermeiden. Damit die Haut nicht zu stark austrocknet, ist eine **Badedauer** von **15–20 Minuten** zu empfehlen (ikk-gesundplus.de 2021).

Je nach Belieben lässt sich das Bad in der Wanne besonders angenehm gestalten wie z.B. durch:

- **Badezusätze**:
  - Düfte: von anregend (z.B. Limone/Ingwer/Pfefferminz) bis beruhigend (z.B. Lavendel/Kamille)
  - Ätherische Öle: z.B. Eukalyptus, Kiefernnadeln bei Erkältungen
  - Salze

Um die **angenehme Atmosphäre** noch weiter auszubauen, eignen sich z.B.:

- Licht: dimmbare Leuchten/wechselnde Farben/stimmungsvolle Kerzen
- Musik
- Hörbuch
- Badewannenkissen

Danach nur noch das **kuschelige Handtuch** oder den **Bademantel** und das **Eincremen** nicht vergessen.

Nach einer Bad-Grundlagenstudie aus 2016/2017 des Forsa-Instituts im Auftrag der „Vereinigung Deutsche-Sanitärwirtschaft" (VDS) wurde ermittelt, dass 76 % der Bäder in Deutschland eine Badewanne und 53 % eine Duschabtrennung haben (Sanitär 2017).
Wer entweder über keinen Zugang zu einer Badewanne verfügt oder lieber duscht, kann auch hier ein entspanntes Erlebnis haben. Zur eher sonnigen, warmen Jahreszeit ist eine prickelnde Dusche eine angenehme Erfrischung. Eine extra Portion an Wellness bieten **spezielle Massageduschen** u.a. durch die Förderung der Durchblutung und den Einsatz vielfältiger **Effekte** (z.B. **Licht- oder Regenwaldsimulation**).
Aber auch mit weniger großen Mitteln kann das Duschen zum Verwöhn-Moment werden:

- Spezielle Produkte: Gele, Peelings, Öle, Schäume, basische oder feste Varianten, für nach dem Sport, spezielle Kreationen z.B. nach Geschlecht, für sensible Haut etc.

- Naturschwamm, Massagebürste/-handschuh u.a.

Um zusätzlich etwas für die Gesundheit zu tun, sind **regelmäßige Wechselduschen** geeignet (am besten täglich nach dem warmen Duschen eine bis zu 90 Sekunden andauernde Dusche mit kaltem Wasser): Hierdurch steigt die Anzahl peripherer zytotoxischer T-Lymphozyten und natürlicher Killerzellen (NK-Zellen sowie deren Aktivität) (Buijze et al. 2016; Kraus 2018).

Durch einen **sorgsamen Umgang** mit dem **Wasser- und Energieverbrauch** (der **Umwelt** und dem **Geldbeutel zuliebe**) steht (hoffentlich bald) dem nicht übertriebenen Dusch- oder Badevergnügen nichts mehr im Wege…?

AUFGABE:

- Lieber Duschen oder Baden – was ist Ihre Meinung?

Wünsche und geplante Verhaltensänderungen/Aktivitäten:

100. **Sich mit Tieren beschäftigen** Belohnungswert 5,39 (Skala 1-7)	Der Änderungswunsch zum *(Wieder-)Aufbau eines „vielfältigen" Belohnungssystems*: 0-1-2-3-4-5

Ein Patient in einer stationären Reha-Klinik klagte darüber, dass ihm sein Kanarienvogel sehr fehle. Er habe schon mit mehreren Personen des Personals gesprochen, aber niemand habe seinem Anliegen zugestimmt, ihn in die Klinik zu holen. Man würde seinen Wunsch wohl nicht ernst nehmen, aber er habe sonst keine andere Beziehung, lebe alleine und sei ziemlich einsam. Andere litten darunter, dass ihre Hunde während des Klinikaufenthalts möglicherweise nicht gut versorgt seien und hatten deswegen sogar Abbruchgedanken.

Nach einer Internetrecherche bieten einige **Kliniken** sowohl das **Mitbringen von Tieren** als auch eine **Tiergestützte Therapie** an.

Tiere spielen in allen Bereichen des menschlichen Lebens eine bedeutende Rolle. Sie sind dem Menschen inzwischen wichtige **Weggefährten.** Haustiere sind in vielen Ländern noch als Arbeitstiere im Einsatz und werden zum Beispiel als Blindenhunde ausgebildet und trainiert, dem Menschen zu assistieren (Blesch 2020).

Es wundert somit wenig, dass **Tiere auch in der Therapie des Menschen** eingesetzt werden (ebenda).

- Es handelt sich dabei um pädagogische, psychologische und sozialintegrative Angebote mit Tieren,
  - in denen die Teilnehmenden mit Tieren interagieren,
  - über Tiere kommunizieren und/oder
  - für Tiere tätig sind.
- Das Tierverhalten soll den Therapieteilnehmenden dabei helfen, gewünschte Erlebens- und Verhaltensänderungen (z.B. mehr aus sich herausgehen, Vertrauen zurückgewinnen) zu fördern.
- Es geht um den Aufbau und die Reflexion von Beziehungen auf der Basis einer möglichst freien und unverfälschten Begegnung z.B. mit einem Hund.
- Der Therapeutin/dem Therapeuten bieten sich dadurch viele Möglichkeiten, die Patientinnen zur Reflexion und zur Veränderung von Interaktionsmustern einzuladen.

Was ist anders an der „**Beziehung zwischen Mensch und Tier**" (Pottmann-Knapp 2013; Blesch 2020)?

- Tiere **werten nicht nach Äußerlichkeiten,**
  - interessieren sich nicht für den Status einer Person,
- sie lehren **nonverbale** (analoge) **Kommunikation,**
  - die auf Körperebene geschieht – durch
    - Berührung,
    - Blickkontakt,
    - den Klang der Stimme,
    - Gestik und Körperspannung.
  - Tiere sprechen eine „ehrliche" „Sprache" und drücken aus, was gemeint ist.
  - Haben Menschen Ablehnung oder Diskriminierung aufgrund von Äußerlichkeiten erfahren, kann der Umgang mit einem Tier deshalb besonders angenehm sein.
  - Diese Gefühlsbezogenheit und Echtheit (Authentizität) der Kommunikation mit einem Tier vermitteln dem Menschen Gefühle von **Wohlbefinden** und **Sicherheit.**
  - Menschen mit Belastungen im affektiven (z.B. veränderte Stimmungslage) und sozialen Bereich empfinden diesen Umgang im Allgemeinen als bereichernd (z.B. Blesch 2013; Pottmann-Knapp 2013).

Tiergestützte Intervention in der **stationären Suchttherapie** (Urban et al. 2015; Uhlmann et al. 2019; Klinik für Psychiatrie und Psychotherapie I, Universität Ulm)

Als häufige Auslöser von Rückfällen gelten insbesondere **unangenehme Gefühlszustände** sowie **Interaktionsschwierigkeiten,** mit anderen Menschen erfolgreich **in Kontakt zu treten** (Marlatt und Gordon 1985).

In der therapeutischen Gemeinschaft wird dies dadurch deutlich (Uhlmann et al. 2019), dass *sich Patientinnen zurückziehen,* nur *eingeschränkt sozial aktiv sind,* sich eher *zurückhaltend an den therapeutischen Angeboten beteiligen* und *Gefühle häufig negieren* oder *unterdrücken.*

Tiergestützte Therapiemaßnahmen sollen einen Beitrag dazu leisten (ebenda):

- Gefühle zu regulieren
- Angst und Spannung zu mindern
- die Stimmung zu verbessern
- die soziale Interaktion zu erleichtern bzw. zu fördern
- Rückfallrisiken zu reduzieren

Eine Hundetrainerin (ebenda) begleitete die „**Patient(en)-Hund-Interaktion**" im Stationsalltag und lenkte sie bei Bedarf. Die Kontaktaufnahme sollte dabei sowohl durch den Hund als auch durch die Patienten stattfinden und konnte aus **sprachlichen** und/oder **taktilen (Berührung)** Elementen bestehen. Das Thema „Hund" soll die Patienten miteinander ins Gespräch bringen. Der Hund trägt dazu bei, Spannungen zwischen den Patienten, aber auch innerpsychische Anspannungen zu lösen.

Die Ergebnisse der Studien erbrachten die erwarteten *Verbesserungen* in den therapeutischen Zielsetzungen:

- soziale Interaktion/Stationsleben
- emotionale Befindlichkeit
- Umgang mit Rückfallgefahren/Verringerung des Verlangens
  - zudem nahm die Häufigkeit des Zigarettenrauchens ab

Der Einsatz des **Therapiehundes** wurde von den Patienten insgesamt als sehr positiv beurteilt.

AUFGABE:
- Gibt es persönliche oder familiäre Erfahrungen?

Wünsche und geplante Verhaltensänderungen/Aktivitäten:

101. **Entspannungsübungen** Belohnungswert 5,33 (Skala 1-7)	Der Änderungswunsch zum *(Wieder-)Aufbau eines* *„vielfältigen"* *Belohnungssystems*: 0-1-2-3-4-5

Ein bedeutendes (Selbst-)Entspannungsverfahren ist das Autogene Training, von dem schon fast jeder einmal gehört hat. Die Selbst-Entspannungstechniken **Autogenes Training** und **Progressive Muskelentspannung** sind in Beratungsstellen und Kliniken häufig angewandte Verfahren zur Stressbewältigung und relativ leicht zu erlernen. In vielen Volkshochschulen werden von Experten angeleitete Kurse angeboten (Hexel 1995). Das Autogene Training ist ein autosuggestives („sich selbst beeinflussendes") Verfahren, sich den angestrebten Entspannungszustand in vielen Einzelheiten „selbst einzureden", worauf dieser dann tatsächlich – und bei regelmäßigem Üben im Laufe der Zeit immer zuverlässiger – eintritt (Schulte-Steinicke 2008).

Autogenes Training (Schultz 1991)
Bei Spahn (2007) gibt es eine gut verständliche Beschreibung von Technik und Wirkung dieses Verfahrens. Damit diese Entspannungstechnik in belastenden Situationen gut einsetzbar ist, wenden Personen dann oft nur **gut erinnerbare Teilstücke** (s. grau unterlegt) davon an und sagen sich diese lautlos vor. Um einen Eindruck von der Methode zu vermitteln, hier einige kurze Auszüge aus dem Programm:
Die **stressmindernde Wirkung** des **Autogenen Trainings (AT)** entsteht durch eine
- (Selbst-)Beeinflussung der Körpertemperatur (Wärmefluss und Hautwiderstand).
  o Die entspannende Wärmewirkung kann man sich dadurch verdeutlichen, dass man an eine wohlig warme Decke denkt.
- AT hat zudem eine **ablenkende psychologische Wirkung** im Sinne einer Distanzierung von belastenden Gefühlen
- und einer **Einstellungsänderung** (Vorsatzformeln z.B. „Ich werde gelassener an die nächste Aufgabe herangehen"; vgl. Spahn 2007).

Die Grundstufe des **ATs** kann in **Gruppensitzungen** unter therapeutischer Anleitung erlernt werden. Die weitere Anwendung erfolgt dann durch „bildhaftes" Vorsprechen der jeweiligen Grundformeln u.a. (ebenda):
- „Mein rechter Arm ist strömend warm."
- „Mein linker Arm ist strömend warm."
- „Mein rechtes Bein ist strömend warm."
- „Mein linkes Bein ist strömend warm."

Zu den Grundformeln werden Sätze eingefügt wie z.B.:
- „Ich bin ganz ruhig."
- „Störende Gedanken lasse ich einfach an mir vorbeiziehen."

Das AT kann sowohl im Sitzen als auch im Liegen durchgeführt werden. Die Beendigung der Übung erfolgt durch eine Rücknahme mit Bewegung der Füße, Beine, des Rumpfes, der Arme und des Kopfes (ebenda).

Progressive Muskelentspannung/(-relaxation) (Jacobson 1938; Spahn 2007)
Die Entspannungsmethode fußt auf der Erkenntnis, dass eine erhöhte Muskelanspannung ein Stressmerkmal ist. Eine **bewusst herbeigeführte (progressive) Muskelanspannung/-entspannung** setzt direkt an diesem körperlichen Merkmal an und hat damit **stressreduzierende Wirkung**.

Die Methode geht von dem Grundprinzip aus, dass die Muskelspannung durch
- einen Wechsel von Anspannung und Entspannung erheblich gesenkt werden kann.
- Die **Absenkung** der **Muskelspannung macht** das **Gefühl tiefer Entspannung erlebbar**.
- Ziel ist, eine willkürliche **Kontrolle über Spannung** und **Entspannung** bestimmter Muskelgruppen zu erlernen (Spahn 2007).

Unter Anleitung einer ausgebildeten Therapeutin sind für das Erlernen durchschnittlich 12-15 Doppelstunden notwendig. Wie das AT kann dieses Verfahren dann selbständig von den Klienten weiter angewendet werden.

Für die erfolgreiche Durchführung der Entspannungsübung ist das **Erlernen des Anspannungs-Entspannungszyklus**. Hier nur ein kleiner Ausschnitt zum Kennenlernen (ebenda):
1. Konzentrationsphase: „Konzentrieren Sie sich auf Ihre rechte Hand und nehmen Sie sie differenziert wahr." (ca. 15 – 20 Sekunden)
2. Anspannungsphase: „Ballen Sie jetzt die Hand zur Faust, ganz fest anspannen, ohne zu verkrampfen. Anspannen und halten, halten." (ca. 5 – 7 Sekunden)
3. Entspannungsphase: „Lassen Sie jetzt die Spannung ganz los. Spüren Sie, wie sich Ihre Hand und Ihr Unterarm jetzt anfühlen." (ca. 30 – 40 Sekunden)

Erfahrungen zeigen, dass recht wenige Interessierte auf Dauer durchhalten, weil möglicherweise viele zu *ungeduldig* oder den Verfahren gegenüber zu *skeptisch* sind. Es kommt darauf an, sich *wirklich nachhaltig zu engagieren, um* die Wirkung dieser natürlichen stressabbauenden Hilfe zu entfalten und alltäglich nutzbar zu machen (Belz 2008).

AUFGABE:
- Was könnte zum Durchhalten beitragen?

Wünsche und geplante Verhaltensänderungen/Aktivitäten:

| |
| |
| |

102. **Früh schlafen gehen** Belohnungswert 5,28 (Skala 1-7)	Der Änderungswunsch zum (*Wieder-*)*Aufbau eines* *„vielfältigen" Belohnungssystems*: 0-1-2-3-4-5

Ein sehr zu empfehlender Beitrag zu diesem Thema stammt von Gustav Belz (2008), der über den Schlafvorgang, die **Bedeutung** und **Voraussetzungen für einen gesunden Schlaf** umfangreich informiert.

Es geht überhaupt nicht ohne den Schlaf. Sowohl das **Wachen** und das **Schlafen** sind **unverzichtbare Zustände des Lebens** (Belz 2008; Mathias 2018).

Schlafen:

- steigert das Wohlbefinden
- und die geistige sowie
  körperliche Fitness (Blutdruck sinkt; Regeneration von Herz und Arterien),
- hilft, das Körpergewicht zu normalisieren und
- Gelerntes besser zu behalten.

Es ist bemerkenswert, dass **das Gehirn im Schlaf nicht etwa abgeschaltet, sondern durchaus aktiv** ist und **dabei recht viel Energie verbraucht.**

- Selbst im Tiefschlaf macht die Gehirn-Aktivität noch etwa 80 % des Wachzustands aus.
  - o Vor allem im Tiefschlaf wird am Tag Gelerntes verfestigt und überflüssiges gelöscht,
    - ▪ je nachdem wie stark es (synaptisch) genutzt bzw. mit vorhandenem Gedankengut in Beziehung gebracht wurde.
- Wer weniger als 6 Stunden pro 24 Stunden schläft, fühlt sich weniger gesund,
- Personen mit längerer Schlafenszeit (7–8 Stunden) haben ein besseres subjektives Gesundheitsgefühl als Kurzschläfer (ebenda).

Tipps für einen **optimalen Schlaf** (Belz 2008):

- regelmäßige körperliche Bewegung, aber keine Anstrengungen direkt vor dem Zubettgehen
- sich tagsüber oft im Hellen aufhalten
- etwa ein halbstündiger Mittagsschlaf
- regelmäßiger Schlaf-Wach-Rhythmus
- Schlafzimmer: ruhig, dunkel, eher kühl
- Vorsicht mit Genussmitteln
- sich vor dem Schlafen nicht ungeschützt sehr weißen oder blauen (Laptop/Fernsehen) Lichtquellen aussetzen/eher etwas Angenehmes lesen

Schlafdefizite und **Leistungsfähigkeit**

Es wurden die Auswirkungen von Schlafgewohnheiten (Jugendliche/junge Erwachsene) auf das *Wohlbefinden*, die *Gesundheit* und *Leistungsfähigkeit* untersucht (Betz et al. 2018).

Viele **Jugendliche** und **junge Erwachsene litten** unter **permanentem Schlafmangel**, was sich ungünstig auf alle drei Faktoren auswirkte. Die **Folgen** von festgestellten **Schlafdefiziten** waren (ebenda):

- Ein schlechterer Gesundheitszustand,
- vermehrte psychische Beschwerden,
- Herz-Kreislauf-Beschwerden,
- Magen-Darm-Beschwerden,
- mehr AU-Tage,

- eine hohe Zahl (62 %) fühlte sich tagsüber nicht ausgeruht und leistungsfähig,
- 68 % hatten den Wunsch, länger schlafen zu wollen,
- nur 17 % fühlten sich beim Aufwachen frisch und ausgeruht.

Stimulierende oder sedierende Substanzen können Schlaf erheblich stören (Riemann et al. 2003), wie etwa:

- Koffein/Nikotin/Alkohol/illegale Drogen (insbesondere die sogenannten Designerdrogen z.B. Ecstasy)

AUFGABE:

- Wie ist Ihre bisherige Schlafqualität?

Wünsche und geplante Verhaltensänderungen/Aktivitäten:

103. **Gartenarbeit / sich um Pflan-** **zen kümmern** Belohnungswert 5,13 (Skala 1-7)	Der Änderungswunsch zum *(Wieder-)Aufbau eines* *„vielfältigen"* Belohnungssystems: 0-1-2-3-4-5

Viele Menschen geben an, bei der **Gartenarbeit Entspannung** und **Erholung** zu finden.
Hierzu wird teilweise auch der Urlaub genutzt. Dies garantiert zudem, an Licht und (hoffentlich frischer) Luft zu sein. Das kann den Vitamin-D-Vorrat kräftig auffüllen. Mit viel Freude
und Genugtuung wird gepflanzt und gestaltet.

Sei es ein

- Zier-, oder Gemüsegarten,
- Rasenkanten, Hochbeete, ein kleiner Teich, Gartenhäuschen etc.
- der Phantasie, Gestaltungsfreiheit und Leidenschaft sind kaum Grenzen gesetzt,
- besondere privat gepflegte Gärten, oft in Zusammenhang mit historischen Villen, haben
  es schon in Touristenführer geschafft, wie z.B. der „Hermann-Hesse-Garten" am Bodensee.

Das Bemühen um einen **biologischen Gemüseanbau** ist nicht nur ein Experiment – es sind
teilweise enorme Erträge zu verzeichnen und gute Vorbilder sind nach wie vor gefragt.
Erstaunlich ist, dass fast jeder eine Chance dazu hat, z.B. einen kleinen Garten zu bebauen
und zu „bewirtschaften". In der **BRD** existieren gegenwärtig **eine Millionen Kleingartenanlagen** und dies bei einer aktuellen Einwohnerzahl von 80,5 Millionen Menschen. So ergibt
sich eine Fläche von ca. 46.000 Hektar (460 km²), das entspricht 0,25 % der landwirtschaft-
lichen Nutzfläche (Schäfer-Biermann et al. 2016). Meist sind Städte und Gemeinden die
Pachtgeber und es ist durchaus eine gewisse Altersfluktuation zu verzeichnen. Unzweifelhaf-
ter Vorteil dabei ist ein soziales Miteinander inklusive (Schäfer-Biermann et al. 2016).

Wahrscheinlich hat die BRD als einziges Land per Gesetz festgelegt, was ein Kleingarten ist:
Ein **Kleingarten** ist ein Garten, der
1. dem Nutzer (Kleingärtner) zur **nichterwerbsmäßigen gärtnerischen Nutzung**, insbesondere zur Gewinnung von Gartenbauerzeugnissen für den Eigenbedarf und zur **Erholung
dient** (kleingärtnerische Nutzung) und
2. in einer **Anlage** liegt, in der **mehrere Einzelgärten** mit **gemeinschaftlichen Einrichtungen**, zum Beispiel Wegen, Spielflächen und Vereinshäusern, zusammengefasst sind (Klein-
gartenanlage).

- Die Menschen aus den umliegenden Gemeinden nutzen das Kleingartenwesen zur **Nah-
  erholung**.

In einem Forschungsbericht von 2013 (kostenloser Download) „**Das ist mein Garten, hier
kann ich machen was ich will**" (das ist der Titel!) werden Veröffentlichungen dazu vorgestellt.
Der Kleingarten erfülle vielfältige **ökologische** und **soziale Aufgaben**. Dazu zählen Aus-
gleichsfunktionen in Bezug auf bspw. **Klima, Temperatur** und **Luftfeuchtigkeit**. Zudem
haben Kleingartenanlagen aufgrund ihres geringeren Grades der Versiegelung **positive Auswirkungen** auf den **Wasser-** und **Bodenhaushalt** (Schäfer-Biermann et al. 2016).
Das ganz persönliche Engagement der Garten- und Pflanzenfreunde, die gärtnerische Tätigkeit im Freien, die wohltuende Entspannung, gepaart mit einer auf Ökologie und Gesundheit
ausgerichteten Selbstversorgung und gleichzeitiger Pflege von Zierpflanzen, unterschied-
lichster Blumen- und Sträucher-Arrangements, dienen dem seelischen und körperlichen
Wohlbefinden.

AUFGABE:

- Haben Sie Pflanzen in der Wohnung?

Wünsche und geplante Verhaltensänderungen/Aktivitäten:

104. **Sich sonnen** Belohnungswert 5,07 (Skala 1-7)	Der Änderungswunsch zum (*Wieder-)Aufbau eines* *„vielfältigen" Belohnungssystems*: 0-1-2-3-4-5

Die **Sonne spendet Licht** und **Wärme** und ist die wesentliche **Energiequelle** für die **Biosphäre unserer Erde**. Dies wurde in allen Kulturen und antiken Religionen erfasst (Jung 2014).

- Befreit von religiösen Inhalten und ritueller Symbolik hat der **Sonnengenuss** für viele eine **herausragende Bedeutung**.
- Sonnenbaden und gebräunte Haut sind nach wie vor in Mode.
- Zu beobachten ist ein teilweise unmäßiger Sonnengenuss, der große Teile der Bevölkerung **fast suchtartig** ergriffen hat (ebenda).
- Das **„Alarmsignal" des Sonnenbrands** werde zu gering eingeschätzt und nur ungenügend beachtet.
  - In einem Abstand von ein bis zwei Jahrzehnten würden die Schäden sichtbar:
    - Der moderne fast fanatische Sonnenkult führe zu einer enormen Zunahme von Hautkarzinomen und zur vorzeitigen Hautalterung.

Ein schadenfreies effektives „Anti-Aging" sei ein gut kontrolliertes, gedrosseltes Sonnenverhalten (ebenda).

Die Sonne ist für die **menschliche Gesundheit** von **großer Bedeutung**. Ein wichtiger Grund hierfür ist die durch die **Sonnenstrahlung** in der Haut **stimulierte Produktion** von Vitamin D, Endorphinen (auch als Glückshormone bezeichnet) und zahlreichen weiteren Hormonen (Saternus und Reichrath 2020).

- Es müsse ein **gesundes Mittelmaß** zwischen UV-Protektion zum Schutz vor Hautkrebs auf der einen und Sicherstellung einer ausreichenden Vitamin-D-Produktion auf der anderen Seite gefunden werden.

Gesunde Personen ohne spezielle Risikofaktoren zur Entwicklung eines Vitamin-D-Mangels sollten sich

- **regelmäßig moderat** der Sonne aussetzen,
- und zwar ca. 20–25 % des Körpers (z.B. Arme, Gesicht und Beine)
- für einen Zeitraum von mindestens 5 bis maximal 30 Minuten (abhängig von Tages-, Jahreszeit, Breitengrad, Hautpigmentierung) zwischen 10 und 15 Uhr, 2- bis 3-mal pro Woche zwischen Frühjahr und Herbst (ebenda).

Bei Überschreitung dieser Grenzen sollte nicht auf ärztlichen Rat und damit einhergehender **präventiver Beobachtung** verzichtet werden, ebenso bei der Bestimmung von Sonnenschutzmitteln.

Für den überwiegenden Teil der mitteleuropäischen Bevölkerung sei zu empfehlen, trotz relativ niedrigen Gehalts von Vitamin D in der Nahrung regelmäßig, insbesondere in den Herbst- und Wintermonaten, Vitamin D-haltige Nahrung zu sich zu nehmen wie z.B. Eier, Fisch, Fleisch und Pilze (Saternus und Reichrath 2020).

AUFGABE:
- Wägen Sie positive und schädliche Auswirkungen ausreichend miteinander ab?

Wünsche und geplante Verhaltensänderungen/Aktivitäten:

105. **Mit dem Hund spazieren gehen** Belohnungswert 5,07 (Skala 1-7)	Der Änderungswunsch zum (*Wieder-*)*Aufbau eines* „*vielfältigen*" *Belohnungssystems*: 0-1-2-3-4-5

Das Spazieren gehen an sich habe bereits eine belohnende Wirkung (vgl. Kaiser et al. 2013). Wenn man einen Hund mitnimmt, ist es für viele Menschen vermutlich noch schöner. **Hunde** zählen zu den **beliebtesten Haustieren**. Die **soziale Beziehung** zwischen „**Mensch und Hund**" ist möglicherweise folgendermaßen zu erklären (Schabmann 2013):

- durch stammesgeschichtliche psychologische und physiologische Gemeinsamkeiten,
- aufgrund ähnlicher Sozialstrukturen und
- der Fähigkeit des Hundes, menschliche Signale zu interpretieren.

Das **regelmäßige gemeinsame spazieren gehen** ist **für beide sehr wichtig**. Es lässt sich als **tägliches Ritual** in den Alltag integrieren und bekommt somit einen **festen Platz im Leben** von „Mensch und Hund". Für viele ist es leichter, nach draußen zu gehen, wenn ein treuer Begleiter wie der Hund mit dabei ist. Besonders an kalten Tagen, bei Wind- und Regenwetter, wenn es meistens schwerfällt, sich aufzuraffen und sich zu motivieren nach draußen zu gehen, kann der „beste Freund" des Menschen den auschlaggebenden Anstoß dazu geben. **Letztlich profitieren beide davon.** Der Hund spornt an, sich auf neue Pfade und Wege zu begeben, die Umgebung genau wahrzunehmen, umherzustreifen und womöglich an so manch unbekanntem Ort im Grünen zu Verweilen – dieses Erkundungsverhalten liegt ja gewissermaßen in seiner Natur (vgl. Kaiser et al. 2013). In diesem Sinne lässt sich das eine oder andere kleine Abenteuer gemeinsam erleben (z.B. im Wald, am See, bei stürmischem Regen). Insbesondere die **Kommunikation mit dem Hund, auf ihn Acht zu geben und sich mit ihm zu beschäftigen,** kann sogar davon abhalten, dass man sich allein fühlt oder ins Grübeln und Gedankenkarussell gerät. Zudem kann sich die Beziehung zwischen beiden weiterentwickeln und Spaß und gute Laune werden anregt, was sich in dem Belohnungswert (s.o.) widerspiegelt.

Es gibt **Hinweise** darauf, dass **Besitzer** von **Hunden gesünder** sind **als Menschen ohne dieses Haustier** (Beetz et al. 2012). Dieser positive Effekt ist auf folgende Faktoren zurückzuführen (vgl. Schabmann 2013):
- eine **erhöhte körperliche Aktivität** (Cutt et al. 2008; Westgarth et al. 2012)
- die Ausschüttung von Oxytocin („Liebeshormon") steigert das **Wohlbefinden**
- durch den **Stress abpuffernden Effekt des Hundes** (Odendaal und Meintjes 2003; Motooka et al. 2006; Nagasawa et al. 2009; Beetz et al. 2011; Handlin et al. 2011)

Neben den positiven gesundheitlichen Effekten von Hunden können sie dabei **helfen**, dass **Menschen leichter miteinander in Kontakt kommen**:
- Personen mit Hund erhalten mehr Aufmerksamkeit als Menschen ohne Hund (Wells 2004; Gazzano et al. 2013).
- Untersuchungen konnten zeigen, dass Personen im Rollstuhl öfter angesprochen wurden, wenn ein Hund dabei war (Hart et al. 1987; Eddy et al. 1988).

Es muss nicht unbedingt (gleich) der eigene Hund sein? Denkbar ist es, sich an ein **Tierheim** zu wenden, ob man einen Hund (regelmäßig) ausführen darf. Oder vielleicht ist es möglich, einen **Hund aus** dem **Verwandten-/Bekanntenkreis**, der **umliegenden Nachbarschaft** oder ähnliches **auszuführen**. Das kann gleich drei Parteien froh machen.

AUFGABE:

- Wie bewerten Sie „spazieren gehen mit dem Hund". Fördert dies auch Kontakte?

Wünsche und geplante Verhaltensänderungen/Aktivitäten:

| |
| |
| |

106. **Radio / Musik hören** Belohnungswert 4,84 (Skala 1-7)	Der Änderungswunsch zum (*Wieder-)Aufbau eines* „*vielfältigen"* *Belohnungssystems*: 0-1-2-3-4-5

Es gibt kaum Menschen, die kein Interesse an Musik haben. Allerdings sind die *Geschmäcker* sehr verschieden. Auch was die *Lautstärke* angeht, sind die Bedürfnisse sehr unterschiedlich und nicht selten kommt es zu erheblichen Konflikten, wenn andere eher Ruhe suchen. Wer kennt nicht den Ausspruch „mach bitte die Musik leiser." Einiges spricht dafür, dass ein zu hoher Schallpegel, je nach Stärke und Dauer, zu Hörschäden führen kann (Zenner et al. 1999; Weichbold und Zorowka 2005).

Je nach individueller Vorliebe gehört **Musikhören** zur **Freizeitgestaltung** und **Unterhaltung**. Dabei kann es ganz von den eigenen Bedürfnissen abhängig sein, welche Auswahl getroffen wird. Nach einer anstrengenden Arbeit entspannt die Musik, hilft beim Abschalten und auf andere Gedanken zu kommen. Oder man braucht sie, um sich auf eine Aufgabe besser konzentrieren zu können, die Einsatzmöglichkeiten haben kaum Grenzen. Viele denken zunächst vielleicht an Feiern und Feste, und die Auswahl ist so wichtig wie die der Gäste und Getränke. Musik regt dann zur Bewegung, zum Tanzen und zur späteren Stunde auch zum Mitsingen oder „Schunkeln" an. Menschen wissen um die Wirkung bestimmter Musik auf ihre Stimmung und Befindlichkeit und wählen sie entsprechend danach aus:

- was sie wann aufheitert,
- beruhigt,
- entspannt oder
- tröstet (Tüpker 2017).

Wiener Forscher untersuchten die **Wirkung von Musik und Singen auf das seelische und körperliche Wohlbefinden**.

- Es handelte sich dabei um einen **Livegesang-Auftritt, Reaktionen auf gewünschte und unerwünschte Musik sowie Klavierspielen** (Gabriel et al. 2004; Vanecek et al. 2006).
  - o Dabei wurde eine vermehrte Ausschüttung der köpereigenen „Wohlfühlstoffe" (u.a. Serotonin, Dopamin, Beta-Endorphin, Adrenalin) gemessen.
  - o Das Anhören von *unangenehmer Musik* war allerdings mit *Stresszunahme* und *Abwehr* verbunden.
- Eine andere Studie zu **Auswirkungen von Singen, Atem- und Stimmübungen** auf die Befindlichkeit von Senioren zeigte ebenfalls deutlich *positive Einflüsse* (Hutterer 2004).
- Zudem zeigten sich in der Arbeit „**Musik als Lebenshilfe?**" förderliche Einflüsse der musikalischen Betätigung auf die Persönlichkeit, das Selbstkonzept und die Lebenszufriedenheit (Fürst 2005).

Musik hören als Therapie
Musik wecke und verstärke Emotionen, die von verschiedenen Faktoren wie Alter, Lebensumstände und Stimmungen abhängig seien (Trappe 2009; Kreutz 2017).
Musikhören kommt sehr vielfältig in medizinischen und psychotherapeutischen Behandlungen zum Einsatz und dient

- zur Wiederherstellung,
- Erhaltung und Förderung seelischer,
- körperlicher und
- geistiger Gesundheit,
- Verbesserung der Lebensqualität bei Beeinträchtigungen oder

- der Begleitung bei schwerer Krankheit und
- Krisensituationen (Trappe 2009; Tüpker 2017).

Trappe (2009) vergleicht die Wirkung von „temporeichen Songs mit einer klaren Sopranstimme" wie beispielsweise von Heather Nova mit der Wirkung von Psychopharmaka.

- Sie sollen den Hörer aus seiner Niedergeschlagenheit führen und Glücksgefühle auslösen.
- Vor schwierigen Ereignissen wie Prüfungen und bei Konzentrationsschwäche seien demgegenüber eher beruhigende, langsame Instrumentalsätze hilfreich.
- Musik verschaffe oftmals Zugang zu jenen Menschen, bei denen andere Therapien nicht angewendet werden könnten (ebenda).

Sie ist dazu in der Lage (ebenda),

- innere Anspannungen zu lösen,
- die Konzentration zu verbessern und
- die Leistungsfähigkeit zu erhöhen.

Bei der **Vielzahl verschiedener Musikstile** und **Kompositionen besteht die Schwierigkeit** festzulegen, welche Musik für welche(n) Patienten/in am „geeignetsten" ist:

- Die **klassische Musik** führt zu **günstigen Effekten** bei
  - Ängsten, Depressionen, Erkrankungen des Herz-Kreislauf-Systems, Schlafstörungen, Schmerzen und Stress.
  - Sie fördert die Konzentration, Gedächtnisleistung und Kreativität,
  - erhöht die Tatkraft und stärkt das Immunsystem.
- **Rock und Pop** zählen zu den „**Muntermachern**"; diese Musik wirkt
  - stimmungsaufhellend,
  - motivationssteigernd und
  - bei Müdigkeit anregend.

Festzuhalten bleibt, **dass der Effekt des „aktiven" Musizierens und Gesangs auf das autonome Nervensystem** wesentlich ausgeprägter ist, als lediglich der Musik zuzuhören (Nakahara et al. 2009; Trappe 2009).

AUFGABE:

- Sind Sie schon durch Musik gestört worden?

Wünsche und geplante Verhaltensänderungen/Aktivitäten:

107. **Passiv genießen** Belohnungswert 4,36 (Skala 1-7)	Der Änderungswunsch zum (*Wieder-)Aufbau eines* *„vielfältigen" Belohnungssystems*: 0-1-2-3-4-5

„Passiv genießen" heißt, **zumindest die Muskelanspannung einmal zu lockern** („alle Viere von sich zu strecken"), **in bequemer Haltung** z.B. die salzige Meeresluft einzuatmen, das leichte Plätschern der Wellen zu hören und den Zug der Wolken zu verfolgen. Genuss ist nicht selten mit Kultur-, Natur-, Ess- und auch sozialen Erlebnissen verknüpft.

Genuss und Gesundheit sind keinesfalls als Gegensätze zu betrachten (Zunft 2011). Genuss und Lebensfreude werden häufig mit einem delikaten, schmackhaften Essen verbunden.

Es verblüfft deshalb nicht, dass eine (österreichische) Studie (ebenda) zu dem Ergebnis kam, dass die Fähigkeit zu genießen nicht nur die subjektiv empfundene Lebensqualität, sondern (einen guten Geschmacks- und Geruchssinn vorausgesetzt) auch objektiv messbare Gesundheitsdaten positiv beeinflusst.

„Zu Hause toll essen" steht hinter Urlaub, Sex und Familie an der vierten Stelle des Genießens (Ellrott 2011).

Das **„Genießen können"** ist ein wichtiger Faktor bei dem Bemühen, gesund zu bleiben (Gruber 2011). Die durch eine „Genusstypologie" ermittelten *Genießer* (15,2 %) schätzen ihre subjektive Lebensqualität deutlich höher ein als *Genusszweifler* (68,3 %) und *Genussunfähige* (16,6 %) (ebenda).

- Genießer verbinden mit gesundem Essen deutlich häufiger **frische Lebensmittel** sowie **maßvoll** und **ausgewogen** zu essen.
- Schlüssig sind daher auch die Daten zum Körpergewicht: Genießer sind eher normalgewichtig.
- Mit der Förderung gesundheitsorientierten Verhaltens könne auch die Genusskompetenz erweitert werden (Gruber 2011).

Ein vermindertes Genusserleben (Anhedonie) ist bei Patientinnen mit unterschiedlichen psychischen Erkrankungen (z.B. Depressionen, Suchterkrankungen) zu beobachten (Heimann 1990; Lutz 1996).

GENUSS-THERAPIE

Insbesondere in Fach- und Rehakliniken ist die „Genusstherapie" ein fester Bestandteil der Behandlungsprogramme.

Alle Sinne einbeziehen – Wohlbefinden durch **Sinnesgenüsse erleben** z.B. (Koppenhöfer 2011):

- Riechen von Essenzen
- Erfassen von Gegenständen unter dem Aspekt von hart – weich, leicht – schwer, rau – glatt, warm – kalt
- Wahrnehmen von geschmacklichen Nuancen (süß, sauer, bitter, salzig),
- von Farben
- von Klängen einfacher Musikinstrumente (Triangel, Kastagnetten etc.)

Den Bezug zur aktuellen Lebenssituation gewährleisten, indem die **Animationsmaterialien** eine **Verbindung zum Alltag** (Geruch von frisch gemahlenem Kaffee oder frisch gebackenem Brot, Berührung der glatten Fläche des Tisches oder eines Seidentuchs, das Geräusch klappernder Teetassen) **und/oder zur jeweiligen Jahreszeit herstellen** (Geruch von

Erdbeeren im Frühjahr, Berührung von rieselndem Sand im Sommer, das Geräusch beim Laufen durch herabgefallenes Laub im Herbst).

FÄHIGKEIT ZUM KÖRPERKONTAKT (Andes und Wolf 2015)

So wird die Fähigkeit unterstützt, die schönen Dinge des Lebens anzunehmen und zu genießen:

- Im **sicheren Gefühl körperlicher Nähe** werden loslassen und abgeben von Kontrolle geübt.
- Das Kind lernt, die **Fürsorge** seiner Eltern **wahrzunehmen.**
- In dieser Sicherheit übt es, **sich fallen zu lassen** und **innere Ruhe und Entspannung zu finden.**
- Eltern lernen, ihrem Kind **positive Gefühle** von **Annahme** und **Liebe** zu **zeigen,** und diese **mit Worten auszudrücken.**

AUFGABE:

- Welche bisherigen Erfahrungen haben Sie zu diesem Thema?

Wünsche und geplante Verhaltensänderungen/Aktivitäten:

108. **Stadtbummel ohne Einkauf** Belohnungswert 4,27 (Skala 1-7)	Der Änderungswunsch zum (*Wieder-)Aufbau eines* *„vielfältigen"* Belohnungssystems: 0-1-2-3-4-5

Städte sind Orte für **Bildung, Erholung, Events und Kultur**. Unser Auftrag ist es, die Angebote in den Innenstädten an die neuen Bedürfnisse und Erwartungen der Menschen anzupassen (Deutscher Städtetag).

Was eindeutig fehlt, sind Orte zum „nichtkommerziellen" Verweilen, die zu Begegnungen und zur Kommunikation einladen. Ein schöner Moment ist,

- unerwartet Freunde und Bekannte zu treffen,
- vielleicht zunächst nur ein paar Worte zu wechseln, wenn man sich schon längere Zeit nicht gesehen hat,
- ungezwungen zu plaudern oder
- ein intensiveres Gespräch über die Ereignisse im gemeinsamen Verein/augenblickliche Geschehnisse zu führen und
- sich dann zu einem Tee/Kaffee zusammenzusetzen.

Nicht zu überhören und -sehen, die

- Straßenmusikanten,
- ein Jongleure-Paar, das eine bunte Kugel über Hand, Schultern und sogar Kopf wandern lässt, ohne sie dabei zu berühren.

Ein **unvergesslicher Moment**,

- eine kleine Gruppe trat etwas zur Mitte des Innenstadt-Platzes und
- mit unglaublich schöner Stimme sang eine Frau eine kleine Passage aus einer Arie.
- Zu ihrem eigenen Erstaunen hatte der Ort eine ungewöhnlich gute Akustik,
- die wunderbare Melodie nahm leicht den ganzen Raum ein.
- Aber zu schnell hörte alles auf, schade! Sie gehörte wohl zu dem nicht weit entfernten Theater.

In **skandinavischen Ländern trifft** sich die **Bevölkerung** regelmäßig zu einem **gemeinsamen Singen in den Innenstädten** – mehr Gemeinsamkeit tut bestimmt not.

AUFGABE:

- Was gibt es Neues in der Stadt – Bauten, Läden, Fahrradwege und nette Menschen?

Wünsche und geplante Verhaltensänderungen/Aktivitäten:

109. **Mittagsschlaf** Belohnungswert 4,2 (Skala 1-7)	Der Änderungswunsch zum *(Wieder-)Aufbau eines* *„vielfältigen" Belohnungssystems*: 0-1-2-3-4-5

Wenn man den Gesundheitsratschlägen folgt, wäre es jedem zu wünschen, mittags eine Ruhepause einlegen zu können und sich dabei einen **Kurzschlaf** zu gönnen, bei dem man sich beträchtlich erholen kann:

- Als wirksame Maßnahme zur Bekämpfung von Matt sein und Konzentrationsschwierigkeiten gelten Kurzschlafepisoden, die sogar als „Turboschlaf" bezeichnet und häufig in Aufklärungskampagnen propagiert werden (Popp und Geisler 2015).
- In mehreren Studien wurde nachgewiesen, dass eine **Schlafdauer von 15–20 Min.** einen **erheblichen Erholungseffekt** hat. Um die Aufmerksamkeit zu stärken, ist dies besonders in Pausen bei längeren Autofahrten zu empfehlen.

Beim Kurzschlaf handelt es sich um den sogenannten „**Alpha-Schlaf**", auch „**Traumschlaf**" bzw. „**Büroschlaf**" genannt, wodurch man erheblich ausgeruhter ist (Seikowski 2013). Dieser Kurzschlaf empfiehlt sich u.a. für Personen mit Entspannungsdefiziten. Die Dauer sollte dabei

- möglichst nicht verlängert werden,
  - da ansonsten der Alpha-Schlaf in den Delta-Schlaf – den Tiefschlaf – übergehen kann.
  - Eine **Unterbrechung des Tiefschlafs**, der deutlich längere Zeit benötigt, wird **oft als sehr unangenehm erlebt** (ebenda).
- Befunde aus der Schlafmedizin zeigen, dass der Kurzschlaf sowohl
  - positive körperliche als auch psychologische Effekte auf Leistung und Aufmerksamkeit hat und dass dadurch Fehler und Unfälle verhindert werden können (Ziegler 2018).

Kurzschlaf lernen

- Patienten betonen häufiger, dass es ihnen nicht gelänge, einen Mittagsschlaf zu halten. Es ist ihnen zu raten, dies **zu bestimmten Zeiten und ohne sich selbst unter Druck zu setzen, mehrfach zu üben.** Erstaunlich schnell gelingt es ihnen dann doch und sie berichten stolz davon.

Bestimmte Rituale einhalten – eine einfache Methode ist:

- Sich auf den Rücken legen und die Arme und Beine ausstrecken oder sich bequem hinsetzen.
- Die Augen schließen und mit einer **kleinen Atemübung** beginnen:
  - Durch die Nase tief einatmen, die Luft für etwa 4–7 Sekunden anhalten und dann durch den Mund oder die Nase (ohne Hast) wieder ausatmen. Diese einfache Atemtechnik ein paar Mal wiederholen.
  - Sich ein beruhigendes Bild vorstellen (z.B. ein plätscherndes Bächlein, eine grüne Wiese).
  - Etwas Unruhe mit leichten Bewegungen z.B. eines Fingers oder Fußes abreagieren.
  - Ehe man sich versieht, ist man eingeschlafen oder zumindest viel ruhiger (vgl. https://www.foodspring.de/magazine/power-napping).

Es sei jedoch nicht unbedingt angeraten, einen Mittagsschlaf zu halten, um das Schlafdefizit der Nacht zu kompensieren (Helbig 2019). Dadurch reduziere sich wiederum der Schlafdruck für abends, was die Aufrechterhaltung der Störung begünstige. Akute Schlafstörungen kämen häufiger vor und gingen in den meisten Fällen recht schnell wieder vorüber, d.h. in der Regel bilden sie sich von selbst zurück, sobald der auslösende Stressor wegfällt (ebenda).

AUFGABE:

- Ist dies im Alltag oder an freien Tagen möglich?

Wünsche und geplante Verhaltensänderungen/Aktivitäten:

110. **Tagträumen** Belohnungswert 4,18 (Skala 1-7)	Der Änderungswunsch zum (*Wieder- Aufbau eines* *„vielfältigen" Belohnungssystems*: 0-1-2-3-4-5

Den Gedanken freien Lauf zu lassen, liefert neue Einblicke in die Gehirnfunktion (Costandi 2015):

- Die Außenwelt teilweise auszuschalten und in die geistige Welt der Tagträume und der Fantasie einzutreten.
- Es ist eine Gruppe von Hirnregionen aktiviert, die als Bewusstseins- oder Ruhezustandsnetz (Default Mode Network) bezeichnet und während anspruchsvoller Aufgaben abgeschaltet wird.
- Aktiv ist es beispielsweise bei Erinnerungen an die Vergangenheit, beim Sich-Vorstellen der Zukunft oder beim Versuch, in die Haut eines anderen zu schlüpfen.
- **Tagträumen** und **Fantasieren** werden als „**die Gedanken schweifen** oder **frei laufen lassen**" bezeichnet".
- Die Ruhezustandsaktivität ist bei verschiedenen neurologischen Erkrankungen gestört (ebenda).

In einer Harvard-Studie (2010 zit. n. Restak 2014) wurde ermittelt, dass häufiger angenehme (42,5 %) und neutrale (31 %) als unangenehme Inhalte (26,5 %) taggeträumt wurden. Tagträumen kann dabei helfen (vgl. Restak 2014):

- vergangene Erfahrungen mit der gegenwärtigen Position zu verknüpfen,
- eine aktive Haltung gegenüber der Zukunft einzunehmen,
- die Schaltkreise für Kreativität und Innovation zu aktivieren,
- sich bei Problemen gedanklich in eine bessere Situation zu versetzen und
- die nötigen Schritte zu planen und gedanklich vorwegzunehmen (antizipieren), wie die Position zu verbessern ist.

Eine **zu massive Flucht** aus dem „**Hier und Jetzt**" kann jedoch auch **negative Folgen** haben, indem **notwendige Handlungen unterbleiben** und **realistische Problemlösungen vermieden** werden.

Traum und Tagtraum stellen einen großen und bedeutenden Teil unseres bewussten Erlebens dar (Lohmar 2008).
Die Vorstellungstätigkeit des Tagtraums richtet sich vorwiegend nach der **Relevanz von Themen**. Es ist deshalb vor allem wichtig, was **am stärksten gewünscht und gefürchtet** wird (ebenda).
Unentwegt erproben die Tagträume unterschiedliche Handlungsmöglichkeiten (Optionen), und zwar sowohl für positive als auch für negative Entwicklungen (vgl. Lohmar 2008).

- Tagträume können eine teilweise Erfüllung (**Ersatzbefriedigung**) **der Wünsche** darstellen und lassen die Tatsache besser ertragen, dass diese in der Realität nicht oder nur zu einem kleinen Teil realisierbar sind (Lohmar 2008; Ernst 2011).
- Eine Grundgestalt der Tagträume von Männern ist der Wunsch, anderen zu imponieren, d.h. besser, klüger oder stärker zu erscheinen, ein aufregenderes Leben zu führen und mehr Erfolg zu haben, als es in der Realität der Fall ist (Lohmar 2008).
- Der Tagtraum kann zur Bewältigung einer zu erwartenden gefühlsmäßigen Belastung beitragen.
- Die Gefühle verhalten sich bei einer lebendigen Ausgestaltung der Tagträume annähernd so, als wäre das Ereignis, man habe eine Lösung gefunden, schon eingetreten.

- Tagträume ermöglichen, positive und negative Ereignisse zumindest zum Teil voraus-zuahnen.
- Tagträume beinhalten ebenso Voraus-Formulierungen und Voraus-Gestaltungen des Möglichen (Ernst Bloch zit. nach Marvakis 2006).
- Sie können Langeweile überbrücken helfen (Ernst 2011) und
- eine „Kurzerholung" aus einer zu belastenden Situation sein.

Auf der Basis von Umfragedaten (vgl. Lutter 2012) zeigte sich, dass **Glücksspieler**,
- die **regelmäßig in Tagträume** über die **Erzielung** eines **Lottogewinns eintauchten,** damit Rückfälle hervorriefen und
- tatsächlich häufiger mit höherem Einsatz Lotto spielten,
- den Lottokonsum verknüpften sie tagträumerisch mit erwünschten angenehmen Vorstellungen einer höheren sozialen Position und Erweiterung des „Möglichkeitshorizonts" (ebenda).

AUFGABE:
- Sich die ersten Urlaubstage ausmalen – befreit das schon?

Wünsche und geplante Verhaltensänderungen/Aktivitäten:

111. **Mal richtig ausschlafen** Belohnungswert 3,98 (Skala 1-7)	Der Änderungswunsch zum *(Wieder-)Aufbau eines „vielfältigen" Belohnungssystems*: 0-1-2-3-4-5

Für denjenigen, der recht früh morgens zur Arbeit gehen muss, kann es schon ein Höhepunkt sein, an den Wochenenden oder im Urlaub mal richtig auszuschlafen. Es ist ein Ansatzpunkt, dem Tag eine *andere Struktur* zu geben und aus den üblichen Zwängen und Zeitabläufen einmal auszubrechen.

Eine **Schlafdauer** von **etwa sieben bis siebeneinhalb Stunden pro Nacht** gilt als **gesund**. Eine schwedische Schlafstudie (Åkerstedt et al. 2019) zeigt, dass Schlafmangel und übermäßiger Schlaf auf Dauer ein Gesundheitsrisiko darstellen oder ein Hinweis für Erkrankungen sein können (infranken.de; vgl. Schlack et al. 2013).

Für die Studie werteten die schwedischen Wissenschaftler die Schlaf- und Lebensgewohnheiten von fast 44.000 Menschen aus. Über einen Zeitraum von 13 Jahren verfolgten sie die Lebenserwartung. Die Menschen unter 65 Jahren, die anhaltend fünf Stunden oder weniger schliefen, hatten im Studienzeitraum im Vergleich zu denen mit der optimalen Schlafdauer (ca. 7 Std.) eine geringere Lebenserwartung.

- Das war allerdings dann nicht der Fall, wenn die Menschen mit **Schlafmangel am Wochenende lange schliefen und somit für einen Ausgleich** sorgten.
- Eine verringerte Lebenserwartung fanden die Forscher auch bei jenen Probanden unter 65 Jahren, die täglich **mehr als neun Stunden** schliefen.
  - o Eine geringere Lebenserwartung bei übermäßigem Schlaf ist möglicherweise darin begründet, dass bei Menschen mit einer erhöhten Schlafdauer Erkrankungen vorliegen.
  - o Nicht zuletzt stellt eine zu hohe Schlafdauer eine Verdoppelung des Risikofaktors dar, später an einer Depression zu erkranken (Schlack et al. 2013; Offenbächer et al. 2017).
- Eine zu *geringe als auch eine zu hohe* Schlafdauer kann mit einem erhöhten Risiko für eine Vielzahl psychischer und somatischer Gesundheitsstörungen sowie der Schwächung des Immunsystems verbunden sein (Schlack et al. 2013; Offenbächer et al. 2017).
- Bei älteren Menschen über 65 Jahren stellten die Wissenschaftler keinen bedeutenden Einfluss der Schlafdauer an Werktagen und Wochenenden auf die Lebenserwartung fest.

Auf *individueller Basis* kann es Ausnahmen von diesen statistischen Vergleichswerten geben, *so dass nur durch eine ganz persönliche Diagnostik ein abweichendes Schlafverhalten bewertet werden kann.* Die Ergebnisse können zur Prävention von Erkrankungen beitragen und Hinweise darstellen, um rechtzeitig ärztlichen Rat in Anspruch zu nehmen.

In diesem Manual sind vielfältige Hinweise vorhanden, ein gesundes Schlafverhalten zu fördern. Ob Stressbewältigung, Bewegungsverhalten, gesunde Ernährung, optimale Lichtverhältnisse während des Tages oder Umgang mit Genussmitteln, der Schlaf wird von vielen Faktoren beeinflusst.

AUFGABE:

- Gelingt Ihnen dies öfter – was sind die Voraussetzungen dafür?

Wünsche und geplante Verhaltensänderungen/Aktivitäten:

112. **In den Tag hineinleben** Belohnungswert 3,78 (Skala 1-7)	Der Änderungswunsch zum (*Wieder-)Aufbau eines* *„vielfältigen"* Belohnungssystems: 0-1-2-3-4-5

Der Begriff **Müßiggang** umfasst die **Vorstellung** (Beckmann 2020), Phasen am Tag, in der Woche oder im Leben zu haben, in denen

- **in den Tag hineingelebt** und
- der Ruhe Vorrang gewährt wird,
- ohne diese Zeit mit Tätigkeiten zu füllen, die einem besonderen Zweck dienen,
- dass man diese Zeit der **Ruhe ausdrücklich schafft**, um hierdurch zielgerichtet seine Leistungsfähigkeit wiederherzustellen oder zu erhalten.

Diese Form des Müßiggangs spiele jedoch in den Alltagshandlungen der untersuchten Befragten kaum eine Rolle. Im Gegenteil (Beckmann 2020):
Erhobene Interviews zeigten, dass **Muße keinen guten Ruf** genieße.

- Viele Befragte **fürchten Langeweile** oder
- werten diese Zeiten ab,
- sie bezeichnen das als „Rumhängen" oder „Abhängen" und
- lehnen Müßiggang ab,
- weil eine solche Zeit der **nicht zielgerichteten Handlung als Faulheit** verstanden werde.

Aus einem Interview (Demmel und Stuppe 2016):
Therapeut: „Was würde Ihre Zuversicht denn erhöhen? Was würde es Ihnen leichter machen, abstinent zu bleiben?"
Patient: „…, wenn ich nichts zu tun hab´, dann geht es ganz bestimmt schief …"
Therapeut: „… in den Tag hinein leben wäre Gift …"
Patient: „… genau."

Beim Planen, Strukturieren und Vorausschauen treten oft Widerstände auf, weil es häufig an Übung fehlt (Bachmann und El-Akhras 2014a, b). Ein wichtiger Grund dafür mag sein, dass die Folgen des Risikoverhaltens wenig Raum für das Planen anderer Interessen und Aktivitäten gelassen haben. Allerdings ist bei Aufgabe des Risikoverhaltens das „in den Tag hineinleben" als ein überwiegendes Verhalten wohl die *schlechteste Alternative, eine Symptomfreiheit dauerhaft zu stabilisieren.*
Die erfolgte **Neuorganisation** sowohl der Freizeitaktivitäten wie auch der **alltäglichen Tagesstrukturen führe** zu einer **grundlegenden Wiedergewinnung** des **seelischen Gleichgewichts** (Schneider 2018).

Wer sehr strukturiert existiere, werde möglicherweise sogar Probleme haben, mal in den Tag hineinzuleben. Unter diesen Umständen ist es vielleicht ein kleines interessantes **Experiment**, das in ein Wochenende oder einen Urlaubstag hineinpasst (ebenda) und nichts sollte einen davon abhalten, im Hinterkopf einen Plan-B für eine Aktivität zu haben.

AUFGABE:
- Können Sie sich daran erinnern, in den Tag hinein gelebt zu haben?

Wünsche und geplante Verhaltensänderungen/Aktivitäten:

Inhaltsverzeichnis

10.1   Info-Papier: Erlebnis und Abenteuer

In diesem Bereich sind Erlebnisse und Aktivitäten zusammengefasst, die mit einem gewissen Grad an *wohltuender* **Erregung, Spannung**, **Spiel**, **Spaß** und „**mal etwas wagen" verbunden** sind und einen Herausforderungscharakter haben. Sie tragen damit zur Selbstentdeckung bei und eignen sich in besonderem Maße als Verstärker, die zur Rekonstruktion des Belohnungssystems beitragen. Mittlerweile haben Interventionen aus der **Erlebnispädagogik** und **-therapie** auch in Behandlungskonzepten Einzug gehalten:

- Spezielle **Bewegungsaktivitäten in der Natur** und Landschaft, sogenannte Outdoor- oder Natursportaktivitäten wie beispielsweise Paddeln, Wandern oder Klettern, möglichst in Gruppen, gehören dazu (vgl. Liedtke 2003).
- **Projektbezogene Aktivitäten** finden ein zunehmendes Interesse: z. B. das Einüben eines Theaterstücks, eine gemeinsame Aufführung mit „Showcharakter", „kleine" Wettkämpfe und -bewerbe wie Tischtennis-, Bogenschießen- oder „Mensch-ärgere-Dich-nicht"-Turniere, Trekking- oder Kanutouren, Geocaching oder Exkursionen.
- Für etwa ein Drittel der Deutschen sind einer repräsentativen Studie nach (AWA) Abenteuer und Spannung im Leben von hoher Relevanz (Pawlik 2019).

Ergänzende Information Die elektronische Version dieses Kapitels enthält Zusatzmaterial, auf das über folgenden Link zugegriffen werden kann [https://doi.org/10.1007/978-3-662-65666-2_10].

Verschiedene psychologische Modelle zum Risikoerleben und -verhalten, die physiologische Faktoren berücksichtigen, sind hierbei als Erklärungen miteinzubeziehen.

- Das **Aktivationsmodell** von Hebb (1955) postuliert folgende individuelle Unterschiede:
  - Personen mit einem relativ hohen optimalen Erregungsniveau können reizarme Situationen schwer aushalten, verspüren schnell Langeweile und suchen häufig nach äußerer Stimulation.
  - Im Gegensatz dazu neigen Personen mit einem relativ niedrigen optimalen Erregungsniveau und hoher Monotonie-Resistenz zur Vermeidung von reizintensiven, variationsreichen Situationen (ebenda 1955).
- Der Begriff „**Sensationssuche**" (Sensation-Seeking) beschreibt ein Verlangen nach **neuen, ungewöhnlichen und vielfältigen Erfahrungen** sowie die Bereitschaft, physische und soziale Gefahren einzugehen (Zuckerman 1979).
  - Personen mit hoher Ausprägung suchen eine höhere äußere Stimulation und
  - Personen mit niedriger Tendenz vermeiden dies eher.
  - Aus neurophysiologischer Perspektive ist anzunehmen, dass speziell das dopaminerge System neben genetischen Voraussetzungen an der Ausprägung des „Sensation-Seeking" mitbeteiligt sind.
  - Das Sensation-Seeking-Motiv wurde auch im Hinblick auf die Motivation von riskanten Sportaktivitäten untersucht. Es ergaben sich positive Zusammenhänge zwischen Sensation-Seeking-Werten und der Ausübung von Risikosportarten (Zuckerman 1983).

Nach Apter (1992, „reversal theory") wird im täglichen Leben zwischen der *Suche nach Aufregung* und der *Vermeidung von Angst* hin und her gewechselt.

- Zudem stellt die Lust am „Nervenkitzel" für die menschliche Natur **eindeutig etwas ganz Grundlegendes und Normales** dar, was die Suche nach spannenden und aufregenden Erlebnissen miteinschließt.

Was **letztlich** als positive Aufregung, Spannung und Abenteuer **interpretiert und erlebt** wird, ist jedoch **individuell sehr verschieden** und die potenziell *in Frage kommenden Aktivitäten sind vielfältig und heterogen.* **Diesen Bedürfnissen auf gesunde und sozial verträgliche Weise gerecht zu werden,** ist ein wesentliches Behandlungsziel!

Übersicht

Die Kategorie *„Erlebnis, Abenteuer"* erhielt den **dritthöchsten Belohnungswert** (Bachmann 2021), was die Annahme unterstreicht, dass *positiv wirksame* Erlebnisse und Aktivitäten, die mit **Erregung, Spannung, Spiel, Spaß und Wagnis** in Zusammenhang stehen, *für die Aktivierung des Belohnungssystems und die Deaktivierung des Sucht- bzw. Risikogedächtnisses als besonders geeignet* erscheinen. Sie ermöglichen einen **Ausstieg aus dem Alltag, ohne den „Kick" bzw. „Nervenkitzel" erneut im Risikoverhalten zu suchen.** Hierbei sind individuelle Bedürfnisse zu berücksichtigen.

In diese Kategorie fielen z. B.:

- Erkundungsgänge machen
- Reisen
- Trekkingtouren
- auf eine Sportveranstaltung oder Party gehen
- ein neues Vorhaben beginnen

Der **Wunsch** der **Drogenabhängigen** nach *„Erlebnis, Abenteuer"* und „Highlights" war im Vergleich zu den anderen Gruppen **größer**. **Langeweile** und **Monotonie** erweisen sich möglicherweise bei dieser Klientel in stärkerem Maße als potenzielle **Rückfallgefahren**.

10.2   IAS-Fragebogen zu „Erlebnis, Abenteuer"

Liebe Teilnehmerin, lieber Teilnehmer
in unserem Fragebogen sind die verschiedensten Interessen und Aktivitäten aufgeführt.

Ihre Aufgabe ist, sie danach einzuschätzen:

a. Wie häufig Sie diese Interessen/Aktivitäten im letzten Jahr ausgeübt haben?
b. Ob Sie den Wunsch haben, diese Interessen/Aktivitäten häufiger auszuüben?

Interessen / Aktivitäten *06 Erlebnis, Abenteuer* (11 Items)	Wie häufig haben Sie diese Interessen / Aktivitäten **im letzten Jahr ausgeübt?** (bitte auf der Ziffer ankreuzen)					„**Änderungswunsch":** Haben Sie den **Wunsch**, diese Interessen / Aktivitäten **häufiger auszuüben?** (bitte auf der Ziffer ankreuzen)				
	über- haupt nicht				in hohem Maße	über- haupt nicht				in hohem Maße
113. Reisen	1	2	3	4	5	1	2	3	4	5
114. Treckingtouren(Kanu / Fahrrad / Wildnis)	1	2	3	4	5	1	2	3	4	5
115. Spontan etwas unternehmen	1	2	3	4	5	1	2	3	4	5
116. Ein neues Vorhaben beginnen	1	2	3	4	5	1	2	3	4	5
117. Erkundungsgänge machen / Umgebung besser kennenlernen	1	2	3	4	5	1	2	3	4	5
118. Camping / Zelten	1	2	3	4	5	1	2	3	4	5
119. Freizeitpark	1	2	3	4	5	1	2	3	4	5
120. In der Disco tanzen	1	2	3	4	5	1	2	3	4	5
121. Zu einer Party gehen	1	2	3	4	5	1	2	3	4	5
122. Zoo-/ Zirkusbesuch	1	2	3	4	5	1	2	3	4	5
123. Zu einer Sportveranstaltung gehen	1	2	3	4	5	1	2	3	4	5
Zusätzliche Idee(n)										

Auswertung der Änderungswünsche:		
einen Kreis darum machen	✗ **4**	✗ **5**

10.2.1 Auswertung der Änderungswünsche „Erlebnis, Abenteuer"

Es ist eine Strategie notwendig, die große Fülle der Daten sinnvoll zu reduzieren, damit die in die engere Wahl gezogenen Alternativen näher besprochen werden können.

Deshalb kommen zunächst nur die Interessen/Aktivitäten in die engere **Auswahl,** bei denen Sie die **höchsten Bewertungen** nämlich **4** und **5** vorgenommen haben. Gehen Sie also den Fragebogen nochmals durch und kreisen Sie die 4er und 5er Ankreuzungen gut sichtbar ein. Dennoch sollten Sie nochmals prüfen, ob Sie inhaltlich mit dieser Auswahl zufrieden sind. Wollen Sie eine weitere Aktivität hinzunehmen, kreisen Sie diese Ankreuzung ebenfalls ein. Außerdem haben Sie möglicherweise eine zusätzliche Idee(n), die Sie in der unteren Zeile eintragen können.

10.3 Der Interessen- und Aktivitätenkatalog „Erlebnis, Abenteuer"

Nehmen Sie als Vorlage Ihre 4er und 5er Bewertungen und gehen Sie zu den jeweiligen *Arbeitsblättern der einzelnen „Interessen/Aktivitäten".* Den **Nummerierungen folgend** sind sie leicht aufzufinden:

- **lesen** Sie die darin enthaltenen Informationen,
- **bearbeiten** Sie die gestellten Aufgaben,
- **diskutieren** Sie **Ihre neuen Vorhaben** mit möglichst vielen Personen,
- halten Sie Ihre Ziele zum Interessen- und Aktivitätenausbau in den Arbeitsblättern zur **Tages- und Strukturplanung** (Kap. 15, Tab. 15.1, 15.2, und 15.3) **fest** und bearbeiten Sie die dort vorhandenen Aufgaben, wenn Ihre Zusammenstellung abgeschlossen ist,
- haben Sie keine Scheu, Korrekturen und Ergänzungen vorzunehmen,
- ein zusätzliches völlig freies „Durchblättern" des Katalogs kann ebenfalls hilfreich sein.

113. **Reisen** Belohnungswert 6,18 (Skala 1-7)	Der Änderungswunsch zum *(Wieder-)Aufbau eines* *„vielfältigen" Belohnungssystems*: 0-1-2-3-4-5

Reisen nimmt in modernen Gesellschaften eine zentrale und immer noch wachsende Stellung ein. Es reisen mittlerweile jährlich mehr als eine Milliarde Menschen (Pechlaner und Volgger 2017). In einer Reisesendung gab es einen kleinen Disput (Auseinandersetzung) zwischen den Generationen: Während der ältere Herr davon schwärmte, **von Dorf zu Dorf** zu wandern, reklamierte der jüngere eine „**globale Weltsicht**", in der es eher von **Flughafen zu Flughafen** gehe, um den Anschluss nicht zu verpassen.

Zahllose Vorträge, Reiseberichte, Film-Dokumentationen führen zu einem umfangreichen Austausch und einer allgegenwärtigen Kommunikation über das Reisen. Die Diskussionen über die **Umweltverträglichkeit des Tourismus**, das Bildes vom „guten" Reisenden und „guten" Gastgeber sind hoch aktuell.

Sowohl die Fülle der Reisemöglichkeiten als auch der Ziele sind kaum zu erfassen.

„Wir fahren jedes Jahr an die Ostsee" oder „dieses Jahr geht es mit einem geländefähigen Wohnmobil durch wenig besiedelte Gebiete Islands" offenbaren die verschiedensten Motive und Zielsetzungen, wie z.B. **Entdeckerfreude, Pioniergeist** und das Gegenteil dazu, die Sehnsucht nach **Ruhe und Erholung** in vertrauter Umgebung.

- Für **Kurzreisen** eignen sich eine mit Spannung erwartete Ausstellung in einem bekannten Museum oder ein vorab viel diskutiertes Musical.
- Nicht nur **Grandhotels** werben mit Palmen besäumten Stränden und kulinarischen Extravaganzen.
- Gespannt verfolgt man die **Pilgerreisenden** auf dem **Jakobsweg**, bei dem durch halb Europa hunderte von Kilometern zu Fuß bewältigt werden müssen, um zu einer berühmten Wallfahrtskirche in Spanien (Santiago de Compostela) zu gelangen.
- Spektakulär erscheint eine **abenteuerliche Radtour** bis und teilweise durch China. Die Strapazen der Reise sind in Dokumentationen gut nachvollziehbar und beantworten Fragen zu Sehenswürdigkeiten, freundlicher Aufnahme und Gastfreundschaft.
- Aber jetzt war schon die **erste Touristen-Besuchergruppe** im **Weltall**. Alle waren froh, dass sie heil zurückkehrten – wer da sagt, es gäbe nichts mehr zu entdecken.

Vom heimischen Wohnzimmer aus lassen sich über Internet leicht Informationen und anschauliche Bilder über die nächsten Reisewünsche und konkreten Planungen sammeln. **Nur bis ca. 2013** konnte sich **Deutschland** rühmen, „**Reiseweltmeister**" zu sein (Eckert 2020). Zu beobachten sei ein verstärktes

- Streben nach aktiven Erfahrungen statt **passiven Erlebnissen,**
- nach Beteiligung am **gesellschaftlichen Alltagsleben** in den **Zielgebieten** sowie
- größtmöglicher **Authentizität (Echtheit)**.
  - Allerdings gibt es in einigen Tourismusgebieten ansteigende Debatten über „zu viel" Tourismus (ebenda), eine zu gering beachtete **Nachhaltigkeit** und **Ökologie**.
  - Die **Wünsche** und **Motive der Reisenden** gehen dabei recht eindeutig zu „**entspannen, erholen, frei sein**" und „**Sonne, Spaß, Menschen, Genuss**". Die höchsten Einschätzungen erhalten (ebenda):
    - Sonne, Wärme (67 %)
    - Abstand zum Alltag (66 %)

AUFGABE:
- Wohin ging Ihre letzte Reise?

Wünsche und geplante Verhaltensänderungen/Aktivitäten:

114. **Trekkingtouren (Fahrrad, Kanu, Wildnis)** Belohnungswert 5,56 (Skala 1-7)	Der Änderungswunsch zum (*Wieder-*)*Aufbau eines* „*vielfältigen*" *Belohnungssystems*: 0-1-2-3-4-5

Unter dem „klassischen Trekking" versteht man eine längere Reise, die zu Fuß, mit dem Fahrrad, Kanu oder zu Pferd unternommen wird. Der Unterschied zum Fernwandern besteht eigentlich darin, dass dabei nicht auf ein bestehendes Versorgungsnetz wie feste Unterkünfte oder Beförderungsmittel zurückgegriffen wird (Wylezol 2019).

Die klassische Vorstellung vom Trekking ist gewissermaßen die Vorstufe zur Expedition in abgelegene und oft auch kulturell „*ursprüngliche*" Gebiete (**wenig erschlossen mit nahezu unberührter Natur und traditioneller Kultur**). Neben dem Schlafplatz (Zelt) wird auch eine größere Menge an Proviant mittransportiert (Bergfreund Stephan 2018). **Trekkingtouren dauern** meist **mehrere Tage** und zum Übernachten wird in der **Natur gezeltet**, oft auch ohne Zeltplatz. Die Ausrüstung ist selbst zu tragen und die Sehnsucht nach Naturerfahrungen lässt sich in den Weiten der Landschaft stillen (trekkingtrails.de 2021).

Trotz des vermeintlichen Trekkingbooms ist davon auszugehen, dass **Trekkingurlaube** vorwiegend von einer **kleinen Gruppe von Menschen** unternommen werden (Gerbert 2005; Stephan 2007), die **typischerweise leistungsorientiert, abenteuerfreudig** und **an Grenzerfahrungen interessiert** sind (Dichter-Institut 2004 und Doebeli 2003 zit. n. Vogt 2009).

Da das Aufstellen eines Zeltes in vielen gut erschlossenen Trekkinggebieten oft nicht mehr möglich ist, wird mittlerweile auch auf **feste Unterkünfte** zurückgegriffen. Je nach Art der Unterkunft wird unterschieden zwischen: Hütten-, Bed & Breakfast- und Komfort-Trecks. Einige **klassische Trekking-Gebiete in Regionen ohne touristische Infrastruktur** gibt es z.B. im nepalesischen Dolpo, kirgisischen Tian Shan, ladhakischen Markha-Tal sowie in Grönland und Island (Wylezol 2019). Weitere europäische Trekkinggebiete liegen z.B. in Norwegen, Schweden, Schottland…aber auch in Deutschland sind Trecks möglich (vom Sauerland, der Pfalz über die Eifel bis ins ganze Land; trekkingtrails.de). Wer gerne mit dem **Kanu, Faltboot oder Kajak über Flüsse und Seen paddelt**, entdeckt die Landschaft aus einer ganz besonders eindrücklichen Perspektive so z.B. auch unterschiedlichste Tier- und Pflanzenarten.

Bevor es auf den Treck geht, gibt es allerdings **einiges vorzubereiten** und als positiver Nebeneffekt steigert sich hierdurch wahrscheinlich auch noch die Vorfreude.
Hier ein paar Punkte, die im Vorfeld zu bedenken sind (vgl. Wylezol 2019):

- **Tourenauswahl:** Sich ausreichend Zeit nehmen, ausführliche Gedanken machen (z.B. soll es eher ein langer und anstrengender Treck oder eine kürzere und leichte Route sein/Schwierigkeitsgrad, welches Land kommt in Frage?).
    - Eigene Kondition und Vorlieben sowie den zur Verfügung stehenden Zeitrahmen berücksichtigen.
- **Tourenplanung:** Zunächst Internetrecherche, dann Fachliteratur und Kartenmaterial besorgen und alles genau studieren.
    - Unterkunft- und Verpflegungsmöglichkeiten heraussuchen.
    - Ist die Tour körperlich machbar?
    - Welche Gefahren können auf mich zukommen?
    - Welche Ausrüstung ist nötig?
    - Orientierung: Sich fragen, ob man dazu in der Lage ist, die Karten richtig zu lesen und sich selbst zu orientieren oder ist ein GPS-Gerät sinnvoller?

- o   Zusätzlich bestimmte Trekking-Apps nutzen?
- o   Allein reisen, als Paar oder in der Gruppe?
- o   Geführte Tour, unterstützt durch einen Trekking-Guide oder doch lieber alles selbst planen und umsetzen?
- o   Gibt es Hütten unterwegs oder wird ein Zelt benötigt?
- o   Anfangs- und Endpunkt der Route planen z.B. Flughafen/Bahnhof?
- o   Sind bestimmte Medikamente/Impfungen erforderlich?
- o   Notfallnummern parat haben.
- o   Sich über mögliche Gefahren bewusst sein und keinen falschen Ehrgeiz/Übermut zeigen.

- **Je nach Reiseziel:** Tickets kaufen, Hütten buchen/reservieren, fehlende Materialien besorgen etc.
- Mit dem **Ausdauertraining rechtzeitig beginnen** und neben den körperlichen Voraussetzungen auch die mentale Vorbereitung nicht vergessen! Sich fragen: Was kommt voraussichtlich auf mich/uns zu?
- **Kurz vor der Reise:**
  - o   Checken, ob alles da ist z.B. Dokumente, Geldmittel,
  - o   aktuellen Wetterbericht einholen,
  - o   Ausrüstung packen,
  - o   Familie/Bekannte über die Rückkehrbedingungen, Reiseroute und Möglichkeiten zur Erreichbarkeit informieren.
- Dann kann das **Abenteuer losgehen!**

AUFGABE:

- Welche Art der Fortbewegung würden Sie dabei bevorzugen – zu Fuß, mit dem Fahrrad, Kanu, Kajak oder zu Pferd?

Wünsche und geplante Verhaltensänderungen/Aktivitäten:

| |
| |
| |
| |

115. **Spontan etwas unternehmen** Belohnungswert 5,47 (Skala 1-7)	Der Änderungswunsch zum *(Wieder-)Aufbau eines* *„vielfältigen" Belohnungssystems*: 0-1-2-3-4-5

Spontanität und Kreativität

Nicht immer verläuft alles nach Plan. Überraschend schlägt das Wetter um, eine Verabredung wird nicht eingehalten. Da wartet jemand vergeblich auf seinen Tennispartner – jeder kann sich da mal irren. Die Erwartung auf ein Match hat schon dazu geführt, dass der Adrenalinspiegel angestiegen, die Muskulatur bereit für den Wettkampf ist und ein unruhiges Umhergehen auslöst. Die anderen können jetzt auch nicht helfen, weil gerade die internen Meisterschaftsspiele ausgetragen werden. „Dann laufe ich eben", und nach gut einer halben Stunde ist er wieder da. Zufriedenes Schnaufen. Der versetzte Tennisspieler, um den „Frust" erst gar nicht ansteigen zu lassen, hatte das „Laufen" bereits häufiger als **Plan B** genutzt. **Situative Veränderungen lassen sich nicht immer vorausahnen** und die *Spontanität/Kreativität behält trotz guter Vorausschau* und **zielgerichtetem Verhalten** einen **hohen Stellenwert**.

Da zeigt sich, wer bei unvorhergesehenen Ereignissen improvisieren und die Situation in den Griff bekommen kann (Hoppe et al. 2017).

Spontan auf eine neue Situation reagieren zu müssen, kann in vielen Situationen vorkommen. **Kreativität kann** beträchtlich dazu **beitragen**, das aufgetretene **Problem zu lösen**. Möglicherweise kommt etwas ganz Neues dabei heraus, dass einen erheblichen **Fortschritt** bedeutet (vgl. Schacht 2009). Wahrscheinlich sind einige wichtige **Erfindungen** so zustande gekommen. Positiv aufregende Erlebnisse und Abenteuer können eng damit verknüpft sein.

- Alternativen zu einem geplanten Vorhaben zu entwickeln und zu erproben kann in vielen Situationen vor Enttäuschungen oder größeren Verlusten schützen.

Sinnvolles planen und Spontanität/Kreativität sind deshalb **keine Gegensätze**, sondern **ergänzen sich** und halten eine notwendige Flexibilität aufrecht.

- Nichtsdestotrotz kann eine Entscheidung als zu spontan oder unüberlegt bewertet werden.
- Sich z.B. *über einen richtigen Weg, die richtige Strategie auseinander zu setzen*, gehört zum alltäglichen Leben.

Kipper und Wieser (2011) untersuchten (Review) zehn empirische Studien zu folgenden Annahmen:

- dass die Spontanität mit positiven Persönlichkeitseigenschaften verbunden ist,
- dass Spontanität einen *positiven* Bezug zu Wohlbefinden und einen *negativen* zu psychischen Anpassungsstörungen hat.
- Die empirischen Untersuchungen zur Spontanität wurden mithilfe von Fragebögen (z.B. SAI-R) und anderen Messinstrumenten durchgeführt.

Die Ergebnisse zeigen deutlich einen **positiven Zusammenhang zwischen Spontanität, Wohlbefinden und wünschenswerten Persönlichkeitseigenschaften** (wie z.B. emotionale Stabilität, Heiterkeit, Glücklichsein, Selbstwirksamkeit, Selbstwertgefühl). Außerdem gibt es, was nicht verwundert, einen positiven **Zusammenhang zwischen Spontanität** und der **Bereitschaft,** (überschaubare) **Risiken einzugehen** (Kipper und Wieser 2011).

AUFGABE:
- Haben Sie Spontanität als etwas positives erlebt?

Wünsche und geplante Verhaltensänderungen/Aktivitäten:

116. **Ein neues Vorhaben beginnen** Belohnungswert 5,17 (Skala 1-7)	Der Änderungswunsch zum (*Wieder- Aufbau eines „vielfältigen" Belohnungssystems*: 0-1-2-3-4-5

„Und jedem Anfang wohnt ein Zauber inne, der uns beschützt und der uns hilft, zu leben." Dieser Vers aus einem der bekanntesten Gedichte „Stufen" von Hermann Hesse (1995) ist in die Alltagssprache eingegangen.

Aus der Paartherapie: „Wenn die Liebe eine Mission zu den Sternen ist, vorbei an zahllosen schwarzen Löchern, dann ist das **Kennenlernen** die Abschussrampe ..." (Burkart 2018). Ist es Schicksal, unwahrscheinliches Glück? Es ist der **Zauber des Anfangs**! Dabei kann es ein Problem sein, die anfangs verzaubernde und berauschende Liebe zu veralltäglichen, sie in eine partnerschaftliche Liebe, eine moderate Form zu überführen, die den **alltäglichen Widrigkeiten** standhält (ebenda).

Eine **ausgewogene Lebensgestaltung** macht es nicht notwendig, bei allen Vorhaben eine „Spitzenposition" anzustreben. Bei vielen Interessen und Aktivitäten sollten vielmehr die Freude und das psychische und körperliche Wohlbefinden im Vordergrund stehen. Unter manchen Umständen ist es ratsam, ein neues Vorhaben mit ersten kleinen Schritten zu beginnen (Bachmann und El-Akhras 2014a, b) z.B.:

- **Nach** einer **Erkrankung behutsame Schritte** zu unternehmen, neue (unterstützende) soziale Kontakte aufzubauen (z.B. um nicht in ein schädigendes Milieu zurückzukehren),
  - sich unter Menschen **wieder unbefangen** zu **bewegen,**
  - Veranstaltungen zu besuchen.
- Körperliche Passivität zu überwinden und Freude an Bewegung/Sport zu gewinnen,
  - wo liegen die Interessen,
  - möglichst **Bewegung** und **soziale Kontakte** miteinander zu **verknüpfen,**
  - Sport, Spiel, Spannung und Begeisterung mit anderen zu teilen,
  - Freude und Lachen sollten dabei selbstverständlich sein,
  - sich anfangs **nicht zu überfordern/keine zu großen Sprünge zu machen,**
  - **nicht** bei den ersten Schwierigkeiten („das lerne ich nie") **aufzugeben,**
  - sich etwas Neues zuzutrauen.

Wer neu anfängt, von Inline-Skaten bis Speerwerfen, sieht *zunächst* möglicherweise *unbeholfen* aus. Der Journalist Soboczynski (2018) räumt mit dem Vorurteil auf, dass aller Anfang schwer sein muss: „**Aller Anfang ist höchstens aufregend.** Wer neu anfängt im Beruf, in der Liebe, mit dem Schlittschuhlaufen oder Tennisspielen, mag unbeholfen sein, weil noch nicht jeder „erste Versuch" gleich sitzt, aber **dem Anfänger verzeiht jeder fast alles.** Aller Anfang ist leicht, niemand erwartet Perfektes. Wer den Anfänger kritisiert, gilt als kleinlich."

Es kann jedoch auch *schlimmer* kommen. Da wollte jemand, einiges über fünfzig, mit Tennis beginnen. Außer dem gutmütigen Trainer waren sich alle Vereinsmitglieder einig, der würde es nie schaffen. Für den Anfänger war nur eins klar, es *machte* ihm *gewaltig viel Spaß* und alle Prophezeiungen prallten an ihm ab. Nach ca. einem Jahr gab es recht viele betrübte Gesichter und sogar Trauer, als sich die Vorhersagen in Luft auflösten und die „Lästerer" mit den „harten Tatsachen" unerwarteter Spielergebnisse konfrontiert wurden. Dem „Neuanfänger" war dies gerade ein Schmunzeln wert. Aus diesem Holz sind ...

Der „**Schnupperkurs**" **im Sportverein** ist gebucht oder der **Verein für „Naturschutz"** erwartet eine neue Interessentin. Eine gewisse „Abenteuerlust" kann beteiligt sein, wenn sich nun Fragen aufwerfen:

- wird man gut aufgenommen,
- akzeptiert,
- findet Anschluss,
- kann mithalten, sich beteiligen,
- fühlt sich wohl,
- erfüllen sich die eigenen Erwartungen?

Es kann eine **Herausforderung** und ein **Erlebnis** sein, einen **Änderungswunsch in die Tat umzusetzen,** das neue Vorhaben beizubehalten und es möglicherweise fest in das eigene Interessen- und Aktivitätenspektrum zu integrieren.

Bis erste Erfolge zu verzeichnen sind und sich die **erwarteten belohnenden Effekte** einstellen, **die eine Tätigkeit** anhaltend **attraktiver machen** und allmählich geradezu eine „**Anziehungskraft" ausüben**, kann es manchmal einige Mühe kosten. Der Umsetzbarkeit ist bei vielen neuen Vorhaben eine ebenso große Aufmerksamkeit zu schenken wie der Auswahl der Aktivitäten. Eine **Analyse, was zu einem Gelingen beitragen** oder **hinderlich sein kann,** ist dabei hilfreich:

- Welche Erwartungen sind mit dem Vorhaben verbunden?
- Körperliche Fitness/Gesundheitszustand?
- Sind Vorkenntnisse erforderlich?
- Ist soziale Unterstützung vorhanden?
- Ausrüstung/Kosten?
- Was könnten Hinderungsgründe sein?
- Zeitplan/Organisation?
- Schlechte Erfahrungen mit dem eigenen Durchhaltevermögen –
  - was macht man diesmal anders/besser?
    - Gesunde Lebensführung?
    - Gute Tagesstruktur?

AUFGABE:
- Kennen Sie den „Zauber" eines neuen Anfangs?

Wünsche und geplante Verhaltensänderungen/Aktivitäten:

| |
| |
| |
| |

117. **Erkundungsgänge machen/Umgebung besser kennenlernen** Belohnungswert 5,13 (Skala 1-7)	Der Änderungswunsch zum *(Wieder-)Aufbau eines „vielfältigen"* Belohnungssystems: 0-1-2-3-4-5

Erkundungsgänge machen und die Umgebung besser kennenlernen ist vor allem **für Zuge-zogene ein kleines bis größeres Abenteuer**. Wo liegt der Ortskern, wie ist das neue Viertel aufgebaut und was befindet sich in unmittelbarer Nähe? Auch die Straßennamen sind wahr-scheinlich fremd und die nächsten Einkaufsmöglichkeiten für die alltägliche Versorgung noch nicht bekannt. Es lohnt sich, offenen Blickes erstmal ohne ein bestimmtes Ziel zu haben, Erkundungsgänge zu unternehmen. Hierdurch allmählich etwas mehr Orientierung zu be-kommen, schafft möglicherweise – neben allem Neuen – ein erstes Gefühl von Sicherheit. Um einen ersten Eindruck zu erlangen, eignet sich ein **Rundgang zu Fuß** und als nächstes verhilft das **Fahrrad** dazu, die **Gegend etwas weitläufiger zu entdecken**. So lässt sich her-ausfinden, was sich in **unmittelbarer Nachbarschaft** befindet und welche **Atmosphäre** dort herrscht. Ein kleiner Zwischencheck ist angebracht, um einen **Überblick** darüber zu **erhal-ten, was** einem **bereits bekannt ist** und **welche Gegenden noch unerforscht** sind. Aufge-teilt in mehrere Etappen machen die Erkundungstouren vielleicht besonders **Spaß** und der **Lerneffekt** ist umso größer, so dass die Umgebung allmählich vertrauter wird und ein eige-nes Bild von der Region im Kopf entsteht.

Aber **nicht nur für Menschen, die kürzlich zugezogen sind**, ist das Erkunden der Umge-bung oft ein abenteuerliches Erlebnis.

- Insbesondere für Schüler*innen gibt es spannende Gelegenheiten, neben ihrer Schule,
  - auch die umliegende Region im Hinblick auf unterschiedliche Themengebiete,
  - z.B. zur Geschichte oder geografischen Beschaffenheit des Ortes,
  - durch interaktive Exkursionen kennenzulernen (Buchtipp: Buttgereit 2019).
- Aber selbst Personen, die längst aus der Schule raus sind und meinen, ihre Umgebung nahezu „in und auswendig zu kennen",
  - sind dazu eingeladen, sich auf eine Erkundungsreise zu begeben,
  - frei nach dem Motto „*das Abenteuer vor der eigenen Haustür*" zu entdecken,
  - echte Intensität ist nicht von der Entfernung des Reiseziels abhängig,
  - sondern von der Offenheit für neue Erlebnisse und Begegnungen" (wir-sindanderswo.de 2021).

Normalerweise **verfügen Menschen** über ein **umfangreiches** und **vielschichtiges räumli-ches Wissen über** die **Umgebungen**, in denen sie sich häufig aufhalten. Zur eigenen Ori-entierung werden die unzähligen **direkten Wahrnehmungen** und **Sinneseindrücke** zu ei-ner **Gesamtvorstellung** der **räumlichen Umwelt** miteinander **kombiniert** (Hartl 1990). Hierbei inbegriffen sind z.B.:

- Wohn- und Arbeitsstätten
- nähere Nachbarschaften und deren umliegenden Gebiete
- gewohnheitsbedingte, regelmäßig benutzte größere geografische Regionen, Routen und Wege (verkehrsmäßige Vernetzung/öffentlicher Nahverkehr?)

Ist der **Entdeckergeist** erst einmal **geweckt**, warum nicht einmal **vom gewohnten Weg ab-weichen**, einen gänzlich anderen einschlagen, etwa dem nahegelegen Bach- oder Flusslauf folgen oder im Wald querfeldein gehen…? Schließlich wird die **innere Landkarte** wieder um eine weitere, möglichst **spannende Erfahrung** und **Kombination erweitert**.

AUFGABE:

1. Welche Erinnerung haben Sie an Ihren letzten Erkundungsgang?

2. Was möchten Sie in Ihrer Umgebung noch kennenlernen?

Wünsche und geplante Verhaltensänderungen/Aktivitäten:

118. **Camping / Zelten** Belohnungswert 5,0 (Skala 1-7)	Der Änderungswunsch zum *(Wieder-)Aufbau eines* *„vielfältigen"* Belohnungssystems: 0-1-2-3-4-5

Camping und Zelten sind schon wegen des Wetters ein **Erlebnis und Abenteuer** und alle **Unternehmungen** müssen **flexibel angepasst** sein. Nur mit Mühe konnte das aufblasbare Vorzelt bei stark böigem Sturzregen von den beiden Bewohnern, „klatschnass" und „frierend", *in letzter Minute etwas stabilisiert* und dann beidhändig festgehalten werden. Ein Nachbar wies noch eilig darauf hin, dass man dringend die Dachluke des Wohnmobils schließen müsse, da sie sonst abreißen könne. So nahe war man den Elementen nicht ständig ausgesetzt und Symptome einer **gewissen Bequemlichkeit**, wenn nicht Überzivilisation, waren spätestens **beim Aufräumen** und **Einsammeln** des **Haushalts schnell verflogen.**

Ein erstes Fazit lautet, unbedingt notwendig ist ausreichender Schutz vor:

- Niederschlägen (Kleidung, Zeltmaterial) und
- Kälte durch hoch qualitative Schlafsäcke.

.

Und zum sicheren „nächsten Mal" soll der Boden noch besser abgesichert sein, damit Windböen nicht zu sehr am Vorzelt angreifen können und stabilere Heringe sollten auch her. Ohne Zweifel hält man sich viel mehr draußen in der Natur auf, frische Luft und Licht, ohne zu starke direkte Sonneneinstrahlung, steigern das Wohlbefinden und stärken das Immunsystem. **Camping erlebt** eine **Renaissance.** Fast jeder dritte Bundesbürger (31 %) sagt: „Im Urlaub möchte ich beim Camping und Caravaning **der Natur nahe sein** und **entschleunigen** (Leiter, bw.tourismusnetzwerk.info).

Campingplätze haben oft den **Vorteil**, dass sie in **direkter Strandnähe** liegen, wodurch Strand-Erlebnisse leicht erfahrbar sind:

- Geräusche des Wassers, der Vögel, anderer Wildtiere und
- das Wahrnehmen von Bademöglichkeiten ohne größeren Aufwand, vor dem Frühstück kurz einmal reinspringen.

Camping sollte man als Urlaubsvariante unbedingt mal probiert haben (BMK-Österreich, umweltzeichen.at/de):

- Beim Campen geht's sehr locker und entspannt zu.
- Mal richtig ausschlafen,
  - o denn **als Camper bestimmt man selbst**, wann Frühstück, Mittag- und Abendessen serviert werden.
- Campingplätze sind **familienfreundlich.**
  - o Spielende Kinder werden hier wesentlich seltener als störend empfunden.
  - o Nirgendwo **knüpfen Kinder schneller und leichter Kontakte** als auf dem Campingplatz und sind so viel an der frischen Luft.
  - o Den ganzen Tag können sie in der sicheren, abgeschlossenen Umgebung des Campingplatzes unterwegs sein und sich viel bewegen.
  - o In **Südeuropa** sind viele Campingplätze mit **Sportanlagen** und **Pools** ausgestattet, während in **Nordeuropa** wetterbedingt auch größere **Aufenthaltsräume** und **Saunen** vorzufinden sind.
  - o Was die **sanitären Anlagen** angeht, ist oft ein **geräumiges hohes Niveau** vorhanden und bei früher Buchung vielerorts für ein geringes Aufgeld sogar ein **separates Bad** zu mieten.

- Wer **Camping zunächst nur ausprobieren** möchte, kann sich ein **Zelt** oder einen **Wohnwagen mieten.**

  ○ Erst auf den Geschmack gekommen, lohnen sich größere Anschaffungen.

  ○ Nach mehreren Jahren Nutzung decken sich die Kosten schon bald durch die günstigen Urlaube.

Bis dahin:

- **Mietbare Mobilheime**, ausgestattet wie kleine Ferienwohnungen, die in die Landschaft des Campingplatzes integriert sind (adacreisen.de),
  - so ist es möglich, mit **wenig Gepäck** anzureisen und trotzdem die **Annehmlichkeiten** eines Campingurlaubs zu **genießen**.
- Andere ungewöhnliche Unterkunftsarten wie **Blockhäuser, Tipis, Baumhäuser** oder **Campingfässer** können echte Highlights sein.

Wer die Wahl hat, hat die …

So zeichnet unter anderem die Redaktion des ADAC-Camping-und-Caravaning-Führers jährlich die **besten Campingplätze Europas** aus, wobei regelmäßig Bezug auf das dortige Angebot an zusätzlichen Mietunterkünften genommen wird.

- So arbeiten Campingplätze teilweise mit **speziellen Umweltregeln,** was den Umgang mit
  - Wasser, Energie, chemischen Produkten und Abfall angeht.
  - Der Energie- (Photovoltaik-Anlagen) und Wasserverbrauch kann so erheblich reduziert werden.

Erlaubt ist, was gefällt?

In den **nordischen Ländern** (mit **Ausnahme Dänemarks**) und in **Schottland** gilt bis heute das sogenannte „**Jedermannsrecht**". Es ist erlaubt, unter bestimmten Voraussetzungen auch **auf Land in Privatbesitz** zu **campen**.

- Voraussetzung dafür ist natürlich, dass nichts beschädigt wird und keine Abfälle zurückgelassen werden.

AUFGABE:

- Können Sie zu Gunsten der Natur auf Komfort verzichten?

Wünsche und geplante Verhaltensänderungen/Aktivitäten:

| |
| |
| |
| |

119. **Freizeitpark** Belohnungswert 4,8 (Skala 1-7)	Der Änderungswunsch zum *(Wieder-)Aufbau eines* *„vielfältigen" Belohnungssystems*: 0-1-2-3-4-5

EIN HIGHLIGHT JAGT DAS ANDERE

Die Freizeitparks werben mit **zahlreichen Attraktionen**. Immer **spektakulärere Achterbahnen oder Rutschen**, die in Journalen ausführlich diskutiert werden und viel Adrenalin und Spaß versprechen (freizeitparkinfos.de).

Andere Angebote zählen dazu:

- Drachenflieger
- actionreiche Shows
- außergewöhnliche Karussells
- Fahrgeschäfte
- Tierparks
- Einkaufsmöglichkeiten
- zahlreiche Restaurants
- Übernachtungsmöglichkeiten

Die **Freizeitparks entwickelten sich** u.a. **aus** den **„Lunaparks"**, die Ende des 19. Jahrhunderts entstanden sind.

Schausteller, die damals von Stadt zu Stadt zogen, entdeckten, dass sich in **städtischen Ballungszentren** für das **gesamte Jahr genügend Besucher** für die **Kirmes anlocken** ließen (Rossmann 2015).

- So entschlossen sie sich, ihre **Vergnügungseinrichtungen standfest** zu machen.
- Hinzu kamen **kleinere Theater** und **Schaubuden** etc. Dies zog auch ein verändertes Besucherverhalten nach sich.
  - o Nun reisten die Gäste bereits vormittags an, um alle Attraktionen besser und so oft wie möglich nutzen zu können.
  - o Die Freizeitparks entwickelten sich weiter und inzwischen verbringen viele Menschen ihre Ferien in den heimischen Vergnügungsparks (ebenda).
  - o Immer öfter übernachten die Besucher auch. Von den rund 120 Parks bieten bereits ca. 20 Übernachtungsmöglichkeiten an.
  - o Die Palette reicht von Vier-Sterne-Themenhotels wie dem El Andaluz oder dem Colosseo im Europa-Park bis zu kanadischen Blockhäusern im Fort Fun Abenteuerland im Sauerland (ebenda).

Der Freizeitpark lebe davon, ein **Gegen-Ort zum Alltag** zu sein. Das Ergebnis sei ein **spezifischer Geräuschpegel** aus Schreien, Juchzen, Lachen und gegenseitiger **Animation im Flow-Erleben** und **Kraft tanken** (Freericks und Brinkmann 2019).

- Die Parks bezögen ihre Attraktivität nicht zuletzt durch die Lust auf Eis, Kuchen oder Zuckerwatte sowie Cola, Pommes und Burger.
- Hinzu kommen große und kleine Spielplätze für **Kinder und Familien**, eine der **Kernzielgruppen** der Parks.
- Anknüpfend an **Märchenparks** – die Rutsche startet vielleicht in einer Burg, nicht auf einem nüchternen Gestell.
- **Kletterelemente** verbinden einzelne Türme. Röhren führen in den Untergrund (Verlies) und wieder hinaus usw. (ebenda).

SO BELIEBT SIND DEUTSCHLANS FREIZEITPARKS

In einem **Testbericht** werden **112 Freizeitparks bewertet**. Es ist aus dieser Liste auch zu erkunden, wo die jeweils **örtlich naheliegendsten Einrichtungen** zu finden sind.
https://www.testberichte.de/tb/freizeitpark-ranking-2019.html

Freizeit brauche **Nachhaltigkeit**, um **Erholungsräume** zu erhalten (Stecker 2018):
- „Die Gestaltung positiver Wechselwirkungen zwischen Freizeit, Nachhaltigkeit und Erholung sei eine mühsame Gratwanderung",
  - zu einer **ökologisch und soziokulturell verträglichen Entwicklung** und damit zu **mehr Lebensqualität** beizutragen.
  - Die Hoffnung bleibe, „dass aus dem schmalen Grat ein begehbarer und sicherer Pfad werde" (ebenda).

AUFGABE:
- Gibt es positive und negative Gedanken dazu?

Wünsche und geplante Verhaltensänderungen/Aktivitäten:

120.	
In der Disco tanzen	Der Änderungswunsch zum *(Wieder-)Aufbau eines*
Belohnungswert 4,74 (Skala 1-7)	*„vielfältigen"* Belohnungssystems: 0-1-2-3-4-5

„**Tanzen** muss man sie sehen! Siehst Du, sie ist so **mit ganzem Herzen** und mit **ganzer Seele** dabei, ihr **ganzer Körper eine Harmonie**, so sorglos, so unbefangen, als wenn das eigentlich alles wäre, als wenn sie sonst nicht dächte, nichts empfände (...)." J. W. Goethe, 1774 (zit. n. Murcia 2010).

Alle stehen unruhig herum. Was spielt der bloß für eine Musik, niemand traut sich auf die Tanzfläche. Aber da, jetzt ist es soweit, die **Spannung lässt nach** und meistens sind es einige junge Damen, die den Mut fassen, als erste so in die Öffentlichkeit zu treten. Eine Aufforderung braucht man hier nicht, ob Single oder Paar, kleine Grüppchen und bei **Ü.-dreißig spielt** auch das **Alter keine Rolle**. Erwartungsvoll sind sie, was heute aufgelegt wird, die **Musik** ist schon **wichtig für die Stimmung** am Abend und manche bestellen einen Song und warten gespannt bis der Wusch erfüllt wird.
Die Bewegungen sind schon sehr individuell,

- von winzig kleinen Schritten bis zu
- weit ausholenden Bewegungen ist nahezu alles erlaubt (Fischer 1985).
- Einige haben schon etwas Schweiß auf der Stirn – aber die Nacht ist noch lang,
- bis drei, vier Uhr halten einige durch, stehen kaum still und bringen die nötige Kondition mit.

Den **Alltag abschütteln** und sich schöne Gedanken machen,

- die Gesichter entspannen sich, lächeln,
- da läuft ein kleines Tränchen, Traurigkeit löst sich auf,
- die **Bewegung tut gut** – wenn schon Bewegung und Musik einen positiven Effekt auf das Wohlbefinden haben,
- was dann erst der **Tanz** und die **phantasievollen individuellen Umsetzungen** der Musik in den **körperlichen Ausdruck**.

Im Fokus steht das tanzende Publikum mit dem Ziel eines **musikalisch-berauschenden ununterbrochenen Tanzens** durch die **Nacht.**
Nicht nur ein **Disc-**, sondern auch ein **Lichtjockey** ist hier häufiger engagiert, der eine aufwendige **Licht- und Lasershow** effektvoll aufführt (Wilke 2017). Dadurch wird die Tanzfläche gleichzeitig zur

- **Darstellungsfläche** für die Tänzer und
- zum **Beobachtungsraum** für die nicht tanzenden Gäste.
- Es geht nicht mehr nur um einen **Ausdruck der Befreiung** und des Selbsterlebens,
- sondern auch um eine Steigerung der **Lebensqualität**,
- um **Spektakel** und **Selbstinszenierung** (ebenda).

Bereits Ende der 1970er Jahre differenzierte sich auch das **Angebot für unterschiedliche Alters- und Zielgruppen** aus, von der Kinderdisco bis aktuell zur Ü30- oder After-Work-Party als selbstverständlicher **Bestandteil der Freizeitkultur** (ebenda).
Den Discobesuchern ist es gleich, ob ihre Musik als „schablonenhaft" oder „gleichförmig" beschrieben wird, der Tanz hat seine eigenen Gesetze und ein **gleichförmiger Rhythmus fördert die Trance**. Dass die Komponisten sich teilweise schon um die Tanzbarkeit ihrer Melodien bemühen, ist dementsprechend verständlich. Mit seiner Band »The Trammps« war

Earl Youngs größter Erfolg »Disco Inferno« (1976), der sich auf dem Soundtrack zu »Saturday Night Fever« wiederfand (Wilke 2017).

Dafür spricht auch, dass der DJ einen immer höheren Status erworben hat und mit Remix und anderes mehr selbst zur Kunst und Ruhm findet.

FARMER PARTY: Wo Alt und Jung zusammen feiern – Quelle: https://www.shz.de/66981 ©2021

Super, endlich wieder eine Party: Bei Veranstaltungen der Landjugend sei die Stimmung durchgehend sehr gut. "Alt und Jung feiern gemeinsam", nannte sie eine weitere Besonderheit der **Landjugendpartys**. "Wenn etwas auf dem Dorf veranstaltet wird, muss man das unterstützen".

Für junge Menschen aus dem **ländlichen Raum** hat Peter Kneidl die **Farmer-Partys** erfunden. Seit zehn Jahren richtet er nun schon mit verschiedenen Landjugenden Farmer-Partys aus.

Der Vorteil dieser Feiern liegt für ihn auf der Hand:

- "Landjugendfeten" sind etwas ganz anderes als in einer Disco.
- Sie sind **familiärer**. Hier kennt jeder jeden.
- Jungfarmer kommen miteinander ins Gespräch (ebenda).

EMPÖRUNG IN DEN MEDIEN: Der berühmte Kabarettist und Schauspieler Ottfried Fischer (59) fühlt sich noch jung genug für die Disco („Mittelbayerische" Nachrichten 2013):

- Er stand neulich vor einer Diskothek und wurde nicht reingelassen.
- Er dachte schon, er wäre zu alt für die Disco,
- „Wir werden alt", klagte Fischer, als er nach einem Kabarett-Auftritt an der Tür der Tanzbar abgewiesen wurde.
- **ZUM GLÜCK FÜR DEN CLUB!** Tatsächlich geschah dies nicht wegen seines Alters, sondern weil in der Diskothek an jenem Abend eine geschlossene Gesellschaft angemeldet gewesen sei. https://www.mittelbayerische.de/bayern-nachrichten/otti-fuehlt-sich-jung-genug-fuer-die-disco-21705-art924168.html

SO WERBEN DISCOTHEKEN:

Wir bieten tolle Atmosphäre, coole Partys, heißen Discosound aus allen Jahrzehnten und abwechslungsreiche Veranstaltungen FÜR JUNG UND ALT. In alten Gemäuern bietet das „Sounds" seinen Clubbesuchern zwei Bars, eine Tanzfläche und einen separaten Raucherbereich. Angenehme Lichtstimmung, Farbakzente und abgestimmtes Interieur (Innenausstattung) runden das einmalige Erscheinungsbild des Clubs ab und geben ihm seinen unverwechselbaren Charakter. https://www.soundsclub.de/show_content_107.1.FOTOS.html

Vom „Kinder- bis zum Greisentanz" – nur die Freude zählt.

Tanzen gehört bei uns fest zum Programm. Sei es die sagenhafte Disco am späten Freitagabend, die *diversen Tanzkurse (Standard, Salsa)* oder auch die Salsa-Disco am Montag. **Bewegung, Schweiß, Lebensfreude** und eine **Discokugel**, die **viele Geschichten erzählen** könnte. Wer nicht mitmacht, dem entgeht viel.

http://www.zweischlingen-gastro.de/index.php/tanzen-im-zweischlingen.html

AUFGABE:

- Kann das ein Abenteuer für Sie sein?

Wünsche und geplante Verhaltensänderungen/Aktivitäten:

121. **Zu einer Party gehen** Belohnungswert 4,71 (Skala 1-7)	Der Änderungswunsch zum *(Wieder-)Aufbau eines* *„vielfältigen"* Belohnungssystems: 0-1-2-3-4-5

Dabei denkt man einerseits an eine zwanglose, **private Feier mit Musik und Tanz** z.B. zu einem Geburtstag oder an ein (organisiertes) größeres öffentlich stattfindendes Fest wie z.B. eine Strandfete.

- **Im privaten Bereich** wird oft persönlich eingeladen, manche sind vielleicht enttäuscht, dass sie nicht dabei sind – was bringt man mit, wie soll man sich anziehen, nicht unbedingt die ersten sein, kann man noch jemanden mitbringen, ergeben sich einige manchmal heikle Fragen.
- Zur **Strandparty, zum Musikfest im Stadtpark** oder zur „**Motto-Party"** ist es unkonventioneller und man ist vielleicht überrascht, wen man dort antrifft und geht keine Verpflichtungen ein.
- Der Begriff scheint aber nicht sehr festgelegt und „**Partymachen"** bedeutet häufig, **sich in der Freizeit bei Musik zu treffen und sich gut zu unterhalten.**

"Abfeiern" **eskaliert nicht selten damit, dass z.B. bis zum Rausch Alkohol getrunken wird oder andere illegale Substanzen konsumiert werden.**

- Es kann einiges an **Standfestigkeit** bedeuten, sich einem solchen Verhalten **nicht anzuschließen** und Angebote abzulehnen. Diesen Personen sollte die Solidarität gehören.
- Gute Vorsätze werden manchmal über Bord geworfen, wenn andere drängeln („Spielverderber") oder Widerstandskräfte zu allzu später Stunde nachlassen.
- Das „**Spielverderber"-Argument** ist nicht nur bei Jugendlichen im Gebrauch, um gute Vorsätze zu untergraben.

Im Zeitraum 2008 bis 2019 ging die **30-Tage-Auftretensrate des Rauschtrinkens** bei Jugendlichen (männlich: von 23,0 % auf 16,4 %; weiblich: von 17,7 % auf 10,7 %) sowie **jungen Männern** (von 53,0 % auf 43,9 %) insgesamt gesehen zurück, bei **jungen Frauen** veränderte sie sich statistisch nicht signifikant (2008: 28,1 %; 2019: 24,5 %) (Orth und Merkel 2021).

„Wer sich in den Rausch tanzt, riskiert nicht seine Gesundheit" ist ein Spruch aus der Techno-Szene.

Einer Party den Vorzug geben, die auch **andere Akzente** setzt als den Genuss von chemischen Substanzen,

- wie z.B. **Gespräche** über gemeinsame Ziele (z.B. Farmer-Disco; gesellschaftliche, soziale Themen), **Tanz, Musik** und **kulinarische Genüsse,**
- hat ausreichend Alternativen, die Entspannung, das Wohlbefinden und den Ausstieg aus dem Alltag zu realisieren und das Bewusstsein zu erweitern.
- „Dann, dieses Ganzkörpergefühl Musik, die Wahnsinns-Bässe, alles. Du warst halt komplett weg und hast dann nur noch getanzt und **alles andere vergessen**" (Werner 2001).

AUFGABE:
- Hatten Sie beim Tanzen schon ein Rauschgefühl?

Wünsche und geplante Verhaltensänderungen/Aktivitäten:

122. **Zoo- / Zirkusbesuch** Belohnungswert 4,34 (Skala 1-7)	Der Änderungswunsch zum *(Wieder-)Aufbau eines* *„vielfältigen"* Belohnungssystems: 0-1-2-3-4-5

Wer **erinnert sich** nicht **an eigene Zoobesuche** in der Kindheit – da konnte man es nicht erwarten zu den augenblicklichen Favoriten zu kommen – aber hier war erstmal freier Auslauf, nicht auf den Verkehr zu achten. Die Eltern versuchten das Tempo zu reduzieren, aber dort sind doch noch … Aber da lief ja nichts weg, es war genug Zeit vorhanden, wieder unterschiedlich anzusetzen. Jetzt ging es erstmal zu den **Seehunden**, die vielleicht gerade gefüttert wurden, per Kopfsprung zuschnappten und die Wasserfontänen schwappten fast über den Beckenrand. Das Affengehege hätte fast den Ansturm gebremst – das war bestimmt die nächste Station.

Begegnungen der besonderen Art im Zoo: Unterricht (Looß 2019).
Für „Begegnungen" der besonderen Art sind von der TU Braunschweig in verschiedenen Zoos in Norddeutschland Materialien für eine „Zooschule" entwickelt worden. Sie sollen dazu anregen,

- eigenständige Erkundungen vorzunehmen,
- das Wissen zu erweitern,
- selbst zu experimentieren und
- Untersuchungen vorzunehmen (ebenda).

Neben der **Entwicklung ganzer Unterrichtspakete mit Materialkisten** wurden von Lehramtsstudierenden **interaktive Informationstafeln** sowie **Kinder-Zooführer** entworfen.

- Dabei geht es z.B. um **evolutionäre Verhaltensanpassungen** an Kälte, Wärme, Wasser, Dunkelheit etc.,
- bis hin zum **Arten- und Naturschutz** im Rahmen einer Bildung für nachhaltige Entwicklung und zur Zootierhaltung (ebenda).

Zoologische Gärten haben im Wesentlichen folgende **vier Kernaufgaben: (1.) Erholung und Freizeit, (2.) Artenschutz, (3.) Forschung und (4.) Bildung.** Ein grundliegendes Anliegen besteht darin, Wissen über die Tierwelt zu vermitteln und gleichzeitig ein Bewusstsein für Arten- und Naturschutz zu wecken. Dabei eignen sich insbesondere **Tiere als Botschafter ihrer Lebensräume** wie z.B. bei dem Bildungsprojekt „Affenstarke Botschafter – **mit Orang-Utan Buschi den Regenwald retten**". Die Tiere sprechen die Menschen vor allem auf der emotionalen Ebene an und sind so gute Türöffner, um ein besseres Verständnis für diese Bereiche zu schaffen (Deutsche Bundestiftung Umwelt [DBU], o. D). Die menschliche Beziehung zu Tieren scheint dabei ein Schlüsselfaktor zu sein, um Menschen zum **Schutz natürlicher Ressourcen** und der **Umwelt** zu bewegen (Vining 2003).

Je nach Beschaffenheit des Zoos (Größe, Region, Historie etc.) sind unterschiedliche Tierarten und Themen-Schwerpunkte zu finden wie z.B. im **Zoo von Bremerhaven** mit seiner besonderen Ausrichtung "**Zootiere am Meer**" u.a. mit einem spannenden Nordsee-Aquarium, in dem die faszinierende **Unterwasserwelt der Nordsee** mit ihren verschiedenen Lebensräumen und ca. 500 Meerestieren aus 54 Arten zu entdecken ist – nicht nur in warmen Meeren leuchten bunte Farben (zoo-am-meer-bremerhaven.de 2021). Oder beispielsweise der **Berliner Zoo** mit den seit Sommer 2017 in Deutschland einzigen lebenden **Großen Pandas**. Neben dem Besuchen von **Lieblingstieren** lassen sich hier auch bisher noch **unbekannte Arten** kennenlernen (zoo-berlin.de 2021).

Wer sich einen Überblick über die aktuellen und ehemaligen Tierbestände der Zoos und sonstiger öffentlicher Tierhaltungen sowie zu den einzelnen Tierarten im EAZA-Raum („European Association of Zoos and Aquaria") verschaffen möchte, kann dies auf folgender Homepage tun: www.zootierliste.de.

Die **wunderbare Welt des Zirkus** zieht seit langem viele Menschen in ihren **märchenhaft-geheimnisvollen Bann**. Begeisterte Zirkusfreunde erfreuen sich den Darbietungen faszinierender Feuerspucker und -schlucker, anmutig balancierender Seiltänzer mit ihren bunten Tüchern und Bändern, grandioser Luftkünste der Artisten auf dem Trapez bei ihrer Wurf- und Schleuderakrobatik und dem Aufbau einer menschlichen Pyramide. Auch bei den sehenswürdigen Vorführungen der Clownerie, Zauberei und Jonglage darf selbstverständlich auch gestaunt und gejubelt werden. Obendrein nicht zu vergessen sind die akrobatischen Künste in den Bereichen Stockfechten, Einradfahren, Drahtseil, Leiter, Stelzen und noch viele andere…

Zirkusliebhaber sind möglicherweise bereits an eine Vereinigung angeschlossen: in Deutschland gibt es hierfür die **Gesellschaft der Circusfreunde e. V.** mit ca. 2000 Mitgliedern. Interessierte Zirkusfreunde auf der ganzen Welt sammeln zudem leidenschaftlich alles, was mit Zirkus zu tun hat – es wird gekauft, getauscht und aufbewahrt (Winkler und Winkler 2021).

Wie wäre es, selbst einmal Zirkus zu spielen?
- Speziell für **Kinder und Jugendliche** eignen sich unterschiedliche **Möglichkeiten, selbst Zirkuskünste auszuprobieren**:
  o z.B. im Rahmen von pädagogischen Unternehmungen in einem Zirkusprojekt, im Sportunterricht, Schullandheim oder in einer Arbeitsgemeinschaft.
  o Oft wird mit einer großen Ausdauer, Spaß, Freude und regelrechtem Eifer geübt, wodurch sich eine innere Beziehung zu den Manegen-Künsten äußert.
- Die Vielfalt der Zirkuskünste stellt eine Ergänzung zu den klassischen Sportarten dar und
- hat einen speziellen pädagogischen Wert
  o wie etwa zur Förderung von Geschicklichkeit, Gleichgewicht und Rhythmusgefühl (Ballreich und Lang 2007).

AUFGABE:
1. Und wann haben Sie zuletzt einen Zoo, ein Aquarium oder einen Zirkus besucht?

2. Wie hat es Ihnen gefallen?

Wünsche und geplante Verhaltensänderungen/Aktivitäten:

123. **Zu einer Sportveranstaltung gehen** Belohnungswert 4,29 (Skala 1-7)	Der Änderungswunsch zum *(Wieder-)Aufbau eines „vielfältigen"* Belohnungssystems: 0-1-2-3-4-5

Es ist nicht zu vergleichen, etwa per TV an einem Sportereignis teilzunehmen oder direkt dabei zu sein. Das sogenannte „**Mitfiebern**" hat **beim Originalgeschehen** noch eine erheblich andere **Qualität**.

Etwa 17 % der männlichen und 9 % der weiblichen Jugendlichen gaben an, „häufig" eine Sportveranstaltung zu besuchen (Lange 1997).

Die **größte regelmäßige Zuschauerzahl** ist nach wie vor beim **Fußball** festzustellen, gefolgt von **Formel 1 und Handball** (Pawlik 2021). Hallenereignisse wie beim Hand-, Volley-, Basketball etc. sind ebenfalls nicht zu unterschätzen, wo **heimische Fans mit** dem **Herzen dabei** sind und ihre **Mannschaft enthusiastisch unterstützen**. Häufig dürfte es kaum einen Unterschied beim „Adrenalinspiegel" der Akteure und der Zuschauer geben.

Findet zusätzlich eine **Fan-Begleitung** zu den Auswärtsspielen statt, ist für die **Unterhaltung** und das **Abenteuer an den Wochenenden** schon vorgesorgt. Manchmal klagen die Partner: „der/die ist schon wieder bei …" – besser es ist eine gemeinsame Sache.

- Dicht gedrängt in einem Stadion zu stehen/sitzen, wenn es um den Auf-/Abstieg geht, ist kaum mit einem anderen Erlebnis zu vergleichen.
- Hier ist alles unmittelbarer, das **gemeinsame Erleben intensiver** und von **gegenseitiger Übertragung/Ansteckung der Gefühle** geprägt.
- Eine Kommunikation entsteht fast selbstverständlich.
  - **Kritik, Lob und Fachsimpelei** gehen von einem zum anderen, werden geteilt oder abgelehnt.
- Enthusiastischer Beifall oder enttäuschtes Buhen, keine(n) lässt es kalt, wenn auch jede(r) nach einer eigenen Ausdrucksform sucht und gehört werden möchte.

STIMMUNG UND LEBENSZUFRIEDENHEIT

Die **zentralen Motive für die Wahrnehmung von Sport** – ob live, vor Ort oder medial vermittelt – sind tatsächlich **emotionaler Natur** (Schramm 2012),

- die sich nicht nur merklich auf die Stimmung während und nach dem Sportereignis auswirken,
- sondern die Menschen auch in ihrem Selbstbewusstsein und ihrer Lebenszufriedenheit stärken. Die Beurteilung von Mitmenschen, Situationen und Lebensumständen ist davon ebenfalls beeinflusst (ebenda).

Sportzuschauer/innen erleben bisweilen ein **breites Spektrum an intensiven Emotionen**:

- Freude und Euphorie,
- Niedergeschlagenheit und Trauer,
- Hoffnung und Enttäuschung,
- Spannung und Erleichterung,
- Wut bis hin zu Hass,
  - der sich vereinzelt sogar in aggressivem Verhalten niederschlägt (ebenda).
  - Insbesondere bei hoher Identifikation mit Sportlern sind intensive Ausformungen von emotionalen Reaktionen zu beobachten.
  - Ein breiter aufgestelltes Interessen- und Aktivitätsspektrum wirkt dem am besten entgegen.
  - Selbst in der Fan-Sportart tätig zu sein, steigert nicht nur das Verständnis, sondern kann Lernprozesse und eigene Fan-Kompetenzen fördern.

FANBETREUUNG des Hamburger Sport-Vereins (HSV)

Ziel ist es, Risikospiele so vorzubereiten (Göbel 2020),

- dass der Spieltag **möglichst konfliktfrei** und **reibungslos** verläuft.
- Am Ende eint aber alle Beteiligten das gleiche Interesse, nämlich **ein stimmungsvolles Fußballspiel mit all seinen positiven Facetten** zu erleben.
- Die Fanbeauftragten fungieren als **Ansprechpartnerinnen für alle Fans** des Hamburger Sport-Vereins, sowohl bei den Begegnungen der Profimannschaft im Stadion als auch unter der Woche.

AUFGABE:

1. Kennen Sie „bangen" und „hoffen" beim Zuschauen?

2. Andere beteiligte Gefühle?

Wünsche und geplante Verhaltensänderungen/Aktivitäten:

Inhaltsverzeichnis

11.1 Info-Papier: Kultur erleben, Genuss

Die Vermittlung von **Kunst und Kultur** und damit zusammenhängenden Aktivitäten wie das Besuchen von *Kunstausstellungen*, *Museen*, *Theater* oder (Programm)-Kinos ist in den Bereichen *Freizeitgestaltung*, *Erwachsenenbildung* sowie in Angeboten zur *Gesundheitsförderung* und *Psychotherapie* vertreten (z. B. Aufbau angenehmer Aktivitäten zur Stimmungsaufhellung und Stressbewältigung) (vgl. Holmen et al. 2015). Auch in Bildungsangeboten wie die der *Volkshochschulen* wird der *kulturell-künstlerische Bereich* als ein *wesentlicher Bestandteil* angesehen. Dabei wird zwischen **kultureller Bildung** und kulturellen **Events** (z. B. Opernbesuche, Musiksommer) unterschieden (Gieseke und Opelt 2005).

- Die kulturell bildende Aufgabe besteht darin, die Menschen für die *eigene Geschichte*, *andere Völker*, *Kulturen und künstlerische Ausdrucksformen* zu interessieren und einen *Austausch* anzuregen (Tippelt und von Hippel 2010).
- Für jede(n) einzelne(n) sind Kunst, Kultur und kulturelle Bildung bedeutend: Eine **Auseinandersetzung mit sich selbst und der Kunst** sowie die Grundlage für **individuelle Kreativität** und eigenes **künstlerisches Schaffen** werden hierdurch gefördert (vgl. Bäßler et al. 2009).
- Das Ergebnis einer Befragung in Deutschland ergab, dass im Jahr 2019 ca. *7,23 Millionen Personen* in der deutschsprachigen Bevölkerung (ab 14 Jahre) *besonderes Interesse* an der Kunst- und Kulturszene hatten (Pawlik 2019).

Genuss – sich etwas Besonderes gönnen

Stimmungsausgleichende (euthyme) Verfahren, wie z. B. Genusstraining, sind eine etablierte Ergänzung in Behandlungskonzepten.

- Die sogenannte „**Kleine Schule des Genießens**" (ursprünglich für depressive Patientinnen entwickelt) bewirkt auch bei *Abhängigkeitserkrankungen und anderen psychischen Störungsbildern* positive Effekte (Koppenhöfer 2004, 2005).
  - Das Genusstraining stellt eine Anleitung zum **Wiederentdecken** und **Erforschen der einzelnen Sinne** (Riechen, Schmecken, Hören, Sehen, Tasten) sowie zur Vermittlung einer genussbejahenden (hedonistischen) Lebenseinstellung dar. Beim Genießen spielen u. a. *Achtsamkeit, Zeit, Gefühle* und *Bedürfnisse* eine wichtige Rolle (Handler 2009).
  - Unterschiedliche **Übungen** zur **Schulung der Sinne** (z. B. **Geschmacks- und Tasterlebnisse, Genuss von Musik**) und Anregungen für **gedankliche Vorstellungen**, zum **Phantasieren** und zur **Vorfreude** sind inbegriffen. Den Genuss in den Alltag zu integrieren und die sogenannten „kleinen Dinge" wieder mehr wahrzunehmen (z. B. den Geruch von frischem Gebäck, eine Tasse Tee trinken, den Sternenhimmel betrachten) sind wesentliche Ziele (vgl. Koppenhöfer 2004, 2005; vgl. Holmen et al. 2015).

Ergänzende Information Die elektronische Version dieses Kapitels enthält Zusatzmaterial, auf das über folgenden Link zugegriffen werden kann [https://doi.org/10.1007/978-3-662-65666-2_11].

Zu der Kategorie *„Kultur erleben, Genuss"* im IAS-Fragebogen (5. Stelle der Belohnungsfähigkeit) gehören **Interessen** und **Aktivitäten** in Zusammenhang *mit Kunst- und Kulturveranstaltungen* (Kino-, Theater-, Konzert- und Museumsbesuche) und dem genussvoll, stimmungsausgleichenden Erleben (sich bewusst etwas gönnen wie z. B. Essen gehen, sich geschmackvoll anziehen). Das Item *„Höhepunkte, Highlights z. B. am Wochenende"* erhielt den höchsten Belohnungswert in dieser Kategorie.

11.2 IAS-Fragebogen zu „Kultur erleben, Genuss"

Liebe Teilnehmerin, lieber Teilnehmer
in unserem Fragebogen sind die verschiedensten Interessen und Aktivitäten aufgeführt.

Ihre Aufgabe ist, sie danach einzuschätzen:

a. Wie häufig Sie diese Interessen/Aktivitäten im letzten Jahr ausgeübt haben?
b. Ob Sie den Wunsch haben, diese Interessen/Aktivitäten häufiger auszuüben?

Interessen / Aktivitäten *07 Kultur erleben, Genuss* (10)	Wie häufig haben Sie diese Interessen / Aktivitäten **im letzten Jahr ausgeübt?** (bitte auf der Ziffer ankreuzen)					**„Änderungswunsch":** Haben Sie den **Wunsch**, diese Interessen / Aktivitäten **häufiger auszuüben?** (bitte auf der Ziffer ankreuzen)				
	über-haupt nicht				in hohem Maße	über-haupt nicht				in hohem Maße
124. Höhepunkte / Highlights z.B. am Wochenende	1	2	3	4	5	1	2	3	4	5
125. Essen gehen	1	2	3	4	5	1	2	3	4	5
126. Zu einem Konzert / Festival gehen	1	2	3	4	5	1	2	3	4	5
127. Ein Museum, eine Ausstellung, Sehenswürdigkeiten besuchen	1	2	3	4	5	1	2	3	4	5
128. Theaterbesuch	1	2	3	4	5	1	2	3	4	5
129. Stadtbummel	1	2	3	4	5	1	2	3	4	5
130. Geschmackvoll anziehen	1	2	3	4	5	1	2	3	4	5
131. Ins Kino gehen	1	2	3	4	5	1	2	3	4	5
132. Süßigkeiten / Kuchen essen	1	2	3	4	5	1	2	3	4	5
133. Seine Haare stylen / sich schminken o.ä.	1	2	3	4	5	1	2	3	4	5
Zusätzliche Idee(n)										

Auswertung der Änderungswünsche:

einen Kreis darum machen	⨉ **4**	⨉ **5**

11.2.1 Auswertung der Änderungswünsche „Kultur erleben, Genuss"

Es ist eine Strategie notwendig, die große Fülle der Daten sinnvoll zu reduzieren, damit die in die engere Wahl gezogenen Alternativen näher besprochen werden können.

Deshalb kommen zunächst nur die Interessen/Aktivitäten in die engere **Auswahl,** bei denen Sie die **höchsten Bewertungen** nämlich **4** und **5** vorgenommen haben. Gehen Sie also den Fragebogen nochmals durch und kreisen Sie die 4er und 5er Ankreuzungen gut sichtbar ein. Dennoch sollten Sie nochmals prüfen, ob Sie inhaltlich mit dieser Auswahl zufrieden sind. Wollen Sie eine weitere Aktivität hinzunehmen, kreisen Sie diese Ankreuzung ebenfalls ein. Außerdem haben Sie möglicherweise eine zusätzliche Idee(n), die Sie in der unteren Zeile eintragen können.

11.3 Der Interessen- und Aktivitätenkatalog „Kultur erleben, Genuss"

Nehmen Sie als Vorlage Ihre 4er und 5er Bewertungen und gehen Sie zu den jeweiligen *Arbeitsblättern der einzelnen „Interessen/Aktivitäten".* Den **Nummerierungen folgend** sind sie leicht aufzufinden:

- **lesen** Sie die darin enthaltenen Informationen,
- **bearbeiten** Sie die gestellten Aufgaben,
- **diskutieren** Sie **Ihre neuen Vorhaben** mit möglichst vielen Personen,
- halten Sie Ihre Ziele zum Interessen- und Aktivitätenausbau in den Arbeitsblättern zur **Tages- und Strukturplanung** (Kap. 15, Tab. 15.1, 15.2, und 15.3) **fest** und bearbeiten Sie die dort vorhandenen Aufgaben, wenn Ihre Zusammenstellung abgeschlossen ist,
- haben Sie keine Scheu, Korrekturen und Ergänzungen vorzunehmen,
- ein zusätzliches völlig freies „Durchblättern" des Katalogs kann ebenfalls hilfreich sein.

124. **Höhepunkte / Highlights z.B.** **am Wochenende** Belohnungswert 5,89 (Skala 1-7)	Der Änderungswunsch zum (*Wieder-)Aufbau eines* *„vielfältigen" Belohnungssystems*: 0-1-2-3-4-5

Bereits am Mittwochabend sei jeder neunte Arbeitnehmer schon fast in Wochenendstimmung, am Donnerstagabend jeder vierte (Faix und Laier 1989). Die Arbeit geht leichter und beschwingter von der Hand, wenn die **Erwartungen an das Wochenende** mit außergewöhnlichen Ereignissen und Highlights verknüpft sind und eine beträchtliche **Steigerung des Wohlbefindens versprechen.** Das kann bedeuten, sich etwas Besonderes zu gönnen oder **sozio-kulturelle Erlebnisse wahrzunehmen.**

„Wochenend bringt Sonnenschein"
Während der Arbeitswoche,

- lässt die Zufriedenheit kontinuierlich nach,
- um am nächsten Wochenende dann wieder einem neuen *Hochgefühl* zu weichen (Eineck 2010; Ryan et al. 2010).

Dieses Auf und Ab der Gefühle ist unabhängig von Einkommen, Position und sozialem Status.

- Wesentlich sei, dass man am Wochenende sein(e) „eigene(r) Herr/Frau" sei und selbstbestimmt handeln könne.
- Wie eine Studie belegt, bringen sich allerdings immer mehr Menschen um das Wochenend- und Freizeitglück, indem sie Arbeit mit nach Hause nehmen (Ryan et al. 2010).

Nach einer arbeitsreichen Woche – aber auch, wenn durch Pensionierung oder unfreiwillige Inaktivität, die Wochentage eher zu gleichförmig verlaufen sind –

- können die Wochenenden unter einem hohen **Erwartungsdruck** stehen, **etwas Außergewöhnliches zu erleben.**

Höhepunkte/Highlights lassen sich meist nicht spontan „herbeizaubern". Im Vorfeld kann man z.B. einen örtlichen Veranstaltungskalender studieren. Völlig **ohne Planung** oder **eine gute Idee** ins Wochenende hineinzugehen, kann zu einer Situation führen, die eher belastet als befreit.

- Außerdem **fehlt dann der Effekt, sich schon in der Woche auf etwas zu freuen**, damit den Alltag so schon zu erleichtern und sich in Stresssituationen zu trösten.
- Es können mehrere Alternativen in Frage kommen, wie z.B. ein Konzert/Festival zu besuchen, ins Kino oder zu einer Ausstellung zu gehen, Naturerlebnisse, *zusätzliche körperliche/sportliche Aktivitäten.*

EINE NACHAHMENSWERTE Veranstaltung (Ausschnitt: Warzecha und Elbl 2015): Die Science (Wissenschafts-)**Show der Superlative** – Tag der offenen Tür
„Die Feiern zum Karlsruher Stadtgeburtstag erreichen am kommenden Wochenende einen Höhepunkt. Die Besucher erwartet auf dem Campus Süd eine bunte Mischung von Wissenschaft, Musik und Unterhaltung in hoher Dosierung. Eines der vielen Highlights ist eine **Zeitreise** der besonderen Art:

- Auf dem „Walk of Innovation" im östlichen Park des Schlossplatzes werden in **30 Stationen historische Erfindungen** vorgestellt, die den Lauf der Welt verändert haben.
- Auch die kleinen Entdecker kommen hier auf ihre Kosten. Ganz nach Lust und Liebe können sie es blitzen lassen, **Thermometer bauen** oder **Heißluftballons** in den **Himmel schicken.**

Überhaupt wird der Tag viel zu kurz sein, um alle **Mitmachangebote** wahrzunehmen und all das **geballte Wissen** verdauen zu können:

- vom fliegenden Auge bis zum holzigen Gemüse,
- vom **Schnuppertraining** in American Football bis zum Tornado im Wasserglas.
- Guerilla Physiker zeigen **physikalische Experimente** auf der Straße.
- Ein dreidimensionales Computerspiel führt in die **Experimentalteilchenphysik** ein,
- im **weltgrößten Waffeleisen** wird eine 6.300 Quadratzentimeter große Waffel gebacken und vieles mehr (ebenda)".

AUFGABE:

- Bisherige Erfahrungen mit „Highlights"?

Wünsche und geplante Verhaltensänderungen/Aktivitäten:

125. **Essen gehen** Belohnungswert 5,26 (Skala 1-7)	Der Änderungswunsch zum *(Wieder-)Aufbau eines* *„vielfältigen"* *Belohnungssystems*: 0-1-2-3-4-5

Essen gehen ist für viele Menschen ein nicht alltägliches Vergnügen und zählt zu den **beliebtesten Freizeitaktivitäten**: Nach einer Untersuchung aus dem Jahr 2020 stand „Essen gehen" auf Platz Vier bei der deutschen Bevölkerung (Allensbacher Markt- und Werbeträgeranalyse; Pawlik 2021).

Eine weitere Studie zum Thema **"Essen gehen/Restaurantbesuch"** unterschied nach Lebensphasen. Sie ergab folgende Ergebnisse (Stiftung für Zukunftsfragen; Graefe 2020):

- Junge Erwachsene gehen besonders oft zum Essen aus.
  - 65 % von ihnen mindestens einmal im Monat.
- 20 % der dt. Bevölkerung gehen mindestens einmal pro Woche essen und 63 % zählen Essen gehen zu ihren Freizeitbeschäftigungen.
- Der Anteil derer, die ab und zu essen gehen, ist in den letzten Jahren annähernd gleich hoch geblieben.
- Klassische Restaurants werden am häufigsten besucht,
  - wobei Schnellrestaurants und Imbisse auch beliebt sind.
- Wichtig bei der Auswahl eines Restaurants sind folgende Punkte:
  - Qualität des Essens (72 % achten sehr darauf),
  - Art der Speisen (am beliebtesten ist die italienische Küche – noch vor der deutschen; die Anzahl veganer Gastronomiebetriebe in dt. Städten ist in den letzten Jahren gestiegen),
  - Entfernung zum Restaurant/Imbiss etc.,
  - Preis (ein Großteil gibt bis zu 15 € für Speisen pro Gaststättenbesuch aus).

Hier sind einige mögliche Gründe, warum auswärtig essen zu gehen so beliebt ist:

- Sich mal **verwöhnen lassen**, bedient werden und nicht selbst kochen müssen/Genusserlebnis.
- Bei **exotischer Gastronomie** kommt eine Art „**Urlaubsfeeling**" (frühere Erinnerungen oder gar Ideen für neue Reiseziele?) auf.
- Die Wahl haben, etwas **Neues auszuprobieren** oder doch eher das **Lieblingsgericht** bestellen.
- Durch den **sozialen Charakter** wird das Essen zu einem nicht alltäglichen Ereignis.
- Die **Geräusche** in der Umgebung und die **Musik** schaffen eine angenehme Atmosphäre.
- Menschen, die allein essen gehen, fühlen sich mehr in **Gesellschaft**.
- Essen gehen ist verknüpft mit Lebensqualität z.B. als Ritual im Alltag oder zu speziellen Anlässen.

Hier noch ein kleiner Tipp: Der Kur- und Gewerbeverein Bad Füssing in Bayern hat das Projekt **"Gemeinsam "isst" man glücklicher!"** entwickelt, um **Menschen, die allein essen gehen, mit anderen zusammenzubringen** (2017 gestartet; kur-gewerbeverein.de 2021). Mittlerweile ist die Aktion auf ganz Bayern unter dem Namen „Mischtisch" ausgeweitet und richtet sich an alle, die alleine zum Essen gehen sowie auch an Paare, die in einer geselligen Runde (gemeinsam an einem großen Tisch – „hier ist noch ein Platz frei" z.B. in Restaurants, Cafés) nette **Menschen kennen lernen** möchten. Nähere Informationen unter: mischtisch.de. Diese Aktion ist sehr nachahmenswert!

AUFGABE:

- Zu welchen Gelegenheiten gehen Sie gerne zum Essen aus?

Wünsche und geplante Verhaltensänderungen/Aktivitäten:

126. **Zu einem Konzert/Festival gehen** Belohnungswert 5,11 (Skala 1-7)	Der Änderungswunsch zum (*Wieder-)Aufbau eines* „*vielfältigen*" *Belohnungssystems*: 0-1-2-3-4-5

Die Thematik von Festivals ist nur schwer einzugrenzen. Hier ist in erster Linie an **Kunst und Kultur** gedacht – „alle treffen sich hier, feiern mit bei diesen Festivals der **Freundschaft** und der **Völkerverständigung**" (Häußermann und Siebel 1993):

- Kultursommer, Theater-, Musik-, Filmfestspiele und sonstige Festivals von Kultur aller Art.
- Vom Alphorntrio bis zum Jazz, von der Primaballerina bis zur Operndiva, von der bodenständigen Blasmusikkapelle bis zur internationalen Rockgruppe.
- Sich klassisches Ballett und Flamenco-Tänze anschauen oder selber tanzen: z.B. Samba in der lateinamerikanischen Nacht oder Reggae und Limbo der Karibik, Irish Folk Festival.
- Eine erstklassige Aufführung von Haydns Schöpfung erleben.
- Der Wunderwelt der Märchen lauschen.
- Sich bei den Nationenwochen in fremde Erdteile und exotische Länder entführen lassen (ebenda).

Bei **Zuschauerzahlen** von teilweise **mehreren zehntausend Menschen** sind oft **logistische Meisterleistungen** gefordert, was die Organisation und Unterbringung anbelangt. Es gibt erhebliche Anstrengungen, die erforderliche **Umweltverträglichkeit** zu gewährleisten. Vor allem dann, wenn „Open Air" Musik-Konzerte auf einstmals „grünen Wiesen" oder „Industriebrachen" stattfinden. Die Illustration möglicher Potentiale von Events zur Unterstützung eines nachhaltigen Tourismus erörtern Köhler und Schneider (2016) anhand des Melt-Festivals in Ferropolis.

KLASSISCHE MUSIK
Das 1986 gegründete Schleswig-Holstein-Musik-Festival (shmf.de/de) zählt zu den größten Flächenfestivals der Welt. Es bespielt Schleswig-Holstein und Hamburg sowie Teile von Dänemark und Niedersachsen.

- Der **Schwerpunkt liegt auf der klassischen Musik**, aber auch andere Genres wie Pop, Jazz, Theater, Elektro, Klezmer, Comedy, Lesungen u.a. kommen zur Aufführung.

Konzertorte
Das Festival will klassische Musik in festlicher Atmosphäre an außergewöhnlichen Orten für ein breites Publikum erlebbar machen.

- Die Konzerte finden in **Schlössern, Herrenhäusern, Scheunen, Ställen** sowie in den schönsten **Kirchen** Schleswig-Holsteins statt.
- Aber auch originelle Konzertorte wie Werften und alte Industriehallen bilden eine stimmungsvolle Kulisse für Darbietungen, die sonst den Besuchern renommierter Konzerthallen und Opernhäusern vorbehalten bleiben.

Ein weiterer konzeptioneller Schwerpunkt ist der des Porträtkünstlers: Ein herausragender Musiker wird dazu eingeladen, den Festivalsommer in Schleswig-Holstein zu verbringen und mit seiner instrumentalen Darbietung bis zu 20 Konzerte und Workshops zu veranstalten.

Klassische Musik mit ausgedehnten **Picknicks**:
Die »**Musikfeste auf dem Lande**« gehören zu den Herzstücken der Veranstaltung und bieten eine einzigartige und familienfreundliche Konzertatmosphäre.

- Auf den schönsten Gutshöfen des Landes lässt sich **klassische Musik** mit ausgedehnten **Picknicks** verbinden.
- **Nachwuchskünstler** und **Stars** aus dem Hauptprogramm sorgen für besondere musikalische Erlebnisse.
- Ganz auf Familien zugeschnitten ist das Angebot der **Kindermusikwerkstatt**, denn hier werden die jüngsten Besucher ab 3 Jahren während der Konzerte von ausgebildeten **Musikpädagogen** betreut.
  - Darüber hinaus gibt es **spezielle Musikfeste für Kinder**, die zum Mitmachen und Zuhören einladen.

THEATER-FESTIVAL
Die Nibelungen-Festspiele Worms finden z.B. seit 2002 alljährlich im Juli/August als Open-Air-Festival statt. Inhaltlich bietet die Veranstaltung jährlich wechselnde Inszenierungen der **Nibelungen-Sage**, wobei die Außenfassade des **Wormser Doms** die **Kulisse** der Aufführungen bildet (Drengner et al. 2016):

- In einem Zeitraum von rund zwei Wochen wird täglich eine Aufführung geboten.
- Im Jahr der Untersuchung (2014) besuchten an den 15 Aufführungstagen insgesamt 18.088 Personen die Festspiele (ebenda).

HARD ROCK
So ein Rückblick auf eines der größten Hard-Rock-Festivals der Gegenwart **Wacken** (wacken.com/de):
„Wir können es nicht anders sagen:

- Diese Geburtstagsfeier war einfach unfassbar!
- 30 Jahre Wacken-Open-Air, 30 Jahre purer Wahnsinn.
- Das liegt natürlich in erster Linie an Euch, den 75.000 Gästen!
- Vier Tage lang habt Ihr mit uns die wohl lauteste Party des Jahres zelebriert,
- zu der über 200 Bands den passenden Soundtrack geliefert haben.
- Es war unvergesslich!"

Mit den unzähligen Spielarten der harten Musik präsentierten sich die verschiedensten Künstler auf insgesamt elf Bühnen.

Jedes gut organisierte Rock-Festival sorgt für **Unterbringungsmöglichkeiten,** wozu häufig Campingplätze gehören. Außerhalb der Konzerte verbringen die mehrtägigen Besucher oft einen nicht unwesentlichen Teil der Festivalzeit dort.

- Für sie ist der Campingplatz, z.B. in Breeze, viel mehr als nur ein rein funktionales Gelände.
- Zwar mag die **Musik** bzw. der **Konzertbesuch** den **Kern des Festivals** bilden:
  - Jedoch zeigen Studien, dass der darüber hinaus stattfindende **Kontakt mit anderen Menschen** ein **ebenso wichtiges Motiv** darstellt (vgl. Baer et al. 2020).
  - Für ein vollkommenes Festivalerlebnis bildet daher das soziale Miteinander oder anders ausgedrückt: die Stimmung und Atmosphäre auf dem Campingplatz ein ebenso wichtiges Merkmal.
  - Gruppenbildungen und die Anordnung von Zelten und Gemeinschaftsplätzen sind auf eine **intensive Interaktion** ausgerichtet.
  - Nach Aussagen vieler Befragter ist das **Festival** eine **Form von Urlaub**, der einerseits der Entspannung dient, was beispielsweise die Couches und Sofalandschaften erklärt,
  - andererseits ist gerade die Urlaubszeit dafür bekannt, dass sich die Urlauber hier nach eigenen Aussagen „etwas gönnen" und „etwas erleben" möchten (ebenda).

AUFGABE:

- Haben Sie sich einen Festivalbesuch schon häufiger vorgenommen, aber nicht realisiert?

Wünsche und geplante Verhaltensänderungen/Aktivitäten:

127. **Ein Museum, eine Ausstellung, Sehenswürdigkeiten besuchen** Belohnungswert 4,8 (Skala 1-7)	Der Änderungswunsch zum *(Wieder-)Aufbau eines „vielfältigen"* Belohnungssystems: 0-1-2-3-4-5

Eine schöne Abwechslung vom Alltag und Reiseziele sind *Museen, Ausstellungen* und *Sehenswürdigkeiten*. Sie sind inzwischen essentieller Bestandteil von Tourismusformen, die sich der Kultur, Geschichte und Bildung verpflichtet haben (Thurner 2014). Sowohl Stadtzeitungen, Reiseführer (Sehenswürdigkeiten von …) als auch Veranstaltungskalender informieren darüber.

Oft wird unterschätzt, welche **Sehenswürdigkeiten** es bereits **ortsnah** zu besichtigen gibt. Wie viele Personen haben schon das örtliche **Heimatmuseum** besucht und achten auf **(Kunst-)Ausstellungen**, die von den

- Gemeinden, Schulen und z.B. öffentlichen Büchereien veranstaltet werden.
- Oft sogar mit einem Angebot von Kaffee und Kuchen bereiten sich die Initiatoren erwartungsvoll auf neugierige Besucher und ihre wissbegierigen Fragen und Kommentare gut vor:
    - „Darf ich Ihnen dazu etwas erklären oder möchten Sie erstmal alles in Ruhe anschauen?"
- Fasziniert steht eine kleine Gruppe vor den aus ein paar Zweigen bestehenden ersten Behausungen der Menschen in der Zeit der ganz frühen Besiedlungsgeschichte dieser Ortschaft.
    - Geduckt sitzt darunter ein Paar mit Kind in der damals üblichen Bekleidung und alle fragen sich, wie sie so der harten Witterung und den noch vorhandenen gefährlichen Raubtieren standhalten konnten.

Gut, dass man einen Regentag im Urlaub dazu verwendet hat, diesen kleinen Ausflug zu machen.

Auf jeden Fall möchten sie nun **in der eigenen Heimatstadt** das (Heimat-)Museum besuchen, an dem sie schon so oft vorbeigegangen sind. Der manchmal kleine Eintritt sollte nicht abschrecken. Hier sind auch technische Entwicklungen ausgestellt, eine Schmiede mit großem Amboss und sogar eine der ersten Waschmaschinen, Fahrräder etc. Da kommt man gar nicht an einem Tag durch und tatsächlich gibt es dann weitere Besuche.

Als nächstes Vorhaben entsteht der Plan, bei dem kurz bevorstehenden Urlaub in Süddeutschland, das dortige „**Deutsche Museum Naturwissenschaft und Technik**" mit seinem international hervorragenden Ruf zu besuchen.

Der Spruch von HELMUT QUALTINGER „die meisten so genannten Sehenswürdigkeiten sind vom vielen Hinschauen schon ganz abgenutzt" (Thurner 2014) ist so zu interpretieren, dass sich das Interesse nicht ausschließlich auf die „absoluten Highlights" (Schloss Neuschwanstein, Eiffelturm) richten sollte, wodurch diese aber nicht herabzuwürdigen sind.

Pröbstle (2014) zitiert zu diesem Thema den englischen **Philosophen und Staatsmann Francis Bacon**, der 1625 einen Pflichtenkatalog („Essay of Travel") verfasste, was damals als sehenswert galt. Hier aber nur ein leicht abgeänderter Ausschnitt daraus, was möglicherweise noch heute relevant ist und „man sehen und studieren soll": die **Höfe der Fürsten**, die **Kirchen und Klöster** nebst den darin enthaltenen **Denkmälern**; die Wälle und Befestigungen von Haupt- und anderen Städten; desgleichen die Häfen und Buchten; alte Kunstwerke, Ruinen, Büchereien, Hochschulen, Handels- und Kriegsflotten; Prachtbauten und Lustgärten in der Nähe großer Städte; Rüstkammern, Zeughäuser, Pulverkammern, ferner Schauspiele,

Schatzkammern für Juwelen und Staatsgewänder; Kunstkammern und Seltenheiten, Pracht-
aufzüge, Maskenfeste, berühmte Hochzeiten und andere Feiern.

AUFGABE:

* Welche der vielen Möglichkeiten sprechen Sie am ehesten an?

Wünsche und geplante Verhaltensänderungen/Aktivitäten:

128. **Theaterbesuch** Belohnungswert 4,78 (Skala 1-7)	Der Änderungswunsch zum *(Wieder-)Aufbau eines* *„vielfältigen"* *Belohnungssystems*: 0-1-2-3-4-5

Die Geschichte des Theaters ist immer auch eine Geschichte des Theaterpublikums. **Ohne Publikum** gibt es **kein Theater**. Theatertexte und -inszenierungen sind auf ein Publikum ausgerichtet. Theateraufführungen vollziehen sich als Zusammenspiel zwischen Publikum und Schauspielerinnen, das Publikum bringt Gesellschaft in das Theater und Theater in die Gesellschaft (von Engelhardt 2020).

Faszination und Entsetzen, als von der Theaterbühne das Publikum beschimpft (Peter Handke inszeniert von Klaus Peymann) und diese Inszenierung nicht nur im Feuilleton besprochen und diskutiert wird. Auch manch ein Klassiker hatte den Bruch von Konventionen zum Inhalt: **Gute Zeiten, wenn Künstler viel wagen.**

Das Institut für Kulturpolitik der Universität Hildesheim hat eine telefonische Repräsentativbefragung zur Bedeutung des Theaters durchgeführt (Mandel 2020). Die Befragung zeigt,

- dass zwar nur wenige zu den regelmäßigen Besuchern von Theatern gehören – darunter eher hoch gebildete, eher ältere und eher weibliche Personen.
  - Aber eine große Bevölkerungsmehrheit spricht sich für eine weiterhin hohe öffentliche Förderung aus.
- Die Befragten erwarteten vor allem eine **hohe Zugänglichkeit** und **Programme kultureller Bildung für Kinder und Jugendliche**.
- Die hohe Zustimmung zur Theaterförderung weise auf die **hohe gesellschaftliche Bedeutung** hin, die den Theatern zugeschrieben werde.
- Zugleich seien **erste Risse dieses positiven Theaterbildes bei den jüngeren Generationen** zu verzeichnen.

Wenn der BERG nicht zum PROPHETEN kommt

Vorführungen von Stückausschnitten im Stadtgebiet oder Ausstellungen von einzelnen Artefakten im Rathaus (Butzer-Strothmann 2006): Es sollte zum normalen „Engagement" gehören, dass sich die Darsteller in ihren *„zauberhaften Kostümen"* **regelmäßig auf öffentlichen Plätzen** zeigen **und Passagen aus** den jeweils aufgeführten **Stücken vortragen**.

Aus Goethes Faust (Kühn 2015):

> *Das Drüben kann mich wenig kümmern,*
> *Schlägst du erst diese Welt zu Trümmern,*
> *Die andre mag darnach entstehn.*
> *Aus dieser Erde quillen meine Freuden,*
> *Und diese Sonne scheinet meinen Leiden,*
> *Kann ich mich erst von ihnen scheiden,*
> *Dann mag was will und kann geschehn. (V. 1660-1666)*

INVASION der KOMÖDIANTEN

Öffentliche Plätze haben oft eine **gute Akustik** und was ist, wenn das Publikum die Einkaufstaschen niederstellt, sich mit einem rauschenden Beifall bedankt und eine Zugabe fordert? Die zeichnerischen Abbildungen und filmischen Darstellungen mittelalterlicher Theaterkunst und Gaukler-Vorführungen sind gute Vorbilder.

AUFGABE:
- Hatten Sie schon einmal ein Abbo in Erwägung gezogen?

Wünsche und geplante Verhaltensänderungen/Aktivitäten:

129. **Stadtbummel** Belohnungswert 4,6 (Skala 1-7)	Der Änderungswunsch zum *(Wieder-)Aufbau eines „vielfältigen" Belohnungssystems*: 0-1-2-3-4-5

Ein **gemütlicher Spaziergang durch die Stadt** ohne ein direktes Ziel bietet sich an, um **neue Eindrücke** zu gewinnen, „frische Luft zu schnappen", „sich die Beine zu vertreten" oder in der Nachbarschaft noch ein „Schwätzchen" zu halten. Sich „darauf einlassen können" bedeutet, **von einer hohen Ereignisfrequenz und Hetze des Alltags auf Erholung und Entspannung umzuschalten**. Anderenfalls ist die Balance zwischen Stressfaktoren und Entspannung möglicherweise generell nicht optimal und grundsätzlichere Fragen nach der Lebensgestaltung stellen sich.

Ebenso dann, wenn es nicht gelingt, mal gemütlich stehen zu bleiben, Schaufensterauslagen zu bestaunen oder geduldig jemanden bei einer Auswahl „was gefällt Dir denn" zuzusehen oder zu beraten.

WAS SO LEICHT AUSSIEHT

Ein stationärer Patient thematisierte, dass er Ängste verspüre, unter vielen Menschen zu sein, und sich deshalb nicht traue, mit Mitpatienten einkaufen zu gehen. Bisher habe er sich nicht in die Innenstadt gewagt. Seine Erkrankung habe dazu geführt, dass er sich sehr isoliert und kaum die Wohnung verlassen habe. „Oh, das finde ich aber schön, dass Sie dieses Problem ansprechen, so geht es zu Behandlungsbeginn vielen Patienten", war die Reaktion. Auf eine entsprechende Frage, ja, er könne sich vorstellen, sich auf einem Fahrrad erstmal sicherer zu fühlen, weil man damit schnell wieder aus der Stadt heraus und zurück in die Klinik käme. So seien erste kurze Abstecher in die Stadt möglich, zumal es einen Weg an einem Fluss gäbe, der fast direkt in die Innenstadt führe. So wurde nach wenig angstauslösenden ersten kleinen Schritten gesucht, sich wieder unter Menschen zu begeben. Das Erdgeschoss eines Kaufhauses, in dem Toilettenartikel untergebracht waren, sei so gestaltet, dass man es leicht an der einen Seite betreten und recht schnell auf der anderen Seite wieder verlassen könne. Zum Verweilen zwinge einen da nichts. Stolz berichtete der Patient später von seiner „Radtour", weil er so beweglich gewesen sei, habe er sich sicher gefühlt, mit dem Rad dauere alles nur wenige Minuten. Zunächst habe er im Erdgeschoss des Kaufhauses eingekauft und sich dann aber entschlossen mit der Rolltreppe in das 1. Obergeschoss zu fahren, um da noch ein dringend benötigtes Bekleidungsstück zu kaufen.

Viele Städte werben mit attraktiven **Fußgängerzonen** und **historischen Altstädten**, aus denen der Autoverkehr häufig verbannt ist: „Sie werden sich nicht nur in den Geschäften verlieren, sondern auch in die jeweilige Stadt verlieben" (geo.de). Dazu sind die zehn schönsten Fußgängerzonen Deutschlands dargestellt.

Darüber hinaus machen jedoch auch die bedeutendsten Städte der Welt (von New York bis Tokio) neugierig. Da größere Reisen von der Öko-Bilanz eher ungünstig sind, ist es die Frage, ob nicht auch ein **„virtueller" Stadtbummel** – zwar mit vielen Abstrichen – interessante Eindrücke und Informationen vermitteln kann.

AUFGABE:
- Hatten Sie die innere Ruhe, zu bummeln?

Wünsche und geplante Verhaltensänderungen/Aktivitäten:

130. **Geschmackvoll anziehen** Belohnungswert 4,59 (Skala 1-7)	Der Änderungswunsch zum *(Wieder-)Aufbau eines* *„vielfältigen"* *Belohnungssystems*: 0-1-2-3-4-5

Geschmäcker sind verschieden. Ein wichtiger Maßstab ist, dass es einem selbst gefällt und den nahestehenden Personen. Nur ein recht geringer Anteil (ca. 6 %) scheint Kleidung nur der Funktion Willen zu tragen bzw. zu wechseln (Kleinhückelkotten et al. 2018).

Die **Kleidung diene** als eine der **sichtbarsten Formen der Unterscheidung** und dazu mitzuteilen, **wer man sei** (Ziege 2011).

- Das wichtigste Merkmal der **Mode sei der stete Wechsel**, was sie z.B. von der Tracht unterscheide, die auf einem langdauernden Brauchtum beruhe.
- Mode bestimme sich nicht durch Inhalte, sondern durch Differenzen, die sich an einer Kette von Gegensätzen verdeutlichen lasse:
  o neu/alt, schön/hässlich, modern/unmodern, vornehm (distinguiert)/gemein, natürlich/künstlich, elegant/sportlich, festlich/alltäglich etc.

Nach dem Stand der heutigen Forschung könnte man schon im 14. Jahrhundert ansetzen,

- dass Kleiderordnungen minutiös festlegten, wer was auf welche Weise wann zu tragen hatte (Thiel 2004; Ziege 2011).
- In der ständisch-feudalen Gesellschaft schrieben Kleiderordnungen die Kleidungsmerkmale nach Rang und Stand genau fest.

Es wäre wohl vermessen anzunehmen, dass solche Maßstäbe völlig verloren gegangen wären. Wer kennt nicht die **Situation, ratlos vor dem Kleiderschrank zu stehen** – was soll man zu der Gelegenheit bloß anziehen? Vielleicht hätte man sich doch eher darum kümmern sollen, aber jetzt…
Bei der Bewertung eines Vorstellungsgesprächs kann auch die Bekleidung ein Thema in der Beurteilung sein,

- da hatte sich jemand **zu wenig Mühe gegeben**
- oder beinahe noch schlimmer: völlig „**overdressed**" und
- eine **Beurteilung, dass jemand gut ins Team passe**, hat vielleicht **auch damit zu tun**.

MIT SOZIALER UNTERSTÜTZUNG IST ES EIN ERLEBNIS
Ein ganzes Grüppchen junger Damen steht da vor den Umkleidekabinen, "probiere doch das mal", geht es hin und her, was nicht passt, geht auf einen extra Ständer. „Das steht Dir gut", im Moment gibt es viele Grautöne. Lachen, scherzen, dann geht es danach in ein Café, um alles noch einmal richtig durchzusprechen. Die Jacke lässt sich mit der Bluse – oder sogar Hose kombinieren … – schön, dass man jetzt **für die Feier gut gerüstet** ist.
Ein Paar ist regelrecht verzweifelt: Die x-te Hose passt nicht, im Bund kneift es, „warum ist das nicht stärker elastisch, wie bei den Damen?" Der Verkäufer ist etwas ratlos, „aber wir haben das doch jetzt auch bei den Männern, gleich mehrere Marken." „Oder hast Du zugenommen?", blickt sie ihn etwas skeptisch an.

RATSCHLÄGE GIBT ES VIELE
Das ist der **perfekte Modestil** für dein **Sternzeichen** (Brigitte Woman):
Die Sternzeichen seien auch ein guter Ratgeber in Sachen Mode. In einem Video erfährt man, **welcher Stil besonders gut zur eigenen Persönlichkeit passt**.

ODER OHNE JEDE MÜHE (zalon.de)

„Lust auf was Neues?" Egal, ob man nach dem neuesten Trend oder den zeitlosen Klassikern suche, ein **Stylist stelle** ganz nach eigenen Wünschen und Vorstellungen **eine individuelle Box zusammen**. Man probiere zuhause an und behalte nur, was einem gefällt. Der Rest gehe zurück.

NACHHALTIGKEIT

Die **Deutschen** sind zusammen mit den **Schweizern** und **US-Amerikanern Weltmeister beim Kleidungskonsum** (Kleinhückelkotten et al. 2018). Stimuliert werde der Kleidungskauf durch schnell wechselnde Moden und Trends. Dies sei nur möglich aufgrund niedriger Rohstoff-, Transport- und Lohnkosten, schlechter Arbeitsbedingungen und stark umweltbelastender Methoden in der Kleidungsproduktion.

Mehr **Nachhaltigkeit im Kleidungssektor erfordere** einen **fundamentalen Wandel in Produktion und Konsum**. Nachhaltiger Kleidungskonsum bedeute (ebenda):

- eine bewusste Kaufentscheidung für qualitativ hochwertige, umwelt- und sozialverträglich hergestellte Kleidung zu treffen,
- die Nutzungsphase von Kleidung und der dafür verwendeten Materialien zu verlängern
- oder wie Vivienne Westwood (eine bekannte Modedesignerin) es formulierte: Buy less **(weniger ist mehr)**, choose well **(kaufe nur noch Lieblingsteile)**, make it last **(gut pflegen & reparieren)**.
  (https://be-fabulous.de/posts/2020/eco-fashion-grundsatz.html)

In einer repräsentativen Befragung (Kleinhückelkotten et al. 2018) bleiben 26 %, die tatsächlich versuchen, mit wenig Kleidung auszukommen. Ca. ein Fünftel wollen mit der Bekleidung die **Zugehörigkeit zu einer sozialen Gruppe demonstrieren**. Aus zweiter Hand? Knapp der Hälfte der Befragten ist das Tragen von Kleidung aus zweiter Hand grundsätzlich eher unangenehm.

AUFGABE:

- Was halten Sie von Mode und Nachhaltigkeit?

Wünsche und geplante Verhaltensänderungen/Aktivitäten:

131. **Ins Kino gehen** Belohnungswert 4,54 (Skala 1-7)	Der Änderungswunsch zum (*Wieder-*)*Aufbau eines* „*vielfältigen*" *Belohnungssystems*: 0-1-2-3-4-5

Gerade in strukturschwachen Gebieten können Kinos ein wesentliches *Kulturangebot* bereitstellen (Bald 2019).

- Insbesondere dann, wenn es sich um „**Programmkinos**" handelt,
- die sich durch **gesellschaftlich wertvolle Filme auszeichnen**.
- Sie erfüllen eine wichtige Funktion sowohl als **Treffpunkt,**
- *sowie als Ort kultureller Bildung und*
- *gesellschaftlicher Auseinandersetzung*.

Den Filmen schließen sich nicht selten Diskussionen an und sowohl in Bildungs- und kirchlichen Einrichtungen wird auf sie hingewiesen und ihre Inhalte sind behandelte Themen. „Damit der kulturell anspruchsvolle Kinofilm in der Fläche wirkt, wollen wir den Kulturort Kino auch **außerhalb von Ballungsgebieten** durch ein kofinanziertes ‚**Zukunftsprogramm Kino**' stärken und erhalten" (Bundesregierung 2018).

Dieses Engagement ist auch im kommunalen Kino „Guckloch" in Villingen-Schwenningen zu beobachten.

- Die Mitglieder des Guckloch-Vereins verstehen **Kinomachen als künstlerisch, wissenschaftliche Arbeit** und sehen sich
- **gleichwertig** mit anderen Kulturbereichen wie **Theater, Literatur, Bildende Kunst oder Musik.**
- Die **Programmpalette** ist daher **vielfältig** und **ausdifferenziert**.
- Es gibt z.B. **Einführungen** in die Filme und weiterführende Informationen
  - im vierteljährlich erscheinenden **Programmheft,**
- aber auch durch Gespräche mit den Regisseurinnen der Filme
- und **thematische Filmabende,**
  - dabei werden **aktuelle gesellschaftspolitische Themen** aufgegriffen, unterschiedliche Zuschauerkreise angesprochen sowie integrativ und interkulturell gewirkt (Bald 2019; Guckloch e.V.).

PUBLIKUM-KINOS – Verliert das Kino sein Publikum?
In den letzten 20 Jahren sei die Zahl der Kinobesuche von 149 Millionen (1998) auf nur noch 105 Millionen gesunken. Die Kinobranche sei nicht zuletzt auch **wegen der Konkurrenz aus dem Internet erheblich besorgt** (Vollbrecht 2019).

Für ein Überleben spreche (Paech 2012),

- dass das Kino ein Gemeinschaftserlebnis seines Publikums in einer unverwechselbaren Atmosphäre sei,
- die **Atmosphäre** des Kinos habe die Menschen über den Konsum des bloßen Films hinaus fasziniert (ebenda),
- der Film reiche mit seinen Tönen in den Kinosaal hinein und berühre die Zuschauer unmittelbar an ihren Plätzen.
  - „Die menschliche Stimme" erfülle den ganzen Raum, ergreife jeden Zuschauer körperlich und gelange fast gleichmäßig stark an jeden Platz im Saal.
- Seit den fünfziger Jahren gehöre untrennbar der durchdringende Popcorn-Geruch und
  - andere gastronomische Angebote zum Kinogenuss und

o egal welchen Alters, ohne Knabbern und Knistern sei ein Besuch offenbar undenkbar (ebenda).

Filme führen **nicht selten in spannende, phantastische und märchenhafte Welten**, die oft einen hohen Erlebnis- und Unterhaltungswert haben und eine Ablenkung und Erholung vom Stress des Alltags sein können. Insbesondere **Literaturverfilmungen** (z.B. „Die unendliche Geschichte" von Michael Ende 1979) haben nicht selten eine hohe Aufmerksamkeit gewonnen und sich durch **hohe Zuschauerzahlen** ausgezeichnet.

Als wichtige Freizeitaktivität habe das Kino Einfluss darauf genommen, wie Menschen sprechen, sich kleiden, sich inszenieren und handeln (Mai und Winter 2006; Friedmann und Morin 2010).

AUFGABE:

- Gibt es schöne Erfahrungen dazu?

Wünsche und geplante Verhaltensänderungen/Aktivitäten:

132. **Süßigkeiten / Kuchen essen** Belohnungswert 4,07 (Skala 1-7)	Der Änderungswunsch zum (*Wieder-)Aufbau eines* „*vielfältigen" Belohnungssystems*: 0-1-2-3-4-5

Süßigkeiten und Kuchen **ohne Reue** zu genießen und danach **kein schlechtes Gewissen** zu haben, scheint für viele „Naschkatzen/-Kater" oftmals gar **nicht so einfach** zu sein. Wer kennt das nicht? Die einen verbieten es sich gänzlich und schaffen es doch nicht mit einem dauerhaften Verzicht. Wenn dann das Verlangen erstmal aufkommt, isst man meist wieder mehr davon als gut ist. Zudem können **einseitige Diäten** und **kategorische Verbote** bestimmter Lebensmittel die Entwicklung von **Essstörungen** mitbegünstigen (Ellrott et al. 2003; Schusdziarra et al. 2010).

Was macht eigentlich den Reiz der süßen Leckereien aus? Ob Bonbons, Schokolade, süße Riegel, Gummibärchen oder Kuchen, sie haben durch ihren hohen Zuckergehalt eine stimmungsaufhellende/euphorisierende Wirkung (Gniech 2002). Die Geschmacksrichtung „Süß" wird von klein auf als positiv empfunden (Kandler-Schmitt 2019: apotheken-umschau.de). Durch den **Konsum zuckerhaltiger Nahrung** kommt es – **ähnlich wie bei Alkohol** oder **Drogen** – zu einer vermehrten Ausschüttung des Botenstoffs Dopamin und zu einer Aktivierung des Belohnungssystems im Gehirn. Dies erhöht die Motivation, das angenehme Gefühl wieder zu erleben.
Bei bestimmten Anlässen oder Situationen (z.B. Stress, Ärger), die mit früheren Erfahrungen in Zusammenhang mit der angenehmen Wirkung des Zuckers verknüpft sind, kann ein besonders **starkes Verlangen nach Süßem ausgelöst** werden. Hierdurch erhöht sich wiederum die Wahrscheinlichkeit eines erneuten Zuckerkonsums, etwa um sich zu belohnen, zu trösten oder zu beruhigen. Eine erhebliche **Vorsicht** bei der „**Zuckerfalle**" ist also geboten – ein übermäßiger Konsum erhöht z.B. das Risiko für Übergewicht und verschiedene Erkrankungen, schadet den Zähnen und **steht im Verdacht, süchtig zu machen**.

Es ist daher eher empfehlenswert, den Verzehr von Lebensmitteln mit hohem Energiegehalt, Süßes inbegriffen, über einen längeren Zeitraum zu kontrollieren und dabei auf genügend **alternative Ausgleichsmöglichkeiten** sowie ein **ausgewogenes Verhältnis** von **Energieaufnahme und Energieverbrauch** zu achten (vgl. Ellrott 2003; Schusdziarra et al. 2010). Somit darf bei einer ausgewogenen Ernährung der gelegentliche und maßvolle Verzehr von Süßigkeiten und Kuchen als ein durchaus „**erlaubter**" **Genussmoment** gelten. Ein solcher Umgang mit diesen Genusslebensmitteln stellt normalerweise keine Gefahr für das Gewicht dar und steht für viele in positivem Zusammenhang mit der Lebensqualität. Zudem sind Süßigkeiten und Kuchen **in vielen Kulturen**, speziell zu bestimmten **Festtagen**, ein **traditioneller Bestandteil** – wie wären diese Feiern wohl ohne sie?

Damit das Essen von Süßem zu einem Genusserleben wird, sind einige Punkte zu berücksichtigen (Handler 2009):
- **achtsam/aufmerksam** im „Hier und Jetzt" sein
- ausreichend Zeit haben
- **eigene Gefühle und Bedürfnisse wahrnehmen**, deren Befriedigung auch mal aufschieben können und Vorfreude entstehen lassen
- langsam und bewusst kauen
- auf den Geschmack achten
- **weniger ist mehr**
- kleine Pausen machen
- lieber **Qualität statt Quantität**
- keine anderen Dinge zeitgleich tun

- das Aussehen der Speise betrachten: „das Auge isst mit"

AUFGABE:

- Wie gerne essen Sie Süßigkeiten und Kuchen und was sind typische Situationen/Gefühlszustände, bei denen Sie danach greifen?

Wünsche und geplante Verhaltensänderungen/Aktivitäten:

133. **Seine Haare stylen/sich schminken o.ä.** Belohnungswert 4,04 (Skala 1-7)	Der Änderungswunsch zum *(Wieder-)Aufbau eines* *„vielfältigen"* Belohnungssystems: 0-1-2-3-4-5

„Wow, was wird das für ein grandioses Jahr! 2021 wartet nicht nur mit supercoolen Mode-trends auf uns. Auch unter den **Haartrends** finden sich einige Looks, auf die wir uns schon jetzt freuen" (Frank 2021).

Die angesagtesten Haarschnitte: Es werde sich alles um schlichte Frisuren drehen, die **für jeden geeignet** sind. "Meiner Meinung nach werden einfache Schnitte, die kein großes Styling erfordern, um perfekt auszusehen, ein großer Trend sein" (Morales 2021).

Der Zustand der Haare sei sowohl ein wichtiges **Element des menschlichen Selbsterlebens** und der **Selbstdarstellung** als auch der Wahrnehmung und Beurteilung durch andere (Trüeb 2009).

- In den Haaren kämen seelisches Erleben, Wünsche sowie Gesundheit oder Krankheit zum Ausdruck (ebenda).
- Gleichzeitig werden mit den Haaren sozial wünschenswerte Merkmale der eigenen Persönlichkeit vermittelt, die auf andere Menschen Eindruck machen und zu Schlussfolgerungen
  - auf Charakter und Befindlichkeit führen.
  - Diese **wechselseitige Beziehung** zwischen **Körper** und **Seele** mache verständlich, warum das **Haar**, das **mit so vielen Emotionen verbunden** ist, das körperliche Wohlbefinden ganz beträchtlich beeinflussen kann und umgekehrt (ebenda).

Zur Gestaltung von Frisuren verwendet man Haarfestiger bzw. um die fertig gestylte Frisur zu erhalten, Haarsprays (Trüeb 2009).

- **Chemische Behandlungen** des Haars verändern dessen Struktur und machen es anfälliger für Schädigungen.
- Zusätzliche **mechanische Schäden** entstehen durch das Kämmen und Stylen, wobei diese in erster Linie bei nassem und verknotetem Haar verursacht werden.

Seit Jahrtausenden komme der Haut eine ganz entscheidende Bedeutung innerhalb der Medizin zu. So finden sich bereits in den Schriften des Hippokrates Rezepturen zur Beseitigung von „Spuren des Alterns" (Kerscher et al. 2009):

- Die **Haut** nimmt als das größte Organ des menschlichen Körpers im **Alterungsprozess** des Menschen eine Sonderstellung ein.
- Sie ist als **Grenzorgan zur Umwelt** in hohem Maße **schädigenden Umwelteinflüssen** wie etwa der ultravioletten Strahlung der Sonne direkt ausgesetzt und addiert diese über die gesamte Spanne des Lebens.
- Demgegenüber steht der in vielen Gesellschaften konstant gebliebene hohe **Wert der Jungerhaltung** (ebenda).
  - Eine Diskrepanz zwischen diesem erstrebten **Ideal** und der **Realität** einer ständig älter werdenden Gesellschaft ist unausweichlich, so dass die stetig steigende Anzahl minimal-invasiver Eingriffe und die enorme Nachfrage nach konservativen „**Wiederherstellungs-(Repair)-Strategien**" in Form von „**Anti-Aging-Cremes**" nicht verwunderlich ist (ebenda).

AUFGABE:
- Legen Sie Wert auf gutes Aussehen?

Wünsche und geplante Verhaltensänderungen/Aktivitäten:

Inhaltsverzeichnis

12.1 Info-Papier: Hobby, Kreativ

In vielschichtigen (multimodalen) Behandlungskonzepten sind **nonverbale Therapieformen**, wie u. a. das **kreative Gestalten**, wichtige Bestandteile. Das Wort „Kreativität" stammt vom lateinischen Wort „creare", was übersetzt *„erschaffen"* bedeutet und somit unsere **gestalterische**, schöpferische Begabung beschreibt (vgl. Pastoors 2018). Je nach Ausstattung einer Klinik kommen ganz unterschiedliche *Techniken* und *Materialien* zur Anwendung: z. B. *Töpfern, Hinterglas-, Seidenmalerei, Aquarelltechniken, Holzbrandmalen, Makramee, Peddigrohr-Flechten, Arbeiten* mit *Leder, Holz, Metall* und *Tiffany*.

Das Risikoverhalten engt das Interessen- und Aktivitätenspektrum häufig auf eher monotone Handlungsmuster ein, die nur wenig abwechslungsreich sind. Nicht selten reagieren Teilnehmende mit Unbehagen, wenn Tätigkeiten oder Materialien sehr ungewohnt sind und *wenige Vorgaben für die Ausführung* gemacht werden. Eine **sprachliche Begleitung** und Bearbeitung dieser Empfindungen sind **äußerst wichtig,** denn erst durch sie kommen diese *Therapieformen zur vollen Geltung* (Haerlin 1982). **Sind** nach einiger Zeit **Berührungsängste abgebaut, ist das Erfolgserlebnis oft umso größer:**

- **neue lohnenswerte Erfahrungen** zu machen
- sich intensiv in eine **kreative, frei gestaltete Tätigkeit zu vertiefen**

- **positive Empfindungen** zu entwickeln
- **abzuschalten** und zu **entspannen**

Das kreative Gestalten in der Therapie ist vorrangig auf sich selbst und die Erlangung einer **inneren Befriedigung** ausgerichtet und

- *nicht auf das Herstellen eines nützlichen Resultats* oder die Anerkennung von anderen (Bischoff 1992).
- Kreatives Gestalten darf *keine Flucht in eine Phantasiewelt begünstigen,*
  - sondern es ist eine konstruktive Auseinandersetzung und ein wirkliches **Eingehen auf** unterschiedliche **Materialien** und **Formen**.
  - Zudem werden vielfältige **psychomotorische** (seelischer Einfluss auf die Bewegung) **Anforderungen** an ein freies Gestalten gestellt und gefördert.

Hier gilt es, wie bei anderen Alternativen zum Risikoverhalten, die positiven Effekte des kreativen Gestaltens möglichst nicht nur für die Zeit der Behandlung wahrzunehmen, sondern den **Transfer in den Alltag** zu gewährleisten und sie für eine **abwechslungsreiche und ausgewogene Lebensgestaltung** zu nutzen.

Was bewirken künstlerische Tätigkeiten?

- Sie fördern **Selbsterfahrungsprozesse** durch das *Wahrnehmen* von *inneren Bildern, eigenen Wünschen, Gedanken* und *Gefühlen.*

Ergänzende Information Die elektronische Version dieses Kapitels enthält Zusatzmaterial, auf das über folgenden Link zugegriffen werden kann [https://doi.org/10.1007/978-3-662-65666-2_12].

- In ein schönes „**Flow-Erlebnis**" (*ganz bei sich und einer Sache sein*) zu gelangen.
  - Eine daraus resultierende **Distanz zu alltäglichen Anforderungen** kann **die Entwicklung von Problemlösungen erleichtern** (vgl. Csikszentmihalyi 1992; Gerber-Eggimann 2005; Plecity 2006; Muschler 2013).
- Weiterhin kann **Kreativität eine Ressource** zur **Verarbeitung belastender Erfahrungen** sein (Seiffge-Krenke 2009).

Neben der künstlerischen Gestaltung sind *weitere Tätigkeiten* wie **Musik**, **Gesang**, **Fotografie** und **kreative Computerarbeit** dem **selbsttätig-kreativen Typus** zugehörig (vgl. Gieseke und Opelt 2005; Holmen et al. 2015).

> **Übersicht**
>
> In der IAS-Untersuchung zur Kategorie *„Hobby, Kreativ"* ragen insbesondere Items mit höheren Belohnungswerten heraus, die ein **eigenes Aktivsein** erfordern wie
>
> - singen und musizieren,
> - sich künstlerisch betätigen und
> - ein Zimmer oder eine Wohnung dekorieren.
>
> Dies steht in Einklang damit, dass speziell der kreative Sektor dazu befähigt, *positive Empfindungen* zu entwickeln, *abzuschalten* und zu *entspannen* (vgl. Csikszentmihalyi 1992; Gerber-Eggimann 2005; Plecity 2006; Muschler 2013). Dies beinhaltet das individuelle **Entdecken der eigenen Kreativität** und ihre **Entfaltung** mit einem entsprechenden Entwicklungspotenzial, *verbunden mit vielen positiven Erlebnissen* und *Begeisterung:*
>
> - Kreativität sollte **nicht nur ein „Glücksfall" sein**,
>
> sondern es *bedarf dazu vielfältiger Anregungen und Ermunterungen*. Die Betätigung im Bereich „Hobby, Kreativ" war bei allen Untersuchungsgruppen (neben „Bewegung, Fitness") schwach ausgeprägt. Dies geht mit repräsentativen Befunden einher, nach denen das Interesse der Bevölkerung daran zunehmend geringer ist (Stiftung für Zukunftsfragen 2019).

12.2   IAS-Fragebogen zu „Hobby, Kreativ"

Liebe Teilnehmerin, lieber Teilnehmer

in unserem Fragebogen sind die verschiedensten Interessen und Aktivitäten aufgeführt.

Ihre Aufgabe ist, sie danach einzuschätzen:

a. Wie häufig Sie diese Interessen/Aktivitäten im letzten Jahr ausgeübt haben?
b. Ob Sie den Wunsch haben, diese Interessen/Aktivitäten häufiger auszuüben?

Interessen / Aktivitäten *08 Hobby, Kreativ* (20)	Wie häufig haben Sie diese Interessen / Aktivitäten **im letzten Jahr ausgeübt?** (bitte auf der Ziffer ankreuzen)					„Änderungswunsch": Haben Sie den **Wunsch**, diese Interessen / Aktivitäten **häufiger auszuüben?** (bitte auf der Ziffer ankreuzen)				
	über- haupt nicht				in hohem Maße	über- haupt nicht				in hohem Maße
134. Singen, musizieren	1	2	3	4	5	1	2	3	4	5
135. Sich künstlerisch betätigen (Malerei, Bildhauerei, Schreiben etc.)	1	2	3	4	5	1	2	3	4	5
136. Fotografieren, Filmen	1	2	3	4	5	1	2	3	4	5
137. Ein neues Gericht zubereiten	1	2	3	4	5	1	2	3	4	5
138. Basteln, handarbeiten, töpfern	1	2	3	4	5	1	2	3	4	5
139. In einem Chor / in einer Band sein	1	2	3	4	5	1	2	3	4	5
140. Zimmer neu dekorieren (Bilder…)	1	2	3	4	5	1	2	3	4	5
141. Billard, Boccia, Bowling, Kegeln	1	2	3	4	5	1	2	3	4	5
142. Malen, tapezieren, Dinge reparieren	1	2	3	4	5	1	2	3	4	5
143. Etwas konstruieren / erfinden	1	2	3	4	5	1	2	3	4	5
144. Holz-oder Schreinerarbeiten ausführen	1	2	3	4	5	1	2	3	4	5
145. Flohmarktbesuch	1	2	3	4	5	1	2	3	4	5
146. Antiquitäten restaurieren, Möbel aufarbeiten	1	2	3	4	5	1	2	3	4	5
147. Ein Musikstück komponieren / texten	1	2	3	4	5	1	2	3	4	5
148. Fotos sortieren	1	2	3	4	5	1	2	3	4	5
149. Karaoke	1	2	3	4	5	1	2	3	4	5
150. Sich schauspielerisch betätigen	1	2	3	4	5	1	2	3	4	5
151. Angeln	1	2	3	4	5	1	2	3	4	5
152. Etwas verkaufen z.B.Trödel, Markt, Internet	1	2	3	4	5	1	2	3	4	5
153. Dinge sammeln	1	2	3	4	5	1	2	3	4	5
Zusätzliche Idee(n)										

Auswertung der Änderungswünsche:

einen Kreis darum machen   **4 5**

12.2.1 Auswertung der Änderungswünsche „Hobby, Kreativ"

Es ist eine Strategie notwendig, die große Fülle der Daten sinnvoll zu reduzieren, damit die in die engere Wahl gezogenen Alternativen näher besprochen werden können.

Deshalb kommen zunächst nur die Interessen/Aktivitäten in die engere **Auswahl,** bei denen Sie die **höchsten Bewertungen** nämlich **4** und **5** vorgenommen haben. Gehen Sie also den Fragebogen nochmals durch und kreisen Sie die 4er und 5er Ankreuzungen gut sichtbar ein. Dennoch sollten Sie nochmals prüfen, ob Sie inhaltlich mit dieser Auswahl zufrieden sind. Wollen Sie eine weitere Aktivität hinzunehmen, kreisen Sie diese Ankreuzung ebenfalls ein. Außerdem haben Sie möglicherweise eine zusätzliche Idee(n), die Sie in der unteren Zeile eintragen können.

12.3   Der Interessen- und Aktivitätenkatalog „Hobby, Kreativ"

Nehmen Sie als Vorlage Ihre 4er und 5er Bewertungen und gehen Sie zu den jeweiligen *Arbeitsblättern der einzelnen „Interessen/Aktivitäten".* Den **Nummerierungen folgend** sind sie leicht aufzufinden:

- **lesen** Sie die darin enthaltenen Informationen,
- **bearbeiten** Sie die gestellten Aufgaben,
- **diskutieren** Sie **Ihre neuen Vorhaben** mit möglichst vielen Personen,
- halten Sie Ihre Ziele zum Interessen- und Aktivitätenausbau in den Arbeitsblättern zur **Tages- und Strukturplanung** (Kap. 15, Tab. 15.1, 15.2, und 15.3) **fest** und bearbeiten Sie die dort vorhandenen Aufgaben, wenn Ihre Zusammenstellung abgeschlossen ist,
- haben Sie keine Scheu, Korrekturen und Ergänzungen vorzunehmen,
- ein zusätzliches völlig freies „Durchblättern" des Katalogs kann ebenfalls hilfreich sein.

134. **Singen, musizieren** Belohnungswert 5,09 (Skala 1-7)	Der Änderungswunsch zum (*Wieder-*)*Aufbau eines* *„vielfältigen"* *Belohnungssystems*: 0-1-2-3-4-5

Summiert man die positiven psychischen und körperbezogenen Wirkungen vom **Singen**, vor allem **in der Gemeinschaft**, ist fast nicht vorstellbar, dass jemand kein Interesse daran entwickelt. Falsche Schamgefühle oder die Feststellung „ich bin nicht musikalisch" sind keinesfalls Hinderungsgründe und erste Erfahrungen lösen schnell alle Zweifel auf. In klinischen Einrichtungen, gleich welcher Fachrichtung, sollte „offenes Singen" (jeder kann teilnehmen) **ein obligatorisches Angebot** sein.

Der ehemalige Musiklehrer und Chorsänger Michael Krauße hat als Ehrenamtler gemeinsam mit den Mitarbeitern/innen eine **Veranstaltungsreihe „Offenes Singen"** entwickelt. Aus einem Interview (2017): Singen in der Gemeinschaft **gebe positive Energie**, **verbessere** das **Allgemeinbefinden** und **bereite gute Laune**. Die **Freude am gemeinsamen Musizieren** überwiege. Eine **wunderbare magische Atmosphäre** entstehe, wenn die Chorgemeinschaft spüre, wie gut sie klinge. „**Mit schönen Klängen im Ohr und einem zufriedenen Gefühl im Herzen** kehren die Menschen zurück in ihren Alltag". „Bei uns darf jeder mitsingen, unabhängig von Alter und Herkunft und **ohne Leistungsdruck**".

Singen

- bringe Menschen zusammen,
- mindere Stress,
- stärke Konzentration,
- Gedächtnis und Denken.
- Niemand fühle sich beim Singen allein oder einsam.
- Musik und Emotionen hingen untrennbar zusammen.

Die Veranstaltungen „Offenes Singen" finden vier Mal im Jahr statt und ständen immer **unter einem Motto**, zu dem ungefähr **30 Lieder** ausgewählt, die als Textsammlung geschrieben und den **Teilnehmern zur Verfügung** gestellt würden.

Sing mit! Berlin (Zentral- und Landesbibliothek Berlin)
Seit Mai 2019 findet „Offenes Singen" **in verschiedenen Indoor- und Freiluft-Locations**, z.B. im Metropol-Theater am Nollendorfplatz, statt. Es zählt das Gemeinschaftsgefühl

- Vorkenntnisse seien nicht notwendig.
- Unterstützung gebe es von wechselnden Vorsängerinnen und Chören.
- Die Texte der Lieder (z.B. von Elton John, Udo Jürgens, Marius Müller-Westernhagen oder den Beatles) gebe es auf einer LED-Wand.

Aufgrund des demographischen Wandels **steige die Nachfrage nach kulturellen und speziell musikalischen Angeboten für ältere Menschen** (Hartogh 2013):

- Eine zunehmende **Lebensqualität** wie auch die Möglichkeit **nachberuflicher Identitätssicherung** mache die existenzielle Bedeutung von Musik im Alter deutlich.
- Bereits heute existieren in diesem Bereich spezifische Angebote, z.B. Chöre, Orchester, Bands, elementares Gruppenmusizieren, in unterschiedlichen Institutionen (z.B. Akademien, Musikschulen, -vereinen, ambulanten und stationären Einrichtungen der Altenhilfe).
- Die Musikpädagogik stünde hier vor neuen Herausforderungen. **Notwendig seien**
  - ○ **zielgruppenorientierte Konzepte**, die den Bedürfnissen einer älteren Klientel mit ihren **spezifischen musikalischen Biografien** und Lebensläufen entsprächen.

Wissenschaftler (Gembris 2015) berichten von zahlreichen **positiven Wirkungen** musikalischer Aktivitäten (Singen, Musizieren) auf **Bereiche der Persönlichkeitsentwicklung, Emotionsregulation** und **neurologische Befunde**, die durch Forschung belegt seien (ebenda) u.a.:

- In jüngerer Zeit gibt es eine sehr starke **Zunahme an Forschungen**, die den positiven **Einfluss** von Singen und Musizieren auf **das *Wohlbefinden* und die *Gesundheit*** nachweisen (ebenda).
- **Verbesserung der Stimmung** und des **allgemeinen psychischen Wohlbefindens,**
    - **Entspannung** und **Stressminderung, geistige Aktivierung, Erfahrung von Spiritualität, verbessertes Selbstbild** und **erhöhte Selbstwirksamkeit** sowie **Gefühle sozialer Verbundenheit** (ebenda; Kreutz 2015).
- Reduktion von Depression und Angst.
- Förderung von Gefühlen der inneren Zufriedenheit, **prosoziales Verhalten** (*Hilfsbereitschaft, Kooperation*), **Einfühlsamkeit**, Engagement sowie Gemeinschaftsgefühl und **Identifikation** mit der Gruppe.
- Aktives Musizieren begünstige nicht nur die **Gehirnentwicklung** und interhemisphärische Kommunikation, sondern verbessere auch eine Reihe von auf das Gehör bezogene Wahrnehmungsfunktionen, Aufmerksamkeitsleistungen und die Lese-Rechtschreibkompetenz (Seither-Preisler und Schneider 2014; Gembris 2015).

AUFGABE:
- Ist Ihnen die gesundheitliche Wirkung bewusst?

Wünsche und geplante Verhaltensänderungen/Aktivitäten:

| |
| |
| |
| |

135. **Sich künstlerisch betätigen (Malerei, Bildhauerei, Schreiben etc.)** Belohnungswert 5,07 (Skala 1-7)	Der Änderungswunsch zum (*Wieder-)Aufbau eines „vielfältigen" Belohnungssystems*: 0-1-2-3-4-5

Es ist wohl eine äußerst **müßige Frage, ob** durch in der Therapie stattfindendes Malen, Gestalten oder kreatives Schreiben „Kunstwerke" entstehen. Dennoch kann **jedes Bild, jede Figur** oder **Erzählung eine besondere Aussagekraft haben** oder als „**schön**" betrachtet und bewundert werden. Der Vorgang des Schaffens und das Produkt können von ganz unterschiedlicher Bedeutung sein.

Tief versonnen etwas Kreatives zu entwerfen, ist **hervorragend geeignet, von alltäglichen Sorgen abzuschalten, sich zu erholen und zu entspannen**, ein Flow-Erlebnis zu haben, **gleichzeitig in gewisser Weise erschöpft und zufrieden** zu sein.

Der Vorgang, **es anderen zu zeigen** und sich mitzuteilen, **kann mit verschiedenen Erwartungen verknüpft sein.** Was wohl dieser oder jener dazu sagen würde, gefällt es überhaupt jemandem? Nicht selten werden in der „Kunsttherapie" **Talente entdeckt** und manch eine(r) entwickelt so ein langanhaltendes Hobby oder macht sogar mehr daraus (Bachmann 2017).

Die **Kunsttherapie** bietet den Patienten besondere **Möglichkeiten** (Schulze 2013),

- unterschiedlichsten Belastungen, Bedürfnissen, emotionalen Befindlichkeiten, Erinnerungen oder Zukunftswünschen **einen Ausdruck zu geben und**
- mit ihnen **aktiv gestaltend umzugehen** (vgl. Schütz 2002 nach Schulze 2013).
- Dabei zielt sie einerseits auf eine **differenzierte Selbst- und Fremdwahrnehmung** und andererseits
- auf die **Selbstaktualisierung** durch die **Entdeckung und Stärkung der kreativen Fertigkeiten** des einzelnen Patienten ab (Schulze 2013).

In einer psychosomatischen Klinik lernen die Klienten, ihre **Beschwerden durch Malen und Gestalten zum Ausdruck** zu **bringen** (von Bonin 2019):

- Es werde mit **freien Bildern** begonnen.
- **Beim Malen** werden die Patienten ermutigt, **Körpersymptome** (z.B. Magendruck, der durch psychische Belastungen zustande kommt) **wahrzunehmen und die Beschwerden auch auszusprechen.**
- **Durch den kreativen Ausdruck** und „sich ernstgenommen fühlen" erfahren die Klientinnen/en eine **erste Entlastung** (von Bonin 2019),
  - die sich häufig in einer **markanten Stressreduktion während der Gestaltungsphase** zeige.
  - Sie lernen, **Beschwerden jeglicher Art immer mehr anzunehmen** und den **mit der Schmerzwahrnehmung verbundenen Stress zu verändern.**
- Erstaunlich sei, wie die Klienten auf einmal **Gefühlswahrnehmungen** und **Gefühlsregungen** (wie beispielsweise Angst, Leere, Wut oder Hoffnungslosigkeit) in wohltuend erleichternder Form **zum Ausdruck bringen** könnten (ebenda).

Schreiben entlastet die Seele (Schreiber 2014):
Wer ein **Tagebuch** führt, kenne den Effekt:

- Sobald ein Gedanke, ein Problem **niedergeschrieben** ist, **fühlt man sich freier.**
- Experten halten das erzählerische Schreiben für ein lebensverbesserndes Mittel, das die Seele entlastet und Probleme lösen hilft (ebenda).

Beim Schreiben werden **Erfahrungen reflektiert**, ihre Bedeutung kann sich so verändern und einen anderen Sinn bekommen. Als Beispiel können Gewalterfahrungen auf diese Weise **besser verarbeitet werden** (ebenda). Schreiben versetze Menschen zunächst in eine **entspannte Konzentration** und lasse **unbewusste Zusammenhänge** (Assoziationen) **hervortreten**, wodurch belastende Erlebnisse **in einem anderen, entlastenden Licht erscheinen** können. Erzählerisches Schreiben schaffe einen Raum, der Patientinnen/en psychisch entlaste (ebenda) und die Möglichkeit verbessere, sich auch in einem Gespräch damit auseinandersetzen zu können.

Kreatives Schreiben ist mehr als nur ein Freizeitvergnügen (Haußmann und Rechenberg-Winter 2013):

- Es verhelfe zu mehr **Selbstwirksamkeit** und **Selbstachtsamkeit** und sei eine unerschöpfliche **Kraftquelle**.
- Dieses Instrument könne nicht nur die/der Einzelne gewinnbringend für sich einsetzen, sondern es sei auch in der (systemischen) **Therapie und Beratung von Gruppen/Organisationen** von großem Nutzen.

AUFGABE:

- Gibt es hier Ansätze, die Sie gerne ausbauen möchten?

Wünsche und geplante Verhaltensänderungen/Aktivitäten:

| |
| |
| |
| |

136. **Fotografieren, Filmen** Belohnungswert 4,93 (Skala 1-7)	Der Änderungswunsch zum (*Wieder-)Aufbau eines* *„vielfältigen" Belohnungssystems*: 0-1-2-3-4-5

Das Fotografieren ist mittlerweile in der breiten Gesellschaft allgegenwärtig – vor allem seit der Erfindung der **Digitalfotografie** und insbesondere **seit der Verbreitung von Smartphones** erfreuen sich Menschen weltweit,

- **Fotos auf einfache Art und Weise selbst zu machen,**
- zu **verschicken** und
- zu **erhalten** (Eberle 2017).

Inzwischen wird kaum etwas ausgelassen und nahezu alles und fast zu jederzeit fotografiert oder gar gefilmt (ebenda). Das **szenische Festhalten von Erlebnissen scheint** besonders reizvoll zu sein wie z.B. **Ferienreisen, Hochzeits- und Geburtstagsfeste.**

- Je nach eigenem Anspruch kann man dabei selbst kreativ werden – sowohl beim Fotografieren/Filmen selbst als auch beim Nachbearbeiten und Gestalten.
- Wer sich mit anderen austauschen möchte, kann sich in einem Fotoclub mit Gleichgesinnten austauschen oder darüber wetteifern, wer das schönste Foto „erhascht" hat (Schuster 2020).

Der Fotoclub Bremen lädt z.B. dazu ein, sich in lockerer Runde über Stimmungen, Landschaften und Szenen rund um das Fotografieren auszutauschen mit Schwerpunkt auf die Gemeinschaft und den Spaß am gemeinsamen Fotografieren (www.lkg-bremen.de/fotoclub).

Ein wesentliches **Ziel anspruchsvoller Fotografie** ist, dem Betrachter **neue und faszinierende Ansichten der Welt** zu zeigen wie etwa ungewöhnliche Langzeitbelichtungen, Nachtaufnahmen, extrem kurze Belichtungen oder Makroaufnahmen (stark vergrößerte/detaillierte Aufnahmen von kleinsten Details des Objekts wie z.B. Facettenaugen von Insekten) (Gockel 2012).

Einige Fotografie-Bereiche sind:
- Menschen-/Portrait-,
- Reise-/Street-,
- Architektur-,
- Landschafts-,
- Makrofotografie

Aber nicht nur ein gutes Bildergebnis ist lohnenswert, sondern vornehmlich die Aktivität des Fotografierens selbst. Hierbei sind verschiedene Gründe denkbar (vgl. Jerrentrup 2020):
- Kreativ sein
- Sich für Foto-Techniken, Kameras u.Ä. interessieren
- In der Aktivität selbst „aufgehen" und achtsam im Moment sein
- „Jagd- und Sammelbedürfnis" nachgehen
- In Kommunikation mit anderen und mit sich selbst in Kontakt kommen
- Sehen/Wahrnehmung schulen
- Gefühle/Stimmungen aufnehmen
- Neue Blickwinkel einnehmen
- Begleitung und Festhalten von Erlebnissen/Erinnerungen Selbst im Geschehen sein und doch einen gewissen Abstand zum fotografierten Objekt haben

Wer noch mehr in die Welt des Fotografierens oder Filmens eintauchen möchte, kann **bei Workshops/Kursen z.B. von der Volkshochschule vielfältige Techniken kennenlernen** und selbst erste praktische Erfahrungen damit sammeln. Hier einige Bespiele des breiten Angebots aus dem Bereich „Kultur – Gestalten: Foto-, Film-, Audio- und sonstige Medienpraxis" (volkshochschule.de).

AUFGABE:

1. Was und wann haben Sie zuletzt fotografiert/gefilmt?

2. Ist es wertvoll, Ereignisse festzuhalten?

Wünsche und geplante Verhaltensänderungen/Aktivitäten:

137. **Ein neues Gericht zubereiten** Belohnungswert 4,91 (Skala 1-7)	Der Änderungswunsch zum (*Wieder-)Aufbau eines* *„vielfältigen" Belohnungssystems*: 0-1-2-3-4-5

Nicht nur Spitzenköche, aber wohl gerade diese, tüfteln an neuen Gerichten.

- Im Zusammenhang mit der Veränderung von Essgewohnheiten, „**einem Mehr an pflanzlichen Produkten**", kommt möglicherweise noch eine kleine Revolution auf die Menschen zu.
- Wobei es **psychologisch** auch hierbei günstiger ist, **alternative und sehr geschmackvolle Gerichte und Produkte anzubieten** („toll, das muss man probieren"), als nur auf Verzicht zu appellieren.

Primär wird eher auf die **heimischen Produkte gesetzt**, **dies schon wegen der Frische und Nähe zum Verbraucher.**

- **Neue Kombinationen** und **Geschmackserlebnisse** sind schon mathematisch fast unendlich, so dass sich (z.B. unter Verwendung von Löwenzahn, Brennnesseln und verschiedener Blütenarten) immer mehr auch gesundheitsfördernde Gerichte kreieren lassen.
- Die Kenntnis über die **Wirkung heilender Pflanzen** ist in der Gesamtbevölkerung leider größtenteils verloren gegangen. Das Thema könnte sich bestimmt gut in Volkshochschulen etablieren, wo auch gesundes Kochen längst zum Programm gehört.

Im Alltag wird man am ehesten durch die allenthalben aufflammenden **Kochsendungen** mit der Kreation neuer Gerichte konfrontiert, die häufig **mit** mehr oder weniger originellen **Talkelementen** angereichert sind.

Über Geschmack lässt sich bekanntlich gut streiten (Ghadiri et al. 2018)
Auch (Sterne-)Köche werden kritisiert.

- Da gebe es die Restaurantgäste, die Fachpresse, Familien und Kolleginnen und Kollegen, die in den **seltensten Fällen dieselbe Meinung hätten** und deren Aussagen auch nicht ständig eindeutig seien (ebenda).

AUFGABE:
- Experimentieren Sie mit der Verwendung neuer Produkte/Zutaten?

Wünsche und geplante Verhaltensänderungen/Aktivitäten:

138. **Basteln, handarbeiten, töpfern** Belohnungswert 4,85 (Skala 1-7)	Der Änderungswunsch zum (*Wieder-*)*Aufbau eines* *„vielfältigen"* *Belohnungssystems*: 0-1-2-3-4-5

In den Räumen der Beschäftigungstherapie sieht es etwas wie in **einem kreativen Trödelmarkt** aus. Hier ist das Angebot äußerst vielfältig, sich an etwas Neuem auszuprobieren. „Wir haben da z.B. die Möglichkeit, ein älteres Fahrrad zu restaurieren – falls Ersatzteile nötig sind, können wir die bestellen. Die Fahrräder sind auch für ein geringes Entgelt zu erwerben." Umfangreicher ist das Angebot im Bereich Holz, mehrere größere und kleinere Möbelstücke, Gartengeräte sind zu reparieren und aufzubereiten. Aber es gibt **Zeit genug, sich erst einmal umzusehen** und sich für etwas zu entscheiden.

Im Reha- und Klinikbereich gibt es ganz unterschiedliche Ansätze, die unter verschiedenen Begriffen wie Beschäftigungstherapie, kreatives Gestalten und Ergotherapie einzuordnen sind. Nach **festen Plänen** können Therapiegruppen auch **durch verschiedene Bereiche z.B. Holz-, Tonbearbeitung, textiles Gestalten, Makramee, Seiden- oder Glasmalerei geführt** werden, wo je nach Therapiedauer, neben den anderen Behandlungsangeboten, eine oder mehrere Wochen verbracht werden (Bachmann 2017).

Im Gegensatz zu den therapeutischen Gruppen- und Einzelgesprächen bezeichnet man diese als non-verbal, wobei jedoch eine **sprachliche Begleitung** und Auseinandersetzung **über die Arbeiten** stattfindet. Manchmal ist es durchaus schwierig, z.B. eine männliche Therapiegruppe für das textile Gestalten zu begeistern oder dass sich die Frauen auf Holzarbeiten einlassen.

- Es ist die Frage, schon hier stärker auf individuelle Neigungen und Interessen einzugehen und **Aktivitäten** zu **fördern**,
  - **die** sich dazu eignen, **nach der Therapie fortgeführt** zu werden und
  - **zu einem dauerhaften vielfältigen Alternativen-Aufbau beizutragen**,
    - die Freizeit sinnvoll zu gestalten, zum Stressabbau und zur Erholung dienen und
    - somit *hilfreich* sind, ein *Risikoverhalten* zu bewältigen.

Manche haben z.B. ihr „Strickzeug" oder die „Malsachen" mitgebracht „das wirkt beruhigend" und außerdem hat man noch diese oder jene Pläne, was es werden soll.

AUFGABE:
- Können Sie dabei abschalten?

Wünsche und geplante Verhaltensänderungen/Aktivitäten:

139. **In einem Chor / in einer Band** **sein** Belohnungswert 4,78 (Skala 1-7)	Der Änderungswunsch zum (*Wieder-)Aufbau eines* *„vielfältigen" Belohnungssystems*: 0-1-2-3-4-5

Allein in Deutschland musizieren **sieben Millionen Menschen** regelmäßig **in einem Chor oder** in **einem Instrumentalensemble** (Altenmüller 2018). Der Reiz sei ein vom Chor und Orchester produzierter akustischer Genuss. Die Reaktion sei oft unwillkürlich, ein vom autonomen Nervensystem ausgelöster Reflex, der als *Gänsehaut* bezeichnet werde.

Der Autor Jan-Geert Wolff arbeitet als Kulturjournalist und Rezensent für Verlage, CD-Labels und Festivals. Er ist selbst ausgebildeter Chorsänger **und erlebe dieses Hochgefühl** häufig, wenn es dem Ensemble und Dirigent während eines Konzerts gelinge, absolut **„auf einer Wellenlänge zu senden"** (Altenmüller 2018): „Dann ist alles möglich, jetzt erscheint ein „Zauber" und der Chor wird zum Artisten, der das **Auditorium in seinen Bann schlägt. Singen macht glücklich**, denn eigenes Musizieren **aktiviert im Gehirn nachgewiesenermaßen das limbische System** (Steuerung von Emotionen), das für die Ausschüttung glücksspendender Hormone verantwortlich ist – übrigens stärker als bei jeder Sportart" (ebenda).

Ob beim „Chorsingen", in einer „Band" oder einem großen „Orchester" zu spielen, zum Auftritt selbst **gehört das Proben**, das mit einem vielfältigen musikalischen **Kompetenzerwerb** und **sozialen Aspekten** verbunden ist:

- Eine **funktionierende Gemeinschaft** und ein aufeinander abstimmen.
  - Ein hochgradiges **„Zusammenspiel" ist entscheidend für** die **Qualität,** die **Harmonie**, das **Klangbild** und letztlich den **Erfolg** einer Aufführung.

Chorsingen ist mehr als nur Musik (Koch 2015)
Die **Proben** finden vormittags statt. Dank der Anbindung an das Mehrgenerationenhaus Münster ist es möglich (ebenda):

- Nach den Proben und **Auftritten bleibt man häufig noch zu einem Tee/Kaffee** o.ä. zusammen.
- Besonders wichtig ist, dass **viele ältere Sängerinnen und Sänger durch dieses Angebot eine positive Perspektive** vor Augen haben.
- Durch die **„sozialen Angebote"** (Mittagessen, Ausflüge, Gespräche, Kooperationskonzerte mit anderen Chören und Freizeiten) fällt es **leicht, auch menschlich zusammenzuwachsen** und **sich wohlzufühlen**.
- Diese „Basis des Wohlfühlens" – also die **unverkrampfte Symbiose (Zusammenspiel)** aus **schöner Musik und sozialer Atmosphäre** – trägt dazu bei, dass diese offenen und herzlichen Chorgemeinschaften weiterwachsen können.
- Die meisten Chöre sind sehr aufmerksam, wenn es um das **Feiern von Geburtstagen oder Jubiläen** geht.

Vielfältige wissenschaftliche Untersuchungen beschäftigen sich (ebenda)
- mit den positiven psychologischen und gesundheitlichen Effekten des gemeinschaftlichen Musizierens.
- Das öffentliche Auftreten, einschließlich der Proben und
- ein daraus **resultierendes Show-Feeling z.B. mit etwas Lampenfieber**
  - steigern zunächst ein **„gewisses wohliges Aufgeregt sein"**,
  - wobei sich **dann nach Beendigung erhebliche Erholungswerte messen lassen,**
  - die günstiger als vor dem ganzen Geschehen sind.

- Hieraus lässt sich schließen, dass sich Chorsingen oder in einer Band spielen hervorragend dazu eignen, sich vom alltäglichen Arbeitsstress oder sei es auch eine gewisse Unterforderung zu erholen bzw. zu regenerieren (ebenda).

Unbestritten seien **positive Einflüsse auf die physische Gesundheit** wie (nach Koch 2015)
- z.B. Atmung, Körperkontrolle, Energie und Aktivität.
- Zudem verhilft das Chorsingen auch zu **sozialer und spiritueller Zufriedenheit** (z.B. Freundschaften, Sozialkontakte, Gruppenempfinden, Gemeinschaftsgefühl (vgl. Clift und Hancox 2001; vgl. Clift et al. 2009).
- Für ältere Menschen hat die Gemeinschaft beim Musizieren eine große Bedeutung, um einer potenziellen (Alters-)Einsamkeit zu entgehen.

Forscher aus Australien systematisierten die belohnende Wirkung des Chorsingens und kamen zu drei Themenkomplexen (Dingle et al. 2013):
1) persönliche Auswirkungen (Emotion, Regulation, Selbstvertrauen, Stimmfindung),
2) soziale Auswirkungen (**Verbundenheit mit den Mitsingenden und dem Publikum, Interaktion**),
3) funktionale Auswirkungen (Gesundheit, Beschäftigung, Routine).

Durch gemeinsames Singen kann sich auch die **subjektive Empfindung des Gesundheitszustands verbessern** (vgl. Clift et al. 2010).
Außerdem konnte nach **Chorproben ein erhöhter Immunoglobulin-A-Wert** festgestellt werden, ein Antikörper, der sich in den Schleimhäuten befindet und Krankheitserreger abhält (Kreutz et al. 2004).

AUFGABE:
1. Kann das eine gute soziale Einbindung und tolle Abwechslung sein?

2. Kennen Sie „Lampenfieber"?

Wünsche und geplante Verhaltensänderungen/Aktivitäten:

140. **Zimmer neu dekorieren (Bilder…)** Belohnungswert 4,71(Skala 1-7)	Der Änderungswunsch zum *(Wieder-)Aufbau eines „vielfältigen" Belohnungssystems*: 0-1-2-3-4-5

Die „eigene" Wohnung als räumlicher Lebensmittelpunkt stellt einen **wesentlichen Bestandteil der Lebensqualität** dar (Bergmann-Pohl 2006).

Somit ist die Wohnraumgestaltung in vielerlei Hinsicht von Bedeutung, um einen **privaten Rückzugsort** zu haben, der **Sicherheit, Geborgenheit** und eine angenehme **Wohlfühl-Atmosphäre** vermittelt und am besten noch mit einer **individuellen Note** versehen ist.

Räume, die so gestaltet sind, dass es **sich dort auch leichter entspannen** lässt, sind zudem auch langfristig gesundheitsfördernd. Darüber hinaus gibt es räumliche **Merkmale, die beispielsweise depressive Verstimmungen vermindern können** (Deinsberger-Deinsweger 2018). Eintönige, abwechslungslose Wohnumgebungen können für die Wahrnehmung schnell unterfordernd wirken, zu Unwohlsein und manchmal sogar zu Beschwerden führen. Ein **gewisses Maß an Reizen** ist für den Menschen notwendig, um sich wohlzufühlen. Diese Reize (Stimuli) sind eine Art „Grundnahrungsmittel" **für das menschliche Gehirn und seine Seele.** Dementsprechend ist es entspannungsförderlich, wenn viele naturnahe Bestandteile im Wohnraum enthalten sind. Mehrere Farben miteinander zu kombinieren, regt zudem die Kreativität an und kann zum Wohlbefinden beitragen (ebenda).

Wie wäre es, ein oder mehrere Zimmer einmal neu zu dekorieren?
Ein erster Blick in das Zimmer hilft vielleicht schon dabei, um erstmal herauszufinden, wozu der Raum dient und ob hier zukünftig ein spezielles Thema, z.B. Wald oder Strand, eine bestimmte Atmosphäre ausstrahlen soll? **Mit ein paar kleinen Handgriffen und originellen Anregungen erhält das gewohnte Zimmer schnell einen neuen Charakter.** Manchmal ist es **an der Zeit, für etwas mehr Abwechslung zu sorgen** – und so reichen manchmal schon ein paar Veränderungen aus, um sich wieder wohler im Raum zu fühlen und sich gar positiv inspirieren zu lassen – oder sollte es sogar eine größere Wandlung werden? Als erster Schritt eignet sich **zunächst das Aussortieren nicht mehr gebrauchter Gegenstände** und danach geht es direkt dazu, **ein paar Möbel umzustellen.** Bereits mit wenig finanziellem Aufwand ist dann ein kreatives Umgestalten dran: z.B. indem man Dinge umfunktioniert, **Materialien aus der Natur sammelt,** Farb-/Glitter-Effekte verwendet oder die letzten Urlaubsfotos aufhängt und beim Dekorieren die Fantasie einfach mal „freilaufen" darf. So steigen womöglich die Neugierde und Spannung darauf, wie das Zimmer später aussieht und ob das Ergebnis mit einer angenehmen Überraschung verbunden ist.

Hier einige Ideen für die Zimmer-Deko:
- Bilder, Poster, Spiegel
- Vasen, Blumen/Zimmerpflanzen
- Accessoires
  - Figuren, Büsten, Wandobjekte, Kerzenständer, Kugeln, Wohntextilien (Kissen, Decken, Tücher)
- Kleinmöbel
  - Hocker, Beistelltisch, Sitzsack
- Wand-Tattoos
  - Sprichwörter, Begriffe, Pflanzen, Tiere, Ornamente, Motive, Uhren, Fotorahmen
- Farbakzente

- Beleuchtung
  - Lampen, Lichterketten, Kerzen
- Jahreszeiten typische Deko

AUFGABE:

- Welche Ideen/Anregungen haben Sie zum Thema „Zimmer neu dekorieren"?

- Wann haben Sie das letzte Mal neu dekoriert?

Wünsche und geplante Verhaltensänderungen/Aktivitäten:

141. **Billard, Boccia, Bowling, Kegeln** Belohnungswert 4,37 (Skala 1-7)	Der Änderungswunsch zum *(Wieder-)Aufbau eines „vielfältigen"* Belohnungssystems: 0-1-2-3-4-5

Bei diesen Geschicklichkeits- oder Präzisionsspielen sind **nur wenige Vorkenntnisse nötig**. Vom **Zusehen** oder von **kleinen Einweisungen** angeleitet, kann jeder mitmachen. Einige spielen in Vereinen oder es sind z.B. bestimmte Gruppen aus Arbeitseinheiten, Altenheimen etc., die sich **regelmäßig dazu verabreden**. Für die meisten ist es ein schönes Freizeitvergnügen, das je nach Bedarf auch in das Privatleben hineinreicht, wenn z.B. durch eine langjährige Mitgliedschaft in einem Kegelverein feste Bekanntschaften entstehen und gemeinsam Geburtstage, Jubiläen o.ä. gefeiert werden. In Kleinanzeigen wird manchmal sogar um neue Mitglieder geworben.

Billard
Dies ist ein Spiel, bei dem ein **spezieller Tisch benötigt wird**, der manchmal in **Clubheimen** zu finden ist. In Fernsehshows gibt es fast jederzeit Turniere anzusehen. Es ist ein Spiel, bei dem zwei Personen oder zwei Teams gegeneinander spielen, indem sie versuchen, Kugeln auf einem Tisch mit einem Stab *(Queue)* in bestimmte Positionen zu bringen.
Dabei stößt der Spieler mit dem Stab nur die weiße Kugel *(Spielkugel)* an, die ihrerseits andere Kugeln *(Objektkugeln)* anstoßen soll.

Boccia oder Boule
Die notwendigen Kugeln lassen sich leicht transportieren, z.B. auf dem Fahrrad. Und da es **fast auf jedem Untergrund** spielbar ist, kann **schnell ein kleines interessantes Geschicklichkeitsspiel** zu zweit oder mit einer kleinen Gruppe inszeniert werden, das für Abwechslung sorgt, z.B. auf einer Liegewiese, wobei sich leicht auch andere dazu einladen lassen. Schon **vom Zusehen lernt man** „kinderleicht", wie es geht und so eignet es sich auch für die ganze Familie.

Zu Beginn wirft jemand die kleine Zielkugel.
Eine Linie oder ein Kreis wird gezogen, von wo aus mit den größeren Kugeln (Entfernung von 6 bis 10 Metern) geworfen wird.
Jeder Spieler der beginnenden Mannschaft wirft (legt, punktiert, platziert) nun eine Kugel so nahe wie möglich an die Zielkugel.
Der Reihe nach wirft nun jeder seine Kugeln. Man kann auch die Kugeln der Gegner treffen, um sie so weiter weg von der Zielkugel zu bekommen.
Für jede besser platzierte Kugel gibt es einen Punkt, also mindestens einen, maximal – wenn alle   6   Kugeln   näher   platziert   sind   –   sechs   Punkte.

Bowling
Hierzu sind ähnliche **Bahnen erforderlich wie beim Kegeln**. Es gibt extra Lokale dafür, die auch eine Gastronomie dazu anbieten und die **Bahnen sind jeweils zu mieten**. Im Gegensatz zum Kegeln haben die zu werfenden „Bowling-Bälle" Bohrungen für die Finger. Am Ende der Bahn sollen möglichst **alle zehn „Pins"** (ähnlich wie Kegel) **damit umgeworfen** werden. Bilden sich Mannschaften, ist für **Jubel und laute Enttäuschungsbekundungen** gesorgt. Unter dem beim Wettkampf entstehenden „**Nervenkitzel**" ist es ein unterhaltsames Erlebnis, ein Abschalten vom Alltag, man verbringt eine spannende Zeit mit anderen Menschen und trotzdem bleibt die Zeit, sich zu unterhalten und auch näher zu kommen.

Kegeln

Bekannter ist Kegeln als eine **Präzisionssportart**, bei der ein Spieler in ähnlicher Weise von einem Ende einer glatten Bahn aus **mit kontrolliertem Schwung eine Kugel ins Rollen bringt, um die am anderen Ende der Bahn aufgestellten neun Kegel umzuwerfen**. In der Regel geht es darum, möglichst „**alle Neune**" und damit eine **hohe Punktzahl** zu erreichen. Häufiger haben sogar Kliniken Kegelbahnen oder es gibt ab und zu Ausflüge in nahe entsprechende Lokalitäten, um für etwas **Abwechslung, Sport, Spiel und Spannung** zu sorgen. Werden **Mannschaften** gebildet und zeichnen sich knappe Spielstände ab, kann die **Stimmung schon einmal hochsteigen**, wobei zwischendurch auch gegenseitiges Kennenlernen und sozialer Austausch inbegriffen sind.

AUFGABE:

- Suchen Sie dabei ein „Gemeinschaftsgefühl"?

Wünsche und geplante Verhaltensänderungen/Aktivitäten:

| |
| |
| |

142. **Malen, tapezieren, Dinge reparieren** Belohnungswert 4,28 (Skala 1-7)	Der Änderungswunsch zum *(Wieder-)Aufbau eines* *„vielfältigen"* Belohnungssystems: 0-1-2-3-4-5

Es kann beträchtlich **erleichtern** („wie oft hatte man es sich schon vorgenommen"), wenn eine **lästige Sache endlich repariert** ist. Sei es nun eine tropfende Dusche, eine stark quietschende Tür oder ein fehlerhaftes Teil am Fahrrad. Nicht jedem liegt das oder nicht jede hat Talent dazu.

Oh, da kam eine **Pfütze aus dem Waschkeller**. Bei näherem Hinsehen wurde sichtbar, dass der **ganze Keller unter Wasser stand**. Das sah sehr nach Totalschaden aus, da lohnte es sich wahrscheinlich nicht, den Handwerker zu rufen – wenn das nun in der Wohnung passiert wäre. Mehr zufällig erzählte er die Sache einem befreundeten Hausmeister: „Das kann ein kleiner Defekt sein, da würde ich nicht so schnell handeln, ich kann ja mal reinschauen". Nach ein paar Minuten **zog er ein kleines Stück Plastik heraus**, vielleicht ca. **5x5 Zentimeter**. „Hier ist der **Übeltäter**, da ist ein Riss drin. **Kosten etwa fünf Euro**." „Das kann nicht wahr sein!" Ein Zufall war wohl, dass es nur eine Straße weiter ein Elektrozubehörgeschäft gab, das diesen Artikel tatsächlich vorrätig hatte. Da kam man aus dem Staunen nicht heraus. Es war so einfach, dieses Teil sogar selbst wieder einzusetzen (trotz einer angeblich starken handwerklichen Minderbegabung) und die Maschine läuft noch heute.

Faszinierend sind die allerorts entstandenen Repair-Cafés.
Meist ist ein **vorheriger Anruf erforderlich**, um zu klären, ob das reparaturbedürftige Gerät dort auf eine ausreichende Expertise stößt und nicht etwa jemand voreilig mit einem Mähdrescher vorbeikommt.
Folgende Notizen stammen aus einem Magazin des Landratsamtes Bodenseekreis: Nicht nur die **Leidenschaft am Tüfteln verbindet** die Macher des Cafés, sondern auch der **Gedanke der Nachhaltigkeit – der Wegwerfgesellschaft etwas entgegenzusetzen**. Man verstehe sich nicht als Konkurrenz zu den Fachbetrieben, sondern „**wir sind die letzte Station vorm Container**". Repair-Cafés sind eine Initiative der Niederländerin Martine Postma. Im Oktober 2009 organisierte sie das allererste Repair-Café in Amsterdam. Es war ein großer Erfolg. Für Martine war dies der Anlass, die **Stiftung „Repair-Café"** ins Leben zu rufen.

- Diese niederländische **Non-Profit-Organisation** bietet seit 2011 lokalen Gruppen im In- und Ausland professionelle **Unterstützung** an, die **selbst ein eigenes Repair-Café eröffnen** wollen.
- „Reparieren statt wegwerfen" ist das Motto der Reparatur-Cafés, von denen es mittlerweile einige im Bodenseekreis gibt.
- Ehrenamtliche **Heimwerker, Bastler und ehemalige Spezialisten** aus verschiedenen Berufssparten engagieren sich in Reparatur-Cafés.
- Eines der Cafés kann z.B. auf eine zwölfköpfige Mannschaft zählen. Begrüßt werden die Gäste mit einem **Tee/Kaffee**.
- Alles, was man unter den Arm nehmen kann, wird repariert.
  - So stehen im Reparatur-Café alte Röhrenradios, Elektrogeräte, Stühle, Uhren und Spielzeug.
    - Oft sei nur ein defekter Schalter oder ein Wackelkontakt das Problem.
  - Im Reparatur-Café nehmen sich *Fachleute* der Sache an und **geben Hilfe zur Selbsthilfe.**
  - Unter fachkundiger Anleitung wird gemeinsam mit dem Besitzer das Teil wieder flottgemacht.

Über das Internet lassen sich zudem leicht erst einmal Tipps einholen, wie an ein Problem heranzugehen ist. Nicht hinweisen muss man auf die zahlreich vorhandenen Baumärkte, in denen Materialien zu besorgen sind und wenn es nicht zu voll ist, auch Informationen beschafft werden können.

AUFGABE:

- Ist dazu Geschick notwendig?

Wünsche und geplante Verhaltensänderungen/Aktivitäten:

| |
| |
| |

143. **Etwas konstruieren/erfinden** Belohnungswert 4,26 (Skala 1-7)	Der Änderungswunsch zum (*Wieder-)Aufbau eines* *„vielfältigen" Belohnungssystems*: 0-1-2-3-4-5

Wissenschaft und Erfindung haben viel mit Zweifel, einer Sache zu dienen und sich ganz in sie zu vertiefen, zu tun.

JEDER KANN TÜFTELN, ERFINDEN, WERTVOLLES WISSEN SCHAFFEN UND WEITERGEBEN

Bill Gates gab das erfolgreiche Studium in Harvard auf, weil ihm seine junge Firma und deren Programmierungsaufgaben keine Zeit für anderes mehr ließen (Schuster 2016). Junge Menschen gründeten Garagenfirmen, aus denen heute die weltgrößten Industrieunternehmen geworden sind (ebenda):

- wie z.B. das von Bill Gates mitgegründete Unternehmen Microsoft,
- einer der Erfinder der Computersprache „Basic" und des Betriebssystems „Windows", mit einer Art Bilderschrift,
    - die jeder ohne langes Lernen von künstlichen Programmbefehlen beherrschen kann.

Werner Rammert, Professor für Techniksoziologie an der Technischen Universität Berlin, in einem Interview (vgl. Rammert 2010; Haefely 2015): «Der Erfinder ist ein Nonkonformist, ein Abweichler.» Er sei unangepasst, und zwar im besten Sinne: «Durch seine im Wortsinn ‹verrückte› Wahrnehmung erkennt er Probleme und Lösungen, die anderen verborgen bleiben.» Gedanklich neue Wege zu gehen ist also unabdingbar. «Der Erfinder ist bis zu einem gewissen Grad durchaus besessen in dem, was er tut. Deshalb verfolgt er seine Idee unbeirrt auch gegen äußere und innere Widerstände».

Doch wie kommen die Tüftler, Erfinder und Denker zu ihren überraschenden Ideen. Kreativität erscheint oft als etwas Geheimnisvolles (Bullinger 2010):

- Jeder kennt den Geistesblitz – den magischen Augenblick, wenn es funkt und Puzzlestücke sich zusammenfügen (ebenda).
- Doch der zündende Einfall sei alles andere als Zufall,
    - Erfindungen und Entdeckungen hätten meist eine lange Vorgeschichte und basierten auf *breitem Wissen*.
    - Aber Wissen allein genüge nicht,
    - man müsse das Wissen *organisieren, kombinieren* und – *vor allem* – *neu zusammensetzen*.
    - Grundlegend Neues entstehe meist an den *Grenzbereichen der verschiedenen Fachgebiete* und weniger durch das „Genie im Elfenbeinturm", sondern durch Zusammenarbeit im Team (ebenda).
    - Es ist absolut erstaunlich wie kreativ kleine Gruppen sind.
    - Kreativität ist das gezielte Suchen ebenso wie das spontane Sammeln von Ideen,
        - ein Umherschweifen im Raum der Möglichkeiten (ebenda).

Im Internet gibt es mehrere Hinweise auf Erfindermarktplätze und Börsen (Aliniki: https://www.alinki.com/kategorien/691/).

- Eine Führungsrolle spiele im Bereich der Messen für Ideen, Erfindungen und Neuheiten die Messe iEANA in Nürnberg, die Anfang November terminiert sei. Über vier Tage könne man sich auf der Messe über Erfindungen informieren.

- Im April fände im Schweizerischen Genf eine große Erfindermesse statt, die angestellte oder unabhängige Erfinder mit Investoren zusammenbringe.
- Interaktive Technologie-Börseninformationen werden z.B. von der IHK angeboten, die nach räumlichen und sachlichen Kriterien im Internet aufgebaut sind. Es gebe auch Bildungsserver der Länder, die vor allem für junge Forscher interessant sein können.

AUFGABE:

- Hatten Sie schon eine gute Idee?

Wünsche und geplante Verhaltensänderungen/Aktivitäten:

144. **Holz- oder Schreinerarbeiten ausführen** Belohnungswert 4,26 (Skala 1-7)	Der Änderungswunsch zum *(Wieder-)Aufbau eines* *„vielfältigen"* *Belohnungssystems*: 0-1-2-3-4-5

„Der Duft von Holz steigt in die Nase" – wer kennt nicht diesen typischen, angenehmen Geruch etwa beim Spaziergang im Wald, beim Kauf eines neuen Möbelstücks oder beim Ausführen von Holz- und Schreinerarbeiten. Welche Substanzen den natürlichen Holzgeruch verursachen, ist nicht leicht herauszufinden, weil Holz so viele geruchsaktive wie auch geruchlose Stoffe enthält (Büttner und Schreiner 2018).

Die Faszination für diesen vielseitigen natürlichen Werkstoff und das Interesse, sich mit den verschiedenen Holzarten und deren charakteristischen Beschaffenheiten zu beschäftigen, ist bei diesem Hobby nahezu selbstverständlich.

Es ist bereits **ein Vergnügen**, das **wunderbare Material in den Händen zu halten**. Jedes Stück **Holz ist einzigartig** durch seine **Farbe, Struktur** und **Stärke**, was **kreative** Handwerker **immer wieder zu neuen Ideen anregt** (Simpson 2018).

Für den Hobbyschreiner/-drechsler lassen sich die selbst gefertigten Stücke zum Eigengebrauch nutzen oder sie eignen sich als **ausgefallene Geschenke** für Verwandte, Freunde und Bekannte. Fortgeschrittene **präsentieren** ihre originellsten Ausfertigungen gar **auf Ausstellungen** oder **Hobbymärkten**.

Einige Voraussetzungen, die beim handwerklichen Arbeiten mit Holz bedeutsam sein können (vgl. Lawson 2008; Rowley 2018):

- Anschaffung der Grundausstattung z.B.
  - Werkzeuge/Werkzeugbänke
  - Zubehör
- Einrichtung und Organisation der Werkstatt
- Erlernen der verschiedenen Handwerkstechniken z.B.:
  - Fräsen
  - Bohren
  - Drehen
  - Schnitzen
  - Sägen
  - Leimen
  - Furnieren
  - Oberflächenbehandlung
- Überblick in Theorie und Praxis zur Materie Holz erlangen
- Auswahl der Holzart
- Eigener Entwurf (Design und Konstruktion)
- Herstellung von Werkstücken/Holz-Objekten
- Gesundheit einbeziehen:
  - Unfallschutzmaßnahmen
  - Ergonomisches Arbeiten/gesunde Körperhaltung
- Sparsamer Umgang mit:
  - Finanziellen Ausgaben
  - Material
  - Zeit

Aus Holz lassen sich diverse Produkte selber herstellen wie z.B.:

- Möbel

- Gebrauchsgegenstände
- Kunstobjekte
- Spiele/Spielzeug

AUFGABE:

1. Haben Sie schon einmal Holz- oder Schreinerarbeiten ausgeführt und etwas dabei hergestellt? Falls ja, wie war das für Sie?

2. Was denken Sie über die Faszination für Holz?

Wünsche und geplante Verhaltensänderungen/Aktivitäten:

145. **Flohmarktbesuch** Belohnungswert 4,22 (Skala 1-7)	Der Änderungswunsch zum (*Wieder-)Aufbau eines* *„vielfältigen" Belohnungssystems*: 0-1-2-3-4-5

Nachhaltigkeit im Konsum ist **eine wichtige Bewegung.**

Alles was noch „brauchbar" ist, sollte unabhängig von der sozialen Stufenleiter weiterverwendet werden. So vereinbaren **Familien,** deren **Kinder** verschiedenen Alters sind, oft schon frühzeitig, nicht mehr **passende Sachen direkt weiter zu geben.** Stolz weist ein kleiner Bub auf sein beige-braunes robustes Beinkleid, „das habe ich von …", einem Kind aus der Bekanntschaft.

Besonders **Kinderflohmärkte** haben einen hohen Marktanteil. Sie sind nicht nur Kaufgelegenheiten, sondern auch **soziale Kontaktmöglichkeiten** bzw. zum **Kennenlernen von Gleichgesinnten geeignet.** Untersuchungen zeigen (Clausen et al. 2011),

- dass über 40 % einmal Bücher, CDs oder DVDs gebraucht erworben haben
- und ein Viertel der Bevölkerung einmal gebrauchte Textilien.
- Allerdings wisse man auf Flohmärkten und beim Trödler oft nicht, was angeboten werde.
- Häufiger führe dies dann auch zum Kauf von Dingen, die man nicht gerade benötige
  o und anderes, was man eigentlich kaufen wolle, sei nicht zu finden.

Inzwischen gibt es allenthalben eine erhebliche **Konkurrenz zu den Flohmärkten durch die Internetportale**, zumal dann, wenn auf bequeme Art und Weise Waren angeboten oder direkt nach bestimmten Marken und Artikeln gesucht werden könne (Blättel-Mink et al. 2011). Die Auswahl sei einfacher, um z.B. bestimmte Größen zu finden oder genauer nach einer Spielzeugart zu suchen.

- Nichtsdestotrotz bietet der **Trödelmark**t eher **Überraschungen**, man stößt auf **Unerwartetes**, kann sich **Inspiration** und **Anregung** holen und er ist inzwischen ein wichtiger **sozialer Treffpunkt.**

Annik Walter: „**Flohmärkte** sind etwas Tolles. Für viele ist ein Besuch am Samstag oder Sonntag wichtiger und **fester Bestandteil des Wochenendes**, genau wie Ausschlafen und der gemütliche Sonntagsbrunch. Egal, ob man auf der **Suche nach alten Schätzen** oder auf der unbestimmten Reise durch die letzten Jahrzehnte ist, mit leeren Händen gehen die wenigsten nach Hause. Zu einem Flohmarktbesuch **gehören Feilschen und Handeln mit dazu** – die einen können es besser, die anderen lassen die Geldbörse bluten." Auf folgende Kommentare sollte man auf jeden Fall gefasst sein (ebenda): „Das ist nur heute so günstig! Das Angebot gilt nur für Dich! Ich habe dafür selbst wirklich viel bezahlt! Das lässt sich leicht rauswaschen! Hast Du das auch in Schwarz? So etwas suche ich schon ganz lange!" https://mitvergnuegen.com/2018/11-saetze-die-du-garantiert-auf-dem-flohmarkt-hoerst/

AUFGABE:
- Wie ist Ihre Meinung dazu?

Wünsche und geplante Verhaltensänderungen/Aktivitäten:

146. **Antiquitäten restaurieren, Möbel aufarbeiten** Belohnungswert 4,20 (Skala 1-7)	Der Änderungswunsch zum *(Wieder-)Aufbau eines „vielfältigen" Belohnungssystems*: 0-1-2-3-4-5

Antiquitäten restaurieren und Möbel aufarbeiten – das **muss nicht** ausschließlich eine **Sache der Profis sein**. Für interessierte Hobbyrestauratoren gibt es **vielfältige Möglichkeiten** (z.B. Ratgeber, Bücher, Kurse, Videos), sich ein **entsprechendes Wissen** über dieses Gebiet **anzueignen**. Mit zunehmender praktischer Erfahrung wird überdies noch mehr gelernt und wer mit Spaß und Freude dabei ist, wird wohl noch so manchem „**angeschlagenen Schmuckstück**" wieder **zu seinem früheren Ansehen** zurück **verhelfen**. Gerade, wenn es sich dabei um ein altes Möbelstück mit hohem **persönlichen/ideellen Wert** oder gar um eine ehemals wertvolle Antiquität handelt, spornt dies zum Restaurieren an. Nicht selten wächst dabei allerdings auch die Unsicherheit und die Frage schleicht sich ein: „traue ich mich da wirklich ran?"

Die in die Jahre gekommenen Möbelstücke haben im Laufe der Zeit oftmals an Schönheit und Funktion eingebüßt. Durch die Aufarbeitung der besonderen „**Schätze**" kann – **mittels grundlegender Techniken** – z.B. die mittlerweile beschädigte Oberfläche, der nicht mehr ganz so schmückende Überzug, die Rückstände einer fehlerhaften Behandlung oder ein durch Feuchtigkeit entstandener Schaden wieder **in Stand gesetzt** werden (Kirchlechner 2020).

Einige wesentliche Arbeitsschritte beim Restaurieren eines antiken Möbelstücks (vgl. Günder 2020; Kirchlechner 2020) sind:
- Sicherung der Stabilität und Funktionalität
  - z.B. gelöste Verbindungen wieder festigen/leimen
- Löcher und Risse ausbessern
  - auf dem Furnier (zierendes Obermaterial) oder
  - auf dem Trägerholz (tieferliegendes Untermaterial)
- Farbe ausbessern
- Polieren
  - alte Lack- und Wachsreste entfernen/Oberfläche reinigen
  - Lackieren
  - Wachsen

Bei der Restaurierung alter Möbel – vom einfachen zu restaurierenden Tisch bis hin zu aufwendigen Arbeiten an Stühlen, Kommoden oder fast völlig zerstörten Stücken – kommen unterschiedliche **holzbearbeitende Techniken wie z.B. drechseln, kochen, biegen von Holz, furnieren, polstern und Methoden der Oberflächenbehandlung** wie z.B. das **Ausbessern von Lackschäden** und **Wachsen zum Einsatz** (Buchanan 2007).
Das geeignete Werkzeug, spezielle Maschinen und alles was für eine gut ausgestatte Werkstatt benötigt wird, gehören zur Ausrüstung des/der Hobbyrestauratoren/in. Beim Einstieg empfiehlt sich ggf. erstmal eine **Ausleihe der Gerätschaften**, um kostengünstig zu starten und zu erproben, ob es die richtige Freizeitbeschäftigung ist (vgl. wohnen.de 2021). Auf **Flohmärkten oder bei Trödlern lassen sich schadhafte Möbel** oft zu erschwinglichen Preisen **erwerben**. Nach einer gelungenen Restauration steigt meist der Wiederverkaufswert z.B. bei einem Antiquitätenhändler um ein Vielfaches.

AUFGABE:

1. Was würden Sie mit einem alten oder antiken beschädigten Möbelstück machen?

2. Wie reizvoll erscheint es Ihnen, selbst Hand an zu legen?

Wünsche und geplante Verhaltensänderungen/Aktivitäten:

147. **Ein Musikstück komponie- ren/texten** Belohnungswert 4,13 (Skala 1-7)	Der Änderungswunsch zum *(Wieder-)Aufbau eines „vielfältigen" Belohnungssystems*: 0-1-2-3-4-5

Das sogenannte **Songwriting** („Liedschreiben") ist **für jede(n) zugänglich** und hat sich in der **Musiktherapie bei verschiedenen Patientengruppen** bewährt.
Songwriting bezeichnet das Verfassen von in erster Linie Pop- oder Rockmusik. **Komponisten** kreieren dabei Form, Harmonik, Melodik und Rhythmik der Werke, während **Liedtexter** den Text dazu verfassen. Beides kann auch von derselben Person ausgeführt werden (Wikipedia).

Songwriting ist bei einer Vielzahl von Bevölkerungsgruppen anzutreffen, wobei der Schwerpunkt hauptsächlich auf dem Schreiben von Texten liegt. Edgerton (1990) gibt einen Überblick über Forschung und Literatur zu **therapeutischen Songwriting-Techniken sowie** zur **Songkomposition im Allgemeinen**:
Das „Songwriting" mit Jugendlichen z.B. habe sich als wirksame Technik erwiesen, um den
- **Gruppenzusammenhalt** zu stärken und den **Selbstausdruck** zu verbessern,
- das **Selbstwertgefühl** zu steigern und **Einsicht in Gefühle** und **Bedürfnisse** sowohl von sich selbst als auch von anderen zu erfahren.
- „**Creative Group Songwriting**", in dem Gruppen von emotional beeinträchtigten Jugendlichen, nicht nur Texte zu schreiben, sondern auch ihre eigene Musik komponieren.

Therapeutisches Songwriting ist eine **musiktherapeutische Methode**, die Patientinnen sowohl durch den Text als auch durch die Musik **unterstützt** (Eickholt 2017):
- **Persönliche Krisen zu verarbeiten** und vielfältig zum Ausdruck zu bringen.
- Das praktische therapeutische Vorgehen wird anhand der Arbeit mit psychisch erkrankten Erwachsenen, Demenzbetroffenen und Jugendlichen mit sozialen Anpassungsschwierigkeiten vorgestellt.
- Die beschriebenen **Zielsetzungen und Herangehensweisen** sind sehr unterschiedlich, da sie von den vielfaltigen Anwendungsgebieten, aber auch von den individuellen Voraussetzungen der Patienten/innen abhängig sind (ebenda).

Seit 2013 ist die **Lehrveranstaltung »Lied in der Therapie«** an der Universität für Musik und darstellende Kunst Wien Teil des Faches „Praxeologie der Musiktherapeuten" (Smetana et al. 2017). Vorliegender Beitrag sei in Ko-Autorinnenschaft zwischen der Lehrenden und Studierenden des Sommersemesters 2016 entstanden. Hier einige *Auszüge* daraus, um die Methode generell zu verdeutlichen:
- Die Studierenden sollten vor allem für die **methodische Bedeutung des Liedes**
  - in der musiktherapeutischen Arbeit mit Menschen **in unterschiedlichen Lebensabschnitten und Entwicklungskontexten** sensibilisiert werden.
- **Praktische Übungen** zum spontanen Songwriting bestanden etwa darin,
  - **binnen weniger Minuten ein paar Zeilen Text** ohne inhaltliche Vorgabe **aufzuschreiben**
  - und **mit der Gitarre zu einem Lied zu vertonen** oder anhand **eines vorgefertigten Textes in Gruppenarbeit ein Lied zu entwickeln.**
- Einfache Grundregeln (z.B. es braucht nicht zwingend einen Reim, aber einen Rhythmus) wurden vermittelt und verschiedene Herangehensweisen in der **harmonischen und melodischen Strukturfindung** diskutiert und ausprobiert.

- Die Aufgabe bestand darin, **zu verschiedenen selbstgewählten Themen**, die insbesondere Gefühlszustände aufgreifen (z.B. Traurigkeit, Mut – Verzagtheit, Ärger, Langeweile),
    - o **Lieder vorzubereiten** und den anderen Studierenden vorzustellen.
    - o Anhand des Feedbacks aus der Gruppe und vereinzelter Rollenspiele wurde reflektiert**, welche Funktion das jeweilige Lied in einer therapeutischen Situation übernehmen könnte**, wo Veränderungen möglich und notwendig seien und welche **flexiblen Arrangements** (technische Gestaltungsmittel) das Lied bereithalten könnte.
    - o Auf diese Weise wurden sie für die Anforderungen und Herausforderungen von Situationsliedern sensibilisiert.

Auch **Volkshochschulen bieten Kurse zum Songschreiben** an. Die Volkshochschule Freiburg beschreibt dazu:

„Du hast einen **Songtext in der Schublade und willst ihn endlich zu Ende schreiben**? Oder wolltest Du schon immer mal einen Song schreiben und Dir fehlt der Text dazu? Wunderbar! In diesem Workshop beschäftigen wir uns damit, **was einen guten Songtext ausmacht** und in **welchem Verhältnis Text und Musik in einem Song stehen**. Außerdem bekommst Du **Techniken** an die Hand, **die Dir helfen**, Deine **Kreativität besser zu nutzen** und Schreibblockaden aufzulösen. *Vorkenntnisse sind nicht erforderlich*. - Bitte mitbringen: Schreibsachen, einen bereits existierenden Lieblingssong (z.B. als MP3 auf dem Handy) sowie einen eigenen Songtext oder Song (falls vorhanden) und offene Ohren. - *Bitte beachten*: der Kurs ist ab 14 Jahren und natürlich auch für Erwachsene buchbar."

https://vhsfreiburg.de/index.php?id=285&L=814&kathaupt=11&katid=44&knr=212212412&knradd=212212412

AUFGABE:
1. Sollte man sich trauen?

2. Andere einbeziehen?

Wünsche und geplante Verhaltensänderungen/Aktivitäten:

| |
| |
| |
| |

148. **Fotos sortieren** Belohnungswert 4,07 (Skala 1-7)	Der Änderungswunsch zum *(Wieder-)Aufbau eines* *„vielfältigen"* *Belohnungssystems*: 0-1-2-3-4-5

Wahrscheinlich gibt es **kein Patenrezept**. Warum sollte man Fotos nicht in einem **Karton** aufbewahren?

Allerdings fällt einem dann häufig ein, dass es da **noch welche in Briefumschlägen** gibt, die die Entwicklerin einem übergeben hat **und in diese oder jene Ablagemöglichkeit** … Dann ist es bedauerlich, Bilder nicht wieder zu finden, an die man sich gerade erinnert und sie gerne einmal wieder anschauen oder jemandem zeigen möchte. **Ältere Familienfotos scheinen zu verblassen, lösen sich in den Alben häufig wieder aus den Halterungen** und fallen heraus.

- Die **Digitalisierung der Fotos scheint doch ein echter Fortschritt zu sein.**
- Das **Anschauen ist viel einfacher** sowie
- sie **in verschiedene Rubriken zu sortieren** und
- es lassen sich für nicht allzu große Kosten, **Sammlungen daraus zu *Fotobüchern* zusammenstellen, in denen bequem zu blättern ist**,
  - o was ebenfalls eine Bereicherung darstellt und **sich hervorragend als Geschenk eignet**.
  - o So z.B. die ersten 4 Lebensjahre des Enkelkinds.
    - Einschließlich Treffen mit der ganzen Familie und
    - entsprechende Reisen etc.
- Vielleicht lohnt sich die Digitalisierung von älteren Familienfotos, so gehen sie am wenigsten verloren, verblassen nicht weiter und lassen sich mit den neueren ansehen und kombinieren.

In einer Untersuchung an Studierenden wurde ermittelt (Greifeneder et al. 2020):
- 72 % der Befragten finden das Abspeichern von Fotos „wichtig" oder „eher wichtig",
- 69 % sortieren ihre Fotos nach Datum,
- 57 % nach Themen,
- 31 % sowohl nach Datum als auch nach Themen und
- nur 3 % „gar nicht".

Damit keine Fehler passieren, ist **beim Digitalisieren auf einige Punkte** zu achten (FamilySearch 2017). https://www.familysearch.org/blog/de/sechs-schritte-zur-digitalisierung-ihrer-familienfotos/

Hier sind dazu einige Anregungen gegeben (ebenda):
- Erst sortieren, dann digitalisieren (z.B. nach Ereignissen und Personen).
- Duplikate herausnehmen.
  - o Dann jeden Stapel nach Datum sortieren („hier und da zu raten, macht nichts").
  - o Auswählen, was gescannt werden soll.
- Falls Hunderte oder Tausende von Bildern zu scannen sind, kann ein *Einzugsscanner* eine schnelle und zuverlässige Lösung sein.
- Mobilgeräte (Smartphone, Tablet) eignen sich am besten, wenn man keine sehr hohe Auflösung braucht und die Bilder nicht aus einem Album herausgenommen werden sollen.
- Speicherort festlegen, z.B. der Computer, externe Laufwerke oder das Internet.
  - o Noch nie war die Gelegenheit so gut, Einladungen auszusprechen und eine tolle Präsentation daraus zu machen.

AUFGABE:

- Sind Fotobücher ein schönes Geschenk?

Wünsche und geplante Verhaltensänderungen/Aktivitäten:

149. **Karaoke** Belohnungswert 4,04 (Skala 1-7)	Der Änderungswunsch zum *(Wieder-)Aufbau eines* *„vielfältigen"* *Belohnungssystems*: 0-1-2-3-4-5

Das musikalische Phänomen „**Karaoke**" **stammt aus Japan** und ist eine Freizeitbeschäftigung und eine Art Partyspiel zugleich (karaoke-helden.de 2021).

Ohne den dazugehörigen Gesang wird die Musik eines Songs vom „Band" abgespielt. Die Aufgabe der Kandidatin ist, den fehlenden Gesang mit der eigenen Stimme zu ergänzen. Der **Text** wird gleichzeitig **auf** einem **Bildschirm eingeblendet** und die jeweils zur Musik passenden Stelle farbig markiert. Man wählt also ein bevorzugtes Lied aus und singt einfach den Text über ein **angeschlossenes Mikrofon** nach. In Japan gibt es nicht nur Bars, in denen Karaoke angeboten wird, sondern zunehmend werden sogenannte „Karaoke-Boxen" (schallisolierte Zimmer mit Musikanlage) in speziellen Karaoke-Komplexen (karaoke-kan) dafür gemietet. Beim Karaoke **kommt** es vor allem **auf** den **Spaß und weniger auf „schönes Singen"** an. Karaoke-Automaten sind allerorts in Südostasien verbreitet, selbst in Transportfahrzeugen wie Zügen und Bussen (letskaraoke.de 2018).

Aber auch hierzulande kann Karaoke ein lustiges Ereignis sein. Es lassen sich verschiedene Möglichkeiten finden, Karaoke auszuprobieren oder gar ein echter Fan zu werden. Neben Bars, Clubs und auf Partys findet Karaoke auch im virtuellen Raum und mittels Spielekonsolen/PC-Programmen zu Hause mit der Familie oder bei Freunden statt. Eine schöne Herausforderung ist es, das Lampenfieber und die Scheu vor einem „öffentlichen" Auftritt zu überwinden und den Spaß am eigenen Singen zu genießen.

AUFGABE:

- Öffentlich auftreten – wo und mit wem könnten Sie sich vorstellen, einmal zu „karaoken"?

Wünsche und geplante Verhaltensänderungen/Aktivitäten:

150. **Sich schauspielerisch betätigen** Belohnungswert 4,02 (Skala 1-7)	Der Änderungswunsch zum (*Wieder-*)*Aufbau eines* *„vielfältigen" Belohnungssystems*: 0-1-2-3-4-5

Sich schauspielerisch zu betätigen kann mit vielfältigen positiven Erlebnissen verknüpft sein, **inneres Erleben** und **Gefühle** in **Sprache, Gestik und Mimik auszudrücken** und sich anderen mitzuteilen.

Hier geht es nicht um eine Berufsausbildung, sondern darum zunächst die **Freizeitgestaltung wesentlich** zu **bereichern** und ein Angebot z.B. einer Volkshochschule wahrzunehmen. Manchmal gehen ähnliche Initiativen auch von professionellen Theatern aus, die sich für benachteiligte gesellschaftliche Gruppen engagieren, damit zur Integration beitragen und Freude an der eigenen Erprobung vermitteln. Das Theaterspielen in der Gruppe bietet vielfältige Gelegenheiten, die

- **Selbsterfahrung in ganz besonderer Weise zu vertiefen,**
- **neues Verhalten** zu **erproben,**
- die eigene emotionale Ausdrucksfähigkeit zu verbessern,
- soziale Kompetenzen zu erweitern,
  - die **Gemeinschaft in der Theatergruppe** zu erleben und
  - die **Selbstsicherheit im Auftreten** zu fördern.

Alltagsprobleme treten in den Hintergrund, wenn man sich

- einem gewissen „**Lampenfieber**" stellt und eine eher **anregende „Anspannung" in der Gruppe erlebt.**
- Die Ergebnisse sind oft **hohe Belohnungs- und Erholungswerte.**
- Die „Generalprobe" und letztlich die Aufführung sind dann die **Höhepunkte,**
  - vor allem die Erfahrung, vor einem Publikum aufzutreten, gehört unbedingt dazu.

Volkshochschule Berlin, aus der Anzeige: Vom **Improvisationstheater** bis zur **aufführungsorientierten Ensemblearbeit** biete der Theaterbereich der Berliner Volkshochschule ein weites Angebotsspektrum. In **Grundlagenkursen** werde **schauspielerisches Basiswissen** vermittelt z.B.:

- Sprechtechnik
- Textarbeit
- Körper- und Stimmtraining
- Sinnes- und Wahrnehmungsübungen

In **Aufbau-Workshops** und **Kursen** werden die theatralischen Ausdrucksarten durch verschiedene Techniken erweitert z.B.: Pantomime, Puppenspiel und Kleinkunst. Die Arbeitsergebnisse der VHS-Gruppen kämen regelmäßig in öffentlichen Bühnenpräsentationen zur Aufführung.

https://www.berlin.de/vhs/kurse/kunst-kultur-kreativitaet/schauspiel-theater/

Klinik-Tanz- und -Theatergruppe

Auffällig war, dass die **Mitglieder einer Klinik-Tanz- und -Theatergruppe** durchgehend mit sehr großem Engagement bei der Sache waren, die Proben ernst nahmen und **kaum Therapieabbrüche oder gar Rückfälle zu verzeichnen hatten**. Diese Erfahrung hätte jeder statistischen Überprüfung standgehalten. Der jeweilige **Abschluss war eine Aufführung zu einem „Ehemaligentreffen"**. Es gab niemanden, der nicht davon begeistert war und starker, enthusiastischer Beifall bezeugte dies. Immer wieder wurde eine Zugabe gefordert und erschöpft und glücklich standen die Künstler/innen da und verbeugten sich unzählige Male wieder. Über Jahrzehnte hinweg gab es ausschließlich diesen äußerst positiven Verlauf.

Mehr daraus machen?

Außer der Möglichkeit z.B. in einer Volkshochschule über eine Saison an einer Theatergruppe teilzunehmen, gibt es feste Vereinsmitgliedschaften in Theatervereinen.

Das sogenannte „Amateurtheater" ist ausschließlich in Vereinen und festen Gruppen organisiert. Seine Wurzeln liegen im antiken Griechenland (Auer 2009):

Das Amateurtheater ist definiert durch seine Organisationsform: Vereine oder feste Gruppen, die durch fixe Aufgabenfelder und Strukturen gekennzeichnet sind.

- Es gibt bestimmte Aufgabenfelder bzw. Ämter, die von Personen wahrgenommen werden.
- Das zeigte sich auch am internationalen Amateurtheaterfestival Focus, das 2006 in Altenberg bei Linz stattfand.
- Für viele Mitglieder dieser Vereine sei Theater erheblich mehr als nur eine reine Freizeitgestaltung.

AUFGABE:
- Wäre dies ein großer Schritt mit vielen neuen Erlebnissen für Sie?

Wünsche und geplante Verhaltensänderungen/Aktivitäten:

| |
| |
| |
| |

151. **Angeln** Belohnungswert 3,41 (Skala 1-7)	Der Änderungswunsch zum (*Wieder-*)*Aufbau eines* „*vielfältigen*" *Belohnungssystems*: 0-1-2-3-4-5

Bei der „Alternativen-Findung" versuchen wir darauf zu achten, keine Patentrezepte zu vermitteln und möglichst Vor- und Nachteile darzustellen. Nicht ohne Grund kommt heute dem Tierwohl eine besondere Aufmerksamkeit zu.

Hartnack (2020) setzt sich in diesem Zusammenhang mit tierbezogenem Sport als **Forschungsfeld für die Sportwissenschaften** auseinander und grenzt diesen Begriff ab: Seine **Definition schließt** durch die Aufnahme des Tierwohls, **Bewegungsformen wie Menschen gegen Tiere** (Stierkampf, Jagd, Angeln etc. mit dem Menschen bzw. Tier als Kontrahenten) **von diesem Forschungsbereich aus.**

Die Angler berichten häufig von dem **Erlebnis in der freien Natur**, schon früh am Morgen, bei Wind und Wetter draußen zu sein. Es käme ihnen oft nicht auf den Fang an und **einige legten Wert darauf, die Fische unbeschädigt ins Wasser zurück zu setzen.** Sie würden jedoch die **spannenden Momente lieben**, wenn sich ein Biss ankündige und sich letztlich ein Fangerfolg einstelle. Bei dem großen Fischverzehr in der Gesellschaft ist es wohl dennoch zu rechtfertigen, dass auch regelgerechtes Angeln zum Verzehr akzeptabel ist.

Um in deutschen Gewässern angeln zu dürfen, muss überwiegend eine **Fischereierlaubnis** (Fischereischein) **vorliegen**, ansonsten kann man sich strafbar machen. Einige Bundesländer bieten allerdings den sogenannten **Touristenschein** an. Er ermöglicht deutschen Staatsbürgern das **Angeln ohne regulären Angelschein für einen bestimmten Zeitraum.** (https://www.angelschein-ratgeber.de)

Für den Fischereischein ist eine **Fischerprüfung** zu **absolvieren**. Diese Angelprüfung ist in der Regel die **rechtliche Voraussetzung**, um in Deutschland angeln zu dürfen. Mit dem Angelschein wird die **Befähigung nachgewiesen**, sich in der **Fisch- und Gerätekunde sowie mit den gesetzlichen Bestimmungen auszukennen.** Die Prüfungsinhalte variieren je nach Bundesland. Meistens besteht die Fischereiprüfung aus einem **theoretischen** und einem **praktischen Teil** z.B. wie man (ebenda):
- eine Angel zusammenbaut und bedient
- Fischarten unterscheidet
- Fische tierschutzgerecht angelt

Je nach Bundesland wird die Fischerprüfung bei der Fischereibehörde oder dem ansässigen Landessportfischerverband abgelegt.

AUFGABE:
- Möchten Sie die unterschiedlichen Gesichtspunkte dazu abwägen?

Wünsche und geplante Verhaltensänderungen/Aktivitäten:

152. **Etwas verkaufen z.B. Trödel, Markt, Internet** Belohnungswert 3,35 (Skala 1-7)	Der Änderungswunsch zum *(Wieder-)Aufbau eines „vielfältigen" Belohnungssystems*: 0-1-2-3-4-5

Um gut erhaltene **Waren weiter zu verwerten,** bestehen zahlreiche Wege: sie auf Floh- und Trödelmärkten, aber auch über Verkaufsstellen wie soziale Kaufhäuser, Gebrauchtwaren-händler oder Second-Hand-Läden anzubieten (Klug und Gartner 2017). Örtliche Verbrau-cherberatungen unterstützen die **Wiederverwendung,** indem sie über Einrichtungen oder lo-kale Internetplattformen in der Stadt über **Verkaufsmöglichkeiten** informieren.

- Auf diese Weise gelangen z.B. **Möbel, Textilien oder auch Baustoffe in den Weiter-verkauf,** so dass wertvolle Grundstoffe und Waren nicht verloren gehen oder gar ent-sorgt werden.
- Seit der stetigen Etablierung des (mobilen) **Internets** werden **gebrauchte Waren** zu-nehmend nicht nur in der Region, sondern **deutschland- bis weltweit auf entsprechen-den Plattformen veräußert.**
- Verbraucher nutzen hierbei eine **Vielzahl von Verkaufsplattformen**, die sich häufig auf bestimmte Produktgruppen wie Bücher, Kinderspielzeug, Kleidung, Medien, Han-dys, Motorräder oder gebrauchte Autos spezialisieren.

AUFGABE:
- Wie stehen Sie selbst zu Nachhaltigkeit und Wiederverwendung?

Wünsche und geplante Verhaltensänderungen/Aktivitäten:

153. **Dinge sammeln** Belohnungswert 3,13 (Skala 1-7)	Der Änderungswunsch zum *(Wieder-)Aufbau eines* *„vielfältigen" Belohnungssystems*: 0-1-2-3-4-5

Wer hat nicht schon selbst Ansätze gemacht, etwas zu sammeln, zumindest in der Kindheit, wo z.B. Firmen aus Werbegründen „Sammel-Bildchen" etc. den Waren beilegten. Nicht selten entstand eine **kleine Leidenschaft** daraus und irgendwann verblasste das Interesse wieder. Anders war es, wenn den Sammelstücken plötzlich hohe Werte zugeschrieben wurden und die „Kids" begannen, von großen Reichtümern zu träumen.

Eine erheblich ältere Tradition hat das Sammeln z.B. von **Kunstwerken**, was über die Einrichtung von Museen in erster Linie der Allgemeinheit zu Gute kommt. Allenthalben scheint auch das **Briefmarken-** oder **Münzsammeln** noch aktuell zu sein. Als Sammelobjekt kann sich vieles eignen und reicht dabei je nach dem Geldbeutel von Souvenirs, Bierdeckeln bis zu Oldtimern.

Sammeln bedeute Auswählen, Zusammentragen und Aufbewahren von Dingen, die zu allererst einen subjektiven Wert haben (Führer 1998). Aus *psychoanalytischer Sicht* wird z.B. angenommen, dass Personen, die nur wenig Geborgenheit erleben und wenig Vertrauen zu anderen Menschen entwickeln konnten, **Trost bei greifbaren Gegenständen** suchen.

- Unter den Gesichtspunkten einer ungeeigneten (dysfunktionalen) „Gefühlsregulation" könne es dazu ausarten, dass die gesammelten Objekte eine geradezu magische Macht über den Sammler ausüben und sein **Wohlbefinden** in zu starkem Maße **davon abhängig** werde.
- **Verspreche** das neu erworbene **Sammelobjekt** immer **nur für kurze Zeit Befriedigung**, sei der **Sammeltrieb nicht** zu stillen.
- Die Sammelleidenschaft nehme solche Ausmaße an, dass andere Lebensinhalte bzw. Alternativen vernachlässigt werden (vgl. ebenda).

Ein **substanzabhängiger Patient** hatte sich ausgerechnet dazu entschlossen, **alle möglichen Marken der kleinsten Schnapsfläschchen zu sammeln**. Die recht große Sammlung stand in einer **Wohnzimmervitrine** und trotz heißer Diskussionen in der Therapiegruppe war er nicht dazu zu bewegen, sich davon zu trennen. Stattdessen **trug** er ständig **ein Bild davon bei sich** und zeigte es gerne herum. Die Gefahr sollte nicht unterschätzt werden, dass ihm so das alte **Suchtverhalten zu nahekommt** und massive Trinkanreize entstehen.

Letztlich scheint aber **kaum ein Gegenstand nicht Aufhebens Wert** zu sein und im sogenannten „Messi-Verhalten" entwickelt sich dadurch **eine wenig erwünschte Sammelausprägung**, indem sich jemand nicht mehr von den sinnlosesten Dingen trennen kann.

AUFGABE:
- Haben Sie Erfahrung mit Sammeln?

Wünsche und geplante Verhaltensänderungen/Aktivitäten:

Inhaltsverzeichnis

13.1   Info-Papier: Mediennutzung

Nach einer repräsentativen Untersuchung zum Freizeitverhalten der deutschen Bevölkerung setzt sich die *Nutzung von Medien* weiter fort (Stiftung für Zukunftsfragen 2019): Hiernach bleibt das *Fernsehen* weiterhin auf dem ersten Platz (94 % schalten regelmäßig, wenigstens einmal pro Woche ein), danach kommen *Radiohören* (88 %), *Telefonieren von daheim* (87 %), im *Internet surfen* (81 %) und Telefonieren mit dem *Smartphone* (73 %). Das Nutzen des **Smartphones** für **andere Aktivitäten** ist ebenfalls für 57 % der Bevölkerung selbstverständlich und die **Freizeit wird immer häufiger online verbracht**. Betätigungen wie *Chatten*, Spielen (*Gaming*) oder *Surfen* haben sich alleine in den vergangenen fünf Jahren mehr als verdoppelt.

Die Frage ist, wie ein Nutzungsverhalten gestaltet wird:

- z. B. vorwiegend *passiv-konsumierend*,
- eher *aktiv zur Kommunikation, sozialen Vernetzung* oder
- als Aktivitäten, die *aus dem Alltag in die Medien verlagert* sind wie *etwa online einzukaufen*.

Bei exzessivem Gebrauch stellt die Computernutzung wie z. B. von *Online-Spielen* selbst eine Suchtgefahr dar und führt zu einem **erhöhten Rückfallrisiko** bei anderen Störungsbildern, was vor allem bei pathologischen Glücksspielern zu beobachten ist (Bachmann 2017).

Ergänzende Information Die elektronische Version dieses Kapitels enthält Zusatzmaterial, auf das über folgenden Link zugegriffen werden kann [https://doi.org/10.1007/978-3-662-65666-2_13].

- *Online-Glücksspiele* (z. B. Wettmöglichkeiten in Echtzeit, Internetcasinos, virtuelle Spielautomaten über Smartphone, Tablet, PC) *werden zunehmend mehr genutzt*.
- Daneben stellen *kostenlose Spielformen mit Glücksspielinhalten* in sozialen Netzwerken wie Übungs- und Demospiele oder Computer- und Videospiele **eine beträchtliche Gefahr** dar (Müller et al. 2014; Bachmann 2017; Meyer 2017).
  - Beim Vergleich *jugendlicher Problemspieler* (Glücksspiele) mit einer Kontrollgruppe (Hurrelmann et al. 2003) wiesen die Problemspieler einen *erhöhten wöchentlichen Fernseh-/Videokonsum* und längere Zeiten in ihrer *Freizeit am Computer* auf. Zwischen Mädchen und Jungen bestanden hinsichtlich des Fernseh- und Videokonsums keine Unterschiede, bei der Computernutzung lagen die Jungen jedoch erheblich höher.

Insbesondere Schüler und junge Erwachsene entwickeln zunehmend *in Bezug auf Computer- und Internetspiele (Gaming) ein Suchtverhalten* mit oftmals erheblichen schädlichen Folgen (Te Wildt et al. 2006; Wölfling und Müller 2008):

- Sie vernachlässigen schulische oder berufliche Pflichten,
- sind stärker sozial isoliert,
- weniger kontaktfähig,
- haben eine spielinduzierte mangelnde Selbstidentifikation und
- geringere soziale Kompetenzen.

Die negativen Folgen eines problematischen PC-Gebrauchs sollen jedoch nicht über den hohen alltäglichen, kaum wegzudenkenden Nutzen des Internets oder des Computergebrauchs hinwegtäuschen.

Übersicht

Am *niedrigsten belohnend* wurde die Kategorie „**Mediennutzung**" eingestuft. Hierunter fallen sowohl klassische Formen wie z. B. Fernsehen und Telefonieren als auch neue wie die Nutzung von Smartphones, Tablets, Internetsurfen oder Kommunikationsplattformen (Chats, Blogs etc.). Auffallend ist, dass die Experten der IAS-Studie in dieser Kategorie **DVD-Abende mit dem höchsten Belohnungswert** eingeschätzt haben. *Vermutlich wurde der DVD-Abend eher mit dem gemeinsamen Schauen mit anderen (z. B. Freunde) verbunden, sodass stärker das Soziale bei der Bewertung zum Tragen kam.* Im „*Internet herumstöbern*" und „Computer- und Konsolen-Spiele" hatten auffallend *niedrige Werte*. Allein bei der Kategorie „Mediennutzung" hatte die (gesunde) Kontrollgruppe den Wunsch, die Ausübung zukünftig zu verringern (Mittelwert tendenziell geringer; s. Tab. A.1). Der Mediengebrauch kann von kurzfristig „**kickartig**" *erleichternder Wirkung* sein und dem *Risikoverhalten zu sehr ähneln.*

Dies wirft die Frage nach der Gestaltung des *medialen Nutzungsverhaltens* auf:

- z. B. die **Nutzungsdauer** beschränken,
- **gezielt** Sendungen **auswählen**,
- über **Inhalte diskutieren**,

- nicht stundenlang gelangweilt „herumzappen" und
- bestimmte **Spiele meiden**.

In Reha-Einrichtungen ist zu beobachten, dass vor allem jüngere Patientengruppen ganze Wochenenden bei abgedunkelten Räumen mit DVD-Schauen verbringen.

- **Attraktive Alternativangebote** sind wahrscheinlich effektiver als Vorhaltungen und Verbote.

Ein zu intensiver **Mediengebrauch geht oft mit der Vernachlässigung von anderen Interessen und Aktivitäten einher** wie z. B. *mangelnde Bewegung, ungesunde Ernährung oder weniger Kommunikation durch* direkte *soziale Kontakte* (vgl. Hurrelmann et al. 2003; Te Wildt et al. 2006; van Egmond-Fröhlich et al. 2007; Wölfling und Müller 2008).

13.2 IAS-Fragebogen zu „Mediennutzung"

Liebe Teilnehmerin, lieber Teilnehmer
in unserem Fragebogen sind die verschiedensten Interessen und Aktivitäten aufgeführt.

Ihre Aufgabe ist, sie danach einzuschätzen:

a. Wie häufig Sie diese Interessen/Aktivitäten im letzten Jahr ausgeübt haben?
b. Ob Sie den Wunsch haben, diese Interessen/Aktivitäten häufiger auszuüben?

Interessen / Aktivitäten *09 Mediennutzung* (7)	Wie häufig haben Sie diese Interessen / Aktivitäten **im letzten Jahr ausgeübt?** (bitte auf der Ziffer ankreuzen)					„Änderungswunsch": Haben Sie den **Wunsch**, diese Interessen / Aktivitäten **häufiger auszuüben?** (bitte auf der Ziffer ankreuzen)				
	über- haupt nicht				in hohem Maße	über- haupt nicht				in hohem Maße
154. DVD-Abend	1	2	3	4	5	1	2	3	4	5
155. Nachrichten schreiben / erhalten	1	2	3	4	5	1	2	3	4	5
156. Chatten	1	2	3	4	5	1	2	3	4	5
157. Fernsehen	1	2	3	4	5	1	2	3	4	5
158. Kommunikationsplattformen / Netzwerke im Internet besuchen	1	2	3	4	5	1	2	3	4	5
159. Im Internet herumstöbern	1	2	3	4	5	1	2	3	4	5
160. Computer-/ Konsolen-Spiele	1	2	3	4	5	1	2	3	4	5
Zusätzliche Idee(n)										

Auswertung der Änderungswünsche:

einen Kreis darum machen   ✗4   ✗5

13.2.1 Auswertung der Änderungswünsche „Mediennutzung"

Es ist eine Strategie notwendig, die große Fülle der Daten sinnvoll zu reduzieren, damit die in die engere Wahl gezogenen Alternativen näher besprochen werden können.

Deshalb kommen zunächst nur die Interessen/Aktivitäten in die engere **Auswahl,** bei denen Sie die **höchsten Bewertungen** nämlich **4** und **5** vorgenommen haben. Gehen Sie also den Fragebogen nochmals durch und kreisen Sie die 4er und 5er Ankreuzungen gut sichtbar ein. Dennoch sollten Sie nochmals prüfen, ob Sie inhaltlich mit dieser Auswahl zufrieden sind. Wollen Sie eine weitere Aktivität hinzunehmen, kreisen Sie diese Ankreuzung ebenfalls ein. Außerdem haben Sie möglicherweise eine zusätzliche Idee(n), die Sie in der unteren Zeile eintragen können.

13.3 Der Interessen- und Aktivitätenkatalog „Mediennutzung"

Nehmen Sie als Vorlage Ihre 4er und 5er Bewertungen und gehen Sie zu den jeweiligen *Arbeitsblättern der einzelnen „Interessen/Aktivitäten".* Den **Nummerierungen folgend** sind sie leicht aufzufinden:

- **lesen** Sie die darin enthaltenen Informationen,
- **bearbeiten** Sie die gestellten Aufgaben,
- **diskutieren** Sie **Ihre neuen Vorhaben** mit möglichst vielen Personen,
- halten Sie Ihre Ziele zum Interessen- und Aktivitätenausbau in den Arbeitsblättern zur **Tages- und Strukturplanung** (Kap. 15, Tab. 15.1, 15.2, und 15.3) **fest** und bearbeiten Sie die dort vorhandenen Aufgaben, wenn Ihre Zusammenstellung abgeschlossen ist,
- haben Sie keine Scheu, Korrekturen und Ergänzungen vorzunehmen,
- ein zusätzliches völlig freies „Durchblättern" des Katalogs kann ebenfalls hilfreich sein.

154. **DVD-Abend** Belohnungswert 4,54 (Skala 1-7)	Der Änderungswunsch zum (*Wieder-)Aufbau eines* *„vielfältigen" Belohnungssystems*: 0-1-2-3-4-5

Ein „**Heim-Kino-Abend**" mit Freunden, der Familie oder zu zweit in einem **gemütlichen und entspannten Rahmen („Füße hoch")** z.B. am Wochenende bietet eine gute Abwechslung zum Alltag. Mit anderen lässt sich der Film meist mehr genießen und man hat darüber hinaus die Gelegenheit, sich miteinander **auszutauschen** und darüber zu **diskutieren**.

Mit einiger Behutsamkeit ist während des Schauens schon ein Gespräch möglich – der große Vorteil zum Kino – und niemand kann behaupten, man säße wieder einmal „stumm vor der Glotze". Falls das Gespräch dann wichtiger wird als der Film … Unbedingt ausprobieren!

Mit einer gewissen Vorbereitung wird der private „Kino-Abend" schnell zu einer schönen Zusammenkunft und ist zudem kostengünstig:

- Falls ein Beamer vorhanden ist, den Film auf eine Leinwand oder ein weißes Laken an die Wand projizieren.
- Bei schönem Wetter: Open-Air-Kino auf der Terrasse oder dem Balkon z.B. Fernseher nach draußen stellen.
- Kino-Atmosphäre schaffen:
  - Gedämpftes Licht/Fenster abdunkeln.
  - Gesunde Snacks und Getränke – was darf's sein?
  - Kissen/bequeme Sitzgelegenheiten.
- Passende Filme/Serie aussuchen:
  - Mehrere DVDs zur Auswahl haben, so kann man gemeinsam abstimmen, was geschaut wird und liegt geschmacklich eher auf der richtigen Seite.
  - Wer keine geeignete DVDs besitzt oder keinen Zugang zu Streamingdiensten hat, kann sich z.B. in einer nahegelegenen Stadtbibliothek einen Film ausleihen.
- Verschiedene Film-Sparten:
  - *Komödie – Drama – Romanze – Tragödie – Krimi – Thriller – Mystery – Action – Abenteuer – Katastrophe – Fantasy – Historie – Biografie – Science-Fiction – Horror – Western – Musical – Erotik – Animation – Zeichentrick – Tiere – Natur – Doku*

Dann heißt es nur noch: „Film ab" und der Abend kann beginnen! Ansonsten am Wochenende noch für reichlich Abwechslung (Bewegung/Kontakte) sorgen.

AUFGABE:

1. Zusätzliche eigene Ideen für einen DVD-/Heim-Kino-Abend?

2. Welche Art von Film mögen Sie vor allem?

Wünsche und geplante Verhaltensänderungen/Aktivitäten:

155. **Nachrichten schreiben/erhalten** Belohnungswert 4,0 (Skala 1-7)	Der Änderungswunsch zum *(Wieder-)Aufbau eines* *„vielfältigen"* *Belohnungssystems*: 0-1-2-3-4-5

Wer vermisst es – „ich müsste mal wieder einen Brief schreiben, das **Briefpapier** hervorholen, einen **Umschlag** und eine **Briefmarke** besorgen"?

Ohne Reklame machen zu wollen: „**Oh, das I-/Smartphone hat sich bemerkbar gemacht**". Eine WhatsApp: „**Könnt Ihr während unserer Reise vielleicht den Hamster übernehmen**? Er ist doch so niedlich" – gleich noch ein Foto dazu. Das Antwortfeld gleich darunter: „Leider überschneidet sich der Zeitraum mit dem eigenen Urlaub".

- Es ist zu einfach, ein paar Fotos und eine Mitteilung damit zu versenden.
- Mit dem **Fingerwisch** lässt man die **letzten Tage, Wochen noch einmal an sich vorbeiziehen**.
- So hält man gut Kontakt, **nimmt** am Leben der Familienmitglieder oder Freunde auch **über große Entfernungen teil**, wie das sonst kaum möglich ist.
- Zudem besteht die Möglichkeit, **Gruppen von Nutzern/Chats** zu bilden, die gleichzeitig am Informationsfluss beteiligt sind. Vor allem bei privaten Nachrichten, Informationen und Bildern sollte gut überlegt sein, wer da mit einbezogen wird.
- Oder man nutzt die Gelegenheit, die andere ist ja online, sich telefonisch zurück zu melden.

Es geht auch per E-Mail oder SMS, aber der einfache Bilderversand und eine leichte Handhabung machen viel aus. Bei längeren und **schwierigeren Mitteilungen** ist dann doch die Nachricht **über E-Mail leichter** zu verfassen und evtl. sind auch größere *Anhänge* beizufügen.

Jetzt kommen auch die ersten **Fotos und Bemerkungen von der Reise**. Es macht nichts, dass die Nachrichten eher im **Telegrammstil** verfasst sind. Der Ehrgeiz ist geweckt, entsprechend zu antworten. **Bilder** sind häufig wertvoller, wenn die **Sender**, zumindest bei einigen, **selbst mit darauf** sind.

AUFGABE:
- Sollte man die Kommunikation nicht abreißen lassen?

Wünsche und geplante Verhaltensänderungen/Aktivitäten:

156. **Chatten** Belohnungswert 3,52 (Skala 1-7)	Der Änderungswunsch zum (*Wieder-)Aufbau eines* *„vielfältigen"* Belohnungssystems: 0-1-2-3-4-5

Beim „Chatten" handelt es sich um eine zeitgleiche (synchrone) Kommunikationsform zwischen zwei oder mehreren Gesprächs- bzw. Schreib-Teilnehmenden (vgl. Höflich und Gebhardt 2001):

- Diese sind während der Kommunikationssituation im „Chat-Raum" präsent und können spontan aufeinander reagieren.
- Der zu **übermittelnde Text** (die „message") wird per Tastatur eingegeben und durch Drücken der Eingabetaste abgeschickt.
- Die geschriebenen Zeilen erscheinen auf dem Monitor der jeweiligen Empfängerseite, welche **direkt eine Antwort** auf die Nachricht verfassen und **absenden** kann (ebenda).
- Es gibt **aktive** und **beobachtende Teilnehmende,**
  - wobei zu beachten ist, dass **die Teilnehmenden nicht ihre wahre Identität preisgeben müssen,**
  - was sowohl das Geschlecht, Alter etc. betreffen kann.
- Es ist zu beobachten, dass Männer häufiger Frauenidentitäten annehmen.
- Viele haben einen sogenannten „Nickname".
- Es sei auch **nicht unbedingt zu erwarten, dass man die Wahrheit mitteilt.**

Eine Gesicht-zu-Gesicht (Face-to-Face) Kommunikation ist deshalb etwas ganz anderes.

Nach Beck (2014) findet **Chatten aus ganz unterschiedlichen Motiven** statt: z.B. zur Unterhaltung, Information über Probleme, Diskussion, Meinungsbildung und Absprachen über Spielverläufe. Die Chatkanäle können **verschiedene Themen** haben und auf bestimmte Gruppen abzielen:

- Allerdings **beschränke sich die Kommunikation meist nicht allein auf sachbezogene Informationen.**
- Chatten diene in hohem Maße der Pflege und dem Knüpfen neuer **Sozialkontakte** sowie
  - der **Gefühlskommunikation,** zumal es zeitlich und räumlich nahezu unbegrenzt zugänglich sei.
- Chat-Angebote können für **geschlossene Gruppen ggf. auch kommerziell** gegen Abonnement- oder Mitgliedsgebühren betrieben werden oder
- sind **anlassbezogen** – etwa als Begleitung oder Nachbereitung von Fernseh- und Hörfunksendungen (oft als „Expertenchat").
- „Chat-Events" mit Politikern und Prominenten,
- die moderiert oder unmoderiert sein können.
- Die **Kommunikation im Chat** erweist sich insofern wiederum als **sehr vielfältig,** denn sie reicht vom privaten Dialog bis hin zur Themen- oder Organisationskommunikation (ebenda).

Chat-Kommunikation in **Beruf und Weiterbildung** (Storrer 2007):

- Gerade weil aber durch die Nutzung des Chats im Freizeitbereich **immer mehr Menschen Erfahrung** im Umgang mit dieser Kommunikationsform mitbringen,
- eröffnen sich auch **neue Anwendungsmöglichkeiten in beruflichen Kontexten.**
  - Beratungs- und Serviceangebote wie z.B. Online-Service der Universitätsbibliothek und
  - die **Kommunikation zwischen örtlich verteilten Arbeitsgruppen.**

o   Chat-Werkzeuge sind häufig Komponenten von E-Learning-Plattformen und können in Szenarien des computergestützten Lehrens und Lernens für vielerlei Zwecke eingesetzt werden.

Nachsorge nach stationärer Psychotherapie – Chat- und E-Mail-Brücke (Wolf et al. 2008): Ein Nachsorgeangebot über **Chat- und E-Mail-Kommunikation richtet sich an Patienten/innen**, die nach ihrer Entlassung aus der stationären Therapie eine Weiterbetreuung,

- während der kritischen Phase des Übergangs von der Klinik in den Alltag (mit oder ohne ambulante Behandlung), wünschen.

Jugendliche würden die Chat-Angebote regelmäßig und mit steigender Tendenz nutzen. Das zentrale **Motiv laute „Spaß"** (Orthmann 2003).
Verkürzt lasse sich dies mit „Flirten" und „Fluchen" betiteln, wobei beide Aspekte ziemlich vielschichtig seien:

- Was den Jugendlichen so viel Freude bereite, sei die **Selbstdarstellung** bzw. Identität im Chat.
- Die Chat-Räume, in denen es um **Popstars, Computerspiele** oder Fernsehserien gehe, hätten eine entsprechende Aufmerksamkeit (vgl. ebenda).

Mehr Schutz vor Belästigung im Netz (BRD Staatsministerin für Kultur und Medien) (https//www.bundesregierung.de/breg-de/bundesregierung/staatsministerin-fuer-kultur-und-medien/schutz-vor-cybergrooming-1640572)

Über soziale Netzwerke oder die Chat-Funktion von Online-Spielen **suchen Täter beim „Cybergrooming"** (Anbahnen oder Vorbereiten und steht für unterschiedliche Handlungen, die einen sexuellen Missbrauch anstreben) **den Kontakt zu Kindern und Jugendlichen.**
Die **Bundesregierung verbessert den Schutz von Kindern und Jugendlichen** im Internet. Täter können noch effektiver verfolgt werden, wenn sie mit dem Ziel im Netz unterwegs sind, sexuellen Missbrauch oder die Herstellung von Kinderpornografie anzubahnen.

- Das Gesetz hierzu trat am 13. März 2020 in Kraft. Künftig ist **damit auch strafbar, wenn die Täter** nur glauben, mit einem Kind zu kommunizieren – tatsächlich **aber mit verdeckten Ermittlern oder den Eltern Kontakt haben.**
- Mit dem Inkrafttreten des Gesetzes ist nun der **Versuch des sogenannten Cybergroomings strafbar.** Dadurch sollen Kinder und Jugendliche vor den besonderen Gefahren des Internets besser geschützt werden – vor allem, wenn sie in Sozialen Medien in Chatrooms oder bei Online-Spielen unterwegs sind.

AUFGABE:
- Darauf achten, nichts Unüberlegtes zu schreiben?

Wünsche und geplante Verhaltensänderungen/Aktivitäten:

157. **Fernsehen** Belohnungswert 3,28 (Skala 1-7)	Der Änderungswunsch zum *(Wieder-)Aufbau eines "vielfältigen" Belohnungssystems*: 0-1-2-3-4-5

Das Fernsehen ist heute ein **umstrittenes Thema**, insbesondere unter dem Gesichtspunkt der **alltäglichen Form der Freizeitbeschäftigung**. Dagegen hatte es zu Zeiten seiner Erfindung Mitte der 1930-er Jahre und seiner darauffolgenden massenhaften Verbreitung in der deutschen Bevölkerung in den 1950-er Jahren einen nahezu einhellig positiven Ruf (vgl. Holly 2012): Fernsehen schien einerseits „**die Welt in Deinem Heim**" zu präsentieren, andererseits galt es als ein „**Fenster zur Welt**" (Eisner et al. 1994).

Trotz einer in den letzten Jahren erkennbaren abnehmenden Tendenz ist das Fernsehen als Freizeitbeschäftigung nach wie vor ein vielfach genutztes Medium: Die ermittelte **tägliche durchschnittliche Fernsehdauer im Jahr 2020 in Deutschland lag bei 220 Minuten** (Weidenbach 2021). Auffallend widersprüchlich ist, dass die meisten Leute einen Fernseher besitzen, aber **die wenigsten das Medium für etwas Gutes oder Nützliches halten** (Leo, F.; schulzeug.at, o. D.).

Weiterhin ist zu berücksichtigen, dass das **Fernsehen zunehmend durch Streaming im Internet abgelöst werde**, u.a. weil die **Angebote flexibler** seien (Matthies und Gellner 2016). Allerdings gehe dabei auch ein gemeinsamer Anker verloren, wie z.B. das gemeinsame **Schauen von „Lieblingssendungen" mit der Familie** zu festen Zeiten.
Mittlerweile nutzen mehr Zuschauer die Möglichkeit, **sich** während einer Fernsehsendung **online über die Sendungsinhalte auszutauschen** oder sich weitergehende Informationen über das Programm einzuholen. Dieses Phänomen wird als „Social TV" bezeichnet (Merten et al. 2017).

Anzunehmen ist, dass es eine **lange Liste an Vor- und Nachteilen zum Fernsehen** in der Freizeit gibt. Diese hier aufzuführen, ist jedoch nicht Ziel dieser Darstellung, da die meisten Argumente ohnehin bekannt sein dürften und vermutlich **viele Fernsehnutzer/innen** dazu ihre eigene, **zu respektierende Meinung haben dürften**. Vielmehr geht es um eine Ermunterung, **den eigenen Fernsehgebrauch**
- häufiger gezielt zu **überprüfen** und
- sich zu überlegen, **wie zufrieden man aktuell damit ist**.

Um hier dennoch einen **Grund** von vielen zu nennen, der **für** eine derartige **Selbstüberprüfung** spricht:
- Ein **hoher Fernsehkonsum in Kombination mit geringer Bewegung,** besonders im jungen Erwachsenenalter, **scheint sich ungünstig auf** die eigene **geistige Leistungsfähigkeit** auszuwirken.

AUFGABE:
1. Wie sieht Ihre allgemeine Fernsehnutzung aus (Dauer, vorwiegend allein gucken oder mit anderen, eine gezielte Auswahl von Sendungen oder eher zufälliges Schauen etc.)?

2. Welche Art von Sendungen schauen Sie gerne z.B. Information: Gesundheit, Politik, Dokumentationen; Unterhaltung: Filme, Serien, Shows…?

Wünsche und geplante Verhaltensänderungen/Aktivitäten:

158. **Kommunikationsplattformen/ Netzwerke im Internet besu- chen** Belohnungswert 3,2 (Skala 1-7)	Der Änderungswunsch zum *(Wieder-)Aufbau eines „vielfältigen" Belohnungssystems*: 0-1-2-3-4-5

Die nachfolgend beschriebenen „**Social Media**" sind **weit verbreitete Internetplattformen**, die als **Wirtschaftsunternehmen** vom **Anzeigengeschäft** profitieren (Kaiser und Schwertner 2020).

Anfang 2018 verfügte „Facebook" über **2 Mrd. aktive Nutzerinnen und Nutzer**. Das integrierte zentrale Netzwerk- und Nachrichten-Medium dient vielen Onlinern inzwischen als primäre **Quelle für tagesaktuelle Nachrichten** (Schrape und Siri 2019).

Nach einer Anmeldung mittels Telefonnummer oder Mailadresse gibt es einen Zugriff auf die vielfältigen Anwendungen.

Kontaktaufnahme und Freundschaften

Über einen **Suchverlauf** lassen sich **Personen**, die ebenfalls bei Facebook sind, **ermitteln** und es kann ein **Freundschaftsantrag an sie gestellt** werden. Dieser kann vom Empfänger akzeptiert oder abgelehnt werden.

- **Hauptgegenstand** ist ein **beständig aktualisierter Mitteilungsverlauf**.
  - o Dieser kann kommentiert und bewertet werden, z.B. mit einem *„Like"*.
- Persönliche **Präferenzen bei der Nutzung beeinflussen** (algorithmische Filter- und Ordnungsstrukturen ausgewählt), **was den Nutzern** jeweils auf ihren Seiten **zugespielt wird**.
- Daneben bietet Facebook eine sich beständig erweiternde **Koordinations- und Kommunikationsplattform**:
  - o von **individuellen Konversationen** über
  - o offene oder **geschlossene Diskussionsgruppen** und
  - o **Fanseiten** bis hin zu zahlreichen **Möglichkeiten zur Selbstdarstellung** und **Beziehungsgestaltung**.
  - o Man kann **das Zeitgeschehen und die Nachrichten konsumieren** und
  - o **kommentieren** oder
    - ▪ Facebook als **Foto- und Videoarchiv** nutzen (ebenda).

Bewegte Bilder

- **Der ebenfalls zu Facebook** gehörende Dienst „**Instagram**" arrangiert seit 2012 das **Verbreiten und Teilen von (Bewegt-)Bildern** und wurde Ende 2017 von über 800 Mio. Nutzern verwendet, die sich vornehmlich aus den jüngeren Altersgruppen zusammensetzen (Schrape und Siri 2019):
- Beiträge mit **freizügigen** sowie **nichtkinderfreundlichen Inhalten** generieren durchschnittlich am meisten Likes und Kommentare.

Social Influencerinnen oder Influencer

- Sie gelten auf Instagram häufig als vertrauenswürdige Ratgeber (Scheunert et al. 2018).
  - o Entsprechend **gefragt sind sie bei Werbetreibenden**.
  - o Immer mehr Unternehmen entlohnen sie dafür, Produkte in ihren Beiträgen zu promoten, um von ihrem Einfluss zu profitieren.
  - o Nicht immer werde dabei die werbliche Absicht offengelegt (ebenda).

- Eine vorliegende Analyse erfolgreicher Social Influencer auf Instagram zeige (Kernen et al. 2021), dass die **Glaubwürdigkeit/Authentizität das „höchste Gut" der Social Influencer** sei und die persönliche Beziehung sowie die Interaktion mit der Community seien weitere wichtige Aspekte.
  - Wobei Bilder der Social Influencer selbst oder Beiträge mit speziellen Ereignissen aus ihrem Leben tendenziell am beliebtesten seien (ebenda).

Autoren stellen fest, dass die **Nutzung** politischer Informationen auf Social Media die **Redebereitschaft verringert**. Sie vermuten, **dass sich das in diesen Medien häufig anzutreffende negative Feedback** auf Meinungsäußerungen **schädlich auf die Redebereitschaft von Nutzern auswirke** (Quiring et al. 2020).

Studien zeigen zudem, dass Fake News im Netz teilweise populärer sind als echte Nachrichten. 2018 hatten die acht erfolgreichsten Falschmeldungen im sozialen Netzwerk Facebook mehr Interaktionen, also „Gefällt mir"-Angaben oder Kommentare, als fast alle Artikel der größten Nachrichtenseiten in Deutschland (Koch und Denner 2020).

AUFGABE:
- Im Auge behalten, das Gespräch nicht zu vernachlässigen?

Wünsche und geplante Verhaltensänderungen/Aktivitäten:

159. **Im Internet herumstöbern** Belohnungswert 2,98 (Skala 1-7)	Der Änderungswunsch zum (*Wieder-*)*Aufbau eines* „*vielfältigen"* *Belohnungssystems*: 0-1-2-3-4-5

Die gängige Hardware für den Internetzugang ist neben dem **Computer** das **Smartphone**, das zunehmend an Bedeutung gewinnt. 81 % der 12- bis 25-jährigen nutzen das Smartphone **als zentralen Onlinezugang**, was das „**Surfen im Internet**" zu **einer allgegenwärtigen Freizeitbeschäftigung** werden lässt (Holzmayer 2013; Leven und Schneekloth 2015).

Im Internet herumstöbern wird Internetsurfen (oder auch nur *Surfen*) genannt und **ist das Betrachten von mehreren Webseiten**. Dazu kommt meist ein Webbrowser zum Einsatz (Lochner 2018).

Man kann zwischen zwei Varianten unterscheiden:
- dem mehr oder weniger **wahllosen Aufrufen** von Webseiten sowie
- die **Suche** nach **bestimmten Informationen** oder **Themengebieten**.

Ob die Suche nach dem richtigen Urlaubsziel, Autorouten oder einem gebrauchten Elektroroller, **die unterschiedlichsten Anliegen** werden über Internet **erkundet, gesucht** oder direkt **gebucht** und **bestellt**.

Nach einer Statistik des FREIZEIT-MONITOR (2020) ist die **häufigste Freizeitaktivität erstmals das Internet vor dem Fernsehen**. Demnach nutzen 96 Prozent der Bundesbürger regelmäßig (wenigstens einmal in der Woche) das grenzenlose Onlineangebot des World Wide Web als
- Informationsquelle**,**
- Kontaktbrücke,
- Spiele- oder
- Unterhaltungsplattform.

Theoretische Vorüberlegungen zum Online-Lernen
Die hohe Verfügbarkeit und Schnelligkeit des Internets, mache es zum idealen **Medium für informelles Lernen**. Dort wo es vorhanden sei, etabliere es sich schnell als stetig **verfügbare und leicht erreichbare Informationsquelle** (Lauber-Pohle 2018).
- Es biete sich für **schnelles Nachschlagen** und den punktuellen, zielgenauen Abruf **von Wissen** an.
- Daneben **finde informelles Online-Lernen** sowohl bewusst als auch unbewusst in selbst gewählten und selbst organisierten **Gemeinschaften** wie Communities oder **Blogs** statt.
  - o Diese gemeinschaftlich orientierten Formen des Online-Lernens werden vor allem aus soziologischer Sicht unter den Gesichtspunkten „sozialer Netzwerke" und „virtueller Gemeinschaften" betrachtet (ebenda).

Internet als Ratgeber
- Über ein Drittel (37,3 %) der deutschen Bevölkerung und knapp zwei Drittel (63,5 %) der deutschen **Internetnutzer suchen im Internet nach Gesundheitsinformationen** (Eichenberg und Brähler 2013; Link und Baumann 2020).
  - o Dennoch haben Ärzte, Psychologen, Apotheker, Familienmitglieder und Freunde einen größeren Einfluss auf das Gesundheitsverhalten als das Internet (ebenda).

Bei psychischen Problemen (Eichenberg und Brähler 2013):

- 54,1 % der deutschen Internetnutzer/innen sind noch **nicht** über die **Möglichkeiten psychologischer Onlineberatung** informiert.
- **Nur 2,2 % haben die Onlineberatung** im Fall psychosozialer Probleme bereits **genutzt** und sind nach eigenen Angaben mit diesem Dienst „zufrieden".
- Bei **auftretenden psychischen Störungen** würden die Deutschen das klassische psychotherapeutische **Gesicht-zu-Gesicht** (Face-to-Face) **Gespräch vorziehen** (ebenda).
- Bei **akuten psychischen Belastungen** sollten die Menschen generell *nicht auf Internet-Angebote verwiesen werden* (Bachmann und Bachmann 2018).

Preis der kostenlosen Nutzung

Es werde immer schwerer (Köchler 2020), **sich des Bombardements durch personalisierte Werbung**, die auf dem früheren Surfverhalten basiert, zu **erwehren**.

- Der Nutzer **bezahle sozusagen mit der Preisgabe seiner Persönlichkeitsrechte**.
- Der Surfer werde so nach und nach zum „**gläsernen Konsumenten**", der den **Schutz seiner Privatsphäre aufgebe** (ebenda).
- Das Problem liege darin, dass Unternehmen sehr viel über das Verhalten einzelner Personen wissen und diese Informationen an andere weitergeben können, die nichts Harmloses im Sinn hätten (ebenda).

Exzessive, problematische Mediennutzung

Darauf achten, es **nicht an Vielfältigkeit und Differenziertheit** in der *Freizeitgestaltung und Emotionsregulation* **fehlen zu lassen!**

Nach Scherr und Bartsch (2019) unterscheidet man inzwischen folgende **fünf Subtypen von Internetsucht**: 1. Internetpornografie, 2. Online-Beziehungen, 3. Glücksspiel-, Auktions- oder Shoppingseiten, 4. Absuchen von Datenbanken, 5. Online-Spielen (Rehbein und Zenses 2013; Rehbein et al. 2013).

Für Betroffene und Angehörige sind sowohl ambulante als auch stationäre Behandlungsmöglichkeiten vorhanden. Ärzte, Psychotherapeuten, Sozialarbeiter, Suchtberatungsstellen und Selbsthilfegruppen sind oft erste Anlaufstellen.

AUFGABE:
- Nicht ständig bis zum Überdruss surfen, sondern frühzeitig und zu einer anderen Aktivität wechseln?

Wünsche und geplante Verhaltensänderungen/Aktivitäten:

160. **Computer-/Konsolen-Spiele** Belohnungswert 2,7 (Skala 1-7)	Der Änderungswunsch zum (*Wieder-*)*Aufbau eines* *„vielfältigen" Belohnungssystems*: 0-1-2-3-4-5

Computer-/Konsolen-Spiele u.Ä. unterliegen einem **stetigen Wandel**. Zunächst entwickelten sich die sogenannten „klassischen" Offline-Spiele, bei denen eine computervermittelte Kommunikation zwischen menschlichen Spielern nicht möglich ist. Im Zuge der Internet-Technologie in den 1990er-Jahren entstanden zunehmend Computerspiele, die im oder über das Internet gespielt wurden (vgl. Chan und Vorderer 2006; Jöckel und Schumann 2019).

Digitale Spiele stellen für die Mehrheit der Kinder und Jugendlichen im Alter von 12 bis 19 Jahren **einen festen Bestandteil des Medienalltags dar**. Im Rahmen der JIM-Studie werden jährlich unterschiedliche Nutzungsmöglichkeiten digitaler Spiele in dieser Altersgruppe untersucht.

- **68 % spielen regelmäßig** bzw. mindestens mehrmals pro Woche digitale Spiele mittels Computer, Konsolen, Tablet oder Smartphone und
- **lediglich 8 %** spielen **gar nicht**.
- Die verschiedenen Altersgruppen in den Blick genommen:
  - Es lässt sich ein **Rückgang der Häufigkeit mit steigendem Alter** der Jugendlichen feststellen.
  - **Jungen** zeigen insgesamt eine deutlich **höhere Vorliebe** für digitale Spiele als Mädchen (Medienpädagogischer Forschungsverbund Südwest 2020).

Ein v**erantwortungsvoller altersangemessener Umgang** mit digitalen Medien im Hinblick auf den **zeitlichen Umfang**, die **genutzten Inhalte** sowie die **Ziele** der Nutzung **ist von zentraler Bedeutung**.
Je nach Alter sind **unterschiedlichste Risiken** mit der Nutzung digitaler Medien verbunden:
- Längsschnittstudien zeigen u.a. **Verzögerungen der Sprach- und Bewegungsentwicklung**, **Schlafstörungen** und **Übergewicht**, den **Verlust von Mitgefühl**,
- **Auffälligkeiten im Sozialverhalten** oder **schlechtere Lese- und allgemeine Schulleistungen** (Mößle und Föcker 2021).
- Eine weitere Folge kann die Entwicklung einer **Computerspielabhängigkeit** (Internet Gaming Disorder) darstellen.

Aber auch viele Erwachsene spielen regelmäßig in ihrer Freizeit: Laut einer Umfrage in Deutschland
- lag der Anteil der Personen (Bitkom Research: 1.195 Befragte; ab 16 Jahre), die zumindest gelegentlich Computer- oder Videospiele spielen im Jahr 2020 **bei 46 %** (Tenzer 2020).
- Das **Durchschnittsalter** der Gamer betrug **mittlerweile mehr als 37 Jahre**, wobei es im Jahr 2014 noch bei 31 Jahren lag.
- 10 % aller Gamer waren zwischen 60 bis 69 Jahre alt.
- Der Anteil der Gamer, die auf einem Smartphone spielten, belief sich auf rund 81 %.
- Die meisten Gamer interessierten sich für Action-Spiele, Ego-Shooter, Abenteuer- und Geschicklichkeitsspiele (Tenzer 2019).

Ein **gut dosierter Umgang** mit Computer-, Video-, Konsolen-Spielen etc. **ist selbstverständlich für jede Altersgruppe anzuraten** und auf die **bereits o.g. Gefahren** im Hinblick auf eine mögliche Suchtentwicklung oder auf Rückfallrisiken hinzuweisen.

AUFGABE:

1. Welche PC-/Konsolen-Spiele etc. mögen Sie?

2. Welche Erfahrungen haben Sie mit digitalen Spielen?

Wünsche und geplante Verhaltensänderungen/Aktivitäten:

Inhaltsverzeichnis

14.1 Info-Papier: Basisaktivitäten

Bei den „Basisaktivitäten" handelt es sich um die sogenannte **Alltagsfähigkeit**. Sie beinhaltet sowohl

- *tages-* und *wochenstrukturierende,*
- *organisatorische Handlungen* sowie
- die *Erledigung* von *Pflichten* und *Aufgaben.*

Anhaltende **Folgen eines Risikoverhaltens**, z. B. unerledigte Alltagspflichten, soziale/berufliche Konflikte, Schulden, Legalitätsprobleme, können zu einer zwiespältigen (ambivalenten) Therapiemotivation und -abbrüchen beitragen sowie aufgrund bedrückender Sorgen und Nöte Rückfallgefahren hervorrufen (vgl. Müller et al. 2013). Häufig **wiederkehrende Konflikte** um *Probleme der Alltagsfähigkeit* sind **Ursachen von anhaltenden inneren Spannungen und einer fehlenden Erholungsmöglichkeit.**

Die **höchsten Belohnungswerte** (das psychische Befinden positiv zu beeinflussen) in dieser Kategorie erhielten *gesunde Ernährung, Körperpflege, positive Aktivitäten vorausschauend planen, sich beruflich engagieren* und *Ordnung schaffen* (einschließlich Papiere).

- Aus verhaltenstherapeutischer Perspektive ist es denkbar, dass sich die **belohnende Wirkung erholsamer Aktivitäten** (z. B. ein Treffen mit den Freunden, zum Badestrand aufbrechen) **besser entfalten** kann, wenn die dringenden Angelegenheiten bereits erledigt sind, als wenn sie wieder aufgeschoben wurden.
- Hierbei stellt sich die Frage, ob **belohnende Effekte von Basisaktivitäten erst dann wirksam** werden, **wenn sie erledigt sind** oder sich **eine Beendigung** zumindest **abzeichnet?**
  - Sie sind häufig **keine in sich angenehmen Tätigkeiten** (wer hat schon Freude beim Abwaschen oder sich mit der Steuererklärung zu befassen),
  - Zudem ist zunächst mit *einer gewissen Frustrationsphase* („*sich aufrappeln müssen*") zu rechnen, um diese Tätigkeiten aufzunehmen.
- Erst wenn diese Aufgaben *eher kontinuierlich* und nicht nur „ab und zu" *in Angriff genommen werden*, stellt sich ein recht problemloser Umgang mit diesen Aktivitäten ein.

Dementsprechend ist zu empfehlen:

- *Bewältigungsstrategien* zu trainieren,
- **soziale Unterstützung** in Anspruch zu nehmen, sich **über Sorgen** und belastende Aufgaben **mitzuteilen,**
- *organisierter, planvoller* und stärker auf die **Lösung von (Alltags-)Problemen** hinzuarbeiten sowie
- **Konflikte nicht zu vermeiden**, *sondern bedachtsam* anzugehen

(Ledgerwood und Petry 2006; Schröder 2010; vgl. Müller et al. 2013).

Ergänzende Information Die elektronische Version dieses Kapitels enthält Zusatzmaterial, auf das über folgenden Link zugegriffen werden kann [https://doi.org/10.1007/978-3-662-65666-2_14].

Insbesondere **tagesstrukturierende Maßnahmen** zielen darauf ab, die Fähigkeit zur Alltagsbewältigung zu trainieren: u. a. *Tages- und Wochenplanung, adäquater Umgang mit den finanziellen Möglichkeiten, sich selbst versorgen, Gesundheitsfürsorge* betreiben, *verlässlich* und *pünktlich* sein.

Bei der **Therapieplanung** sollten **persönliche, soziale und wichtige Informationen** zu den **Lebensverhältnissen** einbezogen sein wie z. B.:

- Arbeitsverhältnis
- soziale Einbindung
- finanzielle Situation
- Wohnverhältnisse

Hierzu gehören auch die *gesundheitlichen Bedingungen* wie z. B. Doppel- und Mehrfachdiagnosen (vgl. Schröder 2010; Gesamtverband für Suchthilfe e.V. 2019).

Die **Einhaltung von Regeln** z. B. im stationären Kontext ist teilweise eine „Belastungsprobe" für alle Beteiligten. Die diesbezügliche „Alltagsfähigkeit" ist oft sehr unterschiedlich und was „Hänschen" nicht gelernt hat, sollte nicht der Anlass dafür sein, dass für „Hans" – zusätzlich zu den zumeist ohnehin beeinträchtigten Entwicklungschancen – auch Reha-Maßnahmen wieder frühzeitig scheitern. Sich wiederholende Misserfolge, Überforderungen und Fehlanpassungen lassen schnell einen Teufelskreis entstehen.

- *Fähigkeiten zur Regeleinhaltung* sind deshalb als ein **originäres Therapieziel aufzufassen.** Das Ziel ist, *in einem gezielten Training die notwendigen Fähigkeiten schrittweise auszubauen,* Ergebnisse sachlich und vorwurfsfrei zu reflektieren und disziplinarische Maßnahmen und Druck auf den Patienten möglichst zu vermeiden.
- Die *Vorbildfunktion* von Modellen und eine *unterstützende Haltung des gesamten Teams und des sozialen Umfeldes* sollten einbezogen sein.
- Eine *gute Gruppen- und Klinikatmosphäre* ist dabei ein *hervorragender* Helfer und verhindert die häufig übliche **Sündenbockrolle** für diesen Personenkreis.

Die Kategorie *„Basisaktivitäten"* erhielt bei allen Versuchsgruppen der IAS-Studie hinsichtlich der **Änderungswünsche** einen hohen Stellenwert. Diese Ergebnisse sind dahingehend interpretierbar, dass es durch die Dominanz des Risikoverhaltens zu **belastenden Versäumnissen** kommt und die *wiedergewonnene Alltagsfähigkeit dann als besondere Erleichterung oder sogar als ein „Highlight" erlebt wird.* Schon in den Anfängen der Fragebogenentwicklung war auffällig, dass Patienten, weil sie unter dem **Einfluss des Risikoverhaltens** nicht mehr dazu in der Lage waren, alltägliche Dinge ihrer Bedeutung entsprechend wahrzunehmen und aktiv daran teilzunehmen, diese nun als „Highlights" einschätzten. Es ist jedoch darauf zu achten, dass sich diese Bewertungen mit zunehmendem Therapieerfolg abflachen können und ein besser funktionierender Alltag allein aufkommende Wünsche nach Abwechslung und besonderen Erlebnissen nicht mehr befriedigt („alles hatte sich so gebessert und trotzdem kam es wieder zum Rückfall"). Die höchsten Belohnungswerte erhielten in dieser Kategorie gesunde Ernährung, Körperpflege, positive Aktivitäten vorausschauend planen, sich beruflich engagieren und Ordnung schaffen (einschließlich Papiere).

14.2 IAS-Fragebogen zu „Basisaktivitäten"

Liebe Teilnehmerin, lieber Teilnehmer
in unserem Fragebogen sind die verschiedensten Interessen und Aktivitäten aufgeführt.

Ihre Aufgabe ist, sie danach einzuschätzen:

a. Wie häufig Sie diese Interessen/Aktivitäten im letzten Jahr ausgeübt haben?
b. Ob Sie den Wunsch haben, diese Interessen/Aktivitäten häufiger auszuüben?

Interessen / Aktivitäten **10 Basisaktivitäten** (16)	Wie häufig haben Sie diese Interessen / Aktivitäten **im letzten Jahr ausgeübt?** (bitte auf der Ziffer ankreuzen)					„**Änderungswunsch**": Haben Sie den **Wunsch**, diese Interessen / Aktivitäten **häufiger auszuüben?** (bitte auf der Ziffer ankreuzen)				
	über- haupt nicht				in hohem Maße	über- haupt nicht				in hohem Maße
161. Gesunde Ernährung	1	2	3	4	5	1	2	3	4	5
162. Körperpflege	1	2	3	4	5	1	2	3	4	5
163. Positive Aktivitäten vorausschauend planen	1	2	3	4	5	1	2	3	4	5
164. Sich beruflich engagieren	1	2	3	4	5	1	2	3	4	5
165. Ordnung schaffen (einschließlich Papiere)	1	2	3	4	5	1	2	3	4	5
166. Tagesstruktur oder Wochenabläufe planen	1	2	3	4	5	1	2	3	4	5
167. Veranstaltungen planen / organisieren	1	2	3	4	5	1	2	3	4	5
168. Mahlzeiten planen	1	2	3	4	5	1	2	3	4	5
169. Zimmer oder Haus aufräumen	1	2	3	4	5	1	2	3	4	5
170. Morgens früh aufstehen	1	2	3	4	5	1	2	3	4	5
171. Pflichten, Aufgaben erledigen	1	2	3	4	5	1	2	3	4	5
172. Planen, wann bestimmte Probleme erledigt werden	1	2	3	4	5	1	2	3	4	5
173. Sich auf eine neue Stelle bewerben	1	2	3	4	5	1	2	3	4	5
174. Pünktlich sein	1	2	3	4	5	1	2	3	4	5
175. Sachen für den nächsten Tag bereitlegen	1	2	3	4	5	1	2	3	4	5
176. Finanz-und Haushaltsplanung	1	2	3	4	5	1	2	3	4	5
Zusätzliche Idee(n)										

Auswertung der Änderungswünsche:

einen Kreis darum machen

 4   **5**

14.2.1 Auswertung der Änderungswünsche „Basisaktivitäten"

Es ist eine Strategie notwendig, die große Fülle der Daten sinnvoll zu reduzieren, damit die in die engere Wahl gezogenen Alternativen näher besprochen werden können.

Deshalb kommen zunächst nur die Interessen/Aktivitäten in die engere **Auswahl,** bei denen Sie die **höchsten Bewertungen** nämlich **4** und **5** vorgenommen haben. Gehen Sie also den Fragebogen nochmals durch und kreisen Sie die 4er und 5er Ankreuzungen gut sichtbar ein. Dennoch sollten Sie nochmals prüfen, ob Sie inhaltlich mit dieser Auswahl zufrieden sind. Wollen Sie eine weitere Aktivität hinzunehmen, kreisen Sie diese Ankreuzung ebenfalls ein. Außerdem haben Sie möglicherweise eine zusätzliche Idee(n), die Sie in der unteren Zeile eintragen können.

14.3 Der Interessen- und Aktivitätenkatalog „Basisaktivitäten"

Nehmen Sie als Vorlage Ihre 4er und 5er Bewertungen und gehen Sie zu den jeweiligen *Arbeitsblättern der einzelnen „Interessen/Aktivitäten".* Den **Nummerierungen folgend** sind sie leicht aufzufinden:

- **lesen** Sie die darin enthaltenen Informationen,
- **bearbeiten** Sie die gestellten Aufgaben,
- **diskutieren** Sie **Ihre neuen Vorhaben** mit möglichst vielen Personen,
- halten Sie Ihre Ziele zum Interessen- und Aktivitätenausbau in den Arbeitsblättern zur **Tages- und Strukturplanung** (Kap. 15, Tab. 15.1, 15.2, und 15.3) **fest** und bearbeiten Sie die dort vorhandenen Aufgaben, wenn Ihre Zusammenstellung abgeschlossen ist,
- haben Sie keine Scheu, Korrekturen und Ergänzungen vorzunehmen,
- ein zusätzliches völlig freies „Durchblättern" des Katalogs kann ebenfalls hilfreich sein.

161. **Gesunde Ernährung** Belohnungswert 5,11 (Skala 1-7)	Der Änderungswunsch zum (*Wieder-)Aufbau eines* „*vielfältigen" Belohnungssystems*: 0-1-2-3-4-5

Viele Menschen nehmen sich vor, sich ausgewogen zu ernähren. Sie möchten durch eine Umstellung ihrer Essgewohnheiten **mehr Energie** bekommen, **Gewicht reduzieren** und **Krankheiten vorbeugen**.

Eine ausgewogene Ernährung hat das Ziel, unseren Körper **mit allen wichtigen Nährstoffen zu versorgen**. Dafür ist das richtige Verhältnis zwischen den verschiedenen Lebensmitteln entscheidend. Idealerweise sind **drei Viertel pflanzlich**: Obst und Gemüse haben in der Regel **wenige Kalorien, liefern aber zahlreiche Vitamine und Mineralstoffe**. Der tierische Anteil sollte kleiner, aber trotzdem vorhanden sein, um den Bedarf an Eiweiß und Fett zu decken.

Die Ernährungspyramide
In der Ernährungspyramide fasst das *Bundeszentrum für Ernährung (BZfE/AOK 2020)* Lebensmittel in acht Gruppen und auf sechs Ebenen zusammen. So wird auf einen Blick klar, welche Lebensmittel häufig und welche eher seltener auf den Teller kommen sollten, wenn man sich ausgewogen ernähren möchte. Jeder Baustein steht außerdem für eine Portion, die jeder mit der eigenen Hand abmessen kann.

Ebene 1:
Getränke: Sie sind die Basis mit sechs Portionen – das heißt also, dass wir pro Tag sechs Gläser (entspricht 1,5 Liter) trinken sollten. Am besten eignen sich hier **Wasser und ungesüßte Kräuter- oder Früchtetees**. Auch **Kaffee** (wichtig: ohne Milch und Zucker), **schwarzer** oder **grüner Tee** gehören dazu.

Ebene 2:
Gemüse, Salat und Obst: Drei Portionen Gemüse und **zwei Portionen Obst** pro Tag bilden eine gute Mischung für eine ausgewogene Ernährung – mit vielen gesunden Nährstoffen. Sie können auch eine Portion Obst gegen eine Handvoll Nüsse austauschen und auch Hülsenfrüchte regelmäßig einplanen.

Ebene 3:
Getreide, Brot und Beilagen: Kohlenhydrate versorgen unseren Körper mit Energie. Deshalb ergänzen vier Portionen Getreideprodukte (Brot, Kartoffeln, Reis oder auch Nudeln) am Tag den gesunden Ernährungsplan. Beim Getreide am besten zu **Vollkorn** greifen: Es liefert wichtige **Ballaststoffe**.

Ebene 4:
Milch und Milchprodukte: Außerdem sollten drei Portionen Milch oder Milchprodukte auf dem Speiseplan stehen. Sie enthalten Kalzium, B-Vitamine und Eiweiß, die für den Körper sehr wichtig sind. Wer durch den Milchzucker (**Laktose**) Verdauungsprobleme bekommt, muss aber trotzdem nicht auf Milchprodukte verzichten: Erstens gibt es heute ganze Supermarktregale voller laktosefreier Produkte und zweitens enthalten einige **langgereifte Käsesorten** wie Gouda, Mozzarella oder Camembert von Natur aus wenig Laktose.
Fleisch, Wurst, Fisch und Ei: Unser Körper braucht **Eiweiß und Fett**, vor allem Omega-3-Fettsäuren, die im fetten Fisch wie Hering oder Lachs stecken. Dennoch sollten diese Lebensmittel laut BZfE höchstens zwei- bis dreimal in der Woche gegessen werden. Im Gegensatz zu Fisch sind bei Fleisch und Wurstprodukten fettarme Varianten die bessere Wahl.

Ebene 5:

Öle und Fette: Die sogenannten **essenziellen Fettsäuren** kann unser Körper nicht selbst produzieren, sondern muss sie mit der Nahrung aufnehmen. Wie so oft in der Ernährung gilt auch hier, dass es die Menge macht. Das heißt: Eine Portion entspricht einem **Esslöffel** Öl oder zwei Esslöffeln Streichfett und/oder Butter. Pro Tag sollten es maximal zwei Portionen sein. Pflanzliche Öle, z.B. Oliven-, Sonnenblumen- oder Rapsöle, sind reich an wertvollen Fettsäuren.

Ebene 6:

Extras: An der Spitze der Ernährungspyramide stehen die Lebensmittel, die zwar besonders **gut schmecken, aber sehr viel Zucker, Salz und/oder Fett und nur wenige Nährstoffe enthalten**. Je nach „Konstitution" und gesundheitlichen Voraussetzungen sind hier Verzicht oder kleine Mengen angesagt. Dazu zählen unter anderem Schokolade, Gummibärchen, Kuchen, Kekse, süße Aufstriche, herzhafte Knabbereien, zuckerhaltige Softdrinks.

VEGETARISCHE/VEGANE ERNÄHRUNG (Lebensmittelchemische Gesellschaft [LChG] 2017):
Eine vegetarische Ernährung ist eine überwiegend oder ausschließlich (vegan) aus pflanzlichen Lebensmitteln bestehende Kostform. Die Angaben, wie viele Menschen sich fleischlos oder gar **rein pflanzlich** in Deutschland **ernähren**, schwanken. Der Vegetarierbund Deutschland (2017) geht von 7,8 Millionen Menschen oder knapp 10 % aus, die sich deutschlandweit vegetarisch ernähren, wovon rund 1,6 % (vegan) ausschließlich pflanzliche Lebensmittel verzehren (LChG 2017).
Der IFH-Branchenreport „Vegetarisch & Vegan" spricht von einem Anteil der „**echten" Vegetarier oder Veganer von rund 4 %** der deutschen Bevölkerung und beziffert die Gruppe der **Flexitarier** (gelegentlicher Fleischkonsum, ihn jedoch nicht zum Mittelpunkt machen) auf knapp 24 % der Bundesbürger (Institut für Handelsforschung 2016; LChG 2017).

Kritisch gesehen wird überwiegend die **vegetarische/vegane Ernährung von Kindern und Jugendlichen** sowie der potentielle Mangel von einzelnen Nährstoffen (Haiden 2018; Nielsen 2021).
Eine individuell ausgerichtete Ernährungsberatung und medizinische Begleitung sollten Abhilfe schaffen.

AUFGABE:

- Ist es Ihr Interesse, sich dazu einen eigenen Standpunkt zu bilden?

- Muss weniger Fleisch ein Verzicht sein?

Wünsche und geplante Verhaltensänderungen/Aktivitäten:

162. **Körperpflege** Belohnungswert 4,85 (Skala 1-7)	Der Änderungswunsch zum (*Wieder-)Aufbau eines* *„vielfältigen" Belohnungssystems*: 0-1-2-3-4-5

Ein **Loslösen von einem Risikoverhalten** macht es möglich, die **Aufmerksamkeit** wieder **auf andere Interessen und alltägliche Aktivitäten** zu richten. Die neueste Haarmode findet großen Anklang und mit einigem Erstaunen stellt man im Nachhinein fest, was alles aus dem Blickfeld geraten war.

Durch eine gesündere Ernährung gehen Hautprobleme häufig zurück und das Empfinden für bestimmte Düfte, Lotionen, Cremes und Kosmetik kommt wieder. Insbesondere bei Substanz-Missbrauch kann auch die Haut besonders gelitten haben (Hengge 2007). Das **wiedergewonnene körperliche „rundum" Wohlgefühl hat einen beträchtlichen Einfluss auf die Rückfallprävention**.

Eine Empfehlung der spanischen Kirchenlehrerin und Mystikerin Teresa von Ávila (1515–1582) lautet (nach Däfler 2017):
„Tue Deinem Körper Gutes, damit Deine Seele Lust hat, darin zu wohnen."

Nach Däfler bedeutet Körperpflege bzw. Gesundheit **mehr,**

- **als nur auszuschlafen** – das heiße vor allem, keinen Raubbau am eigenen Körper zu betreiben (in vielerlei Hinsicht maßvoll zu sein).
- Ob Sauna, Mani- oder Pediküre, ob Kohlrabi-Avocado-Klärschlamm-Maske, Olivenöl-Kaffeesatz-Meersalz-Peeling – **alles, was den Körper erfreue, gönne man sich.**
- Empfohlen wird ausdrücklich ab und zu eine professionelle Zahnreinigung, da viele Krankheiten mit Zahnproblemen zusammenhängen können.

AUFGABE:
- Gelingt es Ihnen, sich die Zeit dazu zu nehmen?

Wünsche und geplante Verhaltensänderungen/Aktivitäten:

163. **Positive Aktivitäten voraus-** **schauend planen** Belohnungswert 4,82 (Skala 1-7)	Der Änderungswunsch zum (*Wieder- Aufbau eines* *„vielfältigen" Belohnungssystems*: 0-1-2-3-4-5

Distanz zu einem Risikoverhalten zu bekommen bedeutet, außer gewisse „Vorsichtsmaß-nahmen" einzuhalten, eine nutzbringende/konstruktive Gefühlsregulation und Freizeitgestal-tung zu entwickeln.

Erste Schutzmaßnahmen aufbauen, sich z.B. **vor Anreizen zu schützen, die das Risikover-halten auslösen**:

- Innere Auslöser
  - o Grübeln, belastende Gefühlszustände, Langeweile, Überlastung
- Äußere Anreize
  - o z.B. Konflikte, soziale Isolation, Mobbing

Dauerhafte **Alternativen einüben und festigen:**

- Eine gute **Tagesstruktur entwickeln/Wochenpläne** aufstellen
- POSITIVE AKTIVITÄTEN VORAUSPLANEN
  - o Sich **schon gedanklich darauf einstellen**
    - ▪ Organisation/Erwartungen/unterstützende Personen
  - o Eine **gewisse Vorfreude entwickeln** und sie möglichst mit anderen teilen
  - o Die **Entspannung und Erleichterung** schon im **Voraus empfinden** und **Stresssi-tuationen** damit **abmildern/abpuffern**

AUFGABE:

- Lohnt es sich vorauszuplanen, auch wenn es etwas Mühe macht – was ist die Alterna-tive?

Wünsche und geplante Verhaltensänderungen/Aktivitäten:

164. **Sich beruflich engagieren** Belohnungswert 4,52 (Skala 1-7)	Der Änderungswunsch zum (*Wieder-)Aufbau eines* *„vielfältigen" Belohnungssystems*: 0-1-2-3-4-5

Berufliches **Engagement** ist durch die grundlegende Bereitschaft einer Person gekennzeichnet, Ressourcen wie z.B. **Energie und Anstrengung in die Arbeit zu investieren** (Klusmann et al. 2008).

Berufliches Engagement umfasst folgende Punkte (vgl. Henoch et al. 2015):

- persönliche Bedeutsamkeit der Arbeit
- beruflicher Ehrgeiz, etwas zu erreichen
- Bereitschaft/hohe Motivation, sich einzubringen
- sein Bestes zu geben

Ein berufliches Engagement, sich mit Interesse und Eifer für eine Sache einzusetzen, setzt eine **ausreichende Sicherheit voraus** und **sich mit der Arbeit identifizieren (bei sich selbst bleiben) zu können** (Kahn 1990). Weitere Bedingungen für das berufliche Engagement eines Mitarbeiters sind,

- die Arbeit als **sinnhaft zu empfinden** und
- sich körperlich und geistig dazu in der Lage zu fühlen.

Berufliche Widerstandsfähigkeit bedeutet,

- in der **Freizeit abzuschalten und** sich von beruflichen Belangen abzugrenzen,
- erfolgreich **mit Misserfolgen umzugehen sowie**
- sich eine **innere Ruhe und Ausgeglichenheit** zu bewahren.

Es ist dabei von Vorteil in einer **offenen Problembewältigung, Schwierigkeiten direkt anzusprechen** und gemeinsam nach Lösungen zu suchen (Schaarschmidt et al. 1999; Klusmann 2011; Henoch et al. 2015).

Der Arbeitgeber soll das Engagement seiner Beschäftigten fördern (Zacher et al. 2009). Bedingungen, die für ein Engagement aller Mitarbeiter wichtig sind:

- gute **Zusammenarbeit** – z.B. Bossing/Mobbing erkennen und auflösen
- **Grad** des **Wohlbefindens** erkunden und verbessern (anonyme Befragungen)
- **Beschäftigungssicherheit** – andauernde Zeitverträge vermeiden
- flexible Arbeitszeit/Kinderbetreuung etc.
- neue bewältigbare **Herausforderungen** schaffen – **nicht unter- oder überfordern**

Eine Herausforderung stelle der demografische Wandel dar und die **unterschiedlichen Altersgruppen** hinsichtlich ihrer beruflichen Ziele zu **unterstützen**:

- jüngere Mitarbeiter **an das Unternehmen**/den Betrieb/die Einrichtung **binden**
  - Schwerpunkt auf Ziele wie Weiterbildung, Bezahlung und Karriere
- ältere Mitarbeiter durch eine **gute altersentsprechende Arbeitsgestaltung** motivieren

AUFGABE:

- Bitte unterstreichen, wovon Sie sich angesprochen oder betroffen fühlen.

Wünsche und geplante Verhaltensänderungen/Aktivitäten:

165. **Ordnung schaffen (einschließ-** **lich Papiere)** Belohnungswert 4,27 (Skala 1-7)	Der Änderungswunsch zum *(Wieder-)Aufbau eines* *„vielfältigen"* Belohnungssystems: 0-1-2-3-4-5

Nicht selten sind es Konflikte über das unaufgeräumte Bad, die nicht eingehaltenen Verab-redungen mit den Kindern, Ordnung, Sauberkeit, Geldangelegenheiten und Erziehung, die anhaltend zu psychischen Belastungen führen (Bachmann und El-Akhras 2014a, b).

Vor einer Rückfälligkeit gibt es oft erste **Warnsignale** z.B.:
- die Selbsthilfegruppe versäumen,
- man lässt sich »hängen«, ist unruhiger, vernachlässigt Ordnung und Sauberkeit,
- wichtige Angelegenheiten vor sich herschieben, weniger Lust auf Dinge haben, an denen man bisher Freude hatte,
- gute Vorsätze, Verabredungen nicht einhalten
  - z.B. Bewegungsprogramm nicht umsetzen und Beziehungspflege aus dem Auge verlieren.
- Das Aufschieben lästiger Kleinigkeiten
  - z.B. Abwaschen, Aufräumen, Erledigung von Papieren,
    - was zunächst vielleicht geringe negative Konsequenzen hat, kann aber in der Summe, wenn die »Stapel« wachsen, zu einer Bürde werden.

Oft wird dann mit einer »**Hauruckmethode**« – **bis zur Erschöpfung** – alles auf einmal er-ledigt.
- Hat dies zur Konsequenz, dass man sich hierbei **völlig verausgabt** und sich **schlecht und überlastet fühlt**,
  - **werden die Tätigkeiten leicht erneut vermieden**, weil die Erinnerung daran ne-gativ ist.

Bei größeren Aufgabestellungen besser darauf achten,
- die **Erledigung in überschaubare und** *belohnungsfähige Nah- oder Teilziele* **zu zer-legen**, sodass schon **früh spürbare positive Konsequenzen** – *Freude über den Anfang und die Erledigung von kleinen Schritten* – erfahrbar sind,
- und nicht nur eine Auseinandersetzung mit dem Fernziel stattfindet („oh, wann habe ich das endlich erledigt").

Insbesondere was die „**alltägliche Ordnung**" angeht, sind objektive Maßstäbe nicht allent-halben vorhanden oder angebracht. Ist sie jedoch häufiger **Anlass von Konflikten** (z.B. in der stationären Behandlung), kann sie **durchaus Gegenstand von klientenzentrierten Ge-sprächen/Interventionen sein**. Es ist angebracht, diese therapeutische Zielsetzung mit der gleichen Behutsamkeit und Professionalität zu behandeln wie alle anderen.

AUFGABE:
- Ist es für Sie wichtig, Dinge nicht zu lange aufzuschieben? Welche in erster Linie?

Wünsche und geplante Verhaltensänderungen/Aktivitäten:

166. **Tagesstruktur oder** **Wochenabläufe planen** Belohnungswert 4,27 (Skala 1-7)	Der Änderungswunsch zum *(Wieder-)Aufbau eines* *„vielfältigen"* *Belohnungssystems*: 0-1-2-3-4-5

Um Krisen zu überwinden, kann eine gute Tagesstruktur **beträchtlichen Halt geben**. Statt Langeweile zu haben oder zu grübeln und sich zu sehr mit negativen Gedanken zu beschäftigen,

- **bereitet man sich auf etwas vor, das zu erledigen ist** und
- sich in der Freizeit dazu eignet, **positive Gefühle zu vermitteln**.
- Es ist besser, etwas **vorzuhaben** und **keine belastende Leere aufkommen zu lassen** (Hammer und Plößl 2015).

Häufig kann **an Zeiten (Ressourcen) angeknüpft** werden, wo es schon **einmal besser gelungen ist, ein ausreichendes Maß an Wohlbefinden zu bewirken**. Im Kap. 15 befinden sich Pläne, die behilflich sind, die Tages- oder auch Wochenstruktur zu verbessern. Es geht darum, alle Abläufe besser zu überblicken und auf dem aufzubauen, was befriedigend gelingt,

- **neue Interessen und Aktivitäten einzuplanen und** festzulegen, wann der **beste Zeitpunkt dafür ist** (z.B. besondere **Highlights am Wochenende**),
- dabei sowohl **Über- als auch Unterforderung zu vermeiden** und
- die **richtige Mischung zu finden**,
  - das psychische, soziale und gesundheitliche Wohlergehen auf vielfältige Weise zu steigern.

Hammer und Plößl (2015) regen an, dass der Plan aus einer Zusammenstellung von Aktivitäten bestehen soll, die dazu dienen,

- den **Alltag zu bewältigen** (z.B. Zimmer aufräumen, einkaufen),
- **soziale Beziehungen zu pflegen** (z.B. ein Telefonat mit einer Freundin, Besuch bei einem Bekannten),
- **Freude und Entspannung zu erfahren** und auf nachhaltige Weise, positive Stimmungslagen aufzubauen (z.B. *Bewegungsprogramm, Sport/Spiel/Spannung*).

AUFGABE:
- Planen bis eine gewisse Routine entstanden ist, lohnt sich das?

Wünsche und geplante Verhaltensänderungen/Aktivitäten:

167. **Veranstaltungen planen/organisieren** Belohnungswert 4,07 (Skala 1-7)	Der Änderungswunsch zum *(Wieder-)Aufbau eines* *„vielfältigen"* *Belohnungssystems*: 0-1-2-3-4-5

Diese Fragestellung wirkt zunächst etwas bürokratisch, aber **es geht hier um besondere Ereignisse, Höhepunkte** auf die kaum eine Gruppe oder z.B. ein Verein verzichten sollte. Was wäre, wenn das **Jahresfest** oder **der längst fällige Wandertag** ausfallen müsste, weil nicht **genügend Helfer für die Vorbereitung** und Organisation zu finden sind.

Gerade für z.B. neuere Mitglieder eines Vereins oder einer Gruppe, die vielleicht nicht so leicht Kontakt finden,

- ergibt sich die Gelegenheit, **andere besser kennen zu lernen** und
- sich **in die Gemeinschaft zu integrieren.**

Und sogleich sind Termine zu vereinbaren:

- wann sind die ersten **Besprechungen,**
- wie ist die **Aufgabenteilung**, bilden sich auch **Untergruppen?**

Der Aufwand ist allerdings häufig nicht zu unterschätzen, z.B. wenn die Stationsgruppe einen ganztägigen Wandertag oder eine Radtour plant:

- **Niemand soll sich ausgeschlossen fühlen.**
- Es wird beschlossen, dass auch Patienten/innen einbezogen werden, die die Strecke körperlich nicht bewältigen können, aber zu mindestens bei den wichtigsten Rast- und Besichtigungspunkten per PKW hinzugebracht werden.
- Die Strecke soll auf jeden Fall vorher einmal gänzlich mit dem Rad abgefahren werden.
- Die Einnahme der Mahlzeiten, Besichtigungen am Wegesrand, erste Hilfe-Setting …
- Es soll für alle **ein unvergessliches Ereignis** werden.

Die Therapeutin hält sich in der Nähe der Patienten auf, die noch etwas Mühe mit der körperlichen Anstrengung haben. Ein Patient, um den sie sich etwas Sorgen macht, lächelt aber und sagt: „da muss es ja langgehen". So s**ehen sich alle aus einem anderen Blickwinkel,** was die zukünftigen Gespräche enorm bereichern kann. Einige machen Fotos – noch nach Jahren sieht man sie gerne an – erinnert sich an schöne Erlebnisse und die Personen, die damit verbunden sind. Zum Ende ein **Dankeschön an die fleißigen „Organisatoren"** und der **kräftige Beifall kommt von Herzen.**

AUFGABE:

- Auch wenn es Mühe macht, ist es eine Investition, die sich oft auszahlt?

Wünsche und geplante Verhaltensänderungen/Aktivitäten:

168.	
Mahlzeiten planen	Der Änderungswunsch zum *(Wieder-)Aufbau eines*
Belohnungswert 3,98 (Skala 1-7)	*„vielfältigen"* Belohnungssystems: 0-1-2-3-4-5

Für Generationen war **Frühstück** die wichtigste Mahlzeit des Tages. Inzwischen wird jedoch weltweit ein Trend zum Verzicht auf das Frühstück festgestellt (Herrmann und Hermey 2010).

- Ein Auslassen des Frühstücks hinterlässt **ein Nährstoffdefizit** (Energie, Vitamine, Mineralstoffe), das mit späteren Mahlzeiten des Tages kaum aufgeholt werden kann.
- Dies wirkt sich auf das **körperliche und geistige Wohlbefinden** und die **Leistungsfähigkeit** aus.
- Menschen, die regelmäßig frühstücken, sind zudem tendenziell schlanker. Ein gesundes Frühstück sei also nach wie vor **die beste Basis** für den Tag (ebenda).

Zu einer ausgewogenen Ernährung gehören regelmäßige Mahlzeiten. Gerade Alleinstehende haben oft Probleme, **„nur" für sich etwas zuzubereiten** und überhaupt entsprechende Vorräte anzulegen.

Vergeht zu viel Zeit zwischen den Mahlzeiten und entstehen dadurch Heißhungergefühle, ist der **Griff zu Fast-Food recht naheliegend,** wodurch gute Vorsätze einer gesunden Ernährung scheitern.

Etwa **die Hälfte (49 %) frühstücken nicht regelmäßig** und 30 % selten oder nie. Grund ist meist fehlender Appetit am frühen Morgen aufgrund eines verschobenen Biorhythmus oder eines schlechten Zeitmanagements. Auch ein Mittag- oder Abendessen wird von mehr als einem Viertel (27 %) nicht täglich eingenommen (Betz et al. 2018).

Ein gesellschaftlich **tief verankerter** *Klassiker* **sind drei Mahlzeiten** täglich: „morgens wie ein **Kaiser**, mittags wie ein **König**, abends wie ein **Bettelmann**" (Werner 2018). Das passe.

- Morgens, auf dem Weg in einen anspruchsvollen Tag, freue sich unser Körper über Nahrhaftes.
- Unser Stoffwechsel solle keine Zweifel haben, dem Tag gewachsen zu sein.
- Mittags dürfen hier schon weniger Kohlenhydrate aufgenommen werden.
- Abends zur Bettelmann-Zeit dankt es der Körper, wenn ihm so wenig **Kohlenhydrate** wie möglich zugemutet werden.
  - Denn dann springe über Nacht die Fettverbrennung an und „wir werden schlank im Schlaf" (Pape et al. 2014).
  - Wenn dagegen abends nochmals ordentlich Kartoffeln, Nudeln und Brot im Magen landen, werde kaum etwas verbrannt – „diese Kohlenhydrate werden nicht verbraucht, sondern gebraucht – um sie da einzulagern, wo sie uns ärgern".
  - Zwischen den Mahlzeiten sollten also vier bis sechs Stunden liegen (Worm 2017). Das klappe am besten, „wenn wir uns zuvor auch satt gegessen haben – nicht mehr, aber auch nicht weniger".

Anstatt die Nahrungsaufnahme als notwendiges Übel zu betrachten, solle man sich bewusst machen, **dass Essen wirklich als Energielieferant dient** (Baus 2015):

- „Nicht nur was wir essen ist von Bedeutung,
- sondern auch wie wir es tun."
  - Entscheidend sei, dass man sich für die **Nahrungsaufnahme Zeit nehme und in Ruhe esse.**

o Eine **Mahlzeit** sollte meistens auch **die Funktion einer Pause haben** und **zur Entspannung** dienen.

o Wichtige Orientierungspunkte im privaten Tagesablauf seien **gemeinsame Mahlzeiten** (ebenda).

- Sie als regelmäßiges Ritual nutzen, um die **Beziehungen** zueinander zu **pflegen** und zu stärken.
- Oft ist es die einzige Zeit, in der alle zusammenkommen und sich austauschen können.
- Sie sollten *jedoch nicht als Plattform genutzt werden, um Probleme zu besprechen,*
- **sondern um eine gute Zeit zu erleben** und physische und psychische Energie zu tanken.

Baus (2015) rät außerdem, beim Abendessen folgendes zu versuchen:
Sich mit der Zubereitung Mühe geben/den Tisch liebevoll decken/Ruhe einkehren lassen/evtl. leise Musik/sorgfältig kauen/langsam trinken/die Speisen ansehen – welche Farbe/Sinneseindrücke genießen/Duft/Geschmack/dankbar sein.

AUFGABE:
- Was schuldet man der Gesundheit?

Wünsche und geplante Verhaltensänderungen/Aktivitäten:

| |
| |
| |

169. **Zimmer oder Haus aufräumen** Belohnungswert 3,89 (Skala 1-7)	Der Änderungswunsch zum (*Wieder-)Aufbau eines* *„vielfältigen"* *Belohnungssystems*: 0-1-2-3-4-5

Das Thema „Aufräumen" beschäftigt viele Gemüter, eignet sich als Gesprächsstoff und hat schon unzählige Ratgeber, Bücher und Blogs etc. hervorgebracht.

Aufgeräumte und geordnete Räume haben diverse Vorteile: ein **offensichtlicher praktischer Nutzen** hiervon ist, dass sich **Gegenstände leichter wieder finden** lassen (Ellinger et al. 2011).

Darüber hinaus dient Ordnung dem **psychologischen Bedürfnis** nach **Struktur** und **Sicherheit** (z.B. Maslow 1943; Sheldon et al. 2001). Es ist **individuell unterschiedlich**, wie die Ordnung beschaffen sein muss, damit eine Person ausreichend Struktur und Sicherheit erhält. Zudem kann man **leichter Besuch empfangen** und auch das **Reinemachen wird einfacher, wenn es aufgeräumt ist.** Aber nicht nur das aufgeräumte Endergebnis, sondern auch das Aufräumen selbst hat eine wichtige Bedeutung (Ellinger et al. 2011). Ordnung machen kann eine gute Gelegenheit sein, die Umsetzung von Zielen, eine gewisse Disziplin und die damit verbundene Anstrengung („so, damit fange ich jetzt an und erledige es zeitnah") ganz bewusst zu trainieren (vgl. Zitzler 2019). Durch den Einsatz verschiedener **Aufbewahrungssysteme** wie z.B. Besteckkästen, Boxen oder Kisten lässt sich das Aufräumen erleichtern (Ellinger et al. 2011).

Ist man häufig nicht selbst dazu geneigt, das Aufräumen mal wieder aufzuschieben und ertappt sich dabei, dass es doch eigentlich schon längst erledigt sein sollte? Wenn man sich dann jedoch erstmal überwunden und das Aufräumen **begonnen hat,** die **Lieblingsmusik spielt** und **man mittendrin im Tun angekommen ist, läuft es oft wie von selbst.** Die **bildhafte Vorstellung des aufgeräumten Zimmers** oder Hauses kann das damit verbundene **angenehme Gefühl** auslösen und der erste Schritt in Richtung Aufräumen ist so weniger mühsam. Regelmäßige **kleine „Aufräum-Portionen"** lassen sich meist eher realisieren als große „Aktionen", die Gefühle von Anstrengung und Widerwille hervorrufen und meist erneut mit Aufschieben verbunden sind.

Hier einige weit verbreitete Annahmen, wozu das Aufräumen selbst von Nutzen sein kann:
- **„Kopf** wird **frei".**
- Leichter einen **Überblick** bekommen, was man alles hat und auswählen, was man wirklich braucht.
- **Klarheit** und **innerliche Ruhe** erlangen.
- Sich leichter/**freier fühlen.**
- Bessere **Konzentration**, da man weniger durch das „Chaos" abgelenkt wird.
- **Energie** und **Motivation** entwickeln sich, um auch andere Vorhaben umzusetzen.
- Das Aufräumen selbst **tut gut** und **kann Spaß machen.**

AUFGABE:
1. Welche Methoden nutzen Sie, die Ihnen das Aufräumen erleichtern?

2. Wann wird aus Ihrer Sicht das Aufräumen zu viel?

Wünsche und geplante Verhaltensänderungen/Aktivitäten:

170. **Morgens früh aufstehen** Belohnungswert 3,73 (Skala 1-7)	Der Änderungswunsch zum *(Wieder-)Aufbau eines* *„vielfältigen" Belohnungssystems*: 0-1-2-3-4-5

Es gibt einige „**Volksweisheiten**", die nahelegen, dass es einen Vorteil hat, nicht zu spät aufzustehen: „**Der frühe Vogel fängt den Wurm**", „da musst Du mal früher aufstehen" oder „Morgenstund hat Gold im Mund". Bis auf die Wochenenden gibt häufig die Arbeitszeit vor, wann der Tag beginnt. Die Gleitzeit in einigen Betrieben hat da einiges mehr an Freiheit gebracht.

Kleinere Stände auf den Märkten, die oft besondere Waren aber keine so großen Mengen anbieten, können **schon mal zu späteren Stunden ausverkauft** sein. Flohmärkte haben häufiger auch „frühe Besucher", die im „Schnellgang" nach „wertvollen" Stücken Ausschau halten. Manchmal versuchen Kaufhäuser „Sonderangebote" so zu repräsentieren, „einmalig und nur begrenzt verfügbar", dass Leute sogar vor dem Kaufhaus übernachten und ein regelrechter früher Ansturm erfolgt.

Frühsport in der Klinik
Nicht immer ist es leicht, sich an diese Vorgabe zu halten. Auch die Regeleinhaltung unterliegt sinnvollerweise der Verantwortung der Patientin/des Patienten (Dieckmann und Albertini 2008).

- Werden Kontrollen durchgeführt, z.B. Eintragungen in Listen vorgenommen,
- ist zu **verhindern, dass eine zu starke Verantwortungsübernahme durch das Personal stattfindet**
- und Konflikte in diesem Bereich gar zu disziplinarischen Entlassungen führen.
- Eher ermöglicht die „wache Präsenz der Therapeuten", wenn die Patientin/der Patient zum wiederholten Mal den Frühsport verschlafen hat, **einen ständigen unterstützenden Dialog**,
  - etwa über das rechtzeitige Abschalten des Fernsehgeräts am Vorabend (ebenda) oder
  - die Inanspruchnahme von sozialer Unterstützung durch Mitpatienten, das frühe Aufstehen zu bewältigen.

Das **therapeutische Konzept muss** insgesamt **darauf abzielen**, die Fähigkeiten der Patienten auszubauen, alternatives **Verhalten** überhaupt in **die Tat umzusetzen** und **als stabile Gewohnheiten zu etablieren**, damit es nicht nur bei „guten Wünschen" bleibt.

Persönliche Leistungskurve – nicht jeder Mensch „tickt" gleich und ist zur selben Zeit geistig am produktivsten (Bergener et al. 2019).
Es scheint so zu sein, dass nicht bei allen Menschen morgens die geistige Leistungsfähigkeit am höchsten ist:

- Eher wird von einer **individuellen Leistungskurve** ausgegangen.
- Manch **eine(r) ist morgens am produktivsten, manch eine(r) erst am späten Abend**.
- Deshalb ist es bei der Planung von Tätigkeiten wichtig, **die persönliche Leistungskurve zu beachten** und Zeiten zu wählen, in denen man am produktivsten ist (Bergener et al. 2019).
- Allerdings setzt dies voraus, dass die Arbeitseinteilung entsprechend variabel ist.
  - Dies wäre ein zusätzliches Argument dafür z.B. durch Homeoffice und **flexiblere Arbeitszeiten**, eine **optimale Leistungserbringung** möglich zu machen.

Wenn wenig Struktur vorgegeben ist

Ein(e) Arbeitssuchende(r) ist vielleicht schon eher verführt, zumal wenn sich die Situation als wenig aussichtsreich und langwierig darstellt,

- den **Tagesrhythmus insgesamt nach hinten zu verschieben** und teilweise eher „spät- oder sogar nachtaktiv" zu werden, ohne dass dies ihre/seine leistungsfähigste Zeit ist.
- Als Gründe zeigen sich oft Schamgefühle, durch die morgendliche freie Zeit nicht als arbeitslos identifiziert werden zu wollen.
- Dieses Verhalten ist oft nicht einfach zu korrigieren, obwohl bei näherer Betrachtung Chancen verpasst werden, notwendige Schritte zu unternehmen, die Situation in den Griff zu bekommen.
- Jedoch lassen sich **Alternativen auch für diesen Personenkreis** finden, **den Tag (z.B. mit einem Bewegungsprogramm) sinnvoll zu beginnen**, insgesamt besser zu strukturieren und **wieder aktiver und selbstbewusster zu werden**.

AUFGABE:
- Sind Sie zufrieden mit Ihren Aufsteh-Gewohnheiten?

Wünsche und geplante Verhaltensänderungen/Aktivitäten:

| |
| |
| |

171. **Pflichten, Aufgaben erledigen** Belohnungswert 3,58 (Skala 1-7)	Der Änderungswunsch zum (*Wieder-*)*Aufbau eines* „*vielfältigen*" *Belohnungssystems*: 0-1-2-3-4-5

Eine Funktionsstörung des Belohnungssystems, die annähernd automatisch ein **Risikoverhalten** auslöst und durch gravierende Folgen stark in das Alltagsgeschehen eingreift, *kann daran hindern, notwendige Pflichten und Aufgaben zu erfüllen.*
Die nachwirkenden Folgen des Risikoverhaltens, z.B. anhaltende soziale, berufliche, wirtschaftliche Probleme und Konflikte,

- können wegen ihrer psychischen Belastungen zu einer **zwiespältigen** (ambivalenten) **Therapiemotivation** und **-abbrüchen** beitragen.
- Die vom Risikoverhalten
- verursachten und **nach wie vor bedrückenden Sorgen und Nöte** können **Rückfälligkeit auslösen** (Müller et al. 2013; Bachmann und El-Akhras 2014a, b).

Ein Konzept, welches Menschen dazu **befähigen** soll, **ein eigenverantwortliches und selbstbestimmtes Leben zu führen**, ist das Empowerment (Walter et al. 2008).
Sozialarbeit und therapeutische Bemühungen zielen darauf ab, die Ressourcen zu aktivieren (bereits vorhandene Möglichkeiten zu nutzen) und die Betroffenen zu **befähigen (Empowerment), ihre eigenen Geschicke wieder selbst in die Hand zu nehmen** (Stöver 2012).

- Damit psychische Belastungen nicht weiterhin ein starkes Verlangen in Richtung Risikoverhalten auslösen, sind alternative Stressbewältigungsmethoden notwendig.
- Die Veränderungen benötigen **Zeit** und **Hilfestellung ist notwendig**, Zielsetzungen in die Tat umzusetzen.
- Die **aktive Gestaltung und Kontrolle der eigenen sozialen Lebenswelt** werden als eine wesentliche Voraussetzung für körperliches und seelisches Wohlbefinden angesehen.

Gesundheit und **Wohnung** als Grundbedingungen, **Alltagsaufgaben zu bewältigen**
Flick und Röhnsch (2008) berichten von obdachlosen Jugendlichen, die ganz **praktische Vorstellungen davon haben, wie Alltagsaufgaben** zu bewältigen sind:

- **Gesundheit/Wohnung** (s. »Housing First« in Finnland*) **bilden die Basis** dafür, **Alltagsaufgaben und Pflichten zu erfüllen**, ohne dabei durch eine mangelnde Wohnsituation, körperliche oder psychische Beschwerden beeinträchtigt zu werden.
- Diese Basiselemente sind auch die Voraussetzung dafür, **wieder eine grundlegende Zufriedenheit zu entwickeln, Freude zu haben**, das **Leben zu genießen** und soziale Kontakte zu pflegen.
  *https://www.nzz.ch/international/finnland-mit-housing-first-gegen-die-obdachlosigkeit-ld.1639943

AUFGABE:
- Bitte unterstreichen Sie Textstellen, über die Sie gerne sprechen möchten.

Wünsche und geplante Verhaltensänderungen/Aktivitäten:

172. **Planen, wann bestimmte Probleme erledigt werden** Belohnungswert 3,47 (Skala 1-7)	Der Änderungswunsch zum *(Wieder-)Aufbau eines* *„vielfältigen"* Belohnungssystems: 0-1-2-3-4-5

Geht es um ganz alltägliche Probleme im Zusammenleben, ist es wichtig, **einen guten Zeitpunkt** für ein Gespräch zu **finden**. In einer **möglichst entspannten und vorwurfsfreien Atmosphäre** lassen sich Schwierigkeiten/Konflikte am besten ausräumen. Ist die Sache komplizierter, kann eine *vertraute Person* zur Vermittlung/Moderation hinzugezogen werden, die *beide* „Parteien" dazu einladen. Lässt es die Situation zu, betont man auch, dass **kein Zeitdruck** vorhanden ist und weitere Gespräche denkbar sind. Die Chance einer Vermittlung wird oft übersehen und bei näherem Hinsehen finden sich Personen, die das übernehmen könnten.

Bei *Problemen im Zusammenhang* mit einem **gravierenden Risikoverhalten** sollte nicht gezögert werden, **auf ein vielfältig vorhandenes Hilfesystem zurückzugreifen**, dass eine umfassende **medizinische, psychische und soziale Beratung** bereitstellt. Ob es sich um ein Risikoverhalten, Konflikte in der Familie, am Arbeitsplatz (Betriebs- bzw. Personalrat) oder finanzielle Belange (Schuldnerberatung) handelt, oft reicht schon ein Telefonat, um einen Gesprächstermin zu bekommen.

Untersuchungen in Beratungsstellen zeigen, dass häufig **lange gezögert** wird, professionelle Hilfe in Anspruch zu nehmen und der **Krankheitsverlauf durchschnittlich schon seit ca. sieben Jahren auffällig** ist, **bis eine therapeutische Behandlung beginnt**. Es ist auch bei dem hier einbezogenen Risikoverhalten **anzunehmen, dass umso erfolgreicher behandelt werden kann, je früher dies geschieht**. Oft sind es die Angehörigen, die die ersten Schritte dazu tun (Berger und Horodecki 2013).

AUFGABE:
- Welche Vorbereitungen sind notwendig, andere in eine „Problemlösung" einzubeziehen?

Wünsche und geplante Verhaltensänderungen/Aktivitäten:

173. **Sich auf eine neue Stelle bewerben** Belohnungswert 3,45 (Skala 1-7)	Der Änderungswunsch zum (*Wieder-)Aufbau eines* „*vielfältigen" Belohnungssystems*: 0-1-2-3-4-5

Das Vorhaben, sich auf eine neue Stelle zu bewerben, **geschieht nicht selten mit gemischten Gefühlen**. Was ist dabei wohl alles zu erwarten? Insbesondere wenn die letzte Bewerbung bereits länger zurück liegt, wird eine intensivere **Einarbeitung** notwendig:

- die Unterlagen erstellen (inhaltlich und formal),
- alles auf den aktuellen Stand bringen und
- welche Erkundigungen und Informationen sind einzuholen?

Ein gewisser zeitlicher Aufwand und ein mehr oder minder hohes Maß an Anstrengung sind wahrscheinlich aufzubringen, wobei es auch **spannend** sein kann, sich **mit der eigenen beruflichen Entwicklung**, den **Erfahrungen sowie Stärken auseinanderzusetzen** und mal wieder offen für Neues zu sein.

Der Blickwinkel ist darauf zu richten, *nicht* **mit zu hohen Erwartungen** an die Sache **heranzugehen** und sich *nicht* **in die Rolle eines „Prüflings" zu begeben**:

- Tun sich möglicherweise überraschende Chancen auf?
- Und falls nicht, bleibt erstmal alles so wie es ist…!

Es ist hilfreich, **sich mit anderen kundigen Personen auszutauschen** (z.B. Bezugspersonen, Netzwerke, professionelle Unterstützung), um z.B. **ein Feedback über die Zusammenstellung der Unterlagen und das Bewerbungsanschreiben** zu erhalten. Bei Bedarf besteht außerdem die Möglichkeit, entsprechende Fachliteratur hinzu zu ziehen (z.B. Ratgeber-Bücher, Internet).

Die **folgende Liste enthält einige Punkte, die bei einer Bewerbung zu berücksichtigen sind** (Friedrich 2002; Domnick 2010; Hofert und Nommensen 2010; vgl. Dacorogna-Merki und Dacorogna 2017). Sie ist als Anregung gedacht.

Hier die Vorschläge für die Vorgehensweise:

- Sich orientieren:
  - Aktueller beruflicher Stand – das eigene bisherige berufliche Profil
  - Zielbestimmung: Wo soll es hingehen?
  - Realistisch bleiben
- Gründe für die Bewerbung einbeziehen:
  - Interessehalber aus einer sicheren Stelle heraus/neue Chancen ausloten
  - Vertrag läuft in absehbarer Zeit aus
  - Arbeitslosigkeit
  - Besonderheiten für ältere Bewerber/innen, als Teilzeitkraft, zum Berufseinstieg, nach längerer zeitlicher Unterbrechung etc.
  - Sich innerbetrieblich bewerben
- Stellenrecherche:
  - Neben den ausgeschriebenen Stellen auch andere Alternativen nutzen
  - Mit System vorgehen: z.B. Wochentag X: Sichtung der Stellenanzeigen, Wochentag Y: Anschreiben formulieren
- Telefonische Kontaktaufnahme vor oder nach dem Zusenden der Bewerbung
- Erstellung der Bewerbungsunterlagen:
  - Bewerbungsschreiben: Layout, Inhalt und Aufbau
  - Lebenslauf, Lichtbild, Schul- und Arbeitszeugnisse, Arbeitsproben, Referenzen
  - Kurzbewerbung?

- Checken der Bewerbungsunterlagen (auf Richtigkeit und Vollständigkeit)
- Art des Versands: Per Post, E-Mail oder Web-Formular
- Bei fehlender Reaktion auf die Bewerbung: Nachfassen
- Vorstellungsgespräch
    - Gute und rechtzeitige Vorbereitung:
        - Sich über den Betrieb/die Einrichtung informieren, Liste mit wichtigen Punkten erstellen, die eigenen Bewerbungsunterlagen nochmals sichten, Kleidung aussuchen, Probelauf mit anderer Person üben, sich Antworten auf gängige Fragen überlegen, was möchte man selbst erfragen, sich fit halten, optimistisch bleiben, Ruhe bewahren u.a.
    - Das Vorstellungsgespräch:
        - Vollständige Bewerbungsmappe zum Vorstellungsgespräch mitnehmen. Daran denken: Beide Seiten sind aneinander interessiert und haben die Möglichkeit festzustellen, ob Sie zueinander passen. Glaubhaft/authentisch sein, zu einer positiven Atmosphäre im Gespräch beitragen. Eigene Stärken herausstellen, den beruflichen Werdegang schlüssig darstellen. Auf Standardfragen nicht mit Standardantworten, sondern individuell reagieren. Eigene Fragen stellen u.a.
- Umgang mit Absagen:
    - Versuchen, daraus zu lernen, geduldig zu bleiben und nach vorne zu schauen
- Für zukünftige Bewerbungen:
    - Regelmäßig die eigenen Unterlagen optimieren
    - Nochmals andere Personen hinzuziehen
    - Zwischendurch Pausen einlegen und Kraft tanken

AUFGABE:
- Ganz natürlich und zuvorkommend auftreten und Lernbereitschaft zeigen?

Wünsche und geplante Verhaltensänderungen/Aktivitäten:

174. **Pünktlich sein** Belohnungswert 3,36 (Skala 1-7)	Der Änderungswunsch zum (*Wieder-)Aufbau eines* *„vielfältigen"* Belohnungssystems: 0-1-2-3-4-5

In **therapeutischen Einrichtungen** ist „Pünktlichkeit" häufig ein recht „konfliktreiches" Thema. Zu einer Gruppenstunde zu spät zu kommen, kann deren Ablauf erheblich stören. Dem kann schon dadurch entgegengewirkt werden, dass die/der **Gruppenleiter(in) selbst pünktlich** und **noch besser, ein paar Minuten vorher anwesend ist. Aufmerksame Patienten, die diesem Vorbild schon gefolgt sind,** sorgen meist dafür, dass die anderen ebenfalls noch pünktlich erscheinen und es kommt nicht zu Komplikationen. So wird den Mitpatienten Hilfestellung gegeben, die noch ein gewisses Training benötigen, **das notwendige Selbstmanagement** dafür zu entwickeln.

Ein(e) zu spät kommende(r) Mitarbeiter(in) sollte sich unbedingt auch entschuldigen und deutlich machen, dass für sie/ihn keine anderen Regeln gelten.

Wie ist **Unpünktlichkeit im Privat- und Arbeitsbereich** zu bewerten?
Jochen Mai (2021) hat dazu einen sehr informativen, ausführlichen Aufsatz geschrieben, aus dem einige Auszüge wiedergegeben werden:
Eine Umfrage des Personaldienstleisters Randstad habe etwa in den USA ermittelt, dass 54 % der Arbeitnehmer/innen *vor Wut kochen*, wenn sich Kollegen/innen *notorisch verspäten*.

Toleranzgrenzen
- In Hochschulkreisen spricht man vom „akademischen Viertel". Eine Viertelstunde zu spät zu erscheinen wird noch toleriert.
  - Für akzeptabel hält die Mehrheit der Deutschen eine Verspätung von 5 Minuten. Das akademische Viertel akzeptieren etwa 10 Prozent.
  - Bei privaten Verabredungen sind 15 Minuten die maximale Wartezeit.
  - Merke: Auch wer mehr als 10 Minuten zu früh erscheint, ist unpünktlich!

Chronische Zuspätkommer unterschätzen häufig den tatsächlichen Zeitaufwand für eine Anreise oder Aufgabe und **überschätzen ihre eigenen Fähigkeiten.**
Die/der **leidtragende Wartende wird nach Gründen** suchen, die von **Überheblichkeit,** purem **Desinteresse** bis mangelndem **Zeitmanagement** reichen.

Als Chef(in) andere Menschen mehr oder weniger absichtlich warten zu lassen, sei nichts weiter als eine
- Machtdemonstration und
- Vergeudung von Lebens- und Arbeitszeit.
  - **Erfolgreicher ist es,** vorbildlich **als erste(r) da zu sein** und zu wissen, dass eine gute Arbeitsatmosphäre „Gold" wert ist.

Was ist zu tun, wenn man nicht pünktlich ist?
- Dafür muss man sich **entschuldigen, Besserung geloben und** diese auch **beweisen.**
- Falls man also bemerkt, dass es zu spät wird, weil die Bahn oder der Flieger Verspätung haben, unbedingt anrufen und ehrlich darüber informieren.

AUFGABE:
- Wie ist Ihre Einstellung dazu?

Wünsche und geplante Verhaltensänderungen/Aktivitäten:

175. **Sachen für den nächsten Tag** **bereitlegen** Belohnungswert 3,31 (Skala 1-7)	Der Änderungswunsch zum *(Wieder-)Aufbau eines* *„vielfältigen"* Belohnungssystems: 0-1-2-3-4-5

Dieses Verhalten dient dazu, gut auf **den neuen Tag** vorbereitet zu sein und alles **„in Ruhe angehen zu lassen"**.

Will man sich **morgens Hektik ersparen**: was soll man anziehen, wo ist der Autoschlüssel, wichtige Unterlagen, die noch mitgenommen werden müssen? Um dies zu vermeiden, legt man sich besser schon abends alles zurecht. Etwas verzweifelt sieht sich ein Mitarbeiter im Büro hilflos um, es fehlt ihm ausgerechnet die Lesebrille, ohne die kann er nicht arbeiten. Es wird wohl mit Rück- und Hinweg mehr als eine Stunde dauern, bis er sie geholt hat.

Steht am nächsten Tag **ein wichtiger Termin** an, verschärft sich die Sache noch. Fehlen jetzt die Lust und **Konzentration,** sich die richtige Kleidung zusammenzustellen? Wo ist die Fahrkarte? Jetzt bloß nicht den Haustürschlüssel vergessen, sonst steht man bei der Rückkehr vor verschlossener Tür.

Sind es die ersten Tage bei einer neuen Arbeitsstelle? Zu spät erscheinen wäre ein schlechter Start und auch ansonsten muss eine neue Routine erst entstehen. **Abends im Bett den morgigen Ablauf noch einmal *kurz* durchgehen** und **vielleicht stellt sich sogar etwas Vorfreude** ein: die Bluse passt doch sehr gut zu dem dunklen Rock – mit dem Schmuck und Make-up nicht übertreiben, das Frühstück ist ebenfalls vorbereitet, die Funktion des Weckers noch einmal überprüft, **so läuft alles in Ruhe ab** und die neue Arbeit kann beginnen.

Insidertipps und Tools für Erstsemester (Person 2020):
Mit einer **Abendroutine** könnt Ihr den Tag ausklingen lassen, Euch **auf den nächsten Tag vorbereiten** und dadurch **Stress am Morgen** besser **vermeiden**, z.B. **Rucksack packen, Kleidung rauslegen, Essen vorbereiten** (Sachen für das Frühstück und für unterwegs bereitlegen), den **kommenden Tag planen** (Termine?), in einem Buch lesen, **Wecker stellen** und **rechtzeitig schlafen gehen**.

AUFGABE:

* Erleichtern diese Maßnahmen den Start in den Tag und vielleicht freut man sich so schon auf das Aufstehen?

Wünsche und geplante Verhaltensänderungen/Aktivitäten:

176.	
Finanz- und Haushaltsplanung Belohnungswert 2,41 (Skala 1-7)	Der Änderungswunsch zum *(Wieder-)Aufbau eines* „ *vielfältigen"* *Belohnungssystems*: 0-1-2-3-4-5

Besonders schwierig ist der **Anfang nach der Überwindung einer Krise**, wenn die **finanzielle Situation extrem unübersichtlich** und **in absehbarer Zeit keine ausgeglichene Bilanz** hinzubekommen ist. Diese Umstände müssen bei der Alternativensuche Berücksichtigung finden und es sind **Wege zu eröffnen**, von dieser Problematik **ausreichend abzuschalten** und **konstruktiv an einer Lösung zu arbeiten**.

Oft benötigen die Betroffenen schon erhebliche Unterstützung dabei, ihre **Schamgefühle** zu **überwinden**, sich der Situation zu stellen und **Hilfe in Anspruch** zu **nehmen**.
Die dann folgende Beratung gehört meist in **professionelle Hände**,

- insbesondere einer örtlichen **Schuldnerberatung**, um
  - o z.B. die Voraussetzungen und Bedingungen einer „Privatinsolvenz" abzuklären und
  - o Hilfestellung bei der Bilanzziehung etc. zu leisten.

Leider wird häufig die Erfahrung gemacht, dass dabei mit beträchtlichen **Wartezeiten** zu rechnen ist.

Therapeutische Gespräche in diesem Zusammenhang **beinhalten zudem Maßnahmen**,

- die **Gesamtsituation** wieder **positiver zu bewerten**,
- **andere Lebensaspekte** mehr **in den Vordergrund** zu **rücken**,
- sich stärker **auf das Hier und Jetzt** zu **konzentrieren** und
- die **Lebensfreude** durch einen **vielfältigen Ausbau von Alternativen** zum Risikoverhalten und Stressabbau **zurückzugewinnen**.

Der Strom wollte nicht abreißen, Verwandte und Bekannte schleppten eine große Zahl von Kartons mit unsortierten (Finanz-)Papieren in die Klinik. Die starke Hilfsbereitschaft machte dem Betroffenen Mut und es war jetzt zu mindestens absehbar, einen Überblick über die finanzielle Situation zu bekommen und dadurch Mahnungen, Zahlungsangebote etc. sachgerecht zu bearbeiten.

Laut der Wirtschafts-Woche sind 6,6 Millionen Deutsche überschuldet – nahezu jede(r) zehnte Volljährige. Als überschuldet gilt laut Creditrefom, wer seine fälligen Zahlungsverpflichtungen auch in absehbarer Zeit nicht begleichen kann und dabei weder über Vermögen noch andere Kreditmöglichkeiten verfügt (https://www.wiwo.de/finanzen).

Die Haushaltsplanung sollte routinemäßig zu Behandlungsprogrammen gehören. Das Thema ist als eine Arbeitseinheit mit entsprechenden Unterlagen in Manualen zur Suchttherapie aufgenommen (z.B. Bachmann und El-Akhras 2014a, b).

- Glücksspielprobleme und ein pathologisches Kaufverhalten machen häufig genauere Planungen und Selbstbeschränkungen über die Einteilung und Verfügbarkeit von Geldmitteln notwendig.

AUFGABE:
- Sich durch gute Planung vor Überraschungen schützen, damit das Geld ausreicht:

Wünsche und geplante Verhaltensänderungen/Aktivitäten:

Auflistung neuer Interessen und Aktivitäten, Tages- und Wochenstrukturplanung

Inhaltsverzeichnis

15.1   Auflistung der wichtigsten neuen Interessen/Aktivitäten

A) Auflistung der **20 wichtigsten Interessen und Aktivitäten** (s. Tab. 15.1), die Sie möglichst ab jetzt ausüben und **anhaltend** als feste Gewohnheiten übernehmen möchten. Im unteren Abschnitt der Tab. tragen Sie Interessen und Aktivitäten ein, die Sie als Höhepunkte/Highlights einstufen. Achten Sie darauf, dass **die für Sie wichtigsten Kategorien** abgedeckt und Aktivitäten mit den höchsten Belohnungswerten in der Auswahl enthalten sind.

B) Allzu oft werden gute Vorsätze nicht in die Tat umgesetzt. Die Frage ist, was sich *förderlich* oder *hinderlich* auswirkt, die **Aktivitäten tatsächlich zu verwirklichen** und **langfristig aufrecht zu erhalten.**

Berücksichtigen Sie dabei in besonderer Weise die *soziale Unterstützung* durch eine *Gruppe* oder *nahestehende Personen*.

Tab. 15.1 Auswahl der wichtigsten 20 Interessen und Aktivitäten

A) **Auswahl** der *wichtigsten 20* **Interessen** und **Aktivitäten, mit denen Sie jetzt beginnen möchten. Die Höhepunkte nicht vergessen.**	B) **Einschätzung der Umsetzbarkeit**	
	Was ist *förderlich*	Was ist *hinderlich*
1.		
2.		
3.		
4.		
5.		
6.		
7.		
8.		
9.		
10.		
11.		
12.		
13.		
14.		
15.		
16.		
17.		
Höhepunkte/Highlights		
18.		
19.		
20.		

© Der/die Autor(en), exklusiv lizenziert an Springer-Verlag GmbH, DE, ein Teil von Springer Nature 2022
M. Bachmann, A. A. Bachmann, *Der Alternativen-Finder*, https://doi.org/10.1007/978-3-662-65666-2_15

15.2 TOP-5 Interessen/Aktivitäten – im Mittelpunkt der Aufmerksamkeit

A) Als nächstes soll eine Auswahl der **wichtigsten 5** Interessen/Aktivitäten aus der vorherigen Tab. 15.1 stattfinden, um **diese Änderungswünsche** besonders **im Auge zu behalten** und häufiger **zu überprüfen, ob sie** sich **gut in das alltägliche Leben integrieren lassen** (bitte in die nachfolgende Tab. 15.2 eintragen).

B) In einer Einschätzung, wie sehr diese Interessen und Aktivitäten zum seelischen und körperlichen Wohlbefinden beitragen (Messskala 1–4), können Sie die Wichtigkeit dieser Vorhaben noch einmal überprüfen und hervorheben.

C) Die *übrigen 15 Zielsetzungen aus der vorherigen Tab.* sollten Sie jedoch ebenfalls bei der nachfolgenden Wochenplanung berücksichtigen.

Tab. 15.2 TOP-5 Interessen/Aktivitäten

TOP-5 Interessen/Aktivitäten	**Steigerung des Wohlbefindens** von 1–4 einschätzen (bitte auf den Ziffern ankreuzen)							
	seelisches Befinden				körperliche Fitness			
	gering		**hoch**		**gering**			**hoch**
1.	1	2	3	4	1	2	3	4
2.	1	2	3	4	1	2	3	4
3.	1	2	3	4	1	2	3	4
4.	1	2	3	4	1	2	3	4
5.	1	2	3	4	1	2	3	4

Bitte *haben Sie keine Scheu, Korrekturen vorzunehmen* und darauf zu achten, dass die wichtigsten Lebensaspekte (z. B. Gefühlsregulation, soziale Beziehungen, körperliche Bewegung) ausreichend einbezogen sind und ein möglichst hoher Grad an Wohlbefinden zu erreichen ist.

15.3 Wochenaktivitäten- und Strukturplanung

Es ist eine **abwechslungsreiche Tages- und Wochengestaltung** (s. Tab. 15.3) anzustreben, worin *soziale Kontakte, Gefühle zeigen, Bewegung, erholsame Aktivitäten, Kulturelles, Abenteuer* sowie die *Alltagsbewältigung* nicht zu kurz kommen. Nicht der Verzichts- oder Unterlassungsgedanke bezüglich eines Risikoverhaltens soll im Vordergrund stehen, sondern an *vielen anderen unterschiedlichen Interessen und Aktivitäten Befriedigung und Freude zu empfinden* und eine *ausgewogene Lebensgestaltung* (Work-Life-Balance) anzustreben. Auch hier gilt es, *möglichst die Meinung anderer Personen mit in die Planungen und Überlegungen einzubeziehen*, um ein optimales Ergebnis zu erzielen und vor allem die notwendige *Unterstützung bei der Umsetzung* in das alltägliche Leben zu *erhalten*.

Tab. 15.3 Wochenaktivitäten- und Strukturplanung

MONTAG		DIENSTAG	
von bis		von bis	

MITTWOCH		DONNERSTAG	
von bis		von bis	

Tab. 15.3 (Fortsetzung)

FREITAG		SAMSTAG	
von bis		von bis	

SONNTAG	
von bis	

IAS-Fragebogen-Gesamt

Liebe Teilnehmerin, lieber Teilnehmer

in unserem Fragebogen sind die verschiedensten Interessen und Aktivitäten aufgeführt.

Ihre Aufgabe ist, sie danach einzuschätzen:

A) Wie häufig Sie diese Interessen/Aktivitäten im letzten Jahr ausgeübt haben?

B) Ob Sie den Wunsch haben, diese Interessen/Aktivitäten häufiger auszuüben?

Ein Beispiel: Vogelkunde

Eine Person hat im letzten Jahr hin und wieder Filme über Vögel angeschaut. **A)** Sie entschließt sich daher, bei der Frage zur „Häufigkeit der Ausübung" ein *Kreuz auf der 2* zu machen. **B)** Sie hat aber den Wunsch, sich stärker damit zu beschäftigen, z. B. auch eigene Beobachtungen durchzuführen, und macht das *Kreuz auf der 4*.

M. Bachmann, A. A. Bachmann, *Der Alternativen-Finder*, https://doi.org/10.1007/978-3-662-65666-2

Interessen / Aktivitäten	A) Wie häufig haben Sie diese Interessen / Aktivitäten **im letzten Jahr ausgeübt**? (bitte auf der Ziffer ankreuzen)					B) „Änderungswunsch": Haben Sie den **Wunsch**, diese Interessen / Aktivitäten **häufiger auszuüben?** (bitte auf der Ziffer ankreuzen)				
	über- haupt nicht				in hohem Maße	über- haupt nicht				in hohem Maße
Vogelkunde	1	⊗2	3	4	5	1	2	3	⊗4	5

Interessen / Aktivitäten *01 Soziale Kontakte, Kompetenz* (39)	Wie häufig haben Sie diese Interessen / Aktivitäten **im letzten Jahr ausgeübt**? (bitte auf der Ziffer ankreuzen)					„Änderungswunsch": Haben Sie den **Wunsch**, diese Interessen / Aktivitäten **häufiger auszuüben?** (bitte auf der Ziffer ankreuzen)				
	über- haupt nicht				in hohem Maße	über- haupt nicht				in hohem Maße
1. Zusammensein mit Partner	1	2	3	4	5	1	2	3	4	5
2. Gemütliches Beisammensein	1	2	3	4	5	1	2	3	4	5
3. Zusammensein mit Freunden / Bekannten	1	2	3	4	5	1	2	3	4	5
4. Gemeinsames Ausgehen	1	2	3	4	5	1	2	3	4	5
5. Mit Freunden / Bekannten essen	1	2	3	4	5	1	2	3	4	5
6. Jemandem eine Freude bereiten	1	2	3	4	5	1	2	3	4	5
7. Zusammensein mit Familie	1	2	3	4	5	1	2	3	4	5
8. Besuch bekommen	1	2	3	4	5	1	2	3	4	5
9. Zusammensein mit den Kindern	1	2	3	4	5	1	2	3	4	5
10. Ein offenes und ehrliches Gespräch führen	1	2	3	4	5	1	2	3	4	5
11. Eine neue Bekanntschaft machen	1	2	3	4	5	1	2	3	4	5
12. Sich im Gespräch mitteilen	1	2	3	4	5	1	2	3	4	5
13. Anderen helfen	1	2	3	4	5	1	2	3	4	5

14. Gesellschaftsspiele	1	2	3	4	5	1	2	3	4	5
15. Andere am eigenen Erleben teilhaben lassen	1	2	3	4	5	1	2	3	4	5
16. In ein Café / Bistro gehen	1	2	3	4	5	1	2	3	4	5
17. Mit den Kindern spielen	1	2	3	4	5	1	2	3	4	5
18. Ein Ehrenamt ausüben	1	2	3	4	5	1	2	3	4	5
19. Zu Familienfesten gehen	1	2	3	4	5	1	2	3	4	5
20. Einen persönlichen Rat geben	1	2	3	4	5	1	2	3	4	5
21. Sich helfen lassen	1	2	3	4	5	1	2	3	4	5
22. Telefon-/ Videogespräche führen	1	2	3	4	5	1	2	3	4	5
23. Jemanden um Hilfe bitten	1	2	3	4	5	1	2	3	4	5
24. Diskutieren	1	2	3	4	5	1	2	3	4	5
25. (Mini-) Golf spielen	1	2	3	4	5	1	2	3	4	5
26. Small Talk / plaudern	1	2	3	4	5	1	2	3	4	5
27. Kinder betreuen	1	2	3	4	5	1	2	3	4	5
28. Vereinsleben mitgestalten	1	2	3	4	5	1	2	3	4	5
29. Gemeinnützig oder sozial tätig sein	1	2	3	4	5	1	2	3	4	5
30. Zu Klassentreffen o.ä. gehen	1	2	3	4	5	1	2	3	4	5
31. Vereinsmitgliedschaft	1	2	3	4	5	1	2	3	4	5
32. Dating, Partnersuche	1	2	3	4	5	1	2	3	4	5
33. Über Beruf / Schule sprechen	1	2	3	4	5	1	2	3	4	5
34. Jemanden angemessen kritisieren	1	2	3	4	5	1	2	3	4	5
35. Andere um Rat fragen, was einem steht	1	2	3	4	5	1	2	3	4	5
36. Konflikte ansprechen	1	2	3	4	5	1	2	3	4	5

37. Zeitpunkt festlegen, wann Konflikte angesprochen werden	1	2	3	4	5	1	2	3	4	5
38. Sich über Sport unterhalten	1	2	3	4	5	1	2	3	4	5
39. Schiedsrichter / Trainer sein	1	2	3	4	5	1	2	3	4	5
Für den THERAPEUTEN Auswertung: **Häufigkeit der Ausübung/Änderungswunsch**	**Mittelwert SOZIALE KONTAKTE, KOMPETENZ**: Ankreuzungen addieren und durch die Anzahl der Items (39) teilen =					**Mittelwert SOZIALE KONTAKTE, KOMPETENZ**: Ankreuzungen addieren und durch die Anzahl der Items (39) teilen =				

Interessen / Aktivitäten *02 Bewegung, Fitness* (21)	**Wie häufig haben Sie diese Interessen / Aktivitäten im letzten Jahr ausgeübt?** (bitte auf der Ziffer ankreuzen)					**„Änderungswunsch": Haben Sie den Wunsch, diese Interessen / Aktivitäten häufiger auszuüben?** (bitte auf der Ziffer ankreuzen)				
	über- haupt nicht				in hohem Maße	über- haupt nicht				in hohem Maße
40. Regelmäßiges sportliches Training	1	2	3	4	5	1	2	3	4	5
41. Sport	1	2	3	4	5	1	2	3	4	5
42. Wandern	1	2	3	4	5	1	2	3	4	5
43. Spazieren gehen	1	2	3	4	5	1	2	3	4	5
44. Etwas für seine Gesundheit tun	1	2	3	4	5	1	2	3	4	5
45. Wassersport z.B. Rudern, Paddeln oder Segeln	1	2	3	4	5	1	2	3	4	5
46. Fahrrad fahren	1	2	3	4	5	1	2	3	4	5
47. Schwimmen, Wassergymnastik, tauchen etc.	1	2	3	4	5	1	2	3	4	5
48. Tanzen (Paar, Verein)	1	2	3	4	5	1	2	3	4	5
49. Ballspiele mit Schläger z.B. Tennis, Squash	1	2	3	4	5	1	2	3	4	5
50. Joggen	1	2	3	4	5	1	2	3	4	5

Interessen / Aktivitäten	überhaupt nicht				in hohem Maße	überhaupt nicht				in hohem Maße
51. Ballspiele z.B.Fuß-, Volleyball spielen	1	2	3	4	5	1	2	3	4	5
52. Nordic Walking / schnelles Gehen	1	2	3	4	5	1	2	3	4	5
53. Wintersport Ski / Snowboard / Schlitten fahren	1	2	3	4	5	1	2	3	4	5
54. Gymnastik / Aerobic	1	2	3	4	5	1	2	3	4	5
55. Mannschaftssport	1	2	3	4	5	1	2	3	4	5
56. Etwas tun, wo Ausdauer / Kondition erforderlich ist	1	2	3	4	5	1	2	3	4	5
57. (Inline-) Skaten	1	2	3	4	5	1	2	3	4	5
58. Fitnesscenter / Kraftsport	1	2	3	4	5	1	2	3	4	5
59. Reiten	1	2	3	4	5	1	2	3	4	5
60. Sportliches Wetteifern, Wettkampf	1	2	3	4	5	1	2	3	4	5
Für den THERAPEUTEN Auswertung: **Häufigkeit der Ausübung/Änderungswunsch**	**Mittelwert BEWEGUNG, FITNESS:** Ankreuzungen addieren und durch die Anzahl der Items (21) teilen =					**Mittelwert BEWEGUNG, FITNESS:** Ankreuzungen addieren und durch die Anzahl der Items (21) teilen =				

Interessen / Aktivitäten

03 Geistige Betätigung (22)

Interessen / Aktivitäten	Wie häufig haben Sie diese Interessen / Aktivitäten **im letzten Jahr ausgeübt?** (bitte auf der Ziffer ankreuzen)					„**Änderungswunsch**": Haben Sie den **Wunsch**, diese Interessen / Aktivitäten **häufiger auszuüben?** (bitte auf der Ziffer ankreuzen)				
	überhaupt nicht				in hohem Maße	überhaupt nicht				in hohem Maße
61. Positive Zukunftspläne schmieden	1	2	3	4	5	1	2	3	4	5
62. Probleme lösen	1	2	3	4	5	1	2	3	4	5
63. Sich ganz in eine Aufgabe vertiefen	1	2	3	4	5	1	2	3	4	5
64. Romane, Gedichte, Erzählungen lesen	1	2	3	4	5	1	2	3	4	5
65. Konzentriert bei der Sache sein	1	2	3	4	5	1	2	3	4	5
66. Religiös, spirituell sein	1	2	3	4	5	1	2	3	4	5
67. Eine Abendschule / Fortbildung besuchen	1	2	3	4	5	1	2	3	4	5
68. Zu einem Vortrag gehen	1	2	3	4	5	1	2	3	4	5
69. Eine Fremdsprache lernen	1	2	3	4	5	1	2	3	4	5
70. Sich für neue Produkte und Erfindungen interessieren	1	2	3	4	5	1	2	3	4	5
71. Tagebuch schreiben	1	2	3	4	5	1	2	3	4	5
72. Tipps und Ratschläge zur Selbsthilfe lesen	1	2	3	4	5	1	2	3	4	5
73. Über sich selbst nachdenken	1	2	3	4	5	1	2	3	4	5

	überhaupt nicht				in hohem Maße	überhaupt nicht				in hohem Maße
74. Vorausschauen, was auf einenzukommt	1	2	3	4	5	1	2	3	4	5
75. Puzzeln, Kreuzworträtsel, Sudoku usw. lösen	1	2	3	4	5	1	2	3	4	5
76. Fachliteratur oder Sachbuch lesen	1	2	3	4	5	1	2	3	4	5
77. Sich politisch auseinandersetzen / betätigen	1	2	3	4	5	1	2	3	4	5
78. Sich auf eine Prüfung / berufliche Situation gut vorbereiten	1	2	3	4	5	1	2	3	4	5
79. Eine Rede / Vortrag halten	1	2	3	4	5	1	2	3	4	5
80. Politisches Interesse	1	2	3	4	5	1	2	3	4	5
81. Schach spielen	1	2	3	4	5	1	2	3	4	5
82. Programmieren	1	2	3	4	5	1	2	3	4	5
Für den THERAPEUTEN Auswertung: **Häufigkeit der Ausübung/Änderungswunsch**	**Mittelwert GEISTIGE BETÄTIGUNG:** Ankreuzungen addieren und durch die Anzahl der Items (22) teilen =					**Mittelwert GEISTIGE BETÄTIGUNG:** Ankreuzungen addieren und durch die Anzahl der Items (22) teilen =				

Interessen / Aktivitäten *04 Gefühle zeigen* (8)	Wie häufig haben Sie diese Interessen / Aktivitäten **im letzten Jahr ausgeübt?** (bitte auf der Ziffer ankreuzen)					„**Änderungswunsch**": Haben Sie den **Wunsch**, diese Interessen / Aktivitäten **häufiger auszuüben?** (bitte auf der Ziffer ankreuzen)				
	überhaupt nicht				in hohem Maße	überhaupt nicht				in hohem Maße
83. Lachen	1	2	3	4	5	1	2	3	4	5
84. Sexualität / Zärtlichkeit	1	2	3	4	5	1	2	3	4	5
85. Sich über Gefühle austauschen	1	2	3	4	5	1	2	3	4	5
86. Sich selbst loben / jemanden loben	1	2	3	4	5	1	2	3	4	5

	überhaupt nicht				in hohem Maße	überhaupt nicht				in hohem Maße
87. Sich immer auf etwas freuen	1	2	3	4	5	1	2	3	4	5
88. Positive und negative Gefühle ausdrücken	1	2	3	4	5	1	2	3	4	5
89. Mitgefühl zeigen	1	2	3	4	5	1	2	3	4	5
90. In Mimik und Gestik ausdrücken	1	2	3	4	5	1	2	3	4	5
Für den THERAPEUTEN Auswertung: **Häufigkeit der Ausübung/Änderungswunsch**	**Mittelwert GEFÜHLE ZEIGEN:** Ankreuzungen addieren und durch die Anzahl der Items (8) teilen =					**Mittelwert GEFÜHLE ZEIGEN:** Ankreuzungen addieren und durch die Anzahl der Items (8) teilen =				

Interessen / Aktivitäten *05 Erholung* (22)	Wie häufig haben Sie diese Interessen / Aktivitäten **im letzten Jahr ausgeübt**? (bitte auf der Ziffer ankreuzen)					„**Änderungswunsch**": Haben Sie den **Wunsch**, diese Interessen / Aktivitäten **häufiger auszuüben?** (bitte auf der Ziffer ankreuzen)				
	überhaupt nicht				in hohem Maße	überhaupt nicht				in hohem Maße
91. Ausflüge machen z.B. ins Grüne, an die See	1	2	3	4	5	1	2	3	4	5
92. Am Strand sein	1	2	3	4	5	1	2	3	4	5
93. Naturerlebnisse	1	2	3	4	5	1	2	3	4	5
94. Massage	1	2	3	4	5	1	2	3	4	5
95. Im Freien aufhalten (z.B. Park, Picknick)	1	2	3	4	5	1	2	3	4	5
96. Sich entspannen	1	2	3	4	5	1	2	3	4	5
97. Eine Therme / Sauna besuchen	1	2	3	4	5	1	2	3	4	5
98. Meditation, Yoga	1	2	3	4	5	1	2	3	4	5
99. Entspannungsbad-/ dusche	1	2	3	4	5	1	2	3	4	5
100. Sich mit Tieren beschäftigen	1	2	3	4	5	1	2	3	4	5

	überhaupt nicht				in hohem Maße	überhaupt nicht				in hohem Maße
101. Entspannungsübungen	1	2	3	4	5	1	2	3	4	5
102. Früh schlafen gehen	1	2	3	4	5	1	2	3	4	5
103. Gartenarbeit / sich um Pflanzen kümmern	1	2	3	4	5	1	2	3	4	5
104. Sich sonnen	1	2	3	4	5	1	2	3	4	5
105. Mit dem Hund spazieren gehen	1	2	3	4	5	1	2	3	4	5
106. Radio / Musik hören	1	2	3	4	5	1	2	3	4	5
107. Passiv genießen	1	2	3	4	5	1	2	3	4	5
108. Stadtbummel ohne Einkauf	1	2	3	4	5	1	2	3	4	5
109. Mittagsschlaf	1	2	3	4	5	1	2	3	4	5
110. Tagträumen	1	2	3	4	5	1	2	3	4	5
111. Mal richtig ausschlafen	1	2	3	4	5	1	2	3	4	5
112. In den Tag hinein leben	1	2	3	4	5	1	2	3	4	5
Für den THERAPEUTEN Auswertung: **Häufigkeit der Ausübung/Änderungswunsch**	**Mittelwert ERHOLUNG:** Ankreuzungen addieren und durch die Anzahl der Items (22) teilen =					**Mittelwert ERHOLUNG:** Ankreuzungen addieren und durch die Anzahl der Items (22) teilen =				

Interessen / Aktivitäten *06 Erlebnis, Abenteuer* (11 Items)	Wie häufig haben Sie diese Interessen / Aktivitäten **im letzten Jahr ausgeübt?** (bitte auf der Ziffer ankreuzen)					„**Änderungswunsch**": Haben Sie den **Wunsch**, diese Interessen / Aktivitäten **häufiger auszuüben?** (bitte auf der Ziffer ankreuzen)				
	überhaupt nicht			in hohem Maße	überhaupt nicht			in hohem Maße		
113. Reisen	1	2	3	4	5	1	2	3	4	5
114. Treckingtouren(Kanu / Fahrrad / Wildnis)	1	2	3	4	5	1	2	3	4	5

115. Spontan etwas unternehmen	1	2	3	4	5	1	2	3	4	5
116. Ein neues Vorhaben beginnen	1	2	3	4	5	1	2	3	4	5
117. Erkundungsgänge machen / Umgebung besser kennenlernen	1	2	3	4	5	1	2	3	4	5
118. Camping / Zelten	1	2	3	4	5	1	2	3	4	5
119. Freizeitpark	1	2	3	4	5	1	2	3	4	5
120. In der Disco tanzen	1	2	3	4	5	1	2	3	4	5
121. Zu einer Party gehen	1	2	3	4	5	1	2	3	4	5
122. Zoo-/ Zirkusbesuch	1	2	3	4	5	1	2	3	4	5
123. Zu einer Sportveranstaltung gehen	1	2	3	4	5	1	2	3	4	5
Für den THERAPEUTEN Auswertung: **Häufigkeit der Ausübung/Änderungswunsch**	**Mittelwert ERLEBNIS, ABENTEUER**: Ankreuzungen addieren und durch die Anzahl der Items (11) teilen =					**Mittelwert ERLEBNIS, ABENTEUER**: Ankreuzungen addieren und durch die Anzahl der Items (11) teilen =				

Interessen / Aktivitäten *07 Kultur erleben, Genuss* (10)	Wie häufig haben Sie diese Interessen / Aktivitäten **im letzten Jahr ausgeübt?** (bitte auf der Ziffer ankreuzen)					**„Änderungswunsch"**: Haben Sie den **Wunsch**, diese Interessen / Aktivitäten **häufiger auszuüben?** (bitte auf der Ziffer ankreuzen)				
	über-haupt nicht				in hohem Maße	über-haupt nicht				in hohem Maße
124. Höhepunkte / Highlights z.B.am Wochenende	1	2	3	4	5	1	2	3	4	5
125. Essen gehen	1	2	3	4	5	1	2	3	4	5
126. Zu einem Konzert / Festival gehen	1	2	3	4	5	1	2	3	4	5
127. Ein Museum, eine Ausstellung, Sehenswürdigkeiten besuchen	1	2	3	4	5	1	2	3	4	5

	überhaupt nicht				in hohem Maße	überhaupt nicht				in hohem Maße
128. Theaterbesuch	1	2	3	4	5	1	2	3	4	5
129. Stadtbummel	1	2	3	4	5	1	2	3	4	5
130. Geschmackvoll anziehen	1	2	3	4	5	1	2	3	4	5
131. Ins Kino gehen	1	2	3	4	5	1	2	3	4	5
132. Süßigkeiten / Kuchen essen	1	2	3	4	5	1	2	3	4	5
133. Seine Haare stylen / sich schminken o.ä.	1	2	3	4	5	1	2	3	4	5
Für den THERAPEUTEN Auswertung: **Häufigkeit der Ausübung/Änderungswunsch**	**Mittelwert KULTUR ERLEBEN, GENUSS:** Ankreuzungen addieren und durch die Anzahl der Items (10) teilen =					**Mittelwert KULTUR ERLEBEN, GENUSS:** Ankreuzungen addieren und durch die Anzahl der Items (10) teilen =				

Interessen / Aktivitäten *08 Hobby, Kreativ* (20)	Wie häufig haben Sie diese Interessen / Aktivitäten **im letzten Jahr ausgeübt?** (bitte auf der Ziffer ankreuzen)					„**Änderungswunsch**": Haben Sie den **Wunsch**, diese Interessen / Aktivitäten **häufiger auszuüben?** (bitte auf der Ziffer ankreuzen)				
	überhaupt nicht				in hohem Maße	überhaupt nicht				in hohem Maße
134. Singen, musizieren	1	2	3	4	5	1	2	3	4	5
135. Sich künstlerisch betätigen (Malerei, Bildhauerei, Schreiben etc.)	1	2	3	4	5	1	2	3	4	5
136. Fotografieren, Filmen	1	2	3	4	5	1	2	3	4	5
137. Ein neues Gericht zubereiten	1	2	3	4	5	1	2	3	4	5
138. Basteln, handarbeiten, töpfern	1	2	3	4	5	1	2	3	4	5
139. In einem Chor / in einer Bandsein	1	2	3	4	5	1	2	3	4	5
140. Zimmer neu dekorieren (Bilder…)	1	2	3	4	5	1	2	3	4	5

Interessen / Aktivitäten	1	2	3	4	5	1	2	3	4	5
141. Billard, Boccia, Bowling, Kegeln	1	2	3	4	5	1	2	3	4	5
142. Malen, tapezieren, Dinge reparieren	1	2	3	4	5	1	2	3	4	5
143. Etwas konstruieren / erfinden	1	2	3	4	5	1	2	3	4	5
144. Holz- oder Schreinerarbeiten ausführen	1	2	3	4	5	1	2	3	4	5
145. Flohmarktbesuch	1	2	3	4	5	1	2	3	4	5
146. Antiquitäten restaurieren, Möbel aufarbeiten	1	2	3	4	5	1	2	3	4	5
147. Ein Musikstück komponieren / texten	1	2	3	4	5	1	2	3	4	5
148. Fotos sortieren	1	2	3	4	5	1	2	3	4	5
149. Karaoke	1	2	3	4	5	1	2	3	4	5
150. Sich schauspielerisch betätigen	1	2	3	4	5	1	2	3	4	5
151. Angeln	1	2	3	4	5	1	2	3	4	5
152. Etwas verkaufen z.B. Trödel, Markt, Internet	1	2	3	4	5	1	2	3	4	5
153. Dinge sammeln	1	2	3	4	5	1	2	3	4	5
Für den THERAPEUTEN Auswertung: **Häufigkeit der Ausübung/Änderungswunsch**	**Mittelwert HOBBY, KREATIV:** Ankreuzungen addieren und durch die Anzahl der Items (20) teilen =					**Mittelwert HOBBY, KREATIV:** Ankreuzungen addieren und durch die Anzahl der Items (20) teilen =				

Interessen / Aktivitäten *09 Mediennutzung* (7)	Wie häufig haben Sie diese Interessen / Aktivitäten **im letzten Jahr ausgeübt?** (bitte auf der Ziffer ankreuzen)					„**Änderungswunsch**": Haben Sie den **Wunsch**, diese Interessen / Aktivitäten **häufiger auszuüben?** (bitte auf der Ziffer ankreuzen)				
	über- haupt nicht				in hohem Maße	über- haupt nicht				in hohem Maße
154. DVD-Abend	1	2	3	4	5	1	2	3	4	5

155. Nachrichten schreiben / erhalten	1	2	3	4	5	1	2	3	4	5
156. Chatten	1	2	3	4	5	1	2	3	4	5
157. Fernsehen	1	2	3	4	5	1	2	3	4	5
158. Kommunikationsplattformen/ Netzwerke im Internet besuchen	1	2	3	4	5	1	2	3	4	5
159. Im Internet herumstöbern	1	2	3	4	5	1	2	3	4	5
160. Computer-/Konsolen-Spiele	1	2	3	4	5	1	2	3	4	5
Für den THERAPEUTEN Auswertung: **Häufigkeit der Ausübung/Änderungswunsch**	**Mittelwert MEDIENNUTZUNG:** Ankreuzungen addieren und durch die Anzahl der Items (7) teilen =					**Mittelwert MEDIENNUTZUNG:** Ankreuzungen addieren und durch die Anzahl der Items (7) teilen =				

Interessen / Aktivitäten ***10 Basisaktivitäten*** (16)	Wie häufig haben Sie diese Interessen / Aktivitäten **im letzten Jahr ausgeübt?** (bitte auf der Ziffer ankreuzen)					„**Änderungswunsch**": Haben Sie den **Wunsch**, diese Interessen / Aktivitäten **häufiger auszuüben?** (bitte auf der Ziffer ankreuzen)				
	über-haupt nicht				in hohem Maße	über-haupt nicht				in hohem Maße
161. Gesunde Ernährung	1	2	3	4	5	1	2	3	4	5
162. Körperpflege	1	2	3	4	5	1	2	3	4	5
163. Positive Aktivitäten vorausschauend planen	1	2	3	4	5	1	2	3	4	5
164. Sich beruflich engagieren	1	2	3	4	5	1	2	3	4	5
165. Ordnung schaffen (einschließlich Papiere)	1	2	3	4	5	1	2	3	4	5
166. Tagesstruktur oder Wochenabläufe planen	1	2	3	4	5	1	2	3	4	5
167. Veranstaltungen planen / organisieren	1	2	3	4	5	1	2	3	4	5
168. Mahlzeiten planen	1	2	3	4	5	1	2	3	4	5

169. Zimmer oder Haus aufräumen	1	2	3	4	5	1	2	3	4	5
170. Morgens früh aufstehen	1	2	3	4	5	1	2	3	4	5
171. Pflichten, Aufgaben erledigen	1	2	3	4	5	1	2	3	4	5
172. Planen, wann bestimmte Probleme erledigt werden	1	2	3	4	5	1	2	3	4	5
173. Sich auf eine neue Stelle bewerben	1	2	3	4	5	1	2	3	4	5
174. Pünktlich sein	1	2	3	4	5	1	2	3	4	5
175. Sachen für den nächsten Tag bereitlegen	1	2	3	4	5	1	2	3	4	5
176. Finanz-und Haushaltsplanung	1	2	3	4	5	1	2	3	4	5
Für den THERAPEUTEN Auswertung: **Häufigkeit der Ausübung/Änderungswunsch**	**Mittelwert BASISAKTIVITÄTEN:** Ankreuzungen addieren und durch die Anzahl der Items (16) teilen =					**Mittelwert BASISAKTIVITÄTEN:** Ankreuzungen addieren und durch die Anzahl der Items (16) teilen =				
Für den THERAPEUTEN Auswertung: **Häufigkeit der Ausübung/Änderungswunsch GESAMT**	**GESAMT - Mittelwert**: Ankreuzungen addieren und durch die Anzahl der Items (176) teilen =					**GESAMT - Mittelwert**: Ankreuzungen addieren und durch die Anzahl der Items (176) teilen =				

IAS-Auswertungsbogen

Nach der Berechnung der Mittelwerte (Ist- und Sollzustand) für den **IAS-Gesamt** und die **zehn Kategorien** sind diese jeweils mit einem Kreuzchen in der Messskala der Tab. A.1 einzutragen, wobei nur eine Stelle nach dem Komma (aufgerundet) festzuhalten ist. Wenn die Kreuze mit einer Linie verbunden werden, ergibt sich ein „Profil", das mit den Er-

gebnissen der gepunkteten Linie einer Kontrollgruppe (Fachschüler/innen für Pflegeberufe) verglichen werden kann. Ein Unterschied von 1–1,5 Punkten dürfte schon bedeutsam sein. Allerdings kann diese Vergleichsgruppe nicht als „repräsentativ" angesehen werden. Entsprechende Erhebungen sind zu einem späteren Zeitpunkt geplant (vgl. auch Tab. A.2 zur Expertenbefragung und Tab. A.3 sowie A.4 zur Patientenbefragung).

Tab. A.1 Mittelwerte Ist- und Sollzustand

IAS-Auswertungsbogen	Bisher ausgeübt/ Istzustand	Änderungswunsch/ Sollzustand
	Mittelwert ($\overline{x}$)	Mittelwert ($\overline{x}$)
IAS-Gesamt		
01 Soziale Kontakte, Kompetenz		
02 Bewegung, Fitness		
03 Geistige Betätigung		
04 Gefühle zeigen		
05 Erholung		
06 Erlebnis, Abenteuer		
07 Kultur erleben, Genuss		
08 Hobby, Kreativ		
09 Mediennutzung		
10 Basisaktivitäten		

Tab. A.2 Expertenbefragung: Items sortiert nach Belohnungsmittelwerten (BW)

1.-176. **Rangreihe** absteigend und Kategorien-Nummern in Klammern	BW (M)
1. Lachen (4)	6,63
2. Zusammensein mit Partner (1)	6,33
3. Ausflüge machen z. B. ins Grüne, an die See (5)	6,26
4. Am Strand sein (5)	6,22
5. Naturerlebnisse (5)	6,18
6. Reisen (6)	6,18
7. Massage (5)	6,13
8. Sexualität/Zärtlichkeit (4)	6,13
9. Gemütliches Beisammensein (1)	6,09
10. Zusammensein mit Freunden/Bekannten (1)	5,96
11. Gemeinsames Ausgehen (1)	5,89
12. Höhepunkte/Highlights z. B. am Wochenende (7)	5,89
13. Im Freien aufhalten (z. B. Park, Picknick) (5)	5,87
14. Mit Freunden/Bekannten essen (1)	5,80
15. Jemandem eine Freude bereiten (1)	5,78
16. Zusammensein mit Familie (1)	5,78
17. Eine Therme/Sauna besuchen (5)	5,76
18. Regelmäßiges sportliches Training (2)	5,76
19. Sich entspannen (5)	5,76
20. Sport (2)	5,73
21. Meditation, Yoga (5)	5,65
22. Positive Zukunftspläne schmieden (3)	5,62
23. Trekkingtouren (Kanu/Fahrrad/Wildnis) (6)	5,56
24. Wandern (2)	5,53
25. Besuch bekommen (1)	5,52
26. Entspannungsbad/-dusche (5)	5,52
27. Zusammensein mit den Kindern (1)	5,49
28. Spontan etwas unternehmen (6)	5,47
29. Sich über Gefühle austauschen (4)	5,44
30. Spazieren gehen (2)	5,42
31. Ein offenes und ehrliches Gespräch führen (1)	5,41
32. Sich mit Tieren beschäftigen (5)	5,39
33. Eine neue Bekanntschaft machen (1)	5,37
34. Entspannungsübungen (5)	5,33
35. Sich im Gespräch mitteilen (1)	5,31
36. Anderen helfen (1)	5,30
37. Früh schlafen gehen (5)	5,28
38. Gesellschaftsspiele (1)	5,28
39. Andere am eigenen Erleben teilhaben lassen (1)	5,26
40. Essen gehen (7)	5,26
41. Sich selbst loben/jemanden loben (4)	5,22
42. Ein neues Vorhaben beginnen (6)	5,17
43. Etwas für seine Gesundheit tun (2)	5,17
44. Wassersport z. B. Rudern, Paddeln oder Segeln (2)	5,16
45. Erkundungsgänge machen/Umgebung besser kennenlernen (6)	5,13
46. Fahrrad fahren (2)	5,13
47. Gartenarbeit/sich um Pflanzen kümmern (5)	5,13
48. Sich immer auf etwas freuen (4)	5,13
49. Gesunde Ernährung (10)	5,11
50. Positive und negative Gefühle ausdrücken (4)	5,11
51. Zu einem Konzert/Festival gehen (7)	5,11
52. Schwimmen, Wassergymnastik, Tauchen etc. (2)	5,09
53. Singen, musizieren (8)	5,09
54. In ein Café/Bistro gehen (1)	5,07

(Fortsetzung)

Tab. A.2 (Fortsetzung)

1.-176. **Rangreihe** absteigend und Kategorien-Nummern in Klammern		BW (M)
55.	Mit dem Hund spazieren gehen (5)	5,07
56.	Sich künstlerisch betätigen (Malerei, Bildhauerei, Zeichnen, Schreiben etc.) (8)	5,07
57.	Sich sonnen (5)	5,07
58.	Tanzen (Paar, Verein) (2)	5,07
59.	Mit den Kindern spielen (1)	5,02
60.	Ballspiele mit Schläger z. B. Tennis, Squash (2)	5,00
61.	Camping/Zelten (6)	5,00
62.	Probleme lösen (3)	5,00
63.	Fotografieren, Filmen (8)	4,93
64.	Joggen (2)	4,93
65.	Ein neues Gericht zubereiten (8)	4,91
66.	Ein Ehrenamt ausüben (1)	4,87
67.	Basteln, Handarbeiten, Töpfern (8)	4,85
68.	Körperpflege (10)	4,85
69.	Radio/Musik hören (5)	4,84
70.	Sich ganz in eine Aufgabe vertiefen (3)	4,84
71.	Ballspiele z. B. Fuß-, Volleyball spielen (2)	4,83
72.	Mitgefühl zeigen (4)	4,82
73.	Positive Aktivitäten vorausschauend planen (10)	4,82
74.	Ein Museum, eine Ausstellung, Sehenswürdigkeiten besuchen (7)	4,80
75.	Freizeitpark (6)	4,80
76.	In einem Chor/in einer Band sein (8)	4,78
77.	Nordic Walking/schnelles Gehen (2)	4,78
78.	Theaterbesuch (7)	4,78
79.	Wintersport Ski/Snowboard/Schlitten fahren (2)	4,76
80.	In der Disco tanzen (6)	4,74
81.	Zimmer neu dekorieren (Bilder…) (8)	4,71
82.	Zu einer Party gehen (6)	4,71
83.	Zu Familienfesten gehen (1)	4,69
84.	Gymnastik/Aerobic (2)	4,67
85.	Mannschaftssport (2)	4,67
86.	Stadtbummel (7)	4,60
87.	Geschmackvoll anziehen (7)	4,59
88.	Einen persönlichen Rat geben (1)	4,57
89.	Etwas tun, wo Ausdauer/Kondition erforderlich ist (2)	4,57
90.	In Mimik und Gestik ausdrücken (4)	4,57
91.	DVD-Abend (9)	4,54
92.	Ins Kino gehen (7)	4,54
93.	Sich beruflich engagieren (10)	4,52
94.	Sich helfen lassen (1)	4,49
95.	Telefon-/Videogespräche führen (1)	4,49
96.	Romane, Gedichte, Erzählungen lesen (3)	4,38
97.	Billard, Boccia, Bowling, Kegeln (8)	4,37
98.	Passiv genießen (5)	4,36
99.	Zoo-/Zirkusbesuch (6)	4,34
100.	Jemanden um Hilfe bitten (1)	4,30
101.	Konzentriert bei der Sache sein (3)	4,30
102.	(Inline-) Skaten (2)	4,29
103.	Zu einer Sportveranstaltung gehen (6)	4,29
104.	Malen, Tapezieren, Dinge reparieren (8)	4,28
105.	Ordnung schaffen (einschließlich Papiere) (10)	4,27
106.	Stadtbummel ohne Einkauf (5)	4,27
107.	Tagesstruktur oder Wochenabläufe planen (10)	4,27
108.	Etwas konstruieren/erfinden (8)	4,26
109.	Holz- oder Schreinerarbeiten ausführen (8)	4,26
110.	Diskutieren (1)	4,24

Tab. A.2 (Fortsetzung)

1.-176. **Rangreihe** absteigend und Kategorien-Nummern in Klammern	BW (M)
111. Religiös, spirituell sein (3)	4,23
112. Flohmarktbesuch (8)	4,22
113. Antiquitäten restaurieren, Möbel aufarbeiten (8)	4,20
114. Mittagsschlaf (5)	4,20
115. Tagträumen (5)	4,18
116. Fitnesscenter/Kraftsport (2)	4,17
117. Ein Musikstück komponieren/texten (8)	4,13
118. (Mini-) Golf spielen (1)	4,13
119. Fotos sortieren (8)	4,07
120. Reiten (2)	4,07
121. Small Talk/Plaudern (1)	4,07
122. Süßigkeiten/Kuchen essen (7)	4,07
123. Veranstaltungen planen/organisieren (10)	4,07
124. Eine Abendschule/Fortbildung besuchen (3)	4,04
125. Karaoke (8)	4,04
126. Kinder betreuen (1)	4,04
127. Seine Haare stylen/sich schminken o. ä. (7)	4,04
128. Vereinsleben mitgestalten (1)	4,04
129. Sich schauspielerisch betätigen (8)	4,02
130. Zu einem Vortrag gehen (3)	4,02
131. Zu Veranstaltungen von gemeinnützigen oder sozialen Vereinen gehen (1)	4,02
132. Nachrichten schreiben/erhalten (9)	4,00
133. Eine Fremdsprache lernen (3)	4,00
134. Mahlzeiten planen (10)	3,98
135. Mal richtig ausschlafen (5)	3,98
136. Zimmer oder Haus aufräumen (10)	3,89
137. Sich für neue Produkte und Erfindungen interessieren (3)	3,87
138. Tagebuch schreiben (3)	3,82
139. Zu Klassentreffen o. ä. gehen (1)	3,82
140. Tipps und Ratschläge zur Selbsthilfe lesen (3)	3,80
141. Über sich selbst nachdenken (3)	3,80
142. In den Tag hineinleben (5)	3,78
143. Vereinsmitgliedschaft (1)	3,78
144. Dating, Partnersuche (1)	3,74
145. Morgens früh aufstehen (10)	3,73
146. Über Beruf/Schule sprechen (1)	3,69
147. Jemanden angemessen kritisieren (1)	3,67
148. Sportliches Wetteifern, Wettkampf (2)	3,67
149. Andere um Rat fragen, was einem steht (1)	3,63
150. Vorausschauen, was auf einen zukommt (3)	3,62
151. Konflikte ansprechen (1)	3,59
152. Pflichten, Aufgaben erledigen (10)	3,58
153. Zeitpunkt festlegen, wann Konflikte angesprochen werden (1)	3,56
154. Puzzeln, Kreuzworträtsel, Sudoku usw. lösen (3)	3,53
155. Chatten (9)	3,52
156. Planen, wann bestimmte Probleme erledigt werden (10)	3,47
157. Sich auf eine neue Stelle bewerben (10)	3,45
158. Sich über Sport unterhalten (1)	3,44
159. Angeln (8)	3,41
160. Pünktlich sein (10)	3,36
161. Etwas verkaufen z. B. Trödel, Markt, Internet (8)	3,35
162. Sachen für den nächsten Tag bereitlegen (10)	3,31
163. Fernsehen (9)	3,28
164. Fachliteratur oder Sachbuch lesen (3)	3,26

(Fortsetzung)

Tab. A.2 (Fortsetzung)

1.-176. Rangreihe absteigend und Kategorien-Nummern in Klammern		BW (M)
165.	Kommunikationsplattformen/Netzwerke im Internet besuchen (9)	3,20
166.	Schiedsrichter/Trainer sein (1)	3,16
167.	Dinge sammeln (8)	3,13
168.	Sich politisch auseinandersetzen/betätigen (3)	3,11
169.	Sich auf eine Prüfung oder wichtige berufliche Situation gut vorbereiten (3)	3,07
170.	Eine Rede/Vortrag halten (3)	3,00
171.	Im Internet herumstöbern (9)	2,98
172.	Politisches Interesse (3)	2,98
173.	Schach spielen (3)	2,86
174.	Computer-, Konsolen-Spiele (9)	2,70
175.	Finanz- und Haushaltsplanung (10)	2,41
176.	Programmieren (3)	2,16

Tab. A.3 Patientenbefragung: Reliabilitätsstatistiken: IAS-Skalen

Kategorie (Skala)	Item-Anzahl	Cronbachs Alpha	
		IAS-Istzustand	IAS-Änderungswunsch
01 Soziale Kontakte, Kompetenz	39	0,910	0,879
02 Bewegung, Fitness	21	0,873	0,801
03 Geistige Betätigung	22	0,921	0,777
04 Gefühle zeigen	8	0,820	0,778
05 Erholung	22	0,776	0,781
06 Erlebnis, Abenteuer	11	0,747	0,676
07 Kultur erleben, Genuss	10	0,767	0,676
08 Hobby, Kreativ	20	0,783	0,806
09 Mediennutzung	7	0,725	0,727
10 Basisaktivitäten	16	0,871	0,835

Tab. A.4 Patientenbefragung: Vergleiche zwischen Suchtkranken (gesamt), Psychisch Kranken und Kontrollgruppe zum IAS-Istzustand-Gesamt und den Kategorien: Mittelwerte, Standardabweichungen, Konfidenzintervalle, ANOVAS/Welch-Tests und Post-Hoc-Tests

IAS-Istzustand	Suchtkranke (gesamt) n = 161 M (SD) [95 % KI]	Psychisch Kranke n = 20 M (SD) [95 % KI]	Kontroll-Gruppe n = 58 M (SD) [95 % KI]	F	df	p	Post-Hoc-Test Signifikanter Gruppenvergleich
Istzustand- Gesamt	2,16 (0,44) [2,10;2,22]	2,28 (0,29) [2,14;2,42]	2,60 (0,31) [2,52;2,70]	35,230[1]	2, 55,912[1]	≤ .001[1]	1,3*** 2,3***
Kategorien 01 Soziale Kontakte, Kompetenz	2,31 (0,51) [2,23;2,39]	2,46 (0,46) [2,25;2,68]	2,84 (0,37) [2,74;2,94]	34,500[1]	2, 51,001[1]	≤ .001[1]	1,3*** 2,3**
02 Bewegung, Fitness	1,76 (0,57) [1,67;1,85]	1,71 (0,33) [1,55;1,86]	2,02 (0,54) [1,87;2,16]	5,820[1]	2, 59,718[1]	≤ .01[1]	1,3** 2,3*
03 Geistige Betätigung	1,94 (0,49) [1,86;2,01]	2,13 (0,37) [1,95;2,30]	2,38 (0,41) [2,27;2,49]	19,621	2, 236	≤ .001	1,3***
04 Gefühle zeigen	2,57 (0,74) [2,46;2,69]	2,86 (0,60) [2,58;3,14]	3,45 (0,58) [3,29;3,60]	33,788	2, 236	≤ .001	1,3*** 2,3**
05 Erholung	2,42 (0,52) [2,34;2,50]	2,45 (0,39) [2,27;2,63]	2,67 (0,44) [2,56;2,79]	5,750	2, 236	≤ .01	1,3**
06 Erlebnis, Abenteuer	1,86 (0,55) [1,78;1,95]	1,76 (0,30) [1,62;1,89]	2,28 (0,55) [2,13;2,42]	15,784[1]	2, 62,412[1]	≤ .001[1]	1,3*** 2,3***
07 Kultur erleben, Genuss	2,24 (0,59) [2,15;2,33]	2,31 (0,62) [2,01;2,60]	2,93 (0,45) [2,81;3,05]	33,063	2, 236	≤ .001	1,3*** 2,3***
08 Hobby, Kreativ	1,65 (0,44) [1,58;1,72]	1,63 (0,30) [1,49;1,77]	1,84 (0,41) [1,73;1,95]	4,569	2, 236	≤ .05	1,3*
09 Mediennutzung	2,63 (0,76) [2,52;2,75]	2,76 (0,82) [2,37;3,14]	3,37 (0,67) [3,19;3,55]	20,910	2, 236	≤ .001	1,3*** 2,3**
10 Basisaktivitäten	2,59 (0,69) [2,49;2,70]	3,21 (0,51) [2,97;3,46]	3,23 (0,52) [3,09;3,36]	31,139[1]	2, 53,598[1]	≤ .001[1]	1,2*** 1,3***

Anmerkungen. [1]Welch-Test (Varianzungleichheit). *p ≤ 0,05; **p ≤ 0,01; ***p ≤ 0,001

MIX
Papier aus verantwortungsvollen Quellen
Paper from responsible sources
FSC® C105338

If you have any concerns about our products,
you can contact us on
ProductSafety@springernature.com

In case Publisher is established outside the EU,
the EU authorized representative is:
Springer Nature Customer Service Center GmbH
Europaplatz 3, 69115 Heidelberg, Germany

Printed by Libri Plureos GmbH
in Hamburg, Germany